Archives of Oto-Rhino-Laryngology
Archiv für Ohren-, Nasen- und Kehlkopfheilkunde
Supplement 1984/II

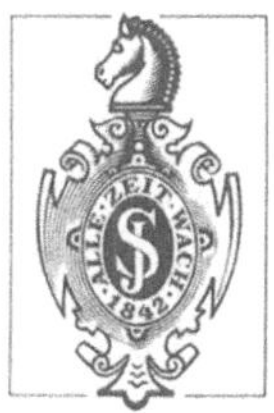

Verhandlungsbericht 1984
der Deutschen Gesellschaft
für Hals-Nasen-Ohren-Heilkunde,
Kopf- und Hals-Chirurgie
Teil II: Sitzungsbericht

Schriftleitung W. Becker und H. Rudert
Herausgeber H. Feldmann

Mit 121 Abbildungen und 37 Tabellen

Springer-Verlag Berlin Heidelberg GmbH 1984

Prof. Dr. med. WALTER BECKER,
Geschäftsstelle der Deutschen Gesellschaft für HNO-Heilkunde,
Celsiusstr. 54, 5300 Bonn 1

Prof. Dr. med. HARALD FELDMANN, Universitäts-HNO-Klinik,
Kardinal-von-Galen-Ring 10, 4400 Münster

Prof. Dr. med. HEINRICH RUDERT, Universitäts-HNO-Klinik,
Hospitalstr. 20, 2300 Kiel

CIP-Kurztitelaufnahme der Deutschen Bibliothek
Deutsche Gesellschaft für Hals-Nasen-Ohren-Heilkunde, Kopf- und Hals-Chirurgie:
Verhandlungsbericht . . . der Deutschen Gesellschaft für Hals-Nasen-Ohren-Heilkunde,
Kopf- und Hals-Chirurgie.
Berlin; Heidelberg; New York; Tokyo: Springer.
Früher mit d. Erscheinungsorten Berlin, Heidelberg, New York 1984.
Teil 2. Sitzungsbericht. – 1984. (Archives of oto-rhino-laryngology: Suppl.; 1984, 2)
ISBN 978-3-540-13936-2   ISBN 978-3-662-30482-2 (eBook)
DOI 10.1007/978-3-662-30482-2
NE: Archives of oto-rhino-laryngology/Supplement

2122/3130-543210

Inhaltsverzeichnis Teil II: Sitzungsbericht

Freie Vorträge

Innenohrbiologie

Filmdemonstrationen

Oropharynxtumoren

Hauptvortrag

Freie Vorträge

Chemotherapie

Otitis

Speicheldrüsen

Freie Vorträge

Nasale Funktionsprüfungen

Mittelohr; Otosklerose

Klinische und experimentelle Onkologie

II. Teil: Sitzungsbericht

Referatenthema: Innenohrschwerhörigkeiten
Erläuterungen zu den Referaten

A. Chl. Beck (Freiburg i. Br.): Pathologie der Innenohrschwerhörigkeiten
(Erläuterungen zum Referat)

Als Alexander Corti Mitte des 19. Jahrhunderts das nach ihm benannte Organ beschrieb, demonstrierte er uns zum ersten Mal in der Kochlea eine strukturelle Anordnung, die offensichtlich mit dem „Hören" zu tun hatte. Heute wissen wir, daß der größte Teil der Innenohrschwerhörigkeiten durch strukturelle oder metabolische Veränderungen dieses Organs bzw. des Ductus cochlearis verursacht ist. Dabei bedürfen meines Erachtens zunächst zwei Begriffe einer klaren Definition, allein schon deshalb, um sprachliche Verwirrungen auszuschließen. Der erste ist die *„Noxe"*. Noxe bedeutet Schaden und ist ein Stoff oder ein Umstand, der eine schädigende, pathogene Wirkung auf den Organismus, auf seine Organe und Zellen ausübt. Der zweite Begriff ist die *Degeneration:* Sie dokumentiert eine Rückbildung oder einen Zerfall von Zellen, Organen oder Körperteilen, entweder als

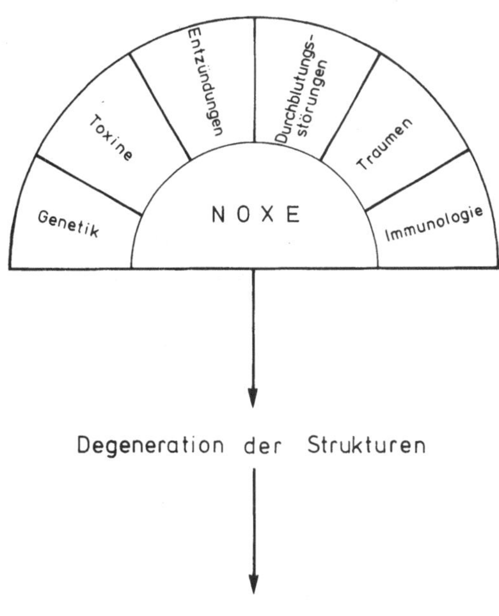

Abb. 1. Noxen und Innenohr

Folge natürlichen Verschleißes oder als Folge der Einwirkung von Noxen. So führt eine Noxe über die Degeneration der Strukturen zur Minderung der Funktion, d. h. in unserem Falle zur Schwerhörigkeit. Wir kennen einen Block von Noxen, der zur Degeneration der Strukturen des Innenohres und damit zur Funktionsbeeinträchtigung führen kann (Abb. 1). Die Darstellung mag vereinfacht erscheinen, dürfte aber die wesentlichen Parameter erfassen. Daraus ergibt sich, daß letztlich jede Innenohrschwerhörigkeit durch Einwirkung einer Noxe mit nachfolgender Degeneration der Strukturen entsteht. Dies schließt aus, daß z. B. in einem Gutachten erklärt wird: „Es besteht keine Lärmschwerhörigkeit sondern eine degenerative Innenohrschwerhörigkeit". Mir ist eine solche Klassifizierung nie verständlich gewesen und auch die pathologische Anatomie und die Pathophysiologie lassen eine solche nicht zu. Wir müssen dann zumindest die evtl. denkbare andere Noxe, die zur Schwerhörigkeit geführt haben könnte, aufzeigen.

Lassen Sie mich nun aus der Fülle der Probleme zur Pathologie der Innenohrschwerhörigkeiten einige Punkte herausgreifen, die aktuell erscheinen. Dabei soll die inzwischen erschienene Literatur mit einbezogen werden. Voranzustellen ist, daß wie so oft in der Medizin, auch beim Problem der Innenohrschwerhörigkeit vieles lautstark propagiert wurde und dann still wieder verschwand.

1. Ruptur der Membran des runden Fensters

Eine Ruptur dieser Membran ohne schweres Trauma muß heute als gegeben angesehen werden. Allerdings scheint mir die Häufigkeit solcher Rupturen sowohl abhängig von der Region als auch vom scharfen Auge des Operateurs. Bei uns in Freiburg gibt es auf jeden Fall wenige davon. Die Voraussetzungen, die für eine solche Ruptur notwendig sind, wurden im Referat dargestellt. Interessant ist in Ergänzung hierzu eine neuere elektronenmikroskopische Untersuchung der Membran des runden Fensters von Révész 1983. Darin wird die Bedeutung der mittleren Gewebslage der Fenstermembran herausgestellt, in der sich zahlreiche Collagene und elastische Fasern finden. Die letzteren können vermindert sein, besonders mit zunehmendem Alter, eine strukturelle Veränderung, die eine Ruptur begünstigen kann.

Die Heilung einer Ruptur geht nach Paparella sowie Choo 1984 primär vom Epithel der Mittelohrschleimhaut aus und wird durch einen Pfropf aus Erythrozyten und einem serofibrinösen Proteinprezipitat bestehend, im Perilymphraum unterstützt. Die mittlere Bindegewebslage schließt sich später an. So hängt meines Erachtens eine Spontanheilung für Dauer, die unbestreitbar möglich ist, sowohl von der Größe des Defektes als auch vor allem von der Aktivität des Bindegewebes ab.

2. Immunologie und Innenohrschwerhörigkeit

Der Gedanke, daß immunologische Prozesse auch zu einer Innenohrschwerhörigkeit führen können, ist, wie im Referat ausgeführt, so neu nicht, wie es heute scheinen mag. Untersuchungen in letzter Zeit wiesen erneut auf ihre Bedeutung hin, wobei es allerdings aufgrund der z. Z. bekannten Zahl von Immunreaktionen nicht möglich ist, eine klare Aussage zu machen.

Sie alle können auch für das Innenohr Gültigkeit haben, wobei ich die Immunkomplexbildung, den Typ III, besonders herausstellen möchte, der in seiner Vielfalt sicher für das Innenohr von Bedeutung sein dürfte. Findet sich doch gerade hierbei eine Blutplättchenaggregation sowie die Freisetzung von Histamin und proteolytisch wirkenden Enzymen.

Versuchen wir, die für das Innenohr bekannten Fakten zu ordnen, so berichtete Beickert 1960 über eine experimentell erzeugte Auto-Allergie, bei der körpereigene Substanzen sich gegen den eigenen Organismus, im beschriebenen Falle gegen das Innenohr, antigen verhielten und zu strukturellen Schädigungen am Corti-Organ und am Ganglion spirale führten. Arnold, Weidauer u. Seelig zeigten 1976 eine immunologische Gemeinsamkeit zwischen Nierenglomerula und Stria vascularis. Daneben wird eine Reihe von Innenohrschwerhörigkeiten genannt (z. B. Elies 1983; Elies u. Berg 1983; Harris 1983; Hughes 1983; Luckhaupt et al. 1983; Stahle et al. 1981), bei denen eine Immunreaktion als Ursache vermutet wird, unter anderem deshalb, weil auf die Gabe von Kortikoiden z. T. eine Besserung des Hörvermögens eintrat.

3. Metabolismus

Die Bedeutung von Zink und Vitamin A für den Metabolismus des Innenohres scheint sich, wie bereits im Referat erwähnt, immer klarer herauszukristallisieren. Wir wissen heute, daß Zink bei über 70 Enzymen als Kofaktor essentiell ist. Daneben kommt ihm eine wesentliche Funktion bei der Strukturstabilisierung der Zellmembranen und des Zytoskelettes zu. Weiterhin kann Zink eine Vielzahl intrazellulärer Stoffwechselprozesse beeinflussen. Hierzu zählen z. B. der Metabolismus der zyklischen Nukleotide und die Proteinphosphorylierung des Glykogenmetabolismus. Retinoide, deren wichtigste Vertreter Retinol, Retinal und Retinsäure sind, zeigen eine molekulare Wirkung. So besitzt z. B. Retinylphosphat die Funktion eines Überträgermoleküls für Kohlehydratreste auf Glykoproteine und Glykolipide. Folge eines Vitamin-A-Mangels sind daher teilweise deutliche Veränderungen in der Kohlehydratzusammensetzung einzelner Glykoproteine. Die Aktivierung der Retinoide ist nur in Gegenwart ausreichend hoher Zinkkonzentrationen möglich. So könnte sein, daß dem Vitamin-A- und Zinkstoffwechsel nicht nur am Sehvorgang eine wichtige Funktion zukommt, sondern daß das richtige Verhältnis dieser Moleküle und ihre Zusammenwirkung auch bei anderen Sinnesfunktionen wie Gehör, Gleichgewicht, Geschmack, Geruch, ja auch Tastsinn wichtig ist. Dafür sprechen der morphologisch ähnliche Aufbau aller sekundären Sinneszellen, die gleiche Abstammung sowie das Vorkommen hoher Vitamin-A-Konzentrationen in diesen Sinneszellen (s. a. H. K. Biesalski 1984).

Sichtbar wird auch die Bedeutung der Prostaglandine für die Innenohrleistung, wie uns Matthias 1983 zeigen konnte. Diese Substanzen wirken vasodilatierend und der Thrombozytenaggregation entgegen. So dienen sie in allen Geweben – dies gilt auch für die Kochlea – der Regulation der kapillären Zirkulation und damit der Stoffwechselleistung. Ihre Wichtigkeit verdient den Einsatz weiterer intensiver Forschungen.

Literatur

Arnold W, Weidauer H, Seelig P (1976) Experimenteller Beweis einer gemeinsamen Antigenizität zwischen Innenohr und Niere. Arch Oto-Rhino-Laryng 212:99–117

Beickert P (1960) Allergie im Hals-Nasen-Ohrenbereich – Ergänzung zum Referat. Arch Ohr Nas u KehlkHeilk 176:424

Biesalski HK (1983) Vitamin A and Inner Ear. In: Löbe L, Lotz P: Cochlear Research, VIIth Symposion 1983 in Halle 24–26. Martin-Luther-Univ. Halle-Wittenberg 1984

Choo YB (1984) Microscopic characteristics of round window problems in otology. Laryngoscope 94:1–9

Elies W (1983) Ein Fall von erfolgreicher Dexa-Methason-Behandlung bei beidseitiger, chronisch-progredienter Innenohrschwerhörigkeit. HNO 31:443–444

Elies W, Berg P (1983) Gewebe-Autoantikörpernachweise bei cochleo-vestibulären Störungen. Arch Otorhinolaryngol Suppl 1983:180–181

Harris JP (1983) Immunology of the inner ear: Response of the inner ear to antigen challenge. Otolaryngol Head Neck Surg 91:18

Hughes GB, Kinney SE, Barna BP, Calabrese LH (1983) Autoimmune reactivity in Menière's disease: A preliminary report. Laryngoscope 93:410–417

Luckhaupt H, Bertram G, Rose KG (1983) Immunologische, virologische und laborchemische Parameter beim Hörsturz. Arch Otorhinolaryngol Suppl 1983:182–183

Mikromodulationsmodulatoren in der Kochlea des Meerschweinchens. Arch Otorhinolaryngol Suppl 1983/II:361–362

Paprella MM, Schachern P, Choo YB (1983) The round window membrane: Otological observations. Ann Otol Rhinol Laryngol 92:629–634

Révész GY, Lelkes GY, Aros B (1983) Electron microscopic structure of the human round window membrane. Acta Morphologica Hungarica 31:327–336

Stahle J, Lyttkens L, Larsson B (1981) Some views on medical treatment in Menière'es disease: Use of urea and traget-seeking drugs. In: Vosteen KH et al.: Menière's disease. Thieme, Stuttgart 1983, p. 199–208

B. E. Lehnhardt (Hannover): Klinik der Innenohrschwerhörigkeiten
(Erläuterungen zum Referat)

Selten wohl haben neue Erkenntnisse in der Physiologie unsere Vorstellungen von der Funktion des Innenohres so grundsätzlich verändert wie die von Khanna u. Leonhard (1982). Diesen beiden Forschern gelang es nachzuweisen, daß schon die Basilarmembran über ein so feines Frequenzauflösungsvermögen verfügt, wie man es bislang nur der neuralen Informationsverarbeitung zugeschrieben hatte. Die bisherigen Befunde beziehen sich allerdings nur auf den Hochtonbereich. Wenn sich dieses Verhalten der Basilarmembran auch für die mittleren und tiefen Frequenzen darstellen läßt, dann verfügt schon das Innenohr über die Resonanzschärfe eines Tones (Abb. 1). Jedenfalls verdeutlichen die Befunde, welch leistungsfähiges Organ das Innenohr ist. Was Helmholtz einst erdachte, hätte sich dann bestätigt, wenngleich mit einer ganz anderen Erklärung, auf die im Referat im einzelnen eingegangen wurde.

Unter den traumatischen Schwerhörigkeiten haben die Fensterrupturen in den letzten Jahren viel von sich reden gemacht. Aus der Fülle des Schrifttums sollen nur zwei Mitteilungen hervorgehoben werden, zunächst die von Schuknecht (1982), der zur Sakkulotomie beim Menière-Hydrops den Weg durch das runde Fenster empfohlen hat, indem er mit einem rechtwinkeligen 3 mm-Häkchen via Scala tympani die Basilarmembran durchsticht und schließlich den Sakkulus

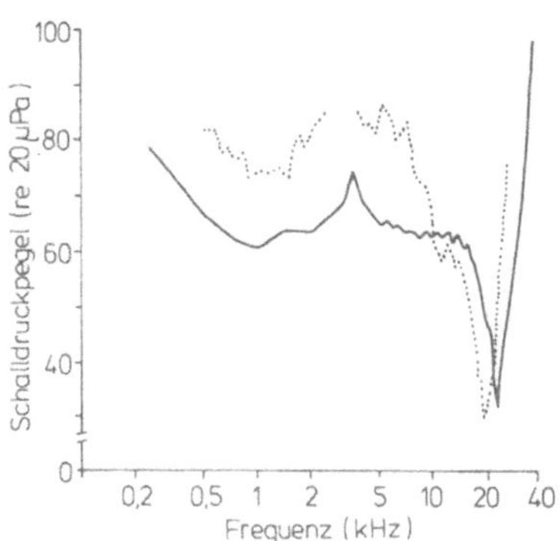

Abb. 1. Die durchgehende Linie gibt die Schwingungsamplitude der *Basilarmembran* auf entsprechend frequenzspezifische Anregung wieder, die punktierte Linie die *neurale* Tuningkurve. Die geringere Differenz zwischen Spitze und horizontalem Kurvenanteil für die Basilarmembran wird von den Autoren mit versuchsbedingter Schädigung erklärt. Entscheidend für physiologische Aussagen ist die grundsätzliche Übereinstimmung im steilen Anteil beider Kurven. (Aus Khanna u. Leonard 1982)

oberhalb der Basilarmembran einreißt, „drainiert". Daß nach einer solchen Operation *nur* 25% der Patienten eine nennenswerte Hörverschlechterung erlitten, war als Sensation zu werten, nachdem bis dahin jede Verletzung der Rundfenstermembran als im höchsten Grade fatal für das Innenohr galt. Auf die Prognose von Verletzungen der Rundfenstermembran bezieht sich die zweite Mitteilung, nämlich die von Fukaja u. Nomura (1983). Diese Autoren fanden, daß 30 Tage nach der instrumentellen Perforation der Rundfenstermembran beim Meerschweinchen die Funktion des Innenohres sich regelmäßig spontan wieder hergestellt hatte. Danach wäre die Prognose einer Ruptur der Rundfenstermembran gar nicht so ungünstig, wie nach klinischen Beobachtungen bislang anzunehmen war. Wir sollten uns fragen, ob nicht ausgerechnet wir Hals-Nasen-Ohrenärzte für den ungünstigen Verlauf verantwortlich sind, wenn wir unter falscher Verdachtsdiagnose beim Politzern Luft in die Schnecke einblasen und damit das Schicksal des Innenohres besiegeln.

An eine Perilymphfistel vorwiegend im ovalen, selten auch im runden Fenster sollte man insbesondere bei der Tieftonschwerhörigkeit denken und zwar sowohl bei der akuten wie bei der fluktuierenden, vielleicht auch bei der fortschreitenden Form. Schwindel kann fehlen, Ohrensausen ist evtl. von der Kopflage abhängig, ein gegebenenfalls wichtiges Indiz. Das Leck kann offenbar auch entstehen ohne daß ein Trauma nachzuweisen ist oder daß bei weitem Aquaeductus cochleae ein chronischer Perilymphhydrops herrscht. Diese Ursache vermeintlichen Hörsturzes oder fluktuierender Schwerhörigkeit konnten auch wir operativ bestätigen (Abb. 2). Wieweit diese Deutung jedoch auf eine größere Zahl von Tieftonschwerhörigkeiten zu übertragen oder für sie gar als Regel anzunehmen ist, bleibt abzuwarten. Bislang sollte deshalb die Indikation zur operativen Revision in solchen Fällen vorsichtig gestellt werden. Die *Peri*lymphfistel kann übrigens – so meint H. P. Schmidt (1981) – in gleicher Weise zu einem *Endo*lymphhydrops führen wie sonst z. B. die Resorpationsstörungen im Saccus endolymphaticus.

Diese pathogenetischen Vorstellungen können auch die passageren Tieftonschwerhörigkeiten erklären, die sich gelegentlich nach einer Spinalanästhesie entwickeln. Ihre Ursache wäre dann nicht ein primärer Perilymphverlust, sondern ein Liquorleck durch die spinale Punktionsstelle hindurch (Arnwig 1968); über den Aquaeductus cochleae käme es zu einem zentral gerichteten *Peri*lymphleck und als dessen Folge wieder zum *Endo*lymphhydrops. Jedenfalls scheinen diese

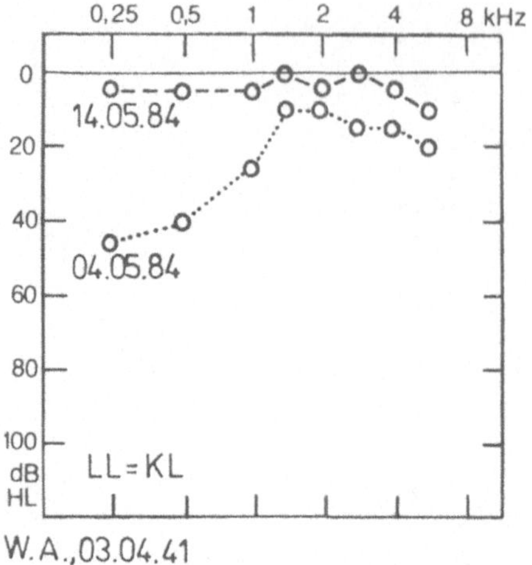

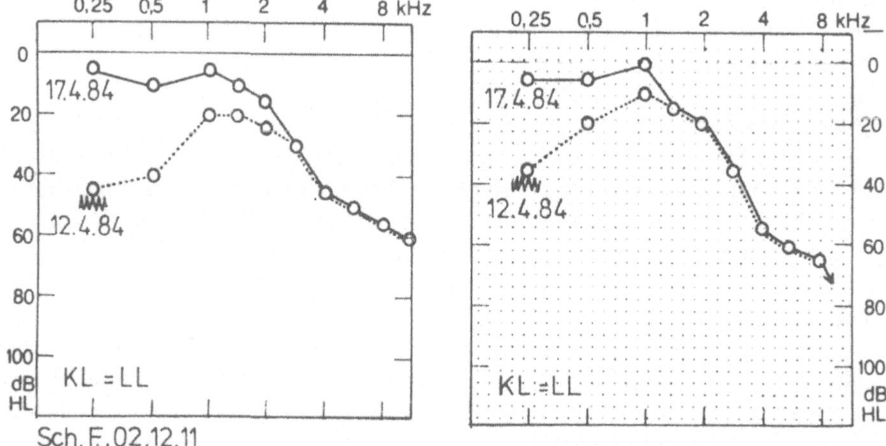

Abb. 2. Akute Tieftonschwerhörigkeit. Nach Verschluß einer Perilymphfistel im Ringband des ovalen Fensters hat sich die Knochenleitung wieder normalisiert (14.5.84)

Abb. 3. Passagere Tieftonschwerhörigkeit beidseits nach Spinalanästhesie, verbunden mit einem subjektiven Ohrrauschen bei 250 Hz. Nach fünf Tagen hatte sich das Gehör wieder gebessert, der Hochtonabfall hatte zuvor schon bestanden

Beobachtungen oder Gedankenkonstruktionen zu untermauern, daß der Tieftonschwerhörigkeit generell eine Störung des Druckgleichgewichts im Labyrinth zugrunde liegt – unabhängig von den auslösenden Faktoren (Abb. 3).

Zur Behandlung progredienter Innenohrschwerhörigkeiten werden immer häufiger die Kortikosteroide empfohlen, insbesondere seit man den Begriff der Autoimmunkrankheit auch auf das Innenohr anwendet. McCabe (1979) hat diese Schwerhörigkeitsform als eigenes Krankheitsbild herauszustellen versucht, wenngleich die von ihm mitgeteilten Fälle nicht einheitlich als gesonderte Entität zu definieren sind. Trotzdem erscheint es berechtigt, Schwerhörigkeiten, die relativ abrupt beginnen und relativ rasch fortschreiten, gesondert und als möglicherweise immunreaktiv entstanden zu betrachten. Zur Stützung der vermuteten Immungenese wurden etliche, unterschiedlich spezifische Testergebnisse angeführt, so die Lymphozytenaggregation gegen Innenohrantigen, eine Eiweiß- und IgM-Vermehrung im Liquor oder hohe Immunkomplexkontraktionen (Kanzaki u. O-Uchi 1981). Elies et al. (1981) gelang der Immunfluoreszenznachweis von Antikörpern, die gegen die Basilarmembran des Meerschweinchens gerichtet waren. Arnold (1984) hat über den indirekten immunfluoreszenzmikroskopischen Nachweis von IgA-Antikörpern im Patientenserum am formalinfixierten und EDTA-entkalkten menschlichen Felsenbein berichtet; die Reaktionen waren u. a. gegen die Marginalzellen der Stria vascularis und gegen die perilymphatische Schicht der Reissner-Membran gerichtet. Arnold wertet es als methodischen Vorteil, diese Reaktionen am fixierten Innenohr auslösen zu können; tatsächlich sind seine Bilder beeindruckend.

Wir haben zusammmen mit Schedel wie McCabe entsprechende Reaktionen am vital gewonnenen Innenohr des Menschen auszulösen versucht, dies vor allem in der Vorstellung, auf solche Weise eine größere Immunspezifität zu gewährleisten. Auch unsere fluoreszenzmikroskopischen Bilder erscheinen überzeugend, sie erlauben bislang jedoch keine detaillierte zelluläre Differenzierung innerhalb des Innenohres. Wir möchten uns deshalb mit unseren Aussagen zurückhalten, insbesondere auch solange nicht Beweise dafür vorliegen, daß bei den positiv reagierenden Patienten – und nur bei ihnen – auch nach dem klinisch-audiometrischen Bild und nach dem Verlauf eine Autoimmunkrankheit des Innenohres anzunehmen ist.

Als Immunkrankheit wird übrigens seit langem beim Cogan-Syndrom auftretende Innenohrschwerhörigkeit verstanden. Doch sie ist sicher nicht Folge einer unmittelbar kochleären Reaktion, sondern Begleitbefund einer immunreaktiven Vaskulitis, so auch der Innenohrgefäße. Eine solche immunvaskulitische Entstehung wird man ebenfalls für einen Großteil der von McCabe beschriebenen Schwerhörigkeiten annehmen dürfen und wird sie damit den systemischen Gefäßkrankheiten, wie z. B. der Wegenerschen Granulomatose, zuordnen müssen.

In den therapeutischen Maßnahmen beim Hörsturz mehren sich die Stimmen einer gewissen Zurückhaltung – nicht zuletzt wegen der häufigen spontanen Remissionen. Eine unkritische gefäßaktive Medikation kann jedenfalls auch Nachteile haben, nämlich eine systemische Blutdrucksenkung evtl. mit Perfusions*minderung* des Innenohres sowie eine Weitstellung gesunder Gefäßgebiete mit Stealeffekt für das Innenohr. Diese möglichen Schadensrisiken sind um so größer, je länger eine solche Therapie fortgesetzt wird oder wenn sie bei einer chronisch-progredienten Innenohrschwerhörigkeit von Anfang an als Dauerbehandlung geplant war. An die Stelle einer monotenen Verordnung sollte vielmehr eine gezielte internistische Untersuchung treten und dies, obwohl bisher unmittelbare kausale Zusammenhänge zwischen bestimmten pathologischen Befunden bzw. Laborwerten einerseits und der Schwerhörigkeit andererseits nicht zu erkennen sind. Auch unsere eigenen vielfältigen internistischen Befunde unter Berücksichtigung von 24 relevanten Labordaten bei 205 Patienten ergaben keine monokausale Abhängigkeit der Innenohrschwerhörigkeit von einem bestimmten Fehlverhalten des Stoffwechsels oder des Kreislaufs. Nach der Zusammenstellung in Abb. 4 sind jedoch für Innenohrschwerhörige ganz ähnliche kardiovaskuläre Risikofaktoren anzunehmen wie für den koronaren Infarkt oder für die peripher-arteriellen Ver-

	≤5		6 - 9		≥10	
	m(45)	w(28)	m(66)	w(39)	m(16)	w(11)
Vollblutvisk.	29	33	19	4	7	0
Plasmavisk.	15	17	17	4	13	0
Linkstyp	78	58	53	59	21	30
Senkung	72/69	67/63	63/48	22/14	40/20	18/10
Rauchen	73	100	44	86	11	55
Fundus hyp.	81	84	77	87	36	56
Aortenskl.	95	88	85	93	75	50
Infarkt	97	96	79	100	64	60
S-Triglyzer.	79	94	54	91	43	18
S-Glucose	83	95	70	76	53	33
S-Harnst.	87	90	83	81	73	83
S-Cholest.	100	95	95	94	80	90
S-Calcium	92	100	94	90	91	89
S-Kalium	100	100	100	95	93	100
S-Natrium	100	100	100	100	100	100
mikrosom. Antikörp.	88	81	68	64	82	50
Parathormon	91	94	88	91	83	83
T_3	97	95	98	87	92	100
T_4	94	95	98	93	92	100
Hämatokrit	89	85	66	82	73	70
Hämoglobin	100	100	89	95	80	82
α2-Glob.	95	100	95	97	86	88
α1-Glob.	100	100	87	94	93	88
β-Glob.	100	100	100	97	100	100

Abb. 4. Zusammenstellung von 24 internistischen Befunden bei 205 Patienten mit Innenohrschwerhörigkeit. In der *Ordinate* die einzelnen Tests, in der *Abszisse* die Anzahl der jeweils pathologischen Testergebnisse ($\leq$5, 6–9, $\geq$10) sowie die Aufteilung in ♂ und ♀. Die Zahlen in Klammern geben die Anzahl der Patienten in der jeweiligen Gruppe wieder. Die Schraffur in einzelnen Feldern ist um so kräftiger gehalten, je mehr Prozent der Probanden im Gesamtkollektiv über die Norm hinausgehende Befunde aufwiesen bzw. je weniger häufig normale Befunde anzutreffen waren, z. B. 0% rechts oben und 100% links unten. Die Viskosität fiel immer pathologisch aus, ein Ergebnis, das in diesem Extrem weniger an einen ursächlichen Faktor denken als an den Normwerten dieses Labors zweifeln läßt. Selten fehlen der Linkstyp im EKG als Ausdruck einer hypertonen Kreislaufsituation und der Fundus hypertonicus – bei den Männern mit mindestens 10 pathologischen Befunden nur in 36% der Fälle. Es folgen die Aortensklerose, der Nikotinabusus, die Fettstoffwechselstörungen, die mikrosomalen Antikörper als Hinweis auf eine Immunthyreoiditis und der hohe Hämatokrit. Fast immer normal fielen Cholesterin, Calcium, Kalium und Natrium im Serum aus wie auch T_3 und T_4 sowie Alpha- und Betaglobulin. Für Frauen lassen sich die gleichen Tendenzen erkennen, wenngleich weniger deutlich; mit der Häufung der Risikofaktoren nimmt deren Ausprägung zu.

schlußkrankheiten. Die Parallelen werden verständlich, wenn man sich des Terminus „Otangina" bedient, den Hesch (1982) in Anlehnung an die kardiale Angina verwendet. Dann können wir HNO-Ärzte uns auch der Verantwortung bewußt werden, die uns mit der Diagnose und Behandlung einer Innenohrschwerhörigkeit zufällt. In jedem Einzelfall ist eine vielseitige Evaluierung des Stoffwechsels und des Kreislaufs notwendig, um das Risiko weiterer Hörverschlechterungen möglichst klein zu halten – dies auch, obwohl wir trotz aller diagnostischen Mühen bei vielen Innenohrschwerhörigen weiterhin vor einem Rätsel zu stehen glauben.

Schließlich sei auf die hereditären Schwerhörigkeiten eingegangen und hier insbesondere auf mögliche genetische Abhängigkeiten der Innenohrfunktion von anderen Krankheitsgeschehen. Uns bot sich in diesem Zusammenhang die Innenohrschwerhörigkeit beim Pseudohypoparathyreoidismus (PHPT) an, einem Krankheitsbild, das in ähnlicher Weise auch die Funktion des Innenohres betrifft, wie es die Schleifendiuretika tun. Sie blockieren exogen-toxisch unmittelbar die Adenylatzyklase (AC), ein Funktionsprotein der Zellmembran. Dem PHPT dagegen liegt der genetische Defekt eines parathormonspezifischen Rezeptors zugrunde, der der AC vorgeschaltet ist. Sie hat die Aufgabe, die Synthese des zyklischen Adenosinmonophosphats (cAMP) in Gang zu setzen, das die Phosphorilierung und damit die Aktivierung zahlreicher Zellproteine reguliert.

Die Konstruktion der Zellmembran ist schematisiert in Abb. 5 dargestellt (nach Singer 1974). Der Transmitter bzw. Ligand reagiert mit dem Rezeptor, der seinerseits über den Modulator die Zyklase stimuliert. Sie schließlich bewirkt die Produktion des cAMP. Als Ligand hatten wir bei schwerhörigen PHPT-Patienten das Parathormon vermutet. Daß die Adenylatzyklase auch im Innenohr am Stoffwechsel beteiligt ist, stand außer Zweifel. Ihre Stimulierbarkeit durch Parathormon jedoch war bislang nur von Niere und Knochen bekannt. Unbewiesen war also unsere im Referat geäußerte Hypothese, daß der Schwerhörigkeit beim PHPT – jedenfalls in seiner hier interessierenden Form – eine ungenügende Stimulation der Adenylatzyklase auch im Innenohr zugrundeliegt.

Inzwischen ist es Hesch u. Zenner auf unsere Veranlassung hin gelungen, den hier fälligen Beweis zu erbringen. Sie konnten darlegen, daß die angenommene Rezeptorkette (vgl. Abb. 5) für eine parathormonabhängige Zellstimulation im Innenohr funktioniert, d. h, daß auch hier Parathormon die Adenylatzyklase stimuliert und damit die Produktion des für den Zellstoffwechsel so wichtigen

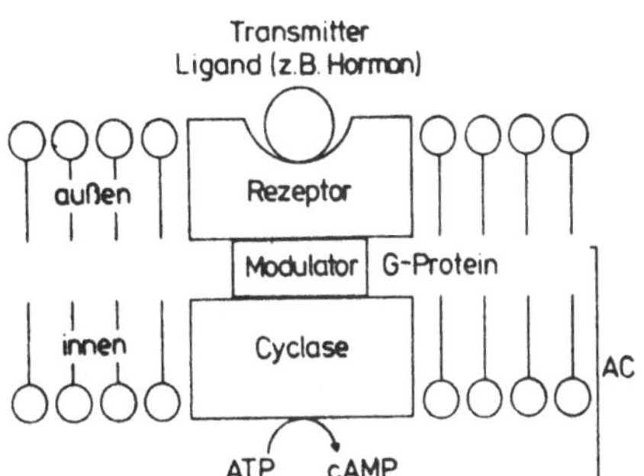

Abb. 5. Biologische Konstruktion der Zellmembran, schematisiert nach Singer (1974). Im hier diskutierten Beispiel wäre als Transmitter das Parathormon anzunehmen, als Modulator G-Protein und als Zyklase die Adenylatzyklase

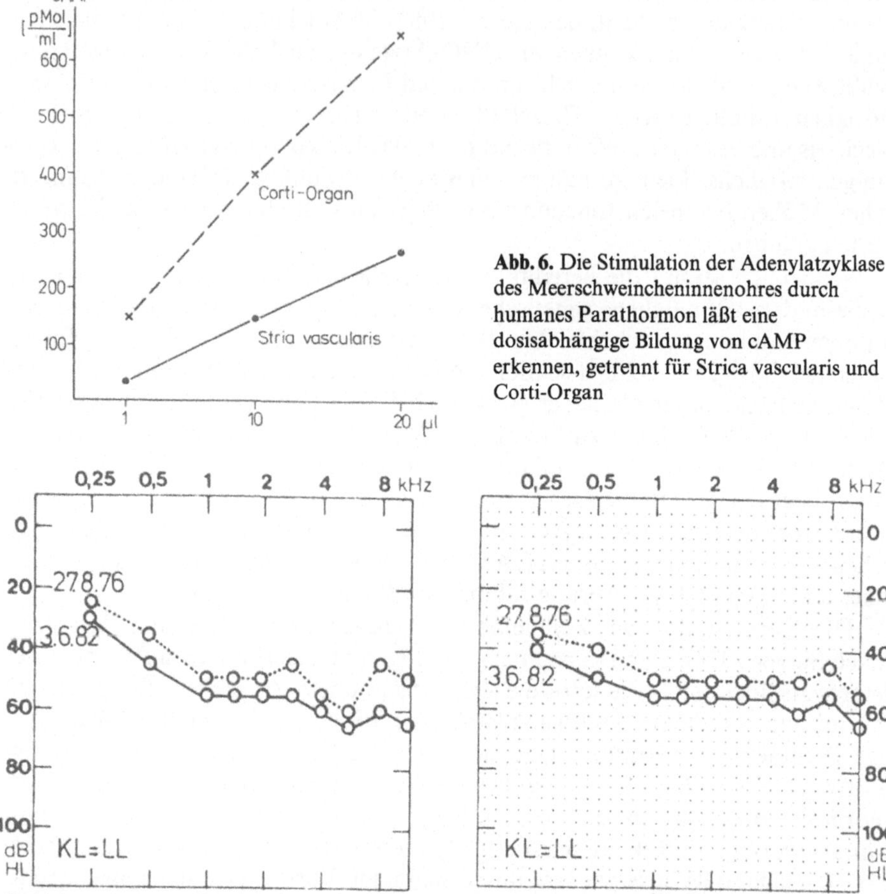

Abb. 6. Die Stimulation der Adenylatzyklase des Meerschweincheninnenohres durch humanes Parathormon läßt eine dosisabhängige Bildung von cAMP erkennen, getrennt für Strica vascularis und Corti-Organ

Abb. 7. Schwerhörigkeit seit Kindheit bekannt. Einziger Sohn ist auch schwerhörig (s. vorhergehende Abbildung). Pubertas tarda und Adipositas bis zum 15. Lebensjahr sowie jetzt Pseudohypoparathyreoidismus. Innerhalb der letzten sechs Jahre ist die Schwerhörigkeit nur wenig fortgeschritten. Sprachverstehen entsprechend dem Tongehör. Stapediusreflexschwelle beidseits um 85–95 dB

cAMP. Abbildung 6 gibt die Aktivierung des cAMP in Abhängigkeit von der Dosis zugeführten PTH wieder – getrennt für Stria vascularis und Cort-Organ bzw. Basilarmembran.

Bei den von uns beobachteten Patienten mit PHPT plus Schwerhörigkeit lag der genetische Defekt im Innenohr, nämlich im Rezeptor, während der Parathormonstoffwechsel selbst nicht gestört war. Damit stellt sich die Frage, ob auch ein echter Hypoparathyreoidismus ähnliche Funktionsstörungen im Innenohr verursacht. Im Schrifttum haben wir entsprechende Mitteilungen nicht gefunden. Gezielte Beobachtungen und Untersuchungen werden notwendig sein, um nach entsprechenden Zusammenhängen zu fahnden. Für den Einblick in die Molekularbiologie des Innenohres sind diese Erkenntnisse wahrscheinlich von ähnlicher Bedeutung wie die von Arnold, Weidauer u. Seelig (1976) zur Pathogenese des Alport-Syndroms. Beide Krankheitsbilder zeigen einander ähnliche Tonschwellenverläufe, ohne allerdings sich dadurch grundsätzlich von vielen anderen genetischen Krankheitsformen zu unterscheiden (Abb. 7).

Unter solchem Aspekt sind alle Bemühungen um das Verständnis der Funktionsstörungen des Innenohres zu sehen. Jedes noch so kleine Mosaiksteinchen kann sich irgendwann als der Schlüssel für neue Einblicke erweisen. Wir dürfen nicht erwarten, mit einfachen Mitteln und innerhalb eines kurzen Zeitraumes alle Störungsmechanismen in diesem komplizierten und so versteckt liegenden Sinnesorgan erkennen und deuten zu können. Wir dürfen aber auch nicht bezüglich der Innenohrschwerhörigkeit in einen Fatalismus verfallen, der vielerorts in Klinik und Praxis herrscht. Dem Widerspruch zwischen der berufsspezifischen Aufgabe einerseits und einem diagnostischen bzw. konservativ-medikamentösen Desinteresse andererseits zu begegnen, sollte das diesjährige Hauptreferat gedient haben. Für die Wahl des Themas gebührt dem Präsidenten der Gesellschaft, Herrn Prof. Feldmann, deshalb unser besonderer Dank.

Literatur

Arnold W (1984) Möglichkeiten der immunfluoreszenzmikroskopischen Diagnostik am entkalkten menschlichen Felsenbein. Laryngol Rhinol Otol 63:260–265

Arnold W, Weidauer H, Seelig HP (1976) Experimenteller Beweis einer gemeinsamen Antigenität zwischen Innenohr und Niere. Arch Otorhinolaryngol 212:99–117

Arnvig J (1968) Transitory decrease of hearing after lumbar puncture. A personal experience which throws some light on the function of the aquaeduct of the cochleae. Acta Otolaryngol (Stockh) 56:699–705

Elies W, Wolff G, Seuffer R (1981) Liquoreiweißbefunde bei Hörsturz und chronisch progredienter Innenohrschwerhörigkeit. Arch Otorhinolaryngol 231:679

Fukaja T, Nomura Y (1983) Experimental round window rupture with middle ear effusion. Acta Otolaryngol (Stockh) (Suppl) 393:20–24

Hesch R-D (1982) Therapeutische Überlegungen zu vaskulären Innenohrerkrankungen. HNO 30:365–374

Kazaki J, O-Uchi T (1981) Steroid-responsive bilateral sensorineural hearing loss and immune complexes. Arch Otorhinolaryngol 230:5–9

Khanna SM, Leonard DBG (1982) Basilar membrane tuning in the cat cochlea. Science 215:305–306

McCabe BF (1979) Autoimmune sensorineural hearing loss. Ann Otol Rhinol Laryngol 88:585–589

Schmidt PH (1981) Low-tone perceptive hearing loss. Acta Otolaryngol (Stockh) 91:463–468

Schuknecht HF (1982) Cochleosacculotomy for Menière's disease. Theory, technique and results. Laryngoscope 92:854–858

Singer SJ (1974) The molecular organization of membranes. Annu Rev Biochem 43:805–833

Diskussionsbemerkungen zu den Referaten

H. Kaupp et al. (Tübingen): Die Bedeutung immunpathologischer Mechanismen bei einem Teil der Innenohrerkrankungen gewinnt zunehmend an Aufmerksamkeit. Arbeiten von Elies und Berg veranlaßten uns, Immunfluoreszenztests als Routineuntersuchung weiterzuführen.

In Tabelle 1 sind 596 Fälle von ein- oder beidseitiger Innenohrschwerhörigkeit nach Diagnosen aufgeschlüsselt, von denen ein immunserologischer Status vorliegt. Unberücksichtigt blieben kongenitale und frühkindlich erworbene Innenohrschwerhörigkeiten sowie die Lärmschwerhörigkeit.

Tabelle 1. Prozentuale Verteilung immunserologisch untersuchter Fälle mit Innenohrschwerhörigkeit

N = 596

16,2%	Frischer Hörsturz
7,7%	Alter Hörsturz
14,8%	Einseitige progrediente IOS
37,2%	Beidseitige progrediente IOS
14,1%	Morbus Meniére
1,2%	Akustikusneurinom
8,8%	Andere

Tabelle 2. Prozentualer Anteil immunserologisch positiver Reaktionen

N = 503	Antikörper %
Frischer Hörsturz	53,6
Einseitig progrediente IOS	46,6
Beidseitige progrediente IOS	46,4
Morbus Meniére	58,3
Neuropathia vestibularis	40,0
Akustikusneurinom (n = 7)	0

Die Prozentzahlen der Patienten, die eine positive Immunreaktion im indirekten Immunfluoreszenztest an heterologem Material zeigten (Tabelle 2), liegen weit über der einer normalen Population.

Bei über der Hälfte der Fälle von frischem Hörsturz finden sich Antikörper. Bemerkenswerterweise sind die Zahlen bei ein- und beidseitiger progredienter Innenohrschwerhörigkeit mit 46,6% und 46,4% praktisch identisch. Besonders hoch ist der pathologische Ausfall des Immunfluoreszenztests beim Morbus Menière und wirft vielleicht ein neues Licht auf die von Hallpike und Cairnes erstmals be-

Tabelle 3. Prozentualer Anteil derer, die innerhalb einer Diagnosegruppe Antikörper gegen eine definierte Struktur aufweisen. (Gl. M. = glatte Muskulatur; Mit. = Mitochondrien; G. End. = Gefäßendothel; Sark. = Sarkolemm; Fibr. = Fibrillen; SD = Schilddrüse

Antikörper in %	Kerne	Gl. M.	Mit.	G. End.	Sark.	Fibr.	SD
N = 498							
Frischer Hörsturz	7	2	–	19	21	5	8
Einseitig progr. IOS	2	1	1	17	17	3	8
Beidseitige progr. IOS	3	2	–	15	24	3	5
Morbus Meniére	10	4	–	21	20	7	7

schriebene perisacculäre Fibrose, aber auch auf die von Galiĉ und Helms nachgewiesenen Veränderungen der Gefäße in Nervus vestibularis und Ganglion vestibulare.

Bei allen 7 Fällen eines Akustikusneurinoms im Beobachtungszeitraum (Juni 1982 bis April 1984) fanden sich – soweit ein Immunfluoreszenztest veranlaßt worden war – keine Gewebeantikörper.

Das Antikörpermuster (Tabelle 3) ist ähnlich bei frischem Hörsturz, progredienter Innenohrschwerhörigkeit und Morbus Menière. Antikörper gegen Gefäßendothel und Sarkolemm überwiegen, andere gegen Kerne, glatte Muskulatur, Fibrillen und Schilddrüsengewebe sind untergeordnet.

Die Übertragung dieser Befunde aus einem internistisch orientierten Labor auf die Pathomechanismen einer Innenohrfunktionsstörung mag zunächst spekulativ erscheinen. Wir werden auch in Kürze routinemäßig an homologem cochleärem Material testen. Aber beim frischen Hörsturz werden Zusammenhänge auch jetzt schon offensichtlich. Bei 97 Fällen war der Verlauf erkennbar unterschiedlich, abhängig davon, ob Antikörper vorhanden waren oder nicht.

1. Waren Antikörper nachweisbar, betrug der mittlere Hörverlust im Hauptsprachbereich vor Therapiebeginn 63 dB – bei fehlenden Antikörpern 53 dB.

2. Der mittlere Hörgewinn durch Infusionsbehandlung betrug bei antikörperpositiven Fällen 16 dB, bei den anderen dagegen 23 dB. Dieser Unterschied ist zwar nicht gravierend – zusammenbetrachtet mit dem prätherapeutischen Hörverlust wird die differente Prognose der beiden Kollektive jedoch offensichtlich.

3. Die Versagerquote (fehlende Hörverbesserung oder Hörverschlechterung) betrug in der antikörperpositiven Gruppe 30% und nur 18,6% in der antikörpernegativen.

Vorläufig ist statistisch noch nicht zu sichern, ob durch eine immunsuppressive Behandlung die Prognose antikörperpositiver Hörsturzfälle zu verbessern ist.

Bemerkenswert sind 18 Fälle von ein- und beidseitigem Tinnitus auris ohne Hörminderung oder vestibuläre Störung. 15 davon wiesen positive serologische Reaktionen auf, überwiegend gegen Gefäßendothel.

W. Arnold (Luzern): Die exakte Diagnostik zur Aetiologie oder auch nur Pathogenese von vielen Innenohrschwerhörigkeiten bereitet nach wie vor Mühe, was auch den beiden hervorragenden Referaten zu entnehmen ist. Mit Hilfe eines neuerarbeiteten diagnostischen Verfahrens [vgl. W. Arnold, Zeitschrift Laryngologie, Rhinologie, 63 (1984, 260)] scheint es möglich zu sein, bei Verdacht auf immunologische Erkrankungen des Innenohres spezifische Antikörper im Serum der Patienten nachzuweisen. Zusammen mit der Hals-Nasen-Ohren-Klinik der Universität Basel untersuchen wir solche Fälle von Innenohrschwerhörigkeiten, bei denen eine beidseitige, rezidivierende oder progressive Symptomatik vorliegt. Es gelang uns bisher in Fällen von beidseitigem, rezidivierendem Hörsturz, bei beidseitigen, progressiven Ertaubungen sowie bei zwei Fällen von Cogan-Syndrom innenohrspezifische Antikörper nachzuweisen. Ich darf Ihnen an einigen exemplarischen Beispielen die Aussagekraft dieser Methodik demonstrieren: In dem ersten Fall eines rezidivierenden, beidseitigen Hörsturzes konnten wir Antikörper gegen Stützgewebe des Corti'schen Organs sowie gegen Anteile der Strica vascularis (Endothelien der Kapillaren, Epithelzellen) finden. In dem zweiten Fall möchte ich Ihnen die Lokalisation der Antikörper gegen Stria vascularis-Gewebe, Planum semilunatum und Epithelzellen der Reissner'schen Membran bei progredienter beidseitiger Innenohrschwerhörigkeit unklarer Ursache mit beidseitigem Vestibularisausfall demonstrieren. Schließlich gelingt es, beim Cogan-Syndrom nicht nur Antikörper gegen Anteile des Innenohres und des Vestibularorgans, sondern auch gegen Cornea-Gewebe darzustellen. Ich möchte nicht unterlassen, an dieser Stelle zu betonen, daß es Herr Lehnhardt war, der 1958 erstmalig in der Literatur beim Nachdenken über die mögliche Aetiologie beidseitiger, rezidivierender Hörstürze den Gedanken formulierte, daß hier Anti-Cochlea-Antikörper eine wesentliche Rolle spielen könnten. Diese kurze Demonstration möchte ich, sehr verehrter Herr Lehnhardt, nicht nur als nachgereichtes Geburtstagsgeschenk für Sie verstanden wissen, sondern mehr noch als Beweis Ihrer Hypothese, die Sie vor mehr als einem Vierteljahrhundert aufstellten.

J. Krmpotić-Nemanić, G. Nemanić (Zagreb): In Zusammenarbeit mit V. Valković und G. Nemanić haben wir die Tractusgegend im Bereich der Basalwindung der Cochlea mit der Methode der Proton induzierten X-Strahlen Emission (PIXE) an der Freien Universität Amsterdam an 11 mazerierten Schläfenbeinen untersucht. Die Präparate umfaßten die Altersgruppen beider Geschlechts von 2 bis 75 Lebensjahren. Die Tractusgegend ist nicht aus solidem Knochen gebaut, sondern sie enthält Kanäle für die Nervenfasern und Gefäße, so daß die Messungen von der Gestaltung der untersuchten Zone abhängen. Von den Elementen konnten wir in dieser Gegend die Anwesenheit von Calcium, Zink, Phospor, Eisen und Cuprum feststellen. Als mögliche Kontamination kommen bei diesem Verfahren Chlor und Brom in Frage. Calcium wurde bei jungen Individuen in der ganzen Scheidewand zwischen dem Fundus und der Basalwindung in hoher Konzentration und gleichmäßig verteilt gefunden. Zink erschien bei jungen Individuen zuerst nur an der Knochenoberfläche gegen dem Fundus. Mit dem zunehmenden Alter nimmt Zink allmählich die ganze Scheidewand ein. Im hohen Alter erscheint Zink auch an der der Cochlealichtung zugewandten Knochenoberfläche. Die Calciumkonzentration nimmt mit dem Alter etwas ab, bleibt aber immer auf die ganze Scheidewand verteilt. Diese Befunde sind im Einklang mit unseren Befunden an makroskopischen Präparaten, histologischen Schnittserien und mit den densitometrischen Untersuchungen dieser Region. Da das Zink an denjenigen Stellen vom Tractus lokalisiert ist, wo es mit fortschreitendem Alter zur Osteoidablagerung und Verkalkung kommt, haben wir die Anhäufung von Zink mit der Altersschwerhörigkeit in Zusammenhang gebracht. Die weitere Stufe in diesen Untersuchungen wäre die Bestimmung von Spurenelementen und besonders Zink in dem Liquor der Cisterne des inneren Gehörganges in verschiedenen Altersgruppen, da Shambaugh im Serum der Altersschwerhörigen eine Zinkverminderung gefunden hat.

W. Elies (Aachen): Von Beck u. Lehnhardt sind die heute in der Literatur beschriebenen Ursachen und Formen der Innenohrschwerhörigkeit dargestellt worden. Neben der akut einsetzenden Innenohrschwerhörigkeit – dem Hörsturz – ist auch auf die chronische Form der Innenohrschwerhörigkeit hingewiesen worden. Seit Beginn unseres Jahrhunderts finden sich vereinzelt Arbeiten über diese Art der Schwerhörigkeit. An Ursachen werden endogene Noxen wie Fettstoffwechselstörungen, die Hypothyreose, der Diabetes mellitus, die Hypertonie und die Arteriosklerose genannt. Als alleinige Ursache scheiden diese Erkrankungen mit Ausnahme der Hypothyreose aus, da die Untersuchung von Patienten mit derartigen Erkrankungen keine Häufung von Innenohrschwerhörigkeiten erkennen ließ. Ätiologie und Pathogenese der chronisch progredienten Innenohrschwerhörigkeit müssen heute als weitgehend ungeklärt gelten. Das klinische Bild der chronisch progredienten Innenohrschwerhörigkeit ungeklärter Ursache ist bislang unseres Wissens nicht beschrieben. Wir haben versucht, anhand der Analyse von 303 Patienten die typischen klinischen Daten herauszuarbeiten. Die in Tabelle 1 aufgeführten klinischen und audiologischen Werte zeigen eine geringe Dominanz des männlichen Geschlechts, überwie-

Tabelle 1. Klinische Daten bei chronisch-progredienter Innenohrschwerhörigkeit bislang unbekannter Ätiologie

Patientenzahl	303	Vertigo (Meniére-untypisch)	106
männlich	171	kalorische	
weiblich	132	Untererregbarkeit	51
Alter	45 Jahre	Unerregbarkeit	24
Anamnesedauer	5,8 Jahre	überschwellige Audiometrie	
IOS unilateral	208	überwiegend cochleär	62%
bilateral	95	überwiegend retrocochleär	38%
Nystagmus	81	Gewebeautoantikörper (n = 122)	
Tinnitus	232	positiv	63%

gend einseitig auftretende Verlaufsformen, eine gemischt cochleär-retrocochleäre Innenohrschwerhörigkeit sowie oft eine Mitbeteiligung des vestibulären Systems. Die Mittelwerte der Tonschwellenaudiometrie zeigen einen Schrägabfall zwischen 37 dB bei 500 Hz und 60 dB bei 6000 Hz. Mit Ausnahme diskreter neurologischer Befunde bei 56 Patienten ließen sich keine ursächlichen internistischen, ophthalmologischen und orthopädischen Pathologica nachweisen. Leicht erhöhte Liquorgesamteiweißwerte und positive Autoantikörper in 63% der Fälle erweitern das Spektrum möglicher Ursachen um einen chronisch entzündlichen Prozeß.

D. Knöbber (Köln): Seit dem 1. 4. 1981 wird eine prospektive Hörsturzstudie an der Kölner Univ.-HNO-Klinik durchgeführt. Im Rahmen dieser Studie findet eine ausgedehnte Umfelddiagnostik statt, so auch eine ophthalmologische Zusatzuntersuchung. Die Befunde von 180 Patienten wurden für diese Mitteilung ausgewertet.

Geschlechtsverteilung, Durchschnittsalter sowie weitere Daten zu Therapieerfolg und labordiagnostischen Befunden haben wir bereits hier sowie an anderer Stelle mitgeteilt.

Insgesamt konnten wir bei 49% der Hörsturzpatienten pathologische Augenbefunde erheben. Eine Spezifizierung ist in Abb. 1 dargestellt.

Bei 12,2% der Patienten wurden Einschränkungen oder Ausfälle des Gesichtsfeldes beobachtet, die jeweils zur Hälfte einseitig und beidseits nachgewiesen wurden. Meistens lagen periphere Gesichtsfeldeinschränkungen vor, bei einem Drittel der Fälle wurden konzentrische Ausfälle, überwiegend beidseits, und bei zwei Patienten zentrale Ausfälle diagnostiziert.

Ein Fundus hypertonicus lag bei 10,3% der Hörsturzpatienten vor, ein Viertel dieser Patienten zeigte bereits ein Stadium II.

Aufgrund dieser Befunde konnten Hinweise auf eine arterielle Hypertonie durch ophthalmologische Untersuchungen festgestellt werden, wobei lediglich bei der Hälfte der betreffenden Patienten ein erhöhter Blutdruck zu Beginn unserer Untersuchungen bekannt war.

Eine beidseitige Linsentrübung mit Aderhautsklerose oder isolierte Gefäßveränderungen am Augenhintergrund fanden sich bei 6,2% der Patienten, Zeichen einer beidseitigen Makuladegeneration bei weiteren 2,8%.

Andere kontrollbedürftige Augenveränderungen wiesen 5,1% der untersuchten Patienten auf.

Darüber hinaus wurde mit 6,2% ein erstaunlich hoher Prozentsatz asymptomatischer Netzhautdegenerationen festgestellt, die bis zum Zeitpunkt der Untersuchung unbemerkt geblieben waren, jedoch infolge ihres Ausmaßes einer sofortigen Therapie mittels Laserbehandlung bedurften. In einem Viertel dieser Fälle fand sich die Netzhautdegeneration beidseits.

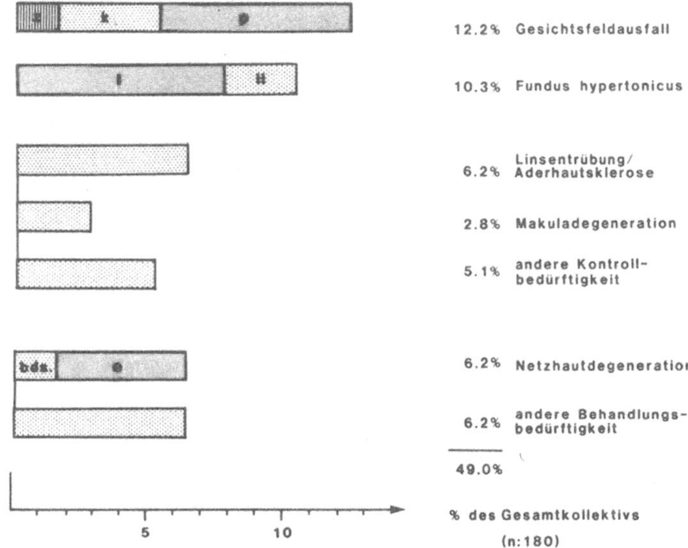

Abb. 1. Prozentuale Verteilung ophthalmologischer Befunde bei 180 Patienten mit Hörsturz

Weitere behandlungsbedürftige Erkrankungen des Auges lagen ebenfalls bei 6,2% der Patienten vor.

Zusammenfassend glauben wir nach diesen Befunden, die im Rahmen einer nicht üblichen Umfelddiagnostik bei Hörsturzpatienten erhoben wurden, daß diese Häufung von therapie- und kontrollbedürftigen Augenbefunden in jedem Falle eine ophthalmologische Zusatzuntersuchung bei Hörsturzpatienten fordert, damit Augenerkrankungen, die bisher unentdeckt waren, erkannt und einer adäquaten Therapie zugeführt werden können. An dieser Studie waren beteiligt: D. Knöbber, G. Bertram, H. Luckhaupt (Universitäts-HNO-Klinik Köln).

Literatur beim Verfasser

Z. Vámosi (Vaihingen/Enz): Erfahrung über ambulant durchgeführte Infusionstherapie: Verbunden mit meinem Dank, Ihnen meine Erfahrungen über eine ambulant durchgeführte Infusionstherapie unterbreiten zu dürfen, möchte ich Ihnen nachfolgend die Ergebnisse vortragen: Die innenohrdurchblutungsfördernde Therapie wurde von mir bei
a) Hypacusis acuta mit bzw. ohne Tinnitus
b) Neurogenem Tinnitus indiziert.

Die Ergebnisse stützen sich auf ein Patienten-Kollektiv von 40 Personen, davon 17 männliche und 23 weibliche Patienten, über einen Zeitraum vom 12 Monaten.

Abbildung 1 zeigt eine Klassenbreite von 10 Jahren die Häufigkeit des Krankenbildes bezogen auf das Lebensalter. Unabhängig vom Geschlecht zeigt sich ein hochsignifikanter Anstieg des Krankenbildes ab dem vierzigsten Lebensjahr.

Abbildung 2 zeigt den saisonalen Verlauf des Krankenbildes. Hier fiel auf, daß der Kulminationspunkt bei den männlichen Patienten im ersten, bei den weiblichen Patienten im vierten Quartal erreicht ist, jedoch auf einem niedereren Niveau als bei den weiblichen Patienten.

Abbildung 3 zeigt den Vergleich der Beschwerden zwischen den Geschlechtern und die hierbei angetroffene Häufigkeit. Es fällt auf, daß die einseitige Hypacusis bei Männern weit häufiger auftrat als bei Frauen, daß jedoch bei lokalisiertem Tinnitus der einseitige Befall bei Frauen höher lag.

Abbildung 4 zeigt den Hörverlust von mehr als 40 dB. Ein signifikanter Unterschied bezüglich der Häufigkeit zwischen den Geschlechtern war hier insbesondere im Bereich von 2000 Hz feststellbar. Acht Prozent der Patienten wurden vor meiner Behandlung von ihrem Hausarzt mit einer anticatarrhalis-Therapie behandelt. Vor Therapiebeginn habe ich eine Vestibular-Prüfung durchgeführt, außerdem den jeweiligen Hausarzt konsultiert, ob der internistisch allgemeine Zustand des Patienten die von mir beabsichtigte Therapie kontraindiziert. Dies war bei einem Patienten der Fall.

Die Akzeptanz meiner Behandlung war hoch, nur einmal wurde nach drei Infusionen die Behandlung abgebrochen.

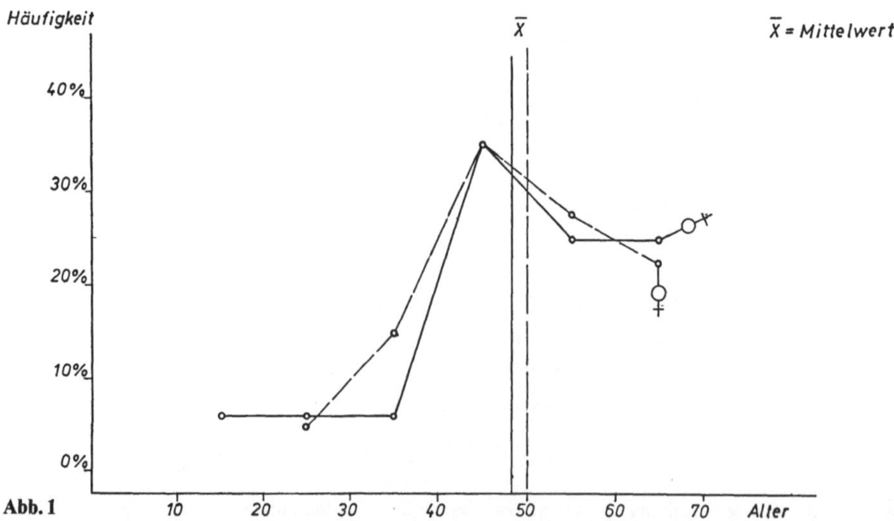

Abb. 1

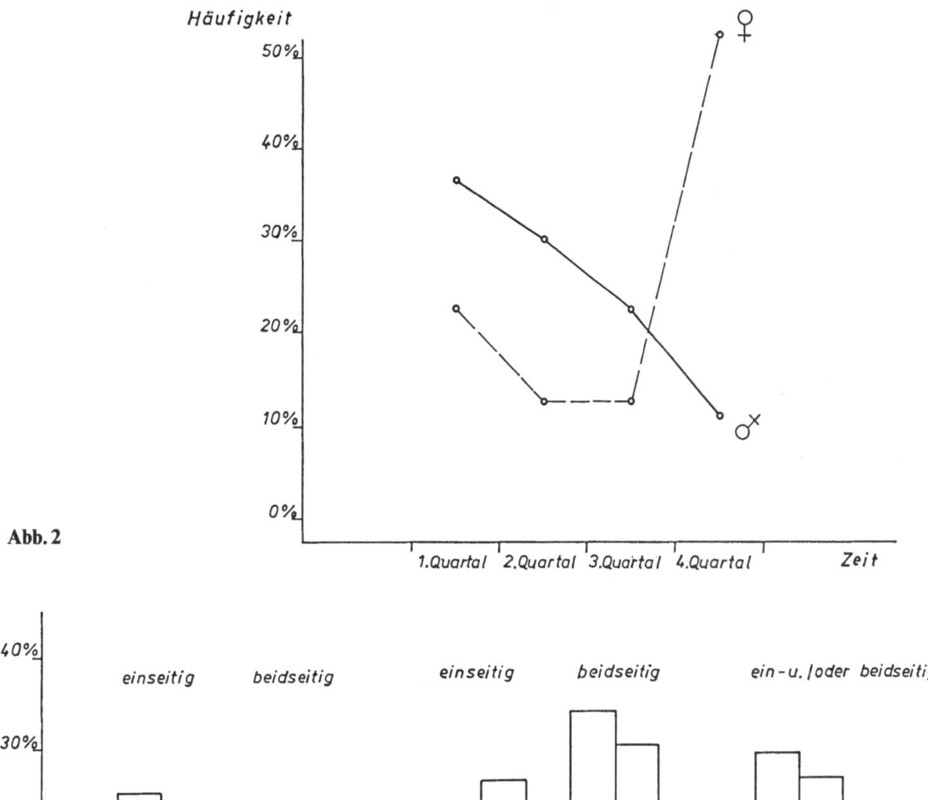

Abb. 2

Abb. 3

Die isotonische Natriumchlorid-Lösung tropfte zwei bis zweieinhalb Stunden. Vor der Infusion wurde der Blutdruck ermittelt. Nach der Infusion verblieben die Kranken noch eine Stunde in der Praxis.

Infundiert wurde an Werktagen. Samstags und sonntags gaben wir das durchblutungsfördernde Medikament per os. Im späteren Verlauf habe ich mit Trental-Infusionen und Trental-Tabletten behandelt, wobei eine Ampulle zu 300 mg und zusätzlich zweimal eine Tablette Trental 400 per os und dreimal eine Tablette als Langzeittherapie verabreicht wurde. Es wurden über die gesamte Behandlungszeit keine unangenehmen Nebenwirkungen bei der Trental-Anwendung festgestellt.

Als ergänzende Behandlung habe ich Neuro-ratiopharm-Injektionen verabreicht, da sie Vitamin B 6 und Vitamin B 12 enthalten. Außerdem wurde eine Mikrowellenbestrahlung durchgeführt, um die Vasodilatatio zu unterstützen.

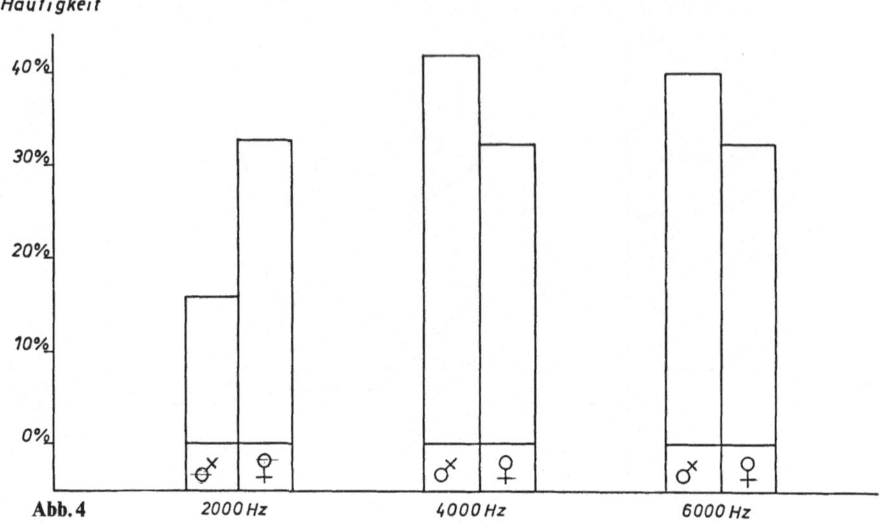

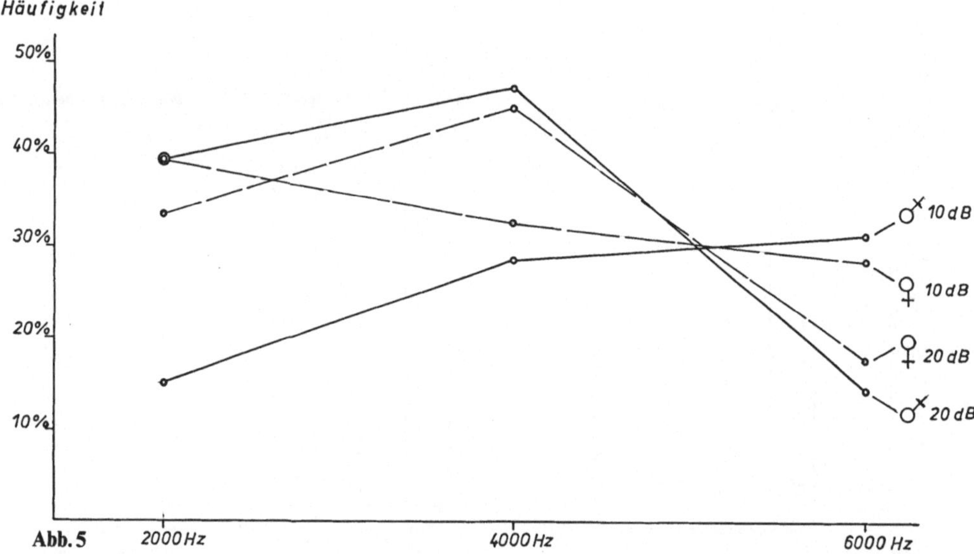

Abbildung 5 zeigt die Ergebnisse der Verbesserung der Gehörsituation nach Durchführung der Therapie.

Verglichen mit den aus der Literatur bekannten Ergebnissen bei der üblichen Behandlung zeigt sich hier kein dramatischer Unterschied.

Trotzdem hat diese Methode nicht zu übersehende Vorteile:
– der Patient bleibt in seiner gewohnten Umgebung
– im Sinne der Kostendämpfung bei der Versorgung von Kranken erhebliche Einsparungen
– Freihalten von Krankenhausbetten für andere Fälle.

J. Lindemann (Köln): Lärmschwerhörigkeit im Automobilrennsport? Die Entstehung einer Lärmschwerhörigkeit ist im wesentlichen abhängig von der Lärmcharakteristik und von der Dauer der Lärmexposition. Das Ziel dieser Studie war es, eine Personengruppe zu untersuchen, bei der die zeitliche Dauer der Lärmexposition zwar relativ gering, der Lärmpegel jedoch ausgesprochen hoch ist. Diesem Untersuchungsvorhaben bot sich der Personenkreis der Profirennfahrer an, die in ihrem Cockpit extremen Lärmexpositionen ausgesetzt sind.

Untersucht wurden insgesamt 29 Testpersonen, wobei zwei Gruppen unterschieden wurden. Zum einen die Formel- und Langstreckenrennfahrer und zum anderen das Boxenpersonal. Es wurde bei jeder Untersuchung eine ausführliche Anamnese erhoben, der sich eine Tonschwellen- und eine Impedanzmessung – in besonderen Fällen weitere Untersuchungen – anschlossen. Zusätzlich wurde bei einigen Rennfahrern eine Gehöruntersuchung vor und nach dem Rennen durchgeführt.

Zur Ermittlung der Lärmemission wurden Schallpegelmessungen am stehenden Wagen mit laufendem Motor in den Rennboxen durchgeführt. Außerdem wurde der Schallpegel der Rennwagen während der Rennen vom Streckenrand aus in einem Abstand von ca. 6–8 m gemessen. Für die Bestimmung des personenbezogenen Lärmpegels haben wir Messungen in Kopfhöhe des Fahrers während der Fahrt vorgenommen.

An stehenden Fahrzeugen mit geöffneter Motorhaube betrug die Lärmexposition bei höheren Drehzahlen des Motors bis zu 129 dB (A), gemessen ca. ½ m hinter den Auspuffrohren. Bei in ca. 10 m Entfernung unter Vollgas vorbeifahrenden Fahrzeugen wurden bei den Saugermotoren, die durch ihre Motorenkonstruktion lauter sind, 120 dB (A) und bei den Turbomotoren 117 dB (A) registriert. Ein gesamtes Rennwagenfeld, bestehend aus ca. 20 Fahrzeugen, verursacht eine Lärmbelastung von 130 dB (A). Bei Lärmmessungen während der Fahrt haben wir im Cockpit der Rennfahrzeuge in Kopfhöhe des Rennpiloten Pegel um 120 dB (A) bis 125 dB (A) gemessen, wobei sich diese Werte aus Motorenlärm, Wind- und Reifengeräuschen zusammensetzen.

Von den Piloten wird die Lärmbelastung selbst als extrem und fast unerträglich geschildert. Alle Fahrer tragen daher seit vielen Jahren freiwillig Gehörschutzmittel. Dennoch kann dies einen Tinnitus bzw. ein Vertäubungsgefühl nach dem Rennen nicht verhindern. Anamnestisch klagte aber keiner der Untersuchten über Schwindel oder Gleichgewichtsstörungen. Man kann davon ausgehen, daß ein Rennpilot ca. 20 Rennen pro Jahr fährt, wobei man ca. 5 Std intensivste Lärmbelastung pro Rennen veranschlagen kann. Das entspräche auf das Jahr umgerechnet ca. 120 Std einschließlich der außerhalb der Rennen durchgeführten Testfahrten.

Auf Abb. 1 sind die Hörkurven von 14 Probanden auf einem Audiogramm zusammengefaßt – vor Rennbeginn. Die Ergebnisse der audiometrischen Untersuchungen von insgesamt 29 Personen, von denen 14 zum Kreis der Rennpiloten und 15 zu denen des Boxenpersonals gehörten, zeigten bei den Rennfahrern nur in einem Fall eine wahrscheinlich lärmbedingte Hochtonsenke geringen Ausmaßes. Bei zwei Personen fanden sich einseitige – nicht lärmbedingte – Hörstörungen im Hochtonbereich. Die übrigen Rennpiloten wiesen keine Hörschäden auf (Abb. 2). Diese Abbildung zeigt das Durchschnittsaudiogramm von 12 Rennpiloten.

Im Gegensatz zu den Fahrern, die im Durchschnitt etwa 10 Jahre den Rennsport betreiben, fanden sich bei den audiometrischen Untersuchungen des Boxenpersonals ausgeprägte lärmbedingte Hörschäden. Kaum einer trägt während der Rennen oder der Testfahrten Gehörstöpsel, außerdem besteht bei den meisten eine wesentlich längere Lärmexpositionsdauer als bei den Rennpiloten wegen zusätzlicher ausgedehnter Arbeiten an Motorenprüfständen.

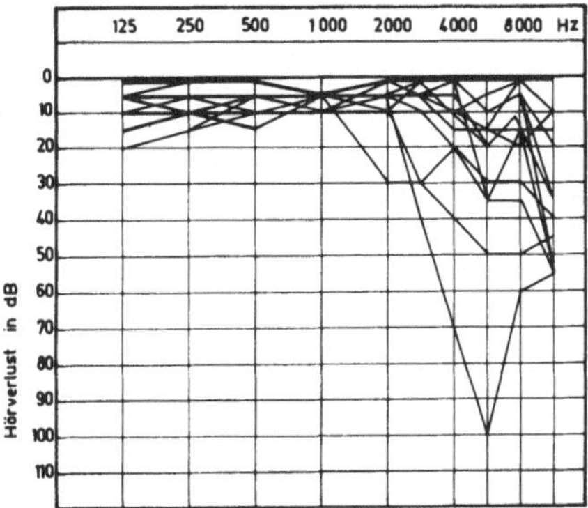 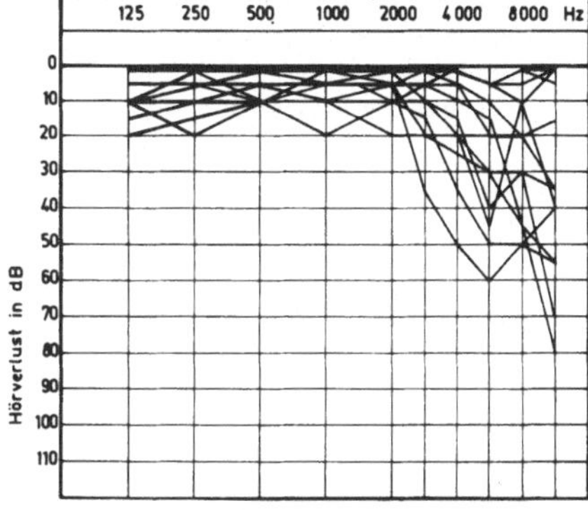

Abb. 1. Zusammenfasung der tonaudiometrischen Befunde der vierzehn untersuchten Rennfahrer

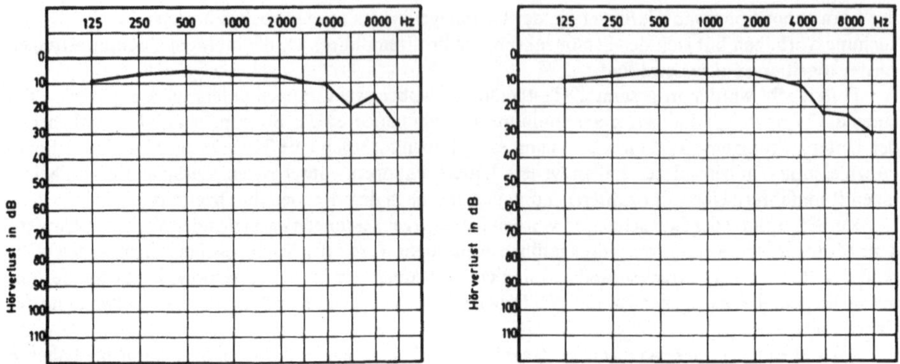

Abb. 2. Mittlerer Hörverlust von zwölf Rennfahrern, bei denen keine zusätzlichen Hörschäden (s. vorne) vorlagen

Die Untersuchungen haben ergeben, daß Rennfahrer im Cockpit ihrer Wagen extremen Lärmexpositionen mit einem Beurteilungspegel von ca. 120 dB (A) und Lärmspitzen von 125 dB (A) ausgesetzt sind, Werte die nur ausnahmsweise in der gewerblichen Wirtschaft erreicht werden. Andererseits ist die Lärmexpositionsdauer insgesamt relativ gering. Es konnte festgestellt werden, daß persönlicher Gehörschutz ausreicht, um Gehörschäden bei Rennfahrern zu verhindern, die von erheblicherem Ausmaß sind.

G. Friedrich (Graz): Im Sinne eines indirekten Hinweises auf die vaskuläre Genese des Hörsturzes haben wir, wie auch schon andere Autoren, in einer retrospektiven Studie die Verteilung der Häufigkeit der kardiovaskulären Risikofaktoren (Hypertonie, Hyperlipidämie, Zigarettenrauchen, Hyperglykämie, Hyperurikämie und Adipositas) bei Hörsturzpatienten untersucht. Dabei wiesen Hörsturzpatienten insgesamt signifikant mehr vaskuläre Risikofaktoren als ein gesundes Kontrollkollektiv auf. Die Risikofaktoren sind dabei aber nicht gleichmäßig verteilt, sondern es lassen sich zwei unterschiedliche Gruppen differenzieren: bei Patienten mit guter Rückbildung des Hörverlustes fanden sich nicht mehr Risikofaktoren als in der Kontrollgruppe, während in der Gruppe von Patienten, bei denen keine Verbesserung des Hörvermögens erzielt werden konnte, signifikant mehr Risikofaktoren zu finden waren.

Daraus ziehen wir den Schluß, daß den vaskulären Risikofaktoren in der Genese des Hörsturzes eine wichtige Rolle zukommt. Sie dürften durch die Ausbildung pathologischer Gefäßwandveränderungen und/oder Beeinflussung der Fließeigenschaften und der Mikrozirkulation dafür verantwortlich sind, daß in Perioden erhöhten Sauerstoffbedarfes (Beschallung) oder beim Hinzutreten zusätzlicher Noxen (Virusinfekt?, Spasmen?, systemische Blutdruckveränderungen) gehäuft zum Zusammenbruch der Mikrozirkulation mit irreversiblem Funktionsausfall kommt. Im Gegensatz dazu könnten bei Abwesenheit von vaskulären Risikofaktoren vorübergehende Behinderungen der Blutzirkulation eher durch intakte Regulationsmechanismen überwunden werden und würden so nur zu einem passageren und reversiblen Funktionsausfall führen. Auf alle Fälle finden sich unter den Hörsturzpatienten vermehrt Personen mit einem erhöhten Arterioskleroserisiko; ob der Hörsturz dabei als Früh- und Erstsymptom einer universellen Gefäßerkrankung aufzufassen ist, soll in weiteren Untersuchungen geklärt werden.

G. A. Rasinger et al. (Wien): Bei unseren Untersuchungen sind wir von der Arbeitshypothese ausgegangen, daß ein Zusammenhang zwischen Streßeinwirkung und dem Eintritt eines Hörsturzes besteht. Die pathophysiologischen Zusammenhänge zwischen Streß und Sympathicus bzw. Hypophysen-ACTH-Nebennierenrindenachse mit Freisetzung von Katecholaminen und Nebennierenrindenhormonen, die zur Bereitschaft von Gefäßspasmen, akuter erhöhter Thrombenbildung und Veränderung der Blutviskosität führen, sind speziell aus der eingehenden Forschung der Herz-Kreislauf-Erkrankungen bekannt.

Hierbei läßt sich zur operationalen Beschreibung von Streßorganen das Konzept der „lebensverändernden Ereignisse" nach Siegrist mit deren cognitio – emotionalen Bewertung zur psycho-physiologischen Korrelation heranziehen: Neben genauer Anamnese und Erhebung von Risikofaktoren werden zeitlich unmittelbar und/oder mittelbar dem Hörsturz vorangegangene Lebensereignisse des Patienten selbst, sowie deren engeren Angehörigen und Freunde erfaßt, die sich auf die Bereiche Krankheit, sowie Schwierigkeiten im Berufs- und Privatleben beziehen. In einer zweiten Stufe werden diese Ereignisse von den Patienten selbst nach den Kriterien der Unerwartetheit, der nervlichen Anspannung, der noch persistierenden Belastung, der Erstmaligkeit, der Vorhersehbarkeit, sowie der Selbstkorrekturmöglichkeit beurteilt, und sind somit einer standardisierten gerichteten Bewertung zugänglich.

Zur Beschreibung der Streßeinwirkung dienen folgende Parameter:

a) Die *Anzahl der eingetretenen Lebensereignisse* innerhalb einer gewissen Zeitspanne.

b) Der *Belastungssummenwert:*
Dieser Index wird durch die Summierung der resultierenden Skalenwerte und Gewichtung der Belastung gebildet. Die einzelnen, das jeweilige Lebensereignis betreffenden, Werte werden summiert.

c) Der *Belastungsmittelwert:*
Errechnet sich aus dem Quotienten Belastungssummenwert : Lebensereignisse.

Insgesamt wurden 70 Patienten in der gegenständlichen Studie erfaßt: In diesem Kollektiv finden sich bei der männlichen Hörsturzpopulation signifikant höhere Lebensereignisanzahlen, signifikant höhere Summen der Belastungen und signifikant höhere Belastungsdurchschnittswerte pro Lebensereignis im Vergleich zum Kontrollkollektiv. Vergleicht man diese Ergebnisse der Hörsturzpatienten mit denen aus einer Infarktgruppe, so zeigen sich durchaus ähnliche Trends, die noch deutlicher werden, wenn man nur die Stressoren-betroffenen Patienten aus beiden Gruppen betrachtet.

Beim Vergleich der weiblichen Kollektive zeigen sich andere Ergebnisse: Die weibliche Hörsturz- und Kontrollpopulation zeigt keine signifikanten Unterschiede in Anzahl der Stressoren, Belastungssummenwerten und Belastungsmittelwerten, selbst wenn man nur die Stressoren-betroffenen Patientinnen gegenüberstellt.

Das Streßkonzept ist (ähnlich wie die Erfahrungen aus „Herzinfarktstudien" zeigen) auf das weibliche Kollektiv nicht anwendbar, was, wie neuere Untersuchungen zeigen, auf ein grundsätzlich verschiedenes Streßverhalten der Frau durch hormonell-bedingte protektive Faktoren zurückzuführen ist. Obwohl sich derzeit noch keine schlüssige Aussage über eventuelle Unterschiede in der Prognose, der Spontanremissionen bzw. Rezidive zwischen Hörsturzpatienten mit ausgeprägten und nicht erfaßbaren Streßeinwirkungen machen läßt, kann man „Streß" als ätiologischer Faktor bei männlichen Hörsturzpatienten als gesichert ansehen.

Wir werden in unserer zukünftigen Arbeit versuchen, mit einem Instrument zur Erfassung des vegetativen Verhaltensmusters einen neuen Therapieansatz für Hörsturzpatienten zu formulieren.

H. Irion (Freiburg): Lehnhardt hat betont, daß die audiometrische Differentialdiagnose der Lärmschwerhörigkeit nach wie vor große Schwierigkeiten bereitet. Wir haben versucht, an einem Kollektiv von 1 020 Lärmarbeitern und Nichtlärmexponierten den Einfluß verschiedener gehörschädigender Faktoren von dem des Lärms abzugrenzen. Alle erfaßten Einflüsse auf den Hörverlust wurden simultan mit Hilfe einer Varianzanalyse geprüft. Die Lärmexposition wurde hinsichtlich Intensität und Dauer der Geräuschexposition für das gesamte Arbeitsleben bestimmt. Die Geräuschexposition der Lärmarbeiter überschritt die Grenzwerte der Gehörschädlichkeit, lag aber im allgemeinen bei Beurteilungspegeln von unter 95 dB (A). Es wurde versucht, die durch die berufliche Lärmexposition verursachte Hörminderung vom altersbedingten Hörverlust abzugrenzen. Folgende Faktoren wurden in der Anamnese erfaßt und ausgewertet: *Hereditäre Belastung, toxische und infektiös-toxische Einflüsse, Kopf- und akustische Traumen, Teilnahme am Krieg.* Daneben wurden Arbeitsplatzbedingungen wie *ototoxische Arbeitsstoffe, Schichtarbeit und Gehörschutz* berücksichtigt. Weiterhin wurde geprüft, ob eine Beziehung besteht zwischen dem Auftreten von *Ohrgeräuschen* und dem Ausmaß des Hörverlustes.

Der Hörverlust der Arbeitnehmer nimmt mit steigendem Schallpegel zu. Der Einfluß der Zeit bzw. der Dauer der Lärmexposition auf den gemessenen und den alterskorrigierten Hörverlust ist, bei den von uns untersuchten Intensitäten, jedoch stärker als der Einfluß des Schallpegels. Neben der beruflichen Lärmexposition und dem Alter haben folgende Faktoren einen signifikanten Bezug zur Hörschwelle: *Hereditäre Belastung, Traumen, Krieg, Ohrgeräusche und Schichtarbeit.* Insgesamt haben die

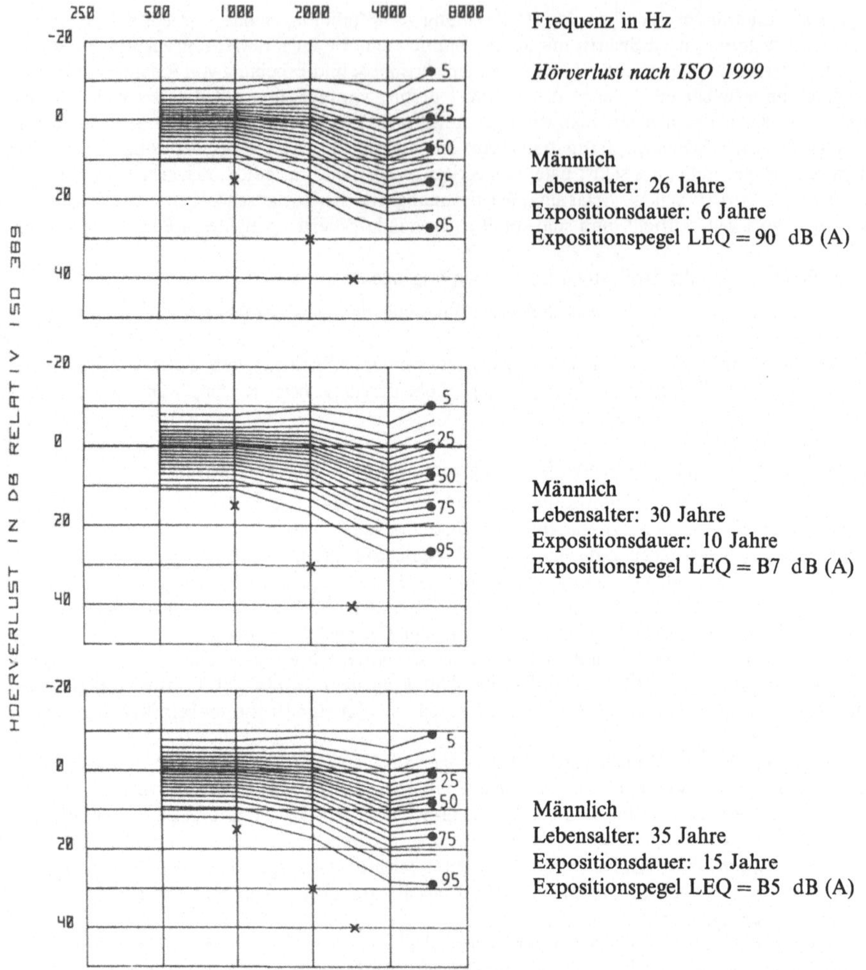

Abb. 1. Hörverlustwerte für drei unterschiedliche Lärmexpositionen und entsprechende Lebensalter, kalkuliert nach dem Entwurf ISO 1999 für 5 bis 95 Perzentil der Exponierten ohne festgestellte Vorschäden des Gehörs. Die Grenzwerte (x) für die gutachterliche Unterscheidung zwischen Normalhörigkeit und in versicherungsrechtlichem Sinne erheblicher Schwerhörigkeit sind eingezeichnet

anamnestisch erfaßten Einflüsse und die Arbeitsplatzbedingungen eine erhebliche Auswirkung auf den Hörverlust, die der des Lärms bei Schallpegeln bis etwa 90 dB(A) gleichgewichtig gegenübersteht.

Für die Begutachtung kann man davon ausgehen, daß der Hörverlust um so eher auf andere gehörschädigende Einflüsse zurückzuführen ist, je geringer die Lärmexposition war. Aus unserer Sicht ist es unwahrscheinlich, daß der *lärmbedingte* Hörverlust die Grenze zwischen Normalhörigkeit und geringradiger Schwerhörigkeit erreicht, wenn die Expositionsdauer 6 Jahre bei einem Beurteilungspegel von 90 dB(A), 10 Jahre bei 87 dB(A), 15 Jahre bei 85 dB(A) nicht überschreitet.

Diese Aussage dürfte auf der sicheren Seite im Sinne der Betroffenen liegen und wird auch von den Hörverlustwerten bestätigt, die nach dem Vorschlag der Internationalen Standardisierungs-Organisation kalkuliert sind (Abb. 1).

Literatur beim Verfasser

M. Pilgramm (Ulm): Seit etwa 4 Jahren therapieren wir am Bundeswehrkrankenhaus Ulm Patienten mit frischen und alten Hörstürzen, Tinnitusbeschwerden und Knalltraumen hyperbar. Die Ergebnisse mehrerer Studien liegen jetzt vor. Was das akute Knalltrauma angeht, liefen in eine radomisierte, prospektive Studie 122 Soldaten ein.

Zu den Studienausschlußkriterien:
a) Knalltraumaereignis, das länger als 48 Std zurücklag,
b) Hörverlust von 40 dB in keiner Frequenz erreicht,
c) bei audiometrischer Kontrolle 24 Std nach Einlieferung kein Hörverlust von 40 dB in einer Frequenz mehr nachweisbar, bzw. Hörbesserung von über 20 dB in einer Frequenz ohne Therapie in den ersten 24 Std nach Einlieferung,
d) vorausgegangene, schon durchgemachte Knalltraumen (sog. Retrauma),
e) Beteiligung des Mittelohres im Sinne eines Explosionstraumas,
f) schwere sonstige Allgemeinerkrankungen vor allem der Atemorgane (Sekunden-, bzw. Vitalkapazität stark eingeschränkt) oder bekannte Neigung zu Krampfanfällen, bzw. Hyperventilationstetanien oder sonstige Bedenken des Taucherarztes.

Mit diesen strengen Kriterien wollten wir erreichen, daß nur akute Knalltraumen, die keine Spontanerholungstendenz zeigen, in die Studie einliefen. Ferner erschien es uns sehr wichtig, daß alle Patienten, die hyperbar behandelt wurden, unter strengster, taucherärztlicher Kontrolle standen.

Nach einem randomisierten Plan wurden die Patienten in vier Behandlungsgruppen aufgeteilt.

Therapie 1: 10%ige Dextran 40 Lösung mit 5%iger Sorbit-Lösung.
Therapie 2: 10%ige Dextran 40 Lösung mit 5%iger Sorbit-Lösung plus 8 mg Betahistin täglich.
Therapie 3: 10%ige Dextran 40 Lösung mit 5%iger Sorbit-Lösung und 10 hyperbaren Sauerstoffbehandlungen.
Therapie 4: 10%ige Dextran 40 Lösung mit 5%iger Sorbit-Lösung und 8 mg Betahistin täglich sowie 10 hyperbaren Sauerstoffbehandlungen.

Jeweils vor der ersten Infusionsgabe wurden jedem Soldaten 3 g Dextran 1 als Allergieprophylaxe injiziert. Was die Schwellentonaudiogramme 24 Std nach Aufnahme angeht, so sind relativ homogene Verhältnisse in allen 4 Gruppen zu erkennen. Im Medianplot liegt die Hauptsenke bei 6 kHz. Das Patientengut, alles junge Wehrpflichtige, gestaltete sich einheitlich. Bei der Überprüfung am 10. Behandlungstag nach Abschluß der O_2-Therapie ist eine Tendenz bezüglich der beiden Sauerstoffgruppen schon zu erkennen. Die Schwellentonaudiogramme bei der Abschlußuntersuchung zeigten eine klare Überlegenheit der Gruppe 4 (Therapie 4) vor allem gegenüber den Gruppen 1 und 2 (Infusionsgruppen).

Das wohl größte Problem beim Knalltrauma stellt der Hochtontinnitus dar. Er behindert den Patienten beim weiteren, besonders beruflichen Fortkommen erheblich. Vergleicht man die Tinnituslautstärke in den vier Gruppen während des sechswöchigen Beobachtungsintervalls, so ist in der Gruppe 1 und 2 keine wesentliche Tinnitusveränderung, teilweise sogar eine Tinnitusverschlechterung (Gruppe 1) zu erkennen. Dem gegenüber zeigen die Therapiegruppen 3 und 4 ein frühzeitiges, fast vollständiges Verschwinden des Ohrgeräusches, welches auch stabil bleibt.

Zur Stabilität des Innenohres nach stationärer Entlassung:
Während der abulanten Phase kam es zu einer Hörverschlechterung, bzw. einer Verstärkung des Tinnituses bei:
21% der Patienten in Therapiegruppe 1
34% der Patienten in Therapiegruppe 2
6% der Patienten in Therapiegruppe 3
3% der Patienten in Therapiegruppe 4
Dadurch ist klar zu erkennen, daß die zwei Sauerstoffgruppen stark überlegen sind gegenüber den Infusionsgruppen. Nur durch die O_2-Behandlung bleibt das Innenohr im weiteren Verlauf stabil.

Alle Ergebnisse erbrachten nach den üblichen standardisierten Tests ein sehr hohes Signifikanzniveau ($p < 0,001$).

Zu den Nebenwirkungen:
In den ersten zwei Gruppen (Infusionsgruppen) gab es keine Erscheinungen. Zwei Patienten der Gruppe 3 und 4 (Sauerstoffgruppen) mußten die Behandlung abbrechen, ein Patient wegen eines Barotrau-

mas der rechten Kieferhöhle, ein anderer Patient wegen einer beginnenden O_2-Intoxikation, die sofort erkannt, nach eintägigem Intensivstationsaufenthalt vollkommen ausgeheilt war.

Was den Hörsturz und die Tinnitusbehandlung angeht, so sind die Ergebnisse ähnlich und werden, so bald als möglich, vorgestellt werden.

Zusammenfassend muß gesagt werden, daß die hyperbare O_2-Therapie unter strengster taucher-ärztlicher Aufsicht sicherlich eine Bereicherung der Innenohrtherapie darstellt, da sie Erfolge zeigt, wo viele andere Methoden schon versagt haben.

T. Apostolidis (Thessaloniki): Über die verschiedenen therapeutischen Schemata zur Behandlung von Innenohrschwerhörigkeiten möchte ich sagen, daß nur in einer sehr geringen Zahl von Fällen ein Therapieerfolg experimentell erwiesen ist. Ich meine damit eine Verbesserung des Kochlearpotentiale beim Versuchstier vor und nach der Verabreichung eines Medikamentes. Man sollte daran denken, daß außer der finanziellen Belastung eine sinnlose Therapie zu Schädigungen des Organismus führen kann. Es ist an das Wort von Hippokrates zu erinnern: Nützen und nicht schaden.

H. P. Zenner (Würzburg): Herrn Professor Lehnhardt ist es zu verdanken, daß er uns sowohl auf Möglichkeiten der Immunpathologie des Innenohres als auch auf die mögliche Krankheitsentität einer Perzeptionsschwerhörigkeit beim Pseudohyperparathyreoidismus aufmerksam gemacht hat. In der Niere dieser Kranken wird das Enzym Adenylatzyklase nicht mehr vollständig durch das Parathormon angeschaltet. Die soeben vorgestellte Nachweisbarkeit einer Stimulierung der cochleären Adenylatzyklase durch Parathormon legt die Möglichkeit eines hier gelegenen molekularen Defektes als Ursache der Schwerhörigkeit nahe. Als Beweis fehlt jedoch noch die Identifizierung des erkrankten Zelltypes als auch des pathologisch arbeitenden molekularen Bausteins.

P. Federspil (Homburg/Saar): Können Sie uns etwas zur Häufigkeit und zur Therapie der fluktuierenden Progredienz des Hörschadens beim Pendred-Syndrom sagen, die ich in einem Fall beobachtet habe? Eine zweite Frage ist: Ist zwischen den Zeilen Ihres Referates zu lesen, daß Sie der Urämie allein – entgegen einzelner Beobachtungen – keine ototoxische Wirkung zuschreiben? Dann noch zwei kleine Anmerkungen. Ich meine, heute sollte man vielleicht nicht mehr von einer Akkumulation und von einer Anreicherung der Aminoglykosid-Antibiotika im Innenohr und in der Perilymphe sprechen. Seit über 10 Jahren wissen wir, daß die maximalen Perilymphkonzentrationen, vor allem der neueren aber auch der älteren Aminoglykosid-Antibiotika, wie z. B. Neomycin, höchstens 10% der maximalen Serumkonzentrationen nach subkutaner Applikation ausmachen. Unsere Untersuchungen wurden besonders von Brummett (Oregon) und Tra-Ban-Huy (Paris) bestätigt. Man kann eher von einer verschobenen Kinetik der Aminoglykosid-Antibiotika in der Perilymphe sprechen und diese ist für die Aminoglykosid-Antibiotika nicht so spezifisch wie anfänglich vermutet, da wir sie auch für die Penizilline, Cephalosporine und Fosfomycine nachweisen konnten. Lediglich für Metronidazol unterschied sich die Retention der Perilymphe nicht von der in Serum und Augenkammerwasser. Vielleicht hätte man auch noch deutlicher unterscheiden müssen zwischen den Aminoglykosid-Antibiotika, wie z. B. Neomycin, die eine vorwiegende Progredienz ihrer Ototoxizität oder Spätototoxizität aufweisen und gegenüber den neueren Aminoglykosid-Antibiotika, beginnend bei Gentamicin, bei denen experimentell und klinisch eine Progredienz der Ototoxizität – abgesehen von urämischen Fällen – nur äußerst selten beobachtet wurde.

H. J. Arndt (Wiesbaden): Der akute Hörsturz wurde bisher als ein vasculäres Geschehen im Bereich der Arteria auditiva interna gedeutet und die Therapie dementsprechend auf eine Verbesserung der Durchblutung und des Stoffwechsels ausgelegt. Seit knapp zwei Jahren machen wir bei den meisten Hörsturzpatienten eine Probetympanotomie. Dabei fanden wir bei 69 Patienten 35 Membranperforationen des runden Fensters mit Abfluß klarer Flüssigkeit aus diesem Bereich. Zweimal fanden sich Luftbläschen hinter der Membran des runden Fensters, so daß ich die Warnung des Referenten, Hörsturzpatienten zu politzern oder kräftig den Valsalva machen zu lassen, nur nachhaltig unterstützen kann. Der bei weitem größte Teil dieser Perforationen ist spontan entstanden ohne vorangegangenes Trauma. Audiometrisch fanden sich mittel- bis hochgradige Schwerhörigkeiten vom Tiefton-, Hochton- oder pantonalem Typ bis zur Taubheit, außerdem in fast allen Fällen Tinnitus. Jeder dritte Patient mit Membranperforation hatte vestibuläre Erscheinungen, während von Hörsturzpatienten ohne Membranperforation nur jeder sechste eine Vestibularisbeteiligung hatte. Therapeutisch wurde eine Membranabdichtung mit

Periost oder Faszie nach Anfrischung der Schleimhaut im runden Fenster vorgenommen, z. T. zusätzlich noch mit Gelita gesichert. Trotzdem mußten wir in mehreren Fällen bei Kontroll-Tympanotomien feststellen, daß weiter Flüssigkeitsabfluß bestand, weil der zunächst sehr gut sitzende Abdichtungspfropf sich narbig nach einer Seite verzogen hatte. Ich bin ohnehin nicht sicher, ob die Membranabdichtung allein als Therapie ausreicht. Wir machen deshalb meist zusätzlich die bisherige Hörsturzbehandlung mit Dusodril- und Dextran-Infusionen in der Hoffnung, damit auch eine Verbesserung der Durchblutung im verbliebenen Membranbereich und eine bessere Anheilung des Transplantates zu erzielen.

Die pathogenetischen Faktoren, die zu der spontanen Membranperforation führen, sind bisher weitgehend unklar. Ohne Zweifel wirft aber die Tatsache, daß spontane Membranperforationen des runden Fensters eine häufige Ursache des Hörsturzes sind, ein völlig neues Licht auf dieses Krankheitsbild und es gibt uns einen neuen Forschungs- und Therapieansatz, den es zu verfolgen gilt. Grundsätzlich rate ich dazu bei jedem akuten Hörsturz, der mindestens eine mittelgradige Schwerhörigkeit aufweist, in den ersten Tagen nach dem Ereignis eine Probetympanotomie durchzuführen. Das gleiche gilt für Patienten mit einem Mittelohrerguß bei denen nach der Paracentese oder Trommelfellpunktion keine sofortige Hörverbesserung eintritt, die vielmehr eine Innenohrschwerhörigkeit aufweisen.

F. Pfander (Bremen): Zur Frage der Tieftonschwerhörigkeit. Die Tieftonschwerhörigkeit aufgrund akustischer Einwirkungen, die ja in Frage gestellt wird, ist sicher häufiger als man gemeinhin annimmt. Bei Untersuchungen mit hohen Lärmschallpegeln (ähnlich wie Herr Lindemann berichtet) an Besatzungen von Mardern (gepanzertes Gefechtsfahrzeug) konnte ich bei einem Kontingent von ca. 100 Mann in einem hohen Prozentsatz 2 min nach der Lärmeinwirkung breitbasige Hörabsenkungen im gesamten Frequenzbereich beobachten, die sich in der Mehrzahl innerhalb einer Stunde zurückbildeten, während die Hochtonsenke blieb. Es ist Herrn Brusis zu sagen, daß es eine akustisch bedingte Tieftonschwerhörigkeit gibt, zumindest eine passagere.

Eine Frage an Herrn Beck und Herrn Lehnhardt: Sind die Haarzellen in Helikotremanähe weniger empfindlich als in Fensternähe?

K. Fleischer (Gießen): Die meningogene beidseitige Labyrinthitis im Verlaufe einer Meningitis im Kindesalter war früher, vor Einführung der Antibiotika, eine sehr häufige Ursache der Ertaubung. Auch heute sind Hörschäden im Zusammenhang mit einer Meningitis nicht selten, wenn sie auch vielfach nur gering bis mittelgradig auftreten oder auch oft einseitig sind. Das ergab sich bei einer Nachuntersuchung von Kindern, die 5 und mehr Jahre vorher eine Meningitis durchgemacht hatten. Ausgeschlossen wurden dabei natürlich solche Kinder, die Aminoglykosid-Antibiotika erhalten hatten oder lediglich Schalleitungsschwerhörigkeiten hatten. Von Interesse ist insbesondere die Tatsache, daß unter 163 Kindern mit einer Virusmeningitis, davon 120 mit einer nachgewiesenen Mumps-Meningitis, nicht ein einziges Mal eine Hörschädigung eingetreten war. Hingegen ergab sich bei 102 Kindern mit einer bakteriellen Meningitis 15mal ein mittel- bis hochgradiger, beidseitiger Hörschaden. Die Analyse zeigte, daß nicht, wie früher angenommen, die Meningokokken die einzig wichtigen Erreger sind, vielmehr kam es zu Hörschäden auch bei Erkrankungen durch Pneumokokken und H. influenzae. Weiterhin zeigte sich, daß die Wahrscheinlichkeit einer Hörschädigung dann am größten war, wenn die antibiotische Therapie erst spät eingesetzt wurde. Wo möglich, sollte heutzutage immer bei einer Meningitis die laufende Hörmessung obligat sein.

T. Brusis (Köln): In der Begutachtung der Lärmschwerhörigkeit ist es grundsätzlich strittig, ob Hörverluste im Tieftonbereich lärmbedingt sind oder andere Ursachen haben. Es gibt Autoren und Gutachter, die stets die Hörverluste unterhalb 1000 W 2 als nichtlärmbedingt interpretieren. Dieser Auffassung können wir uns nicht anschließen! Gibt es pathologische, histologische Untersuchungen die beweisen, daß nach längerer Schallbelastung auch Haarschäden im mediokochleären und apikocochleären Bereich der Basilarmembran auftreten könen? Die Beantwortung dieser Frage kann von großer Bedeutung für den Gutachter sein.

Chl. Beck (Freiburg); Schlußwort: Die Diskussion hat gezeigt, wie aktuell das Problem der Pathologie der Innenohrschwerhörigkeiten nach wie vor ist. Zu Herrn Arnold: Ich sehe die Bezeichnung „Immunologie" als Oberbegriff und es wird sich zeigen, ob wir einmal dafür besser das Wort „Immunpathologie" benutzen.

Die Untersuchungen von Frau Krompotic sind interessant und zeigen, daß in den von Sercer zum ersten Mal beschriebenen Knochenwucherungen im inneren Gehörgang sich auch Metaboliten wie Zink finden, ein Hinweis auf die bereits erwähnte Bedeutung dieses Stoffwechselfaktors.

Zu den Herren Brusis und Pfander: Schon Ruedi und Furrer haben in ihrer klassischen Darstellung über das aktustische Trauma bei längerer Lärmeinwirkung auch eine Beteiligung im Bereich der tiefen Frequenzen beschrieben. Engström, Ades u. Bredberg (1970) konnten nachweisen, daß nach längerer Lärmbelastung auch im Bereich der mittleren und oberen Windung der Schnecke Veränderungen der Strukturen eintreten. Zu Herrn Federspil: Hier bin ich zurückhaltend, und ich weiß nicht, ob wir bei ototoxischen Substanzen zwischen solchen mit und ohne Progredienz unterscheiden können und sollen.

Abschließend möchte ich sagen, daß das Referat keinen Anspruch auf Vollständigkeit erheben will und man möge mir auch verzeihen, daß nicht jede Arbeit, die sich mit der Pathologie der Innenohrschwerhörigkeit befaßt, zitiert wurde. Das Referat war nicht für Spezialisten gedacht, auch nicht als Ersatz für Handbucharartikel oder gar als ein „Schuknecht im Taschenbuchformat". Mir kam es vielmehr darauf an, in einem Überblick den aktuellen Stand unseres Wissens zu diesem Problem darzustellen und ich hoffe, daß mir dies gelungen ist.

E. Lehnhardt (Hannover); Schlußwort: Die Bestätigung kardiovaskulärer Risikofaktoren bei Innenohrschwerhörigkeiten auch durch Herrn Friedrich, Herrn Knobber und Herrn Ristow stützt unsere Forderung, solche Patienten gezielt internistisch zu untersuchen und gegebenenfalls zu behandeln. Und trotzdem treffen wir immer wieder auf Innenohrschwerhörige, bei denen sich keinerlei Unregelmäßigkeiten finden lassen. Die allgemeine Kreislauf- und Stoffwechselsituation ist eben nicht die einzige Ursache progredienter Innenohrschwerhörigkeit.

Die Beiträge zum Thema Lärmschwerhörigkeit von Herrn Lindemann und Frau Irion bekräftigen die Erfahrungen der letzten Jahre, daß der Lärm nur noch vereinzelt die Schädigungsschwelle überschreitet, erst recht dort, wo konsequent Hörschutz getragen wird. Dementsprechend auch ist der Schaden mehr abhängig von der Dauer der Exposition als vom Lärmpegel. Zusätzlich können andere Faktoren um so mehr an der Entstehung ursächlich beteiligt sein, je länger der Zeitraum ist.

Für die passagere Tieftonbeteiligung nach Knallbelastung – wie sie Herr Pfander sah – könnte wohl auch ein Spasmus der Mittelohrmuskeln verantwortlich sein; allerdings wäre dann hier eine Knochenleitungs-Luftleitungsdifferenz zu finden.

Die Virusgenese von Hörstörungen, die Herr Fleischer ansprach, ist in der Tat noch recht unklar, insbesondere insofern, als die virugene Meningitis – im Gegensatz zu bakteriellen – offensichtlich nur selten eine Schwerhörigkeit hinterläßt, die virugene Neuritis aber, insbesondere bei Mumps, als häufigste Ursache der einseitigen vollständigen Ertaubung gilt.

Zu Herrn Federspil: Die Urämie führt von sich aus kaum zur Schwerhörigkeit, wohl aber kann die Hämodialyse mit schneller Eliminierung des Harnstoffs osmotische Flüssigkeitsverschiebungen mit Kollaps des Endolymphschlauches verursachen – entsprechend dem reverse urea syndrome des Enzephalons. Für eine Reversibilität der Pendred-Schwerhörigkeit habe ich im Schrifttum keine Hinweise gefunden. Allerdings scheint die Diagnose der Pendred-Schwerhörigkeit schwieriger zu sein als vielfach vermutet; auch der Perchlorattest hat sich als nicht Pendred-spezifisch erwiesen.

Herrn Arndts Beobachtung einer Ruptur der Rundfenstermembran als Ursache des Hörsturzes überrascht naturgemäß wegen ihrer Häufigkeit. Sicher wollte auch er seine Schilderung nicht in dem Sinne verstanden wissen, daß bei jedem Hörsturz eine Tympanotomie angezeigt sei. Nachdenklich sollten die Luftbläschen stimmen, die Herr Arndt hinter der rupturierten Fenstermembran gesehen hat. Nach unseren Erfahrungen führt die Rundfensterruptur zur weitergehenden Schwerhörigkeit, die Fistel im *ovalen* Ringband dagegen eher zur Tieftonschwerhörigkeit.

Herrn Arnold danke ich für seinen ausdrücklichen Hinweis auf meine Arbeit 1958 über die Sukzessivertaubung des zweiten Ohres. Ich meinerseits gratuliere ihm zu seinen eindrucksvollen immunfluoreszenzmikroskopischen Bildern.

Die von mehreren Diskussionssprechern empfohlene Kortikoidmedikation mag in manchen Fällen fortschreitender Innenohrschwerhörigkeit indiziert sein. Sie darf aber nicht zu einem unkritischen Automatismus führen, vor allem nicht wegen der möglichen Nebenwirkungen auf das Gefäßsystem. Zum mindesten solange wir die meisten Innenohrschwerhörigkeiten als vaskulär entstanden deuten, ist gerade in dieser Hinsicht Zurückhaltung geboten. Nil nocere sollte erstes Gebot ärztlichen Handelns sein auch bei der Innenohrschwerhörigkeit.

Vortrag auf Aufforderung

H. Scherer (München): Die thermische Reaktion des Labyrinths in der Schwerelosigkeit des Weltalls. Betrachtungen zur Theorie Báránys

Einführung

Im Jahre 1906 veröffentlichte Robert Bárány in der Monatszeitschrift für Ohrenheilkunde eine Arbeit über die Physiologie des Gleichgewichtsorgans, in der er seine Ansichten zur Wirkungsweise des kalorischen Gleichgewichtsreizes beschreibt. Danach wird in einem flüssigkeitsgefüllten Gefäß (Abb. 1) bei Abkühlung einer Seite die Flüssigkeit durch Erhöhung des spezifischen Gewichtes schwerer. Sie sinkt nach unten, ein Vorgang, der Konvektion genannt wird. An der gegenüberliegenden Seite des Gefäßes wird die Flüssigkeit nach oben gedrückt, wodurch eine Kreisbewegung entsteht. Als Beweis für die Richtigkeit seiner Theorie gab Bárány an, daß sich die Strömungsrichtung, bezogen auf das Gefäß umkehre, sobald man das Gefäß auf den Kopf stellte. Tatsächlich konnte er auch den kalorischen Nystagmus umkehren, wenn er die Versuchsperson um 180° umlagerte.

In der Folgezeit wurden vielfach Zweifel an der Konvektionstheorie Báránys geäußert. Eine sehr gründliche Zusammenstellung dazu findet man bei Jongkees (1948). Bartels beschrieb z. B. 1911, der kalorische Effekt könne auch durch direkten Einfluß der Temperatur auf das Sinnesepithel zustande kommen, wobei Erwärmung eine Steigerung, und Abkühlung eine Reduzierung der Ruheaktivität vestibulärer Sinneszellen bewirke. Von Caneghem meinte 1946, der kalorische Effekt könne auch durch eine Veränderung des intralabyrinthären Drucks bei Erwärmung bzw. Abkühlung der Endolymphe zustande kommen.

Diese Theorien konnten sich aber nicht durchsetzen, zumal sie im Gegensatz zu der Theorie Báránys die Umkehrbarkeit des kalorischen Nystagmus durch Umlagerung um 180° nicht erklären konnten.

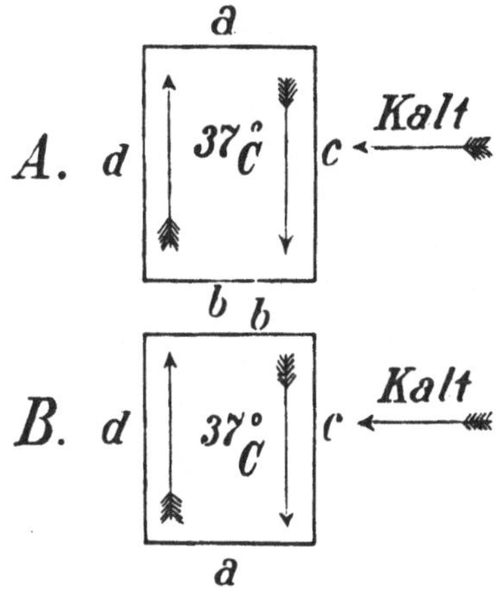

Abb. 1. Aus der Arbeit von Bárány (1906)

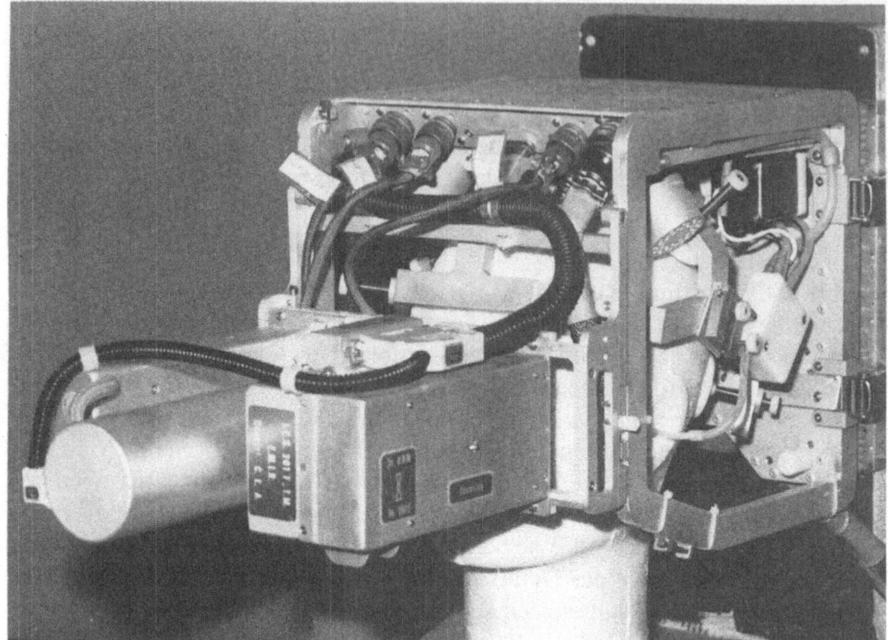

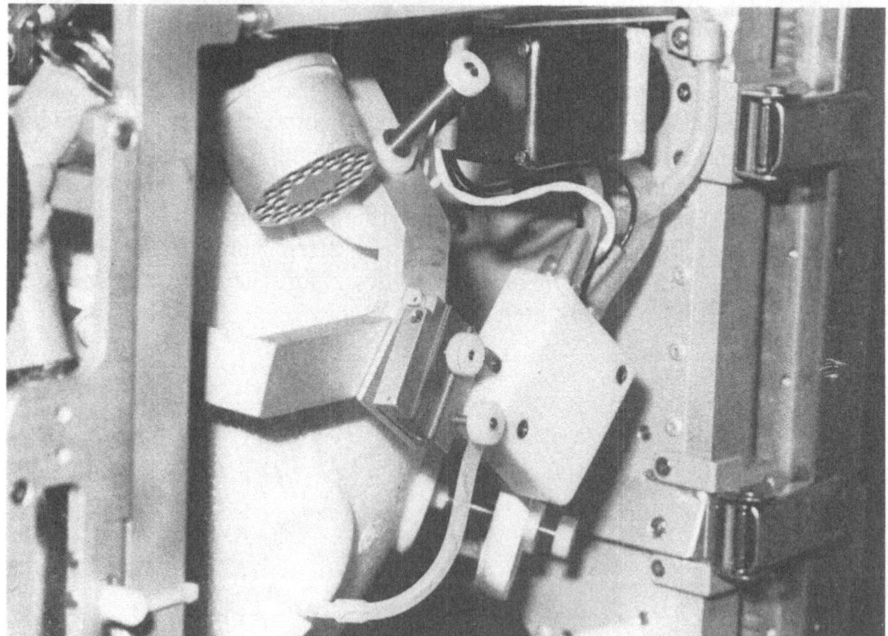

Abb. 2. a Der für die Spacelab-Experimente entwickelte Helm in der Abb. montiert auf einem Kunst-
kopf. Vorn ist die Kamera zur Erfassung von Augenbewegungen angebracht. Auf der Seite ist das kalorische Reizsystem zu sehen. **b** Detailaufnahme des kalorischen Reizgerätes. Luft wird von der Pumpe
zum Wärmetauscher und weiter zu den Ohren gepumpt. Der Temperaturmeßfühler liegt direkt vor dem
Ohr

1976 wurden europäische Wissenschaftler aufgerufen, an der medizinischen Nutzung langdauernder Schwerelosigkeit im Rahmen des Space-Shuttle Programms teilzunehmen, wobei das europäische Raumlabor Spacelab zur Verfügung stand. Wir empfahlen, die kalorische Prüfung vor, während und nach dem Raumflug durchzuführen, weil sich die Schwerelosigkeit des Weltalls ideal eignete, die Richtigkeit der Bárányschen Theorie nachzuprüfen. Sie beruht, wie bereits erwähnt, auf einer Veränderung des spezifischen Gewichts der Endolymphe und der dabei auftretenden Flüssigkeitskonvektion. In Schwerelosigkeit gibt es aber kein spezifisches Gewicht. Ein kalorischer Reiz dürfte somit nach der Theorie Bárány in Schwerelosigkeit keinen Nystagmus hervorrufen.

Neben der kalorischen Fragestellung wurden noch vestibuläre Schwellenmessungen und okulomotorische Untersuchungen durchgeführt. Eine erste Veröffentlichung vorläufiger Ergebnisse zusammen mit den Namen aller Beteiligten erfolgte in der Zeitschrift „Science" (v. Baumgarten et al., Juli 1984).

Methode

Aufgrund der besonderen Bedingungen des Weltalls mußte eine sehr aufwendige Reiz- und Registriertechnik entwickelt werden. Sie ist in einem speziell konstruierten Helm untergebracht (Abb. 2).

a) Reiztechnik

Das kalorische Reizgerät (Abb. 3a) besteht aus einer Peltier-Batterie, das ist eine Batterie von Halbleitern mit der man Wärme und Kälte erzeugen kann (Scherer 1984). Wir haben Luft über die Peltier-Batterie in den Gehörgang der Versuchsperson geleitet. Elektronisch geregelt konnte sie auf Temperaturen zwischen 10° und 45 °C gebracht werden. Die Meßstelle für die Temperatur lag nahe am Gehörgangseingang (Abb. 3b). Beide Gleichgewichtsorgane wurden simultan gereizt, auf der einen Seite gekühlt und auf der anderen Seite erwärmt. Das Reizprofil ist in Tabelle 1 dargestellt. Nach dem Starkreiz von 44 °C rechts und 15 °C links wurde umgepolt und das bisher gewärmte Gleichgewichtsorgan gekühlt und das Gekühlte erwärmt. Der Reiz wurde stufenweise gesteigert. Auf jeder Stufe wurden die Augenbewegungen 2 min lang beobachtet (statische Phase). Im Anschluß daran wurde zur Otolithenstimulation die Versuchsperson 15 s lang in der X-Achse hin- und herbewegt (dynamische Phase). Der für diese Phase gebaute Schlitten war aus Gewichtsgründen bei diesem Flug nicht bewilligt worden. Ersatzweise wurden die Versuchspersonen frei schwebend, in einem Sitzrahmen (Body-Restraint-System) festgeschnallt, hin- und herbewegt.

Tabelle 1. Reizprofil für das Kalorische Experiment

Rechtes Ohr	Linkes Ohr		
44 °C	30 °C	2′	statisch
		15″	dynamisch
44 °C	20 °C	2′	statisch
		15″	dynamisch
44 °C	15 °C	2′	statisch
		15″	dynamisch
20 °C	44 °C	3′	statisch
		15″	dynamisch
15 °C	44 °C	2′	statisch
		15″	dynamisch

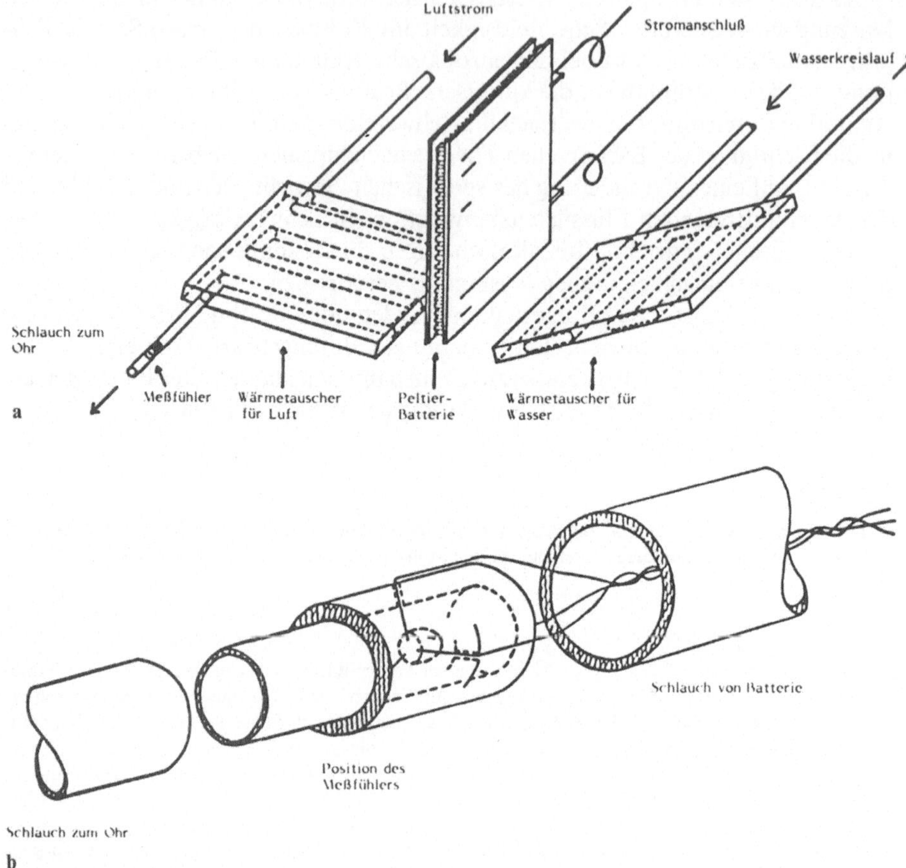

Abb. 3. a Schmatische Darstellung des Wärmeaustauschers mit der Peltier-Batterie. **b** Schema des luftführenden Schlauches mit dem konzentrisch gelagerten Temperaturmeßfühler

b) Registriertechnik

An der Vorderseite des Helms wurde eine digitale Videokamera (EMIR – eye movement infrared system) angebracht, mit der es möglich war, durch Infrarotbeleuchtung die Augenbewegungen in Dunkelheit aufzuzeichnen. Zusätzlich wurden die Augenbewegungen elektronystagmographisch monokulär horizontal sowie vertikal abgeleitet. Alle Daten, die Reiztemperaturen, die ENG-Signale, die digitalen Videodaten sowie die Beschleunigungen, die bei der dynamischen Phase am Kopf auftraten, wurden kodiert und zusammen mit den Steuerungssignalen von unseren Geräten zur Erde gefunkt. Im L. B. Johnson Kontrollzentrum in Houston, Texas, wurden die Daten dekodiert, auf Schreiber und Bildschirm (Abb. 4) sichtbar gemacht und auf Magnetband aufgezeichnet. Das digitale Videosignal wurde online verarbeitet. Die daraus resultierenden horizontalen und vertikalen Komponenten der Augenbewegungen standen somit zur Verfügung. Eine zweite identische Anlage stand am Landeplatz in der Mojave-Wüste in Kalifornien. Dort wurden nach der Landung noch 6 Tage lang Messungen durchgeführt um die vestibulären Nachwirkungen der Schwerelosigkeit zu untersuchen.

c) Auswertung

Die elektronystagmographischen Ableitungen wurden nach Gleichstromverstärkung auf einem mehrkanaligen Polygraph geschrieben. Parallel dazu erfolgte die analoge Wiedergabe der Augenbewegun-

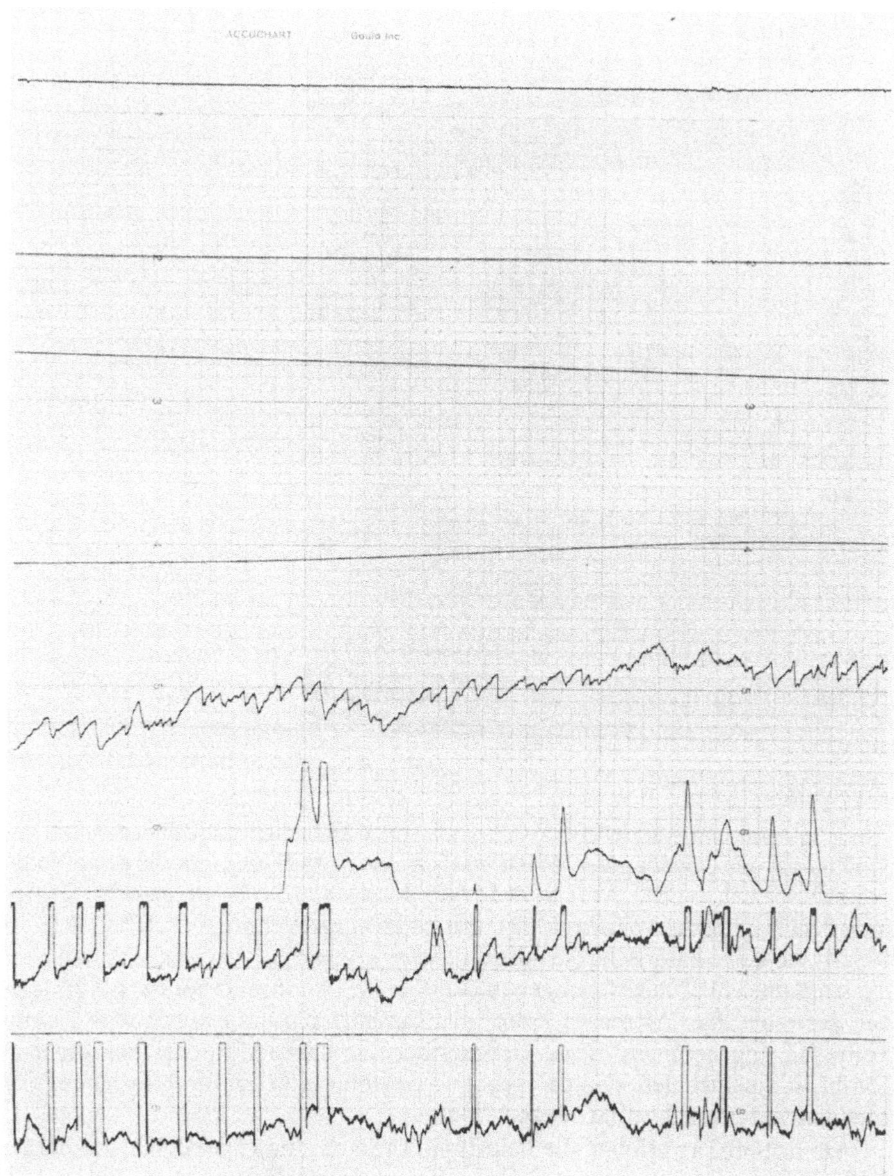

Abb. 4. a Auszug aus der Polygraphenschrift; von oben nach unten sind aufgezeichnet: horizontale und vertikale Kopfbeschleunigung; Temperatur am linken und am rechten Ohr; horizontales ENG; vertikales ENG; horizontale und vertikale Augenbewegungen errechnet aus dem digitalen Videokamerasignal. **b** Monitorbild des linken Auges, das von der digitalen Kamera zur Erde gefunkt wurde

gen, die mit Hilfe des digitalen Videokamerasystems erfaßt worden war. Regelmäßige, wiederkehrende Folgen von langsamen und schnellen Bewegungen wurden als Nystagmusschläge definiert. Auf jeder Reizstufe wurde die Geschwindigkeit der langsamen Nystagmusphase in Grad pro Sekunde manuell bestimmt. Eine zusätzliche elektronische Analyse der artefakt-bereinigten Daten ist in Bearbeitung.

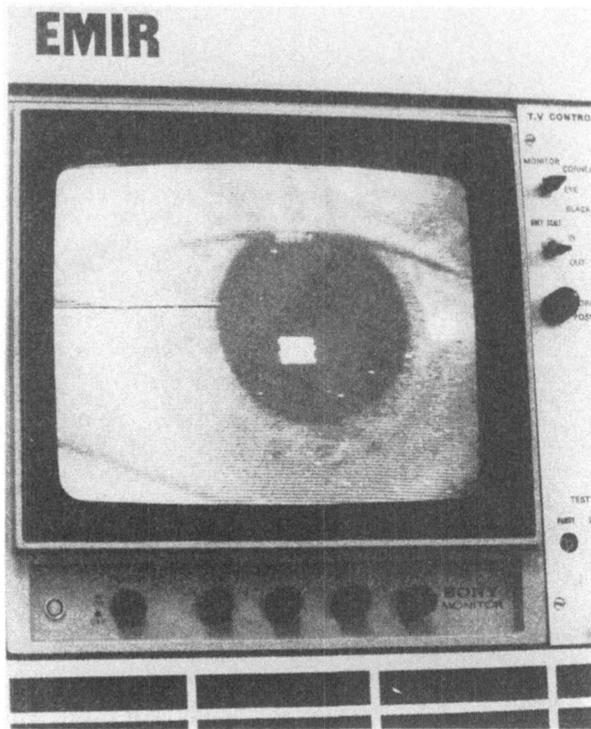

Abb. 4 b

Ergebnisse

Zwei Astronauten standen für die europäischen Gleichgewichtsexperimente zur Verfügung, ein sogenannter Missionsspezialist (MS1) und ein Payload- oder Nutzlastspezialist (PS1). Am ersten Tag des Fluges wurde PS1 untersucht. Gegenüber dem Nystagmus vor dem Flug (Abb. 5 a) war im Weltraum auch bei höchster Reizstärke keine kalorische Reaktion sichtbar (Abb. 5 b). Auffallend waren aber die langsamen Wellenbewegungen in den Kurven, wie sie nur bei starker Müdigkeit auftreten. Der Astronaut hatte Medikamente gegen die vestibuläre Raumkrankheit eingenommen, die als Nebeneffekt eine starke Müdigkeit hervorrufen. Damit ist anzunehmen, daß das negative Ergebnis z. T. auf die Einwirkung des Medikaments zurückgeführt werden muß.

Am dritten Tag erfolgte die kalorische Untersuchung an MS1. Unter vielen Artefakten wurden nystagmusähnliche Kurvenbilder (Abb. 6 a) gefunden. Wir bewerteten sie als einen ersten Hinweis auf einen kalorischen Effekt in Schwerelosigkeit. Am siebten Flugtag wurde die Untersuchung an MS1 wiederholt. Ein Nystagmus war nun eindeutig sowohl am Monitor des Videosystems als auch elektronystagmographisch zu beobachten (Abb. 6 b).

Da der Flug um einen Tag verlängert wurde, erhielten wir die Gelegenheit, die am ersten Flugtag wegen Medikamenteneinwirkung nicht verwertbare Untersuchung an PS1 zu wiederholen. Dabei konnte ein sehr kräftiger Nystagmus gemessen werden (Abb. 7), der bereits bei der niedrigsten Reizstufe von 44 °C rechts und 30 °C links deutlich vorhanden war.

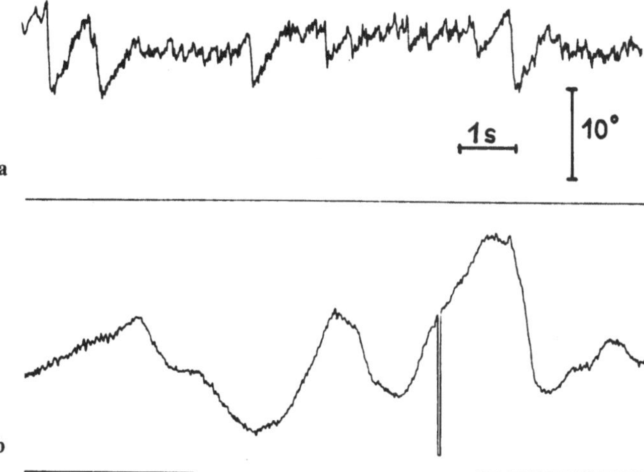

Abb. 5. a Kalorische Reaktion der Testperson PS1 vor dem Flug (15°R, 44°L); **b** kalorische Reaktion der Testperson PS1 am ersten Tag des Fluges

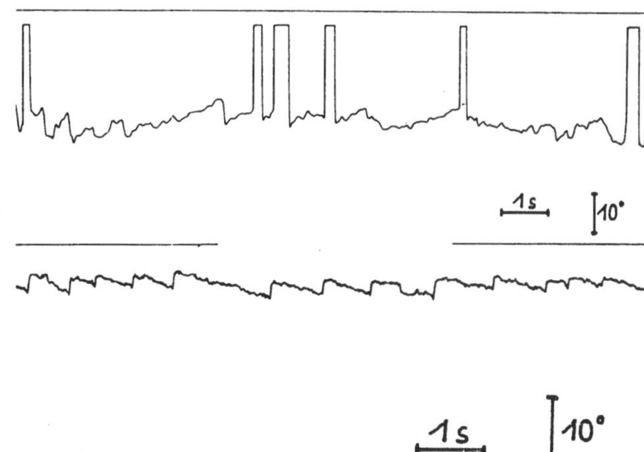

Abb. 6. a Kalorische Reaktion der Testperson MS1 am dritten Tag des Fluges (44°L, 15°R); **b** kalorische Reaktion der Testperson MS1 am siebten Tag des Fluges (44°R, 15°L)

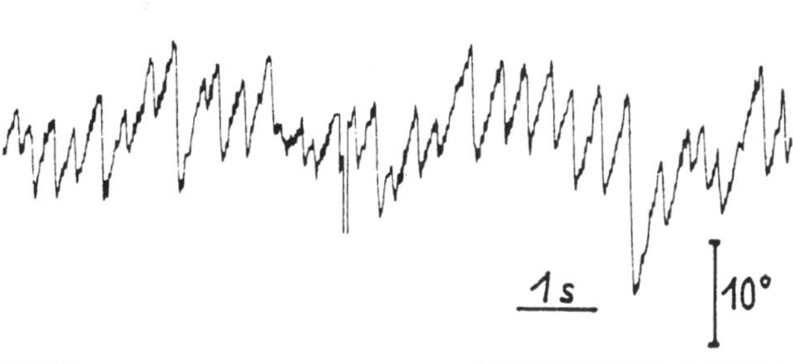

Abb. 7. Kalorische Reaktion der Testperson PS1 am achten Tag des Fluges (15°R, 44°L)

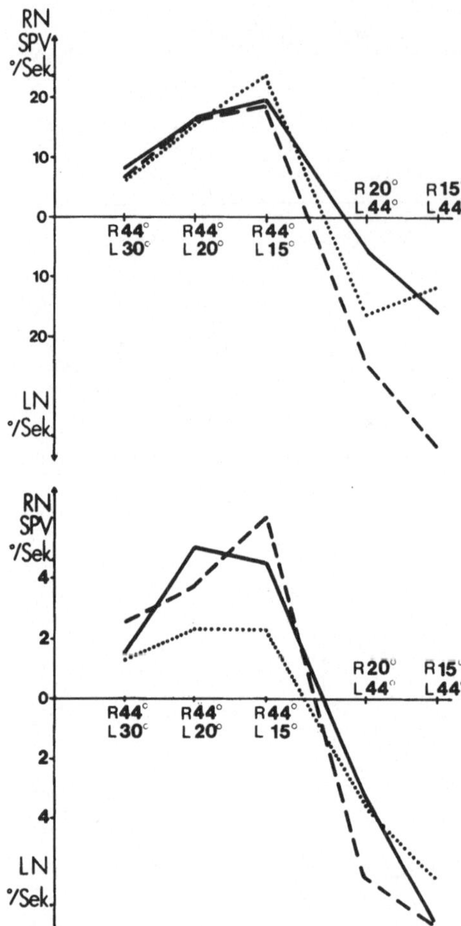

Abb. 8. Graphische Zusammenstellung der Ergebnisse beider Testpersonen. Auf der Abszisse ist die Reaktionsstärke als slow phase velocity (Geschwindigkeit der langsamen Phase) in Grad pro Sekunde angegeben – nach oben für den Rechtsnystagmus, nach unten für den Linksnystagmus. Auf der Ordinate sind die fünf Reizstärken aufgetragen. Die durchgezogene Linie stellt die Reaktion vor dem Flug dar, die gestrichelte Linie die Reaktion während des Fluges, und die punktierte Linie die Reaktion nach dem Flug. Die jeweils ersten Untersuchungen während des Fluges wurden in der Grafik nicht berücksichtigt, da sie wegen zu vieler Artefakte nicht auswertbar war

Die Ergebnisse von allen ausgewerteten Untersuchungen sind in Abb. 8 zusammengestellt. Wegen übermäßig starker Artefaktüberlagerung wurde die jeweils erste Untersuchung von MS1 und PS1 während des Fluges nicht in die Auswertung mit einbezogen.

Diskussion

Während des Weltraumflugs wurde bei beiden Versuchspersonen ein kalorischer Nystagmus gefunden. In seiner Stärke unterscheidet er sich nicht wesentlich von dem Nystagmus, der jeweils vor und nach dem Flug gemessen wurde. Damit kann festgestellt werden, daß ein kalorischer Effekt auch in Schwerelosigkeit auftritt, der mit der Konvektionstheorie Báránys nicht erklärt werden kann. Es muß ein schwerkraftunabhängiger Mechanismus vorhanden sein, der den kalorischen Nystagmus in Schwerelosigkeit hervorrief.

Zur Aufklärung des Phänomens haben wir uns nach dem Flug mit der Anatomie des Gleichgewichtsorgans und den physikalischen Gesetzen der Flüssig-

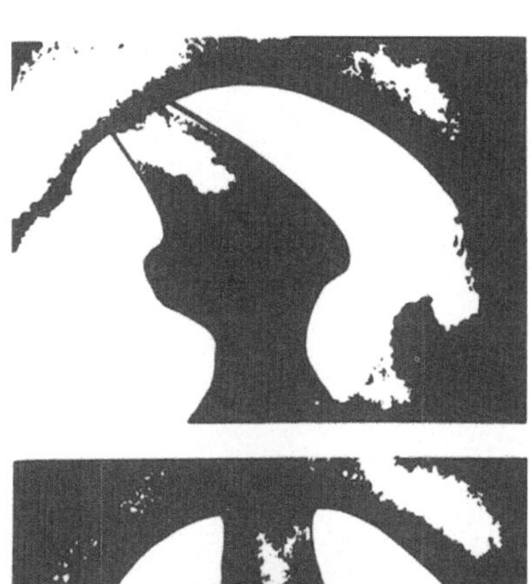
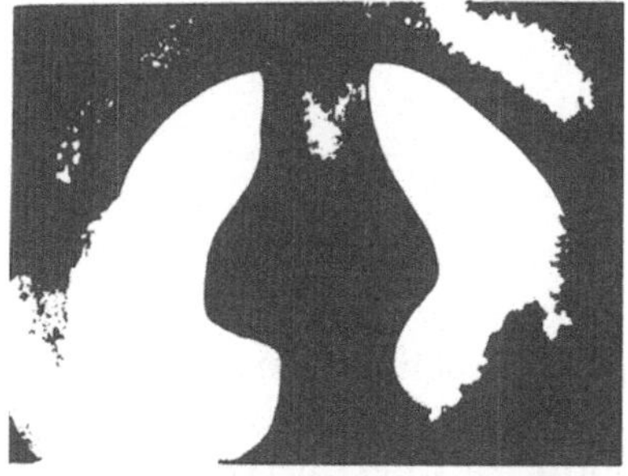
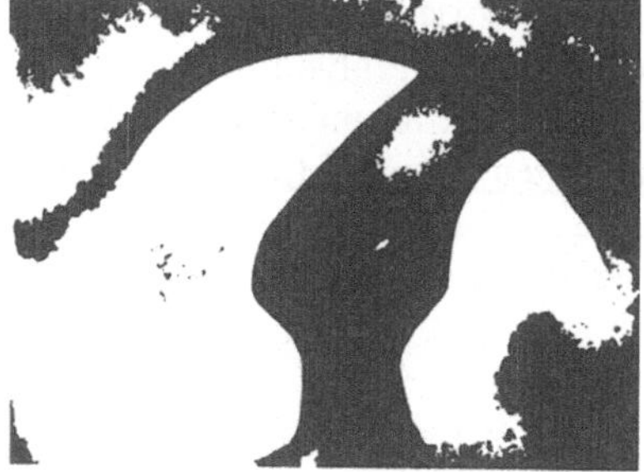

Abb. 9. Schematische Darstellung der Kupulabewegung nach mikrokinematographischen Aufnahmen von Dohlman (1937). Nach Jongkees · (1979) zitiert

keitsbewegung in einem ringförmigen System beschäftigt. In einem ringförmigen System kann ein Kreislauf der Flüssigkeit durch Konvektion nur dann auftreten, wenn sich die Flüssigkeit frei bewegen kann. Dies ist beim Bogengang-Utriculus-System nicht der Fall. Zu Báránys Zeit und später bekräftigt durch Arbeiten von Steinhausen (1931) und Dohlman (1935) glaubte man, die Cupula bewege sich wie eine Schwingtür und lasse einen Kreislauf der Flüssigkeit zu. Die damals entstandenen Bilder (Abb. 9) waren aber Artefakte, wie auch Dohlman (1980) selbst berichtet hat. Sie hatten damals die Cupula durch ihre Manipulationen abgerissen. Es ist inzwischen allgemein akzeptiert, daß der Cupularand mit der Ampullenwand verwachsen ist und die Cupula damit den häutigen Bogengang wie eine Membran schließt (Hillman 1972; Dohlman 1980). Dies entspricht einer Anordnung wie sie in Abb. 10 dargestellt ist. Damit kann kein Flüssigkeitskreislauf um den Bogengang-Utriculus-Ring durch Konvektion auftreten. Bárány ging von der falschen Voraussetzung aus, daß die Endolymphe in einem Ringsystem frei zirkulieren konnte. Es liegt der Vergleich mit einer Hausheizung nahe. Hier bewirkt die Konvektion, daß das erwärmte Wasser nach oben steigt und dabei eine

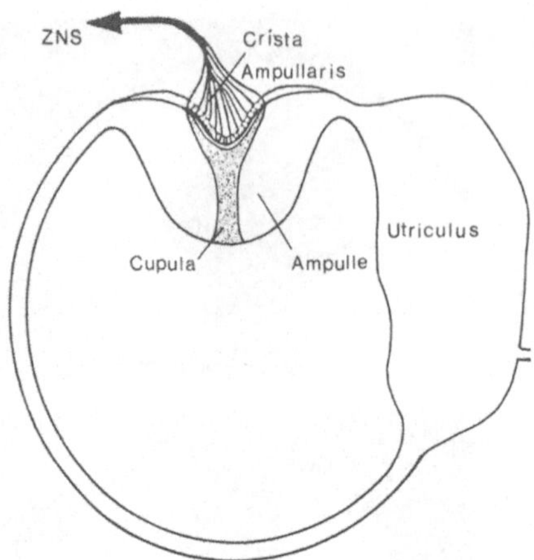

Abb. 10. Schematische Darstellung eines Bogenganges, modifiziert nach Melvill Jones (1971)

Zirkulation herstellt. Mit einer kleinen Membran – der Heizungstechniker nennt sie Konvektionsbremse – kann man aber die Zirkulation zum Stehen bringen.

Bei der Überlegung, wie ein schwerkraft-unabhängiger Mechanismus den kalorischen Effekt hervorrufen konnte, muß die bereits erwähnte Volumenänderungstheorie von v. Caneghen (1946) noch einmal diskutiert werden. Bei Wärmc dehnt sich Endolymphe aus, bei Kälte zieht sie sich zusammen. Die dabei auftretenden Kräfte sind erheblich und im Gegensatz zur Konvektion nicht leicht aufzuhalten. Bei der Hausheizung z. B. werden – aus Berücksichtigung dieser Kräfte – ein Ausdehnungsgefäß und Überdruckventile benötigt, um eine Beschädigung der Rohrleitungen zu verhindern.

Um die Verhältnisse im Gleichgewichtsorgan experimentell zu erfassen, haben wir ein Kunststoffmodell eines Bogengang-Utriculussystems gebaut (Abb. 11).

An diesem Modell haben wir an der Cupula aufgrund der Volumenänderung eine Druckänderung von 0,78 mm H_2O pro °C gemessen. Umgerechnet auf die Dimensionen des menschlichen Bogenganges beträgt sie 0.79 µm pro °C★. Zusätzlich wurde anhand des Volumens des Endolymphsystems die Druckänderung theoretisch berechnet, wie sie durch eine temperaturbedingte Volumenänderung hervorgerufen wird. Sie liegt bei 1,98 µm pro Grad Celsius. Hierbei wurde angenommen, daß keine Ausdehnung des Endolymphschlauches stattfinden kann. Auf diesen Punkt wird später noch eingegangen. In einer theoretischen Arbeit machte Ludin (1963) eine ähnliche Berechnung. Allerdings wollte er beweisen, daß die durch Temperaturänderung verursachte Gewichtsänderung des Endolymphvolumens keine für einen kalorischen Reiz ausreichende Konvektionsströmung auslösen kann. Er berechnete für ein Volumen von einem Viertel der ge-

---

★ In der Literatur gibt es verschiedene Ausdrücke für die Cupulaauslenkung bzw. für den Druck auf die Cupula (dyne/cm²; cm Wassersäule; µm Cupulaauslenkung; Winkelgrad Cupulaauslenkung). In dieser Arbeit sind alle Werte – bezogen auf die Schnittfläche der Endolymphe – in µm (10^{-6} Meter) angegeben. Dabei ist zu beachten, daß in früheren Literaturstellen angenommen wurde, die Ampulle sei eine flüssigkeitsgefüllte Erweiterung des Endolymphschlauches. Neuere Berichte (Dohlman 1980; Hillman 1974) deuten jedoch an, daß die Ampulle im oberen Anteil mit einer mucopolysacchariden Masse ausgefüllt ist. Der hydrodynamisch wirksame Anteil der Cupula ist damit wesentlich kleiner als die gesamte Cupulafläche

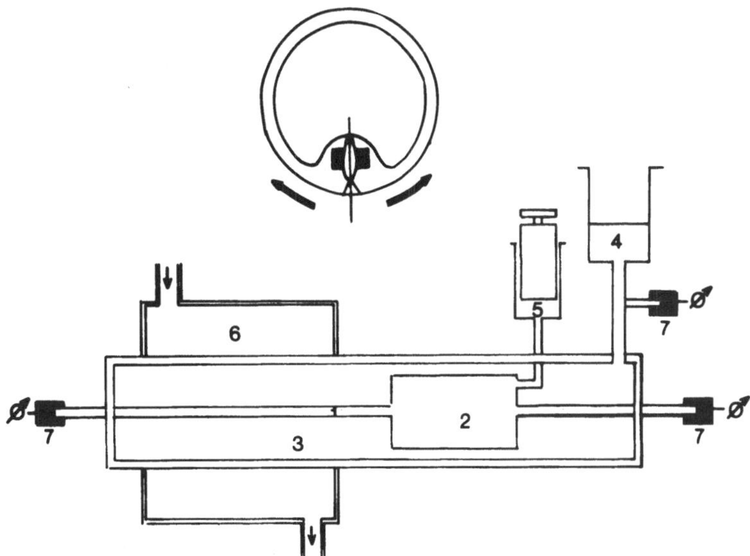

Abb. 11. Darstellung des aus Kunststoff angefertigten Modells eines Bogengang-Utriculus-Systems. Es wurde die Cupula durch ihre Mittellinie gespalten und der Bogengang gerade gebogen. Damit haben wir einen geraden Schlauch mit einer Membran an jedem Ende. Statt einer Membrane wurden Druckmeßgeräte an den Enden montiert. Im Modell sind Utriculus und Perilymphraum vertreten. An der freien Strecke des Kanals liegt ein Wärmeaustauscher. Dort findet auch bei der herkömmlichen kalorischen Reizung die primäre Temperaturänderung statt

samten Endolymphe eine Gewichtsänderung von $0{,}34 \times 10^{-6}$ Gramm pro grad Celsius. Auf Volumenänderung umgerechnet entspricht dies einem Wert von $1{,}73\ \mu\mathrm{m}$.

Die Arbeiten von Flock u. Goldstein (1978) und Oman, Frischkopf u. Goldstein (1979) am isolierten Bogengang des Glattrochens (raja erinacea) deuten auf vergleichbare Werte (weniger als $5\ \mu\mathrm{m}$) für die Bewegungsschwelle der Cupula. Diese experimentell gemessenen und theoretisch berechneten Werte sind von der selben Größenordnung wie die von Grohmann (1972) für die rotatorische Nystagmusschwelle berechneten Ergebnisse.

Diese von uns experimentell erzielten und theoretisch berechneten Werte, sowie die Werte aus der Literatur lassen vermuten, daß die Volumenänderung der Endolymphe in der Lage ist, den kalorischen Nystagmus auszulösen. Es liegt der Vergleich mit einem Thermometer nahe, das ebenfalls nach dem Prinzip der temperaturbedingten Volumenänderung funktioniert. Das Thermometer funktioniert immer, gleich ob wir auf der Erde oder im Weltall sind.

Was passiert im Bogengang, wenn kalorisch gereizt wird?

Unbestritten ist, daß es durch die direkte kalorische Einwirkung zu einer Volumenänderung kommt. Der Einfachheit halber besprechen wir hier nur die Warmspülung, wobei sich die Endolymphe ausdehnt. Bisher wird angenommen (z. B. Oman u. Young 1969), daß die durch Erwärmung leichter und mehr gewordene Flüssigkeit die schwerere Flüssigkeit verdrängt. Daraus entsteht in einem starren, reibungslosen Rohr mit fester Membran und Ausdehnungsgefäß eine Volumenverlagerung (ΔV) in ampullofugaler Richtung (Abb. 12a). Die Endolymph-

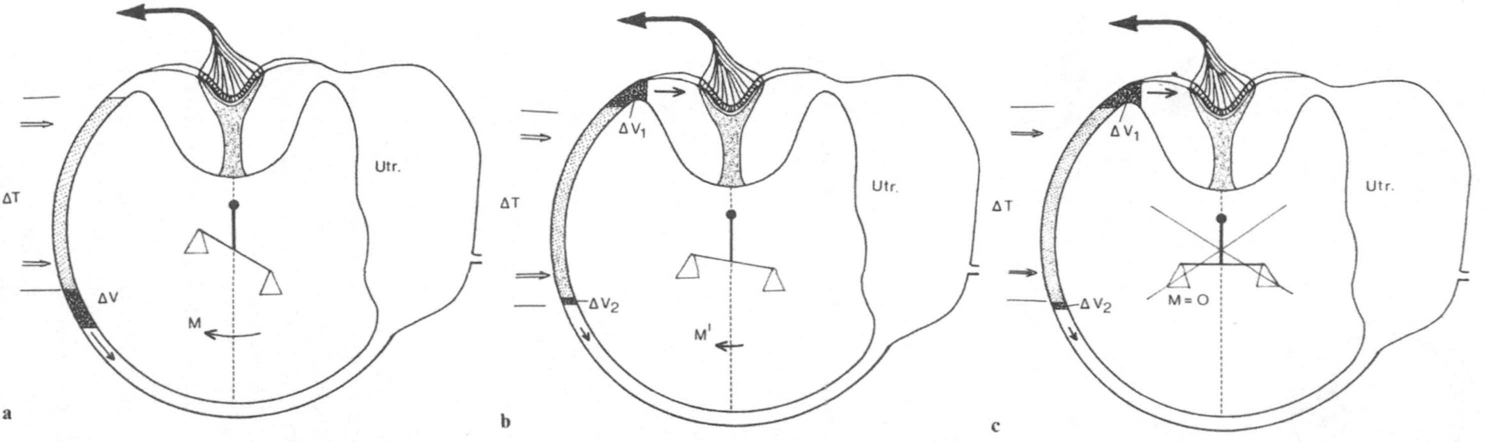

Abb. 12 a–c. Darstellung des Zustandekommens der kalorischen Reizung im Bogengang nach einer Warmspülung: **a** Herkömmliche Erklärung (von z. B. Oman u. Young 1969): Die Temperaturänderung führt zu einer Volumenverschiebung bzw. Gewichtsverlagerung in ampullofugaler Richtung. Das Gewicht der rechten Hälfte des Bogengangs wird somit größer als das der linken Hälfte und es entsteht daraus ein sogenanntes konvektives Drehmoment. Dieses Drehmoment übt einen Druck auf die Cupula aus. Die Sinneszellen werden erregt und ein Nystagmus wird ausgelöst. Dieser Mechanismus ist vom Vorhandensein eines Schwerkraftvektors abhängig. **b** Unsere Hypothese: von der erwärmten Stelle aus kann sich die Endolymphe sowohl in ampullopetaler als auch in ampullofugaler Richtung ausdehnen. Die jeweiligen Endolymph-Mengen, die in jede Richtung verschoben werden, werden durch die jeweiligen Strömungswiderstände bestimmt. Da der Strömungswiderstand von der Länge des Weges abhängt, ist der Widerstand in ampullofugale Richtung größer als in ampullopetale Richtung. Es wird deshalb mehr Endolymphe in ampullopetale Richtung verschoben werden. Es kommt zu einer Erregung der ampullären Sinneszellen. Die kleinere Menge des Fluids, die in die ampullofugale Richtung verschoben wird, führt erst sekundär und in viel kleinerem Maße zu dem oben beschriebenen konvektiven Drehmoment. **c** Im Weltall dürfte nach der Bárányschen Erklärung keine kalorische Reaktion stattfinden. Nach dem unter b beschriebenen Mechanismus kann aber die im Weltall festgestellte Reaktion erklärt werden. Lediglich fällt die sekundäre durch das konvektive Drehmoment verursachte Druckänderung weg

menge auf der Utriculusseite des Ringes wird größer. Die nun aufgrund ihres größeren Gewichts nach unten drängende Endolymphe (Waageneffekt) führt zu einer Kraft, dem sogenannten konvektiven Drehmoment (M). Nach Berechnungen von Oman u. Young (1969) entspricht dieses Drehmoment einem Druck von ca. $3,8 \times 10^{-2}$ µm in der Endolymphe. Das konvektive Drehmoment tritt aber nur im Schwerekraftfeld der Erde auf. Nachdem in Schwerelosigkeit eine kalorische Reaktion zu beobachten war, genügt diese Theorie nicht, den kalorischen Effekt zu beschreiben.

Unserer Meinung nach ist bei der Berechnung der Volumenverschiebungen die Reibung an der Wand des Endolymphschlauches nicht adäquat berücksichtigt worden. Es kommt durch diese Reibung zu einem Druckabfall entlang dem Endolymphschlauch. Dieser Reibungswiderstand ist von der Länge und dem Durchmesser des Schlauches, der Rauhheit der Innenoberfläche und der Viskosität der Endolymphe abhängig. Der Endolymphschlauch ist beim Menschen elliptisch geformt. Nach Igarashi (1966) hat er den Durchmesser 0.44×0.24 mm. Seine Schnittfläche beträgt somit 0.08 mm^2. Der Endolymphschlauch hat somit kapillare Dimensionen. Zusätzlich ist die Innenoberfläche des Schlauches rauh, was eine weitere Erhöhung des Strömungswiderstandes bewirkt. Die Viskosität der Endolymphe ist nach Messungen von u. a. Money et al. (1963) ca. doppelt so hoch wie die von Wasser.

Bei der Warmspülung trifft die Temperaturwelle auf ca. ein Viertel des Endolymphschlauches (s. Abb. 12b). Von dieser Stelle aus kann sich die Endolymphe in ampullofugaler und ampullopetaler Richtung ausdehnen. Die jeweilige Menge, die in jede dieser Richtungen verdrängt wird, ist abhängig von dem Verhältnis der Strömungswiderstände. Nachdem die Temperaturänderung am Endolymphring asymmetrisch erfolgt und die ampullopetale Strecke wesentlich kürzer ist als die ampullofugale, ist der Widerstand in ampullofugaler Richtung entsprechend größer als in ampullopetaler Richtung. Es dürfte somit wesentlich mehr Endolymphe in ampullopetaler Richtung verdrängt werden als in Gegenrichtung, d. h. der größte Teil der Volumenerhöhung geht in Richtung Cupula. Dabei entsteht eine Auslenkung der Cupula, die so lange zunimmt, bis die Rückstellkraft der Cupula die Ausdehnungskraft der Endolymphe aufhebt.

Die kleinere Menge Endolymphe wird in die ampullofugale Richtung verdrängt. Sie führt wie bei Abb. 12a beschrieben, zu einem geringen konvektiven Drehmoment (M). Insgesamt gesehen dürfte wegen des Einflusses der Wandreibung dieses konvektive Drehmoment nur eine untergeordnete Rolle spielen. Dementsprechend liegen die Werte von $0.001–0.01$ µm, die Oman u. Young (1969) für den, aus dem konvektiven Drehmoment entstehenden Druck auf die Cupula errechnet haben, um 2 bis 3 Zehnerpotenzen unter den Werten, die von uns festgestellt und z. B. von Ludin (1963), Flock u. Goldstein (1978) und Oman, Frischkopf u. Goldstein (1979) berichtet wurden. Somit würde die kräftige Reaktion beim kalorischen Reiz *primär* von der direkten Volumenverschiebung verursacht werden, wohingegen der konvektive Anteil wesentlich geringere Werte erreicht – vergleichbar etwa der Intensität des Reizes an der subjektiven rotatorischen Schwelle ($0.05°/$Sek^2).

---

* Die Berechnung der physikalischen Verhältnisse, insbesondere der Größenordnung der Volumenänderungen und konvektiver Drehmomente wird gesondert publiziert

Mit dieser Volumenänderungshypothese lassen sich einige Phänomene erklären, die durch Báránys Theorie ungeklärt blieben.

1. Bei längerdauernden kalorischen Reizen tritt eine deutliche Adaptation auf (Scherer 1980). Es kommt schnell zu einem Abbau der Reizantwort. Mittermaier (1965) hat darauf mehrfach hingewiesen. Spült man zu lang, so beschreibt er, dann haben wir den Gipfel der Reizantwort schon verpaßt. Diese Adaptation wurde stets auf zentrale Ausgleichsmechanismen zurückgeführt. Es ist aber durchaus möglich, daß das Abklingen der Reizantwort peripher bestimmt ist. Durch die sich bei Erwärmung ausdehnende Endolymphe kommt es zu einer Volumenverschiebung gegen die Cupula, die wegen ihrer Elastizität eine Rückstellkraft aufbaut. Es kommt dann zu einem Ausgleich der Ausdehnungs- und Rückstellkräfte – dieser Zeitpunkt entspricht dem Maximum der kalorischen Reizantwort. Danach schiebt die elastische Gegenkraft der Cupula die Endolymphe in ampullofugale Richtung, wodurch es zu einer asymptotischen Reduzierung der Reizantwort kommt.

2. Die interindividuelle Schwankungsbreite der Reizantworten bei der kalorischen Prüfung ist extrem groß (Mulch u. Scherer 1980). Weder die Schwankungsbreite der Pneumatisation des Felsenbeins noch die physiologische Schwankungsbreite, die bei rotatorischen Prüfungen gemessen wurde (Grohmann 1972), reichen aus, die hohe kalorische Schwankungsbreite zu erklären. Es ist zu vermuten, daß die sich ausdehnende Endolymphe zusätzlich anatomischen Gegebenheiten unterliegt, die insbesondere im Bereich zwischen Utriculus und Sacculus sehr unterschiedlich sind.

Außerdem spielt die Perilymphe eine noch kaum erforschte Rolle. Sie wird auch erwärmt, dehnt sich auch aus und muß auch einen Volumenausgleich erreichen. Sie könnte dabei ihrerseits Druck auf den Endolymphschlauch ausüben und dabei eine Erweiterung des Endolymphschlauches behindern. Auch eine indirekte Wirkung auf die Cupula über die Ampullenwand wurde schon diskutiert (Anliker u. v. Buskirk 1970). Der Perilymphdruck ist aber über den Aquäductus cochleae beeinflußt vom Liquordruck. Im Sitzen ist der Liquordruck um ca. 10–20% niedriger als im Liegen wie auch der Nystagmus. Nach Messungen von Peetz (1984) ergab sich eine um ca. 20% schwächere Reaktion im Sitzen verglichen mit der Reaktion im Liegen.

3. Merkwürdig und nicht zu erklären war bisher das altersabhängige Verhalten der kalorischen Reaktion. Die kalorische Erregbarkeit des vestibulären Systems nimmt im Alter zu, während doch alle anderen Sinnessysteme abnehmen (Mulch u. Petermann 1980). Mit der Volumenänderungshypothese kann dieser Effekt erklärt werden, denn die wahrscheinlich mit dem Alter auftretende Rigidität des Endolymphschlauches verursacht, ähnlich wie in den Gefäßen, eine Erhöhung des Strömungswiderstandes. Möglicherweise verlängert sich damit der zeitliche Ablauf und die Intensität der kalorischen Reaktion.

Das stärkste Argument für die Konvektionstheorie Báránys ist die Umkehrbarkeit des kalorischen Nystagmus, wenn die Versuchsperson um 180° gedreht wird. Coats u. Smith (1967) sowie zahlreiche andere, unter ihnen Veits (1928), haben sich mit diesem Aspekt eingehend beschäftigt. Es ist auffallend, daß in Bauchlage der Nystagmus schwächer ist als in Rückenlage. Coats u. Smith (1967) haben

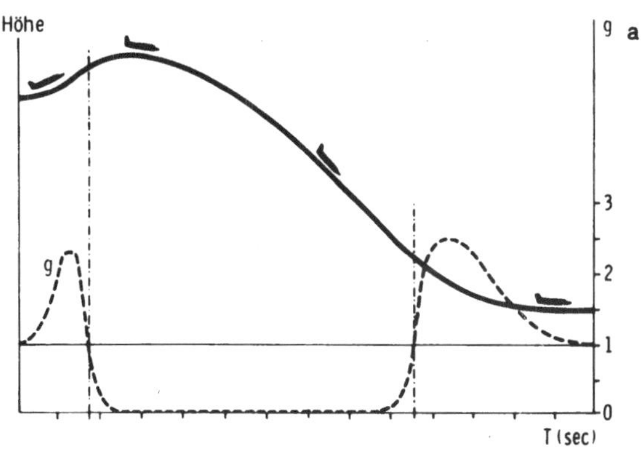

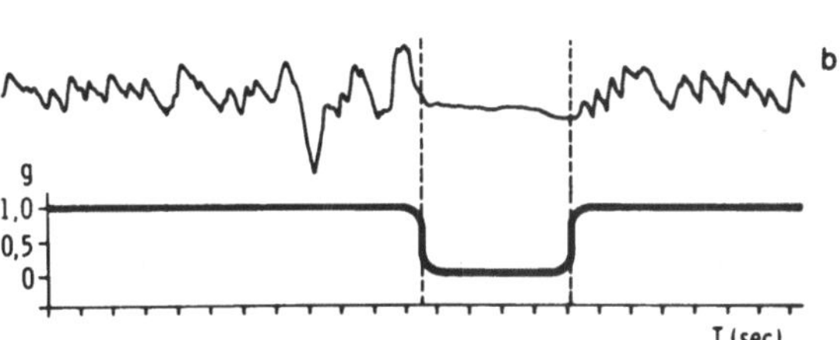

Abb. 13 a, b. Nach Oosterveld u. v. d. Laarse (1968). **a** Während eines parabolen Fluges (durchgezogene Linie) erreicht man g-Werte (gestrichelte Linie), die bis Null absinken. **b** Beim Erreichen der Schwerelosigkeit verschwindet schlagartig auch der Nystagmus (siehe Text)

deshalb schon einen zweiten, von der Konvektion unabhängigen Mechanismus vermutet.

Nach den Arbeiten von Benson (1974) und von v. Baumgarten et al. (1980) sowie aufgrund unserer Experimente in der Schwerelosigkeit des Weltalls erscheint es möglich, daß die Otolithenorgane für die Modulation der kalorischen Reizantwort bei Körperlageänderung verantwortlich sind. Bei Körperdrehungen um die Y-Achse wird auch die Meldung des Sacculus über die Stärke des Schwerkraftvektors moduliert. Bei Drehung um 180° wird die Sacculusmeldung um 180° und die Richtung des Nystagmus um 180° gedreht. Den wichtigsten Hinweis auf die Otolithengenese der Modulierung kalorischer Reizantworten ist von Oosterveld u. v. d. Laarse (1969) berichtet worden. Sie untersuchten die kalorische Reaktion in kurzdauernder Schwerelosigkeit beim Parabelflug. Sie stellten fest (Abb. 13), daß der Nystagmus in dem Augenblick verschwand, indem die Schwerkraft auf Null abfiel.

Oosterveld u. v. d. Laarse glaubten damals, mit diesem Effekt eine Bestätigung der Báranyschen Theorie gefunden zu haben. Sie hatten aber nicht beachtet, daß eine durch Druck auf die Cupula ausgelöste Sinneszellerregung niemals schlagartig verschwinden kann, wie wir an der postrotatorischen Reaktion beobachten. Nach dem Bremsen aus einer konstanten Drehgeschwindigkeit hält der Nystagmus 20 bis 40 Sekunden lang an, obwohl der primäre Reiz längst abgeklungen ist. Der von Oosterveld u. v. d. Laarse beim Parabelflug gezeigte Effekt ist ebenfalls mit der Änderung der Otolithenmeldung zu erklären. Beim Übergang zur Schwerelosigkeit wird der Schwerkraftvektor null, die Otolithenmeldung wird null und auch der Nystagmus wird null.

Zu diskutieren ist noch die Theorie Bartels aus dem Jahre 1911, wonach es bei der kalorischen Reaktion zu einer direkten Beeinflussung der Sinneszellen kommt. Von Smolders u. Klinke (1977) wurde nachgewiesen, daß es durch Temperaturänderungen innerhalb des Felsenbeins zu einer Änderung der spontanen Entladungsrate afferenter audiologischer Nervenfasern kommt. Damit kann man annehmen, daß auch bei vestibulären Fasern ein ähnlicher Effekt auftritt. Ein gewichtiges Argument spricht jedoch gegen diesen Mechanismus. Eine Veränderung der Entladungsrate audiologischer afferenter Nervenfasern durch den kalorischen Reiz müßte gleichzeitig zu einer erheblichen Veränderung des Hörvermögens führen. Solche Effekte sind aber nur bei extremen kalorischen Reizen, wie eine längerdauernde Eiswasserspülung bekannt. Bei diesem extremen kalorischen Reiz kommt es aber auch schon zu einer Facialisparese. Es ist bei den Reiztemperaturen, die gewöhnlich bei der kalorischen Reizung verwendet werden, wenig wahrscheinlich, daß dieser Effekt eine maßgebende Rolle beim Zustandekommen der in der klinischen Routine oder im Weltall vorkommenden kalorischen Reaktion spielt.

Zusammenfassung

Die vestibulären Experimente beim Weltraumflug des europäischen Raumlabors (Spacelab) gaben uns die Gelegenheit, eine 80 Jahre alte Theorie von R. Bárány über die Physiologie der kalorischen Gleichgewichtsreaktion zu überprüfen. Zu unserer Überraschung konnte in Schwerelosigkeit ein kräftiger kalorischer Nystagmus gemessen werden. Seine Intensität unterschied sich nicht wesentlich von der des Nystagmus vor und nach dem Flug.

Damit müßte die auf Schwerkraft basierende Konvektionstheorie Báránys überdacht werden.

Messungen am Bogengangsmodell sowie theoretisch berechnete Ergebnisse, die mit Werten aus der Literatur übereinstimmen, lassen vermuten, daß die temperaturbedingte Volumenänderung der Endolymphe der primäre Faktor ist, der die Cupula zur Auslenkung bringt. Das konvektive Drehmoment kann nach unseren Berechnungen nur eine untergeordnete Rolle spielen. Diese Interpretation der Ergebnisse unterstützt die Hypothese, daß die bei der kalorischen Reizung bekannte Modulation der Reizantwort bei Körperdrehung um die Y-Achse vermutlich otolithenbedingt ist.

Literatur

Anliker MW, v Buskirk W (1971) The role of perilymph in the response of the semicircular canals to angular acceleration. Acta Otolaryngol 72:93

Bárány R (1906) Untersuchungen über den vom Vestibulärapparat des Ohres reflektorisch ausgelösten rhythmischen Nystagmus und seine Begleiterscheinungen. Monatsschr f Ohrenh 40:193

Bartels M (1911) Funktionelle Prüfung des Vestibularapparates. Bericht der deutschen otologischen Gesellschaft 20:214

Baumgarten von J, Baldrighi D, Vogel H, Tümmler R (1980) Physiological response to hyper- and hypogravity during rollercoaster flight. Aviat Space & Environ Med 51(2):145

Benson AJ (1974) Modification of the response to angular accelerations by linear accelerations. In: Kornhuber HH: Hdb. Sens. Physiol. VI/2:281–320. Springer, Berlin Heidelberg New York

Coats AC, Smith SY (1967) Body position and the intensity of the caloric nystagmus. Acta Otolaryngol 63:515–532

Dohlman GF (1925) Physikalische und physiologische Studien über den vestibularen Nystagmus. Acta Otolaryngol, Suppl 5

Dohlman GF (1980) Critical review of the concept of cupula function. Acta Otolaryngol, Suppl 376

Flock A, Goldstein MH (1978) Cupular movement and nerve impulse response in the isolated semicircular canal. Brain Research 157:11–19

Grohmann R (1972) Drehnystagmus als gesetzmäßige Folgeerscheinung physikalischer Vorgänge im menschlichen Gleichgewichtsorgan. Adv in Oto-Rhino-Laryngol 18:1–90

Hillman DE (1974) Cupula structure and its receptor relationship. Brain Behav Evol 10:52–68

Igarashi M (1966) Dimensional study of the vestibular end organ apparatus. In: Second symposium on the role of the vestibular organs in space exploration. NASA SP-115, 47–54

Jones MG (1971) Organisation of neutral control in the vestibulo-ocular reflex arc. In: Bach-Y-Rita P, Collins CC, Hyde JE: The Control of Eye Movements. Academic Press, New York

Jongkees LBW (1948) Origin of the caloric reaction of the labyrinth. Arch Otolaryngol 48:645–657

Jongkees LBW (1979) Physiologie und Untersuchungsmethoden des Vestibularsystems. In: Berendes J, Link R, Zöllner F: Hals-Nasen-Ohren-Heilkunde in Praxis und Klinik. Bd 5. Thieme Verlag, Stuttgart

Kleinfeldt D, Dahl D (1970) Die Abhängigkeit des thermischen Nystagmus von Temperaturveränderungen am horizontalen Bogengang. Acta Otolaryngol 70:136–141

Ludin F (1963) Den kaloriska reaktionens mekanism. Opuscula Medica 4

Mittermaier R (1965) Die experimentellen Gleichgewichtsprüfungen. In: Berendes J, Link R, Zöllner F: Hals-Nasen-Ohren Heilkunde in Praxis und Klinik. Thieme Verlag, Stuttgart

Mulch G, Petermann W (1979) Influence of age on results of vestibular function tests. Ann Oto-, Rhino-, & Laryngol, Suppl 56, Vol. 88

Oman CM, Young LR (1969) The physiological range of pressure difference and cupula deflections in the human semicircular canal: Theoretical considerations. Acta Otolaryngol 74:324–331

Oman CM, Frischkopf IS, Goldstein MH (1977) Cupula motion in the semicircular canal of the skate. Acta Otolaryngol 87:528–538

Oosterveld WJ, v. d. Laarse WD (1969) Effect of gravity on vestibular apparatus. Aerospace Med 40:382–385

Peetz HG (1984) Untersuchungen über die Varianz des thermischen Nystagmusreflexes. Dissertation, Ludwig-Maximilian Univ., München

Scherer H, Bschorr J (1980) Betrachtungen zur Wirksamkeitsmessung antivertiginöser Medikamente anhand zweier Standardpräparate und eines neu entwickelten Psychopharmakons. Laryng Rhinol Otol 59:447

Smolders J, Klinke R (1977) Effect of temperature changes on tuning properties of primary auditory fibres in caiman and cat. In: Portmann M, Arna J-M (eds). Inner ear biology. INSERM, Paris

Steinhausen W (1933) Über die Beobachtung der Cupula in den Bogengangsampullen des Labyrinths des lebenden Hechts. Pflügers Archiv Ges Physiol 232:500

Veits C (1928) Zur Technik der kalorischen Schwachreizuntersuchung. Ztschr f Hals-, Nasen- und Ohrenh 19:542

H. Pichler (Wien): Im Namen der österreichischen extraterrestrischen Vestibularisforschung (ExT V) möchte ich Herrn Scherer zur ausführlichen Dokumentation der thermischen Reaktion des Labyrinths in der Schwerelosigkeit einer Umlaufbahn beglückwünschen. Nach den 1 Mann (Mercury) -, 2 Mann (Gemini) -, 3 Mann (Apollo) - Raumschiffen waren derartige Untersuchungen erst durch die Entwicklung des Space Shuttle-Raumfahrzeuges im großen Space Lab möglich. Ich möchte aber aus einer Reihe von Gründen vor voreiligen Schlüssen warnen. Beim Bárány-Symposium 1983 in Uppsala hatte Diamant Zweifel an der Entdeckung von 1906 wieder aufgefrischt. – Bei Experimenten im Weltraum handelt es sich um ein multifaktorielles Geschehen. In bisher mehr als 20 Arbeiten haben wir in Wien seit 1960 auf diese Fakten hingewiesen (Mikrogravitation, dynamische Schwerelosigkeit bei 28 000 km/h Geschwindigkeit im Erdorbit, neue Sprachsituation für Fortbewegungsbegriffe (es gibt kein „Gehen", „Stehen", „Liegen", „Sitzen" etc., Inversion Illusion am Anfang der Schwerelosigkeit etc.).

In den ersten Stunden der Schwerelosigkeit kommt es zu einer Verlagerung von ca. 2 Liter Blut von den Beinvenen in den Thorax- und Kopf-Halsbereich. Im Weltraum herrscht ein neuer Gewichtsbegriff, weil je nach der Erddistanz theoretisch ein Gewicht nicht nur gegen die Erde, sondern gleichzeitig ein zunehmendes Gewicht gegen den Mond und gegen die Sonne auftritt. Auch bei der Schwerelosigkeit kann es theoretisch zu Mehrkörperproblemen kommen. Wegen der starken Sonneneinstrahlung müssen die Raumschiffe bei längeren Flügen aus Materialgründen ständig eine langsame Rotation ausführen („Hähnchen am Grill-Methode der Astronauten") usw.

Bis heute ungeklärt ist der genaue Mechanismus der Raumkrankheit, von der bis 50% aller Astronauten erfaßt werden. Es ist ferner zu berücksichtigen, daß es außer dem Otolithen- und Bogengangsapparat eine Reihe von Gravireceptoren in der Haut, Muskulatur und in den Eingeweiden gibt, deren Signale zentral verarbeitet werden. Bereits in früheren Arbeiten vermuten wir gemeinsam mit Bornschein einen dämpfenden Einfluß des Otolithenapparates auf den Bogengangsapparat unter irdischen Bedingungen, der in der Schwerelosigkeit wegfällt, und einen hormonellen Einfluß bei der Entstehung der Raumkrankheit. Im Namen der ExTV freuen wir uns, daß durch die exakten Experimente in einem neuen Milieu Vestibularisfragen wieder besonders interessant und aktuell werden: Eine neue Diskussion ist eröffnet, aber abschließende Antworten dürfen wir erst in Jahren erwarten.

M. E. Wigand (Erlangen): Können Sie die Notwendigkeit der Brüningschen Optimumstellung erklären? Warum muß man im Labor den Kopf um 30° anheben, damit der thermische Nystagmus optimal sichtbar wird, und warum wird er durch die Vorbeugung des Kopfes gedämpft?

W. Ristow (Frankfurt/M.): Spätestens seit dem Bericht von F. Wustrow aus dem Jahre 1961 wissen wir, daß bei den Reiz-Vorgängen an den Sinneszellen der Cupulae ampullares der Massendruck der Endo- und Perilymphe der wesentliche Faktor ist. Der Raum zwischen der Cupula und der Ampullenwand wäre auch zu gering, um eine wesentliche Flüssigkeitsverschiebung und damit eine Strömung zu gestatten.

Ich glaube deshalb, daß ein wesentliches Umdenken bei unserer diesbezüglichen Vorstellung durch die jetzt im schwerelosen Raum erhobenen Befunde nicht erforderlich ist.

R. Grohmann (Essen): Eine vollständige Wiedergabe und Begründung der aus dem demonstrierten Experiment gezogenen und zum Vortrag weitgehend konträren Schlüsse sind in der Zeitschrift „Laryngologie, Rhinologie, Otologie" vorgesehen.

An dieser Stelle sei jedoch festgehalten, daß die bei der thermischen Reizung des Labyrinthes in der Schwerelosigkeit des Weltalls gewonnenen Resultate sicher als ein wertvoller Beitrag zur Frage der Gültigkeit der Theorie Báránys angesehen werden müssen. Als Gegenbeweis für diese Theorie sind sie im strengen naturwissenschaftlichen Sinne zwar notwendig, aber nicht hinreichend. Da eine durch Erwärmung in einer Flüssigkeit verursachte Druckerhöhung stets ungerichtet, also allseits wirkt, und mithin nicht, wie behauptet, zu einer Verbiegung der Cupula im ventillos angenommenen Bogengang führen kann, muß die aus dem Experiment abgeleitete und zur Erklärung der Vorgänge im Endolymphschlauch vorgetragene Druckhypothese als falsch abgelehnt werden. Statt dessen ist davon auszugehen, daß die zonale Erwärmung eines Bogenganges eine Verschiebung der Endolymphe in entgegengesetzte Richtungen zum deformierbaren Saccus endolymphaticus hin verursacht. Als Folge der strömungsmechanischen Kopplung des Cupula-Endolymph-Systems resultiert eine Auslenkung der Cupula. Die unter irdischen Bedingungen geltende Theorie von Bárány ist nicht widerlegt. Sie muß allerdings mit dem Ausdehnungseffekt ergänzt werden.

Zu dem vorgetragenen Fehlschluß, daß die Erregbarkeit des Vestibularorgans mit dem Alter zunähme, kann man nur dann gelangen, wenn nicht alle Nystagmusparameter berücksichtigt werden. Zwar steigt mit zunehmendem Alter die Frequenz eines experimentell ausgelösten Nystagmus an, die Winkelgeschwindigkeit der langsamen Nystagmusphase und die Amplitude der einzelnen Nystagmusschläge fallen dagegen deutlich ab.

C. Timm (Groß Umstadt): Neben meinem persönlichen Dank für Ihren sehr informativen Vortrag möchte ich zwecks Vermehrung unserer Kenntnisse auf eine Arbeit der russischen Autoren *Solodovnik* u. a. (Akademia Nauk SSSR. Izwestiia, Seria Biolog. vom IX/X 83, 759–761) hinweisen, die ich kürzlich in einem Referatenblatt der ESOC in Darmstadt gelesen habe, allerdings nur in einer sehr kurzen Referatform, aus der genauer überprüfbare Einzelheiten nicht hervorgingen. Danach haben die Autoren Modellversuche über Flüssigkeitsverschiebung in geschlossenen Ringen unter Normalbedingungen sowie in Schwerelosigkeit angestellt und beobachtet, daß die Flüssigkeitsverschiebung bei Winkelbeschleunigungen in Schwerelosigkeit größer als unter Normalbedingungen auf der Erde ist und dies Verhalten als Ausdruck einer Verminderung der inneren Reibung zwischen den Flüssigkeitsteilchen und gegenüber der Wandung gedeutet. Demnach müßten dieselben Kopfbewegungen in Schwerelosigkeit eine größere Flüssigkeitsverschiebung bewirken als unter normalen Erdbedingungen.

G. Kittel (Erlangen): Die bisherigen Diskussionsbemerkungen zeigten, daß trotz der neuen Erkenntnisse im Weltraum noch immer nicht alle Fragen bezüglich der kalorischen Labyrinthreizung geklärt sind.

Bei Differenzen in physiologischen Anschauungen sollte man die „Natur" selbst befragen; sie macht ja kaum etwas ohne Sinn. Die Bogengänge hat sie mit deutlichen, intraindividuellen Kaliberschwankungen angelegt, so daß man fragen muß, ob diese und namentlich die Erweiterungen zu den Ampullen schon früher Hinweise gegen die Konvektionstheorie und für die Bedeutung von temperaturabhängigen Schwankungen des Endolymphvolumens hätten geben können.

H. H. Stenger (Braunschweig): Ich bedauere es, daß Herr Trincker, unser bedeutender Vestibularis-Physiologe, wegen Erkrankung nicht nach Reichenhall kommen konnte. Er wäre wohl derjenige gewesen, der hier zur Diskussion hätte sprechen müssen. Nun einige Bemerkungen:

1. Der adäquate Reiz für das Bogengangssystem ist nach wie vor die „Lymphokinese", kein physikalischer Begriff, aber für uns ein Begriff für Druckausgleichsvorgänge in flüssigkeitsgefüllten Hohlraumsystemen.

2. Über die Strömungsverhältnisse in kompliziert gebauten flüssigkeitsgefüllten Hohlraumsystemen gibt es in der Hydrodynamik nur sehr wenige Untersuchungen, die mathematisch-physikalisch exakt definiert sind.

3. Das Labyrinth aber ist äußerst kompliziert gebaut; als simpelstes Beispiel sei nur angeführt, daß der utriculusnahe Ausgang der Ampulle sehr viel weiter als der zum freien Schenkel des Bogengangs gelegene Ausgang ist.

4. Dazu kommt, daß das Labyrinth zahlreiche Elastizitäten besitzt, die geeignet sein können, in so komplizierten Systemen ganz überraschende „Strömungsverhältnisse" mit überhöhten Geschwindigkeiten hervorzurufen.

5. Es sind jetzt zwei grundsätzlich verschiedene Situationen zu unterscheiden: Einmal die im Schwerefeld der Erde und zum anderen die unter Ausschluß der Einwirkung von Gravitation. Insofern sind die Forschungsergebnisse im Spacelab außerordentlich interessant und für das Experimentieren belebend. Ich meine jedoch, daß das gezeigte Modell keine ausreichende Annäherung an die morphologische Struktur eines der höchst empfindlichsten Sinnessysteme unseres Körpers darstellt.

6. Ich möchte Herrn Scherer fragen, wie der zeitliche Ablauf der „thermischen Reaktion" im Spacelab war und wie die Intensitätskurve im Vergleich zur thermischen Reaktion im Schwerefeld der Erde war. Aus dem Vortrag ging das nicht hervor.

7. Immerhin ist es auch vorstellbar, daß unter Einwirkung der Gravitation die thermische Reaktion auf dem Prinzip der „Konvektion" dominant wirksam ist und daß erst nach Fortfall der Beschleunigung durch das Gravitationsfeld der Erde andere thermo-dynamisch wirksame Einflüsse auf den Vestibularapparat in den Vordergrund treten, die im übrigen sogar einen ähnlichen zeitlichen Ablauf simulieren könnten.

H. Heermann (Essen): Das vom Vortragenden zu Beginn gezeigte Modell der kalorischen Reizung weicht von der Wirklichkeit doch zu stark ab. Der endolymphatische Bogengang ist kein größerer Behälter, sondern eine winzige Kapillare, in der außer der Thermik noch mit anderen Reaktionen gerechnet werden muß. Die kalorische Reaktion im Weltraum ist genau entgegengesetzt der kalorischen Reaktion bei stark vorgeneigtem Kopf. Die Báránysche Theorie ist nicht widerlegt, sondern muß lediglich ergänzt werden.

L. Schreiner (München): Auch ich möchte Herrn Kollegen Scherer zu seinen sehr interessanten Ergebnissen herzlichst gratulieren und darf erwähnen, daß Herr Scherer mein bester Doktorand war.

Dennoch muß ich eine kritische Anmerkung bringen: Bei der Erläuterung Ihres Modells erwähnten Sie, daß der Aquaeductus cochleae offen sei. Diese Feststellung stimmt nur bei bestimmten Tieren, nicht jedoch beim Menschen, da hier der Aquaeductus cochleae in über 80% bindegewebig verschlossen ist, wie Lindsay u. a. in zahlreichen histologischen Untersuchungen nachgewiesen haben.

H. G. Boenninghaus (Heidelberg): Die Weltraumversuche werden Anregung sein, unsere bisherigen Vorstellungen zu überdenken. Für mich ergeben sich zu dem Modell, das Herr Scherer vorstellte, einige Fragen. Das Modell wurde als Kreisbogen bezeichnet, der oben die Ampulle mit der Kupula trägt. Durch einen vertikalen Schnitt wurde die Ampulle aufgetrennt und der Kreisbogen zu einem Schlauch geformt, dessen beide Enden nun je eine Membran abschließt, auf die sich Druck auswirkt. So werden die Membranen nach außen gewölbt. Wenn ich mir den Schlauch nun wieder als Kreisbogen vorstelle, so müßte sich der Druck auf die Kupula eigentlich aufheben, weil er von beiden Seiten wirkt.

U. Reker (Kiel): Bei der verwandten inaequalen Doppelspülung muß man auch an eine direkte thermische Reizung des Sinnesorgans bzw. der Nervenendigungen denken. So kann ja ein Labyrinth bis zu 1 °C erwärmt werden, während das andere Labyrinth um z. B. 2 °C abgekühlt wird. Durch eine temperaturbedingte Änderung der Ruheentladungsrate könnte ein Nystagmus entstehen, wie bereits ältere Hypothesen vermuteten.

C. R. Pfaltz (Basel): An der Gültigkeit der soeben vorgetragenen neuen Arbeitshypothese von Herrn Scherer hinsichtlich der thermischen Auslösung einer Bogengangsreizantwort im schwerelosen Zustand ist im wesentlichen nicht zu zweifeln. Die entscheidende Rolle, welche dem Otolithenapparat in Bezug auf Unterdrückung und Anbahnung des thermisch ausgelösten Nystagmus zugeschrieben wird, ist hingegen nicht bewiesen. Der Vortragende hat selbst die große Bedeutung der Vigilanz für die Manifestierung eines thermisch ausgelösten Nystagmus demonstriert – dabei handelt es sich eindeutig um ein zentrales Phänomen. Die Intensitätszunahme der vestibulären Reizantworten im Laufe der Experimente unter Bedingungen der Schwerelosigkeit weist darauf hin, daß hier keine Habituation eintritt. Vielmehr werden unter unphysiologischen Umweltsbedingungen durch eine ebenso unphysiologische Reizung des Bogengangssystems vestibuläre Reaktionen ausgelöst, die durch die fehlende multisensorielle Integration somatosensorischer, visueller und vestibulärer Reize im schwerelosen Zustand nicht mehr unterdrückt werden können. Diese Störung multisensorieller Information und Integration ist ein zentrales Phänomen, welches nicht durch eine Änderung der Funktion des Otolithenapparates infolge Schwerelosigkeit erklärt werden kann.

H. Scherer (München); Schlußwort: Herr Scherer teilte uns mit, daß er sich bemüht habe, die in der Diskussion angefallenen Fragen noch in den Text einzuarbeiten bzw. zu beantworten.

Ohrmißbildungen; Tympanoplastik

---

1. R. Chilla (Bremen): Klinische Erscheinungsformen und Topographie „doppelter Gehörgänge" *

2. H.W. Pau (Bonn): Beteiligung des Trommelfell-Gehörknöchelchen-Apparates bei der Ochronose

Das sehr seltene Krankheitsbild der Ochronose verdient das Interesse des Hals-Nasen-Ohrenarztes unter anderem dadurch, daß charakteristische Verfärbungen im Kopf-Hals-Bereich zu beobachten sind.

Als kongenitale Form tritt die Ochronose auf bei der autosomal rezessiv vererbten Alkaptonurie. Bei dieser Stoffwechelstörung wird die beim Abbau von Tyrosin anfallende Homogentisinsäure nicht weiter abgebaut, sondern größtenteils

---

* Erschien gemeinsam mit A. Miehlke in Laryng Rhinol Otol 63 (1984)

mit dem Urin ausgeschieden, der sich beim Stehenlassen dunkel anfärbt. Homogentisinsäure besitzt jedoch auch große Affinität zu bradytrophen Geweben wie Knorpel, Sehnen, Sklera, Gefäßwänden usw. Die Einlagerung dunkel pigmentierter Körnchen mit Schwarzverfärbung dieser Gewebe bezeichnet man als Ochronose. Das betroffene Gewebe wird dabei hart und spröde. Folgen können Knorpeldegenerationen mit Früharthrosen, Spontanrupturen von Sehnen aber auch Gefäß- unter Umständen auch Herzschäden sein. Für den Hals-Nasen-Ohrenarzt ist interessant, daß auch Fälle von Hörminderung durch Befall der Ossikula beschrieben wurden.

Die Erkrankung, deren Häufigkeit auf 3–5/Million geschätzt wird, wird meist vom Internisten oder Orthopäden diagnostiziert, z. B. aufgrund schmerzhafter Wirbelsäulenveränderungen oder Arthrosen der großen Gelenke. Die Vermutungsdiagnose kann jedoch auch durch den Hals-Nasen-Ohrenarzt gestellt werden – zählen doch Verfärbungen der knorpligen Ohrmuschel, des Septums oder auch des Larynx zu typischen Befunden.

Darüberhinaus kann auch, wie hier demonstriert werden soll, der Trommelfell-Gehörknöchelchen-Apparat mitbetroffen sein.

Krankengeschichte und Befunde eines von uns untersuchten Patienten sind einerseits so typisch, andererseits, was den otoskopischen Befund anbetrifft, so selten dokumentiert,daß der Fall exemplarisch vorgestellt wird.

Der jetzt 60jährige Patient bemerkte ca. 1960 Schmerzen in der Wirbelsäule. Bereits früher hatte er ein Dunkelfärben des Urins sowie des Schweißes bemerkt. Später traten Gelenkschmerzen auf. 1970 wurde die Diagnose einer ochronotischen Alkaptonurie gestellt. Röntgenologisch waren bereits degenerative Veränderungen der gesamten Wirbelsäule und der großen Gelenke nachweisbar. Auch wurden starke Gefäßverkalkungen festgestellt. Eine zunehmende Aortenklappenstenose mußte 1981 operiert werden. Histologisch fand sich im Bindegewebe der Aortenklappe schwärzliches Material. In der Hautklinik ergab eine Ohrmuschel-Biopsie Pigmenteinlagerung in den Knorpel.

Wegen verschlechterten Hörvermögens wurde der Patient anschließend bei uns vorgestellt, wo folgende Befunde objektiviert werden konnten: Bei ansonsten unauffälliger Gesichtsfarbe waren beide Ohrmuscheln gering und lokalisiert dunkel pigmentiert. Es fiel eine für das Krankheitsbild typische Einlagerung von Pigment in die Skleren und auch am Hornhautrand auf. Das Nasenseptum war an einigen Stellen gering dunkel pigmentiert.

Von besonderer Auffälligkeit war der otoskopische Befund: (Abb. 1). Es besteht eine massive Braun-Schwarzverfärbung beider Trommelfelle. Daß es sich dabei nicht um von der Pauke her durchschimmerndes Sekret oder ein Hämatotympanon handelt, läßt sich beim Toynbeeschen oder Valsalvaschen Versuch gut nachweisen, bei dem sich das verfärbte Trommelfell als Ganzes leicht nach innen oder außen bewegt. Die braun-schwarzen Einlagerungen gehen zum Rand hin in narbig-verdickte Areale über. Stellenweise erscheint das Trommelfellepithel aufgebrochen. Auch um den Limbus herum besteht eine Pigmenteinlagerung. Im Audiogramm (Abb. 2) findet sich eine kombinierte Schwerhörigkeit im Hochtonbereich. Die Schalleitungskomponente beziehen wir auf die Einlagerung der Substanz ins Trommelfell mit Vermehrung der Masse und Veränderung der Elastizität. Möglicherweise bestehen auch Veränderungen im Bereich der Gehörknöchel-

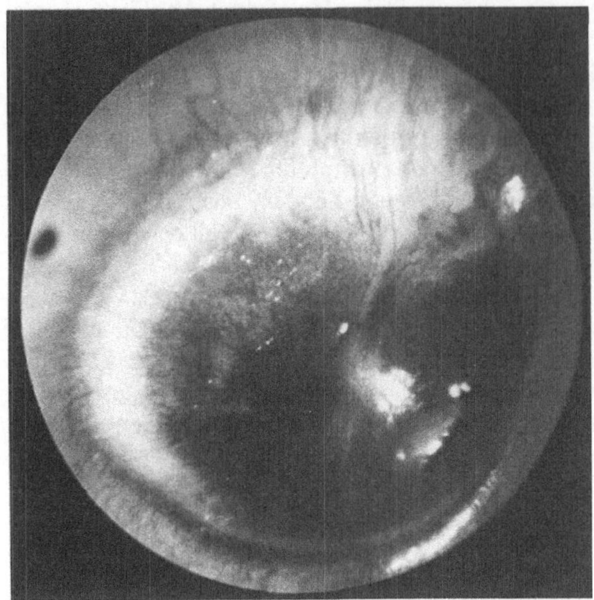

Abb. 1

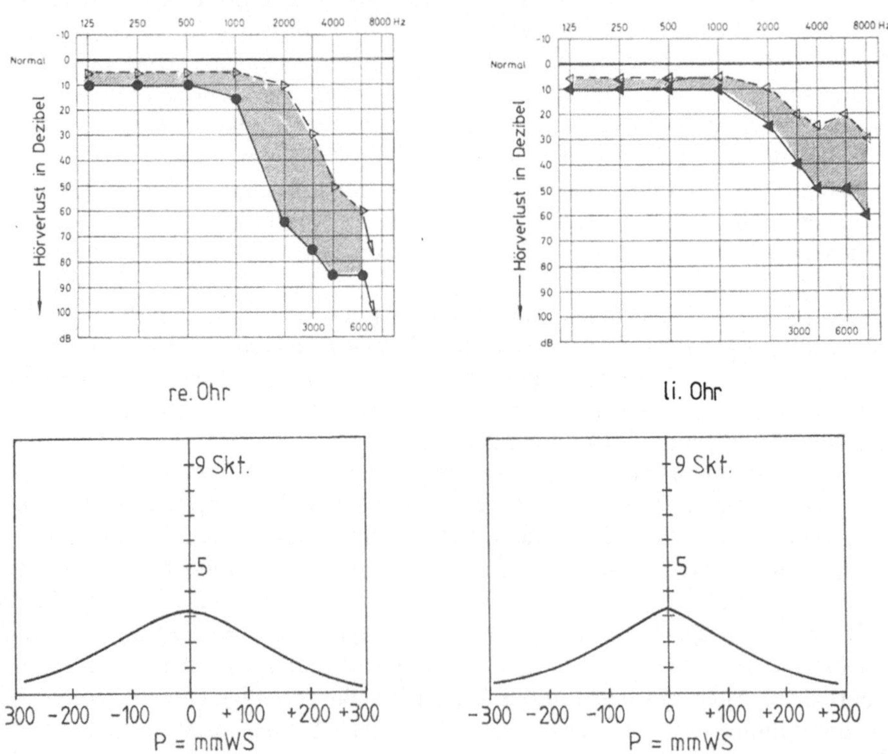

Abb. 2

chenkette mit vermehrter Reibung. Die Tympanogramme sind beiderseits abgeflacht, die Stapediusreflexe schwach auslösbar.

Die Ochronose im Rahmen einer Alkaptonurie ist selten. Therapeutisch versucht man, durch tyrosin- und phenylalaninarme Kost den Anfall von Homogentisinsäure zu verringern. Daß es noch andere, erworbene Formen der Ochronose gibt, kann hier nur erwähnt werden. Ziel war es, zu zeigen, daß es sehr wohl auch der Hals-Nasen-Ohrenarzt sein kann, der die Vermutungsdiagnose stellt. Dabei wird wohl die Verfärbung von Ohrmuschel oder Nase ein häufigerer Befund sein als die hier dargestellte massive Einlagerung des Pigmentes ins Trommelfell, die wir in dieser Form noch nicht photodokumentiert sahen.

Literatur beim Verfasser

3. H.-J. Radü (Münster): Differentialdiagnostik von Hörstörungen aus phylo- und ontogenetischer Sicht

Die ätiologische Zuordnung pränataler Hörstörungen wird durch die Vielzahl der Begleitsymptome erschwert. Durch die Anwendung von Grundprinzipien der Phylo- und Ontogenese ergibt sich jedoch eine von der Natur vorgegebene Klassifizierung der Symptome. Der Umfang der einzuleitenden klinischen Untersuchungen läßt sich so leichter ermitteln.

Der Vergleich der Entwicklungsstadien des Hörorgans während der Ontogenese und der Phylogenese zeigt Gemeinsamkeiten auf (s. Abb. 1). So wird zunächst das Labyrinth angelegt, Sacculus, Utriculus, die Bogengänge, es folgt die Anlage des Mittelohres, die Ausdifferenzierung der Cochlea ist der letzte Entwicklungsschritt.

Die Darwinsche Descendenstheorie und die biologische Grundregel von Haeckel beschreiben diese Vorgänge. Ähnlich läuft auch die Entwicklung der übrigen Organe ab. Angeborene Fehlbildungen sind aus dieser Sicht Fixierungen eines Entwicklungsschrittes. Die Symptomvielfalt einer Krankheit wird so verstehbar.

Exemplarisch werden drei Krankheitsbilder vorgestellt. Die angeborene Hypothyreose wird in der Fetalzeit oder postnatal manifest. Die fötale Schilddrüse und die Hypophyse produzieren in der 10–12 Schwangerschaftswoche Tri- und Tetrajodthyronin und Thyroidea stimulierendes Hormon. Für diese Hormone besteht nur eine geringe Permeabilität an der Plazentarschranke. Symptome sind Skelettveränderungen, cerebrale Mikrodefekte bzw. Cochleafehlbildungen vom Mondinityp. Schilddrüsenhormone vermögen die Metamorphose von Amphibien einzuleiten und abzukürzen. Untersuchungen von Norris haben gezeigt, daß mit der Metamorphose eine Veränderung der Strukturen des Hör- und Gleichgewichtsorgans erfolgt. So kann bei der angeborenen Schilddrüsenunterfunktion der pränatale Mangel an Hormon die Ausdifferenzierung des Sinnesepithels im Hör- und Gleichgewichtsorgan beeinträchtigen.

Bei der Fanconi-Anämie besteht eine mittelohrbedingte Schalleitungsschwerhörigkeit und unter anderen Symptomen die Fixierung fetaler Hämoglobinformen bis in das späte Kindesalter. Bei Amphibien erfolgt mit dem Wechsel des um-

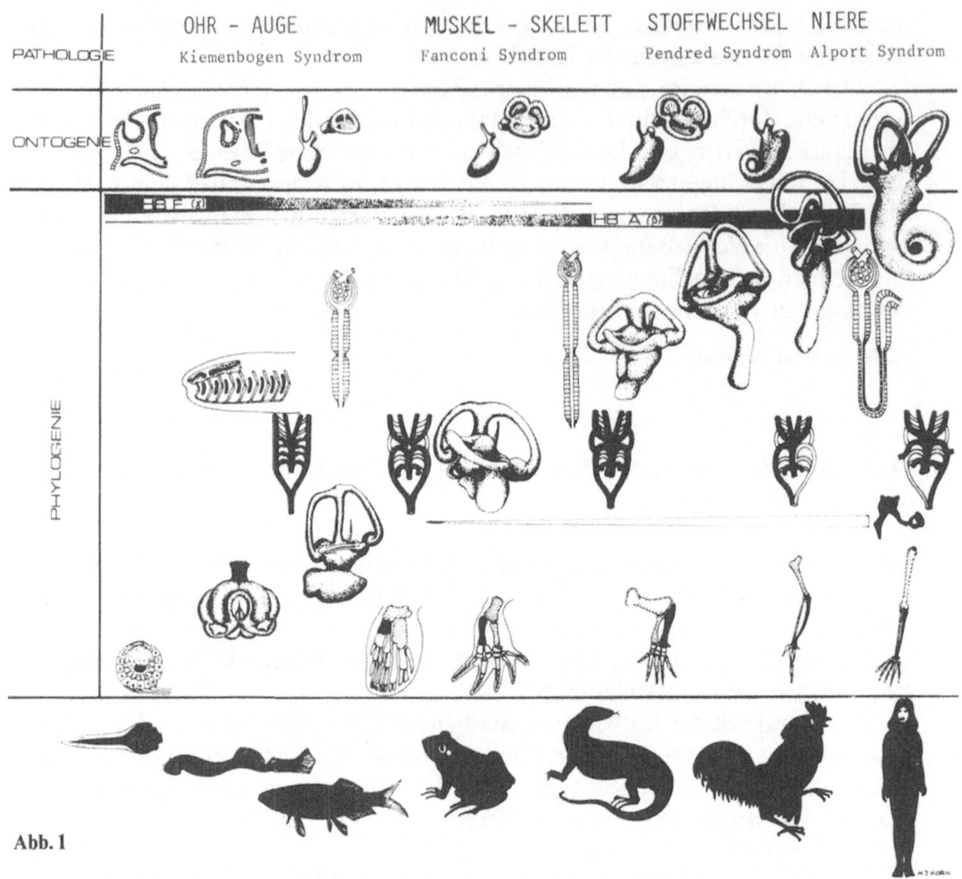

Abb. 1

gebenden Milieus der Aufbau des Mittelohres und die Änderung des Hämoglobins. Dieser Anpassungsmechanismus bedarf der genetischen Regulation, dies ist beim Menschen für das Hämoglobin weitgehend aufgeklärt. Die Verknüpfung beider Systeme bei der Fanconi-Anämie könnte Hinweis für die genetische Regulation des Mittelohraufbaus geben.

Beim Morbus Alport finden wir audiologisch eine Innenohrschwerhörigkeit in den mittleren und oberen Frequenzen. Die Erfordernisse des Landlebens, Wasser und Elektrolyte zu retinieren, bedürfen besonderer Gewebsstrukturen. Diese Gewebe retinieren in der Niere Wasser und Elektrolyte, in der Stria vascularis bauen sie das endocochleäre Potential auf, es verbessert seinerseits die Wahrnehmung höherer Frequenzen. So ist auch aus phylogenetischer Sicht die von Arnold und Weidauer festgestellte gemeinsame Antigenität von Niere und Innenohr erklärbar.

Kenntnisse in der Phylogenese und Ontogenese erleichtern die Differentialdiagnostik; gleichzeitig ist so ein an der Entwicklung orientiertes Ordnungsmuster für die Erkrankungen des Hör- und Gleichgewichtsorganes zu erstellen.

Literatur beim Verfasser

Die Zeichnung verdanke ich Herrn Hans-Jürgen Korn.

4. H. Weerda. I. Trübi (a. G.) (Freiburg): Die gehörverbessernde Operation bei Ohrmuschelmißbildungen. (Eine katamnestische Untersuchung bei 90 mißgebildeten Ohren.) *

5. V. Vital, V. Sandris (Thessaloniki): Aufbau einer Schalleitungskette mit einer selbstangefertigten Prothese

Ziel einer Ohr-Operation bei einem Cholesteatom ist es, außer der Säuberung des Ohres von den Cholesteatommassen, die Wiederherstellung der Schalldrucktransformation zwischen Trommelfell und Innenohr durch Rekonstruktion der Gehörknöchelchenkette. In unserem Land, in dem die am Ohr erkrankten Menschen meistens zu spät zu einer chirurgischen Therapie kommen, zeigt uns der Operationssitus häufig, daß die Gehörknöchelchenkette völlig zerstört ist. In dieser Arbeit wird über unsere Erfahrung mit der Benutzung einer selbstangefertigten Prothese bei der Rekonstruktion der Schalleitungstransformation berichtet.

Das Ziel eines otochirurgischen Eingriffs beim Cholesteatom ist einerseits die Sanierung des Ohres und andererseits die Wiederherstellung bzw. die Verbesserung des Gehörs.

Die Zerstörung der Gehörknöchelchenkette beim Cholesteatom kann von unterschiedlicher Ausdehnung sein. Oft wird der lange Amboßschenkel arrodiert und in fortgeschrittenen Fällen findet man nur die Stapesfußplatte.

In unserem Land, wo die Patienten aus unterschiedlichen Gründen oft spät zu dem Entschluß der Operation kommen, befindet sich der Operateur häufig vor dem Problem der Wiederherstellung der Schalldrucktransformation.

Zu diesem Zweck, d. h. zur Verbindung von Trommelfell und Steigbügelfußplatte, haben zahlreiche Methoden Anwendung gefunden. Zu diesen Methoden zählen die Amboß-Interpositions-Kolumella, die Corticalis-Kolumella, die Knorpelkolumella, die Malleoplatinopexie, die Transplantation einer ganzen homologen konservierten Gehörknöchelchenkette zusammen mit dem Trommelfell, sowie die Benutzung von verschiedenen Plastiksäulchen. Von diesen Methoden haben die Amboß-Interpositions-Kolumella (aus in Cialit konservierten Ambossen) und die Kunststoffprothese nach Shea aus Plastipore große Verbreitung gefunden. Mit dem Vergleich der Vor- und Nachteile aller beiden Methoden sind genügende Publikationen beschäftigt.

Der autologe Amboß bringt immer eine Rezidiv-Gefahr mit sich, und der Cialit-Amboß hinterläßt oft eine große Luftknochenleitungsdifferenz.

Die Shea-TORP Prothese ist ein Ersatz der Kette einfach im Gebrauch, es hat sich jedoch mit der Zeit gezeigt, daß es in einer großen Zahl der Fälle zu einer Perforation der Faszie kommt, die durch eine Abstoßreaktion verursacht wird.

Aus diesen Gründen haben wir eine selbstangefertigte Knochendrahtfaszien-Prothese zur Überbrückung der Distanz zwischen Trommelfell und Stapesfußplatte verwendet.

Die Prothese besteht aus einem ca. 2 × 4 mm großen Knochenstück, das man meistens aus der Spina supra meatum entnehmen kann, sowie auch aus Stahldraht mit Diameter 0,2 mm und einem Stück Faszie. Eine gleiche Prothese wurde

---

* Erscheint ausführlich in einem anderen Organ unserer Gesellschaft

von Schuknecht in den 60er Jahren beschrieben. Die Prothese wird zwischen die Fußplatte und das Trommelfell gelegt.

Die Prothese haben wir zufällig als Notlösung bei einem Patienten verwendet, wo wir keinen Cialit-Amboß oder Shea Prothese dabei hatten. Der postoperative gute Hörerfolg hat uns Anlaß gegeben, die Prothese weiter zu verwenden.

Unser Krankengut

Wir haben diese Prothese bei 30 Patienten verwendet. 23 davon litten an einer Cholosteatomeiterung und 7 davon an einer Schleimhauteiterung, die aus der Kindheit vorlag.

Das Alter der Patienten lag bei 27 bis 58 Jahren. Bei 7 Patienten mit der Schleimhauteiterung war eine subtotale Perforation vorhanden und waren intraoperativ nur arrodierte Reste von Hammer und Amboß zu finden.

Bei den Cholesteatom-Patienten war kein Stapes vorhanden und die arrodierten Hammer und Ambosse wurden entfernt.

Bei der Schleimhauteiterung haben wir intraoperativ die Brücke behalten. Bei der Cholosteatomeiterung konnten wir in 15 Fällen die Brücke erhalten.

Die Patienten wurden audiologisch prae- und postoperativ sowie nach 6 und 12 Monaten untersucht. Die Knochenleitung wurde postoperativ nicht geändert. Bei der Luftleitung hatten wir postoperativ einen Hörgewinn von 15 bis 25 dB. Der Hörgewinn war hauptsächlich um die 0,5, 1, 2, 4 KHz. Das Kontroll-Audiogramm nach 6 und 12 Monaten zeigte in einigen Fällen nur eine kleine Verschlechterung. Bei dem großen Hörgewinn haben wir versucht, daß der Diameter der Faszie, das auf der Fußplatte liegt, deutlich kleiner als der Diameter der Fußplatte ist, so daß die Faszie keine Adhäsionen mit der Umgebung macht. Den Kopf der Prothese versuchen wir nicht mit der Gehörgangswand in Berührung zu bringen. Daß diese Endstellung der Prothese sozusagen „in der Luft" bleibt, ist einfach wegen der guten Anpassung der Faszie an die Fußplatte. Um Perforationen des Trommelfells an dem Ring des knöchernen Kopfes zu vermeiden, wurde diese Stelle mit doppelter Faszie bedeckt. Nach einem Jahr haben wir keine postoperativen Perforationen an dieser Stelle feststellen können.

Folgerungen

Wir sehen in dieser Prothese folgende Vorteile: (1) Die postoperativen akustischen Ergebnisse waren sehr gut. Das ist auf die gute Anpassung der Faszie an das ovale Fenster sowie auch auf die Elastizität des Drahtes zurückzuführen. (2) Das benutzte Knochenstück kommt aus einem cholesteatomfreien, nicht entzündeten Gebiet. (3) In keinem Fall wurde eine Abstoßung der Prothese beobachtet. (4) Es wird eine gute Erhöhung der Kolumella erreicht. (5) Schließlich sind die Kosten dieser Prothese gegenüber anderen äußerst gering – etwas, was in unserm Land viel zählt.

Literatur beim Verfasser

6. K. Jahnke, M. Schrader (a. G.) (Tübingen): Kohlenstoffimplantate im Mittelohr

Synthetische Kohlenstoffe werden seit 15 Jahren zunehmend als Implantate benutzt, z. B. enthalten die meisten Herzklappen-Prothesen Kohlenstoffe. Weitere Anwendungsbereiche gibt es in der Zahnheilkunde und Unfallchirurgie. Da die Gewebsverträglichkeit dieser Materialien im Mittelohr nicht bekannt war, testeten wir unterschiedliche Kohlenstoffe in der Bulla tympanica von 40 Wüstenrennmäusen. Die Implantationszeit betrug zwischen 1 und 7 Monaten. Untersucht

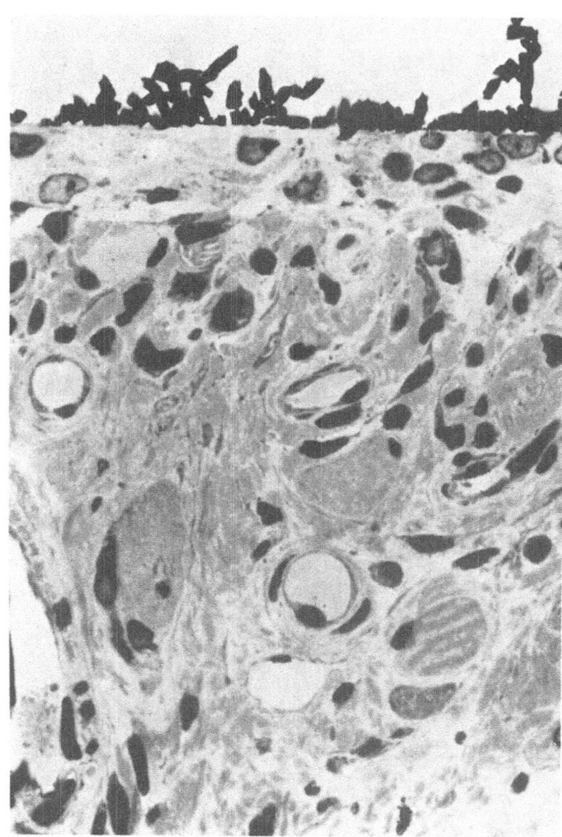

Abb. 1. Sigradur 2 Monate nach Implantation. Kapillarreiches Bindegewebe mit einzelnen Makrophagen und Lymphozyten. Vergrößerung 1:800

wurden Graphitblöckchen, poröser Pyrolytkohlenstoff, kohlefaserverstärkter poröser Kohlenstoff und ein glasartiger, oberflächlich glatter Kohlenstoff (Sigradur). Lichtmikroskopisch zeigte sich, daß von Graphitblöckchen Partikel abgelöst, phagozytiert und in das RES abtransportiert werden. Auch vom porösen Kohlenstoff und kohlefaserverstärkten Kohlenstoff werden Teile abgebaut. Daneben finden sich unspezifische Fremdkörperreaktionen mit Histiozyten und Fremdkörperriesenzellen am Implantat als Folge der Partikelgröße bzw. der Oberflächenbeschaffenheit.

Im Gegensatz dazu wird der glasartige Kohlenstoff Sigradur gut toleriert. Nach einem Monat sind eine nur geringgradige Fremdkörperreaktion und ein beginnendes kollagenfasriges Umwachsen des Implantates nachzuweisen. Eine geringfügige Phagozyten-Aktivität, die etwas über das Maß einer ungestörten Wundheilung hinausgeht (Abb. 1), wird als Folge von Oberflächenalterationen während der Implantation interpretiert. In den folgenden Monaten nimmt die Zellzahl weiter ab, und es bildet sich ein zellarmes, faserreiches Bindegewebe mit einigen Kapillaren aus. Zellen, die an den Kohlenstoff grenzen, weisen keine degenerativen Veränderungen auf und sind nicht stimuliert (Abb. 2). Wegen der geringen Benetzbarkeit wird der glasartige Kohlenstoff in der getesteten Größen-

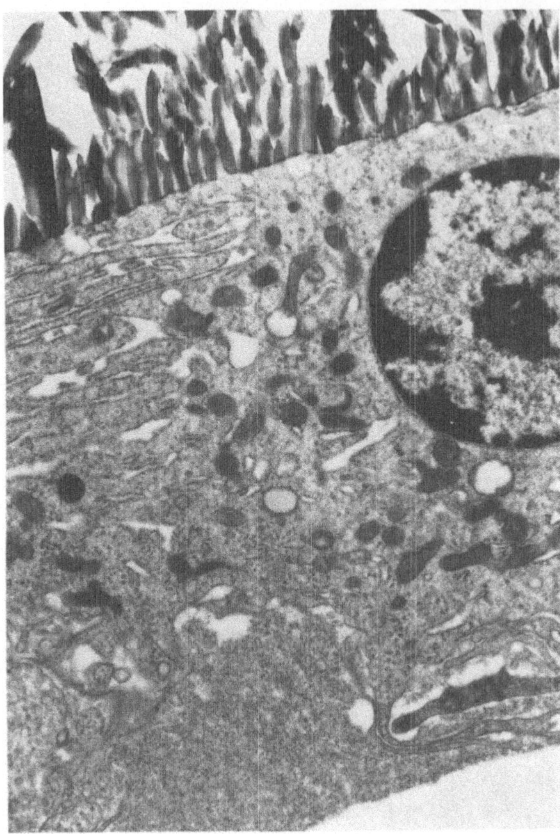

Abb. 2.

Transmissionselektronenmikro-
skopische Aufnahmen der
Grenzschicht zum Sigradur
Kohlenstoff, 4 Monate nach
Implantation. Fibroblast mit
Zellkern, auch im Zytoplasma
keine degenerativen
Veränderungen. Vergrößerung
1 : 9 500

ordnung nicht vollständig von Schleimhaut überwachsen. Deshalb ergibt sich weniger eine Indikation zur Rekonstruktion der Gehörknöchelchenkette. Dagegen
wirkt sich diese Eigenschaft bei Verwendung als Langzeit-Paukenröhrchen oder
als Folie zur Adhäsionsprophylaxe vorteilhaft aus. Wegen der beschriebenen guten Gewebeverträglichkeit des glasartigen Kohlenstoffes an der Grenze Luft/Ge-
webe und der günstigen tierexperimentellen Ergebnisse prüften wir dieses Material zunächst als Paukenröhrchen, obwohl wir grundsätzlich auch gute Erfahrungen mit goldenen Paukenröhrchen haben. Ein Vorteil ist im deutlich geringeren
Gewicht des Sigradur zu sehen. Klinisch bestätigten sich die vorteilhaften Mate-
rialeigenschaften bei einer Beobachtungsdauer von bisher 6 Monaten.

Literatur beim Verfasser

Arbeitsgemeinschaft Plastische Chirurgie

Nävi, Hämangiome und Lymphangiome im Kopf-Hals-Bereich

7. H. Drepper (a. G.) (Münster): Klinik und Therapie der Lymphangiome, Hämangiome und Nävi im Kopf- und Halsbereich *

8. M. Weidenbecher (Erlangen): Lymphangiome im Kopf- und Schädelbasisbereich

Lymphangiome sind histomorphologisch gutartige Geschwülste. Im Gewebsbild erscheinen sie entweder als kapilläre, zystische, kavernöse oder lymphangiohämangiomatöse Form, klinisch als abgekapselte oder infiltrativ wachsende Tumoren. Bill und Sumner (1965) sind der Ansicht, daß die verschiedenen Typen eines Lymphangioms nichts anderes darstellen als eine unterschiedliche Ausprägung derselben Läsion, die sich abhängig vom Gewebsdruck einmal kapillär oder zystisch bzw. kavernös entwickelt. Kein einheitliches und allgemein anerkanntes Konzept besteht hinsichtlich des Operationszeitpunktes und der Behandlungsart dieser Geschwülste. Spontanremissionen werden von den meisten Autoren abgelehnt. Auch wir konnten in unserem Krankengut von 22 Fällen keine Spontanremission beobachten. Scheinbare Remissionen sind wahrscheinlich durch ein Wachstum des Körpers bei Stillstand der Tumorvergrößerung zu erklären.

Von den *operativen Maßnahmen* führen Punktion und Aspiration der Zysten sicher zu keiner Heilung, sondern gefährden durch Infektion und Blutung den Säugling (Barnhart und Brown 1967; Ward et al. 1970). Die Injektion sklerosierender Substanzen kann zu Gewebsnekrosen sowie zur Gefäßthrombosierung führen (Woodring 1968) und erschwert durch Vernarbung eventuell spätere chirurgische Maßnahmen.

Die *Wirkung ionisierender Strahlen* auf den histologisch ausgereiften Tumor ist ein Streitpunkt in der Behandlung. Jmdahl (1966) warnt wegen ihrer Wirkungslosigkeit und der Strahlenschäden eindringlich vor ihrer Anwendung. In Übereinstimmung mit Hillenberg (1947) vertreten wir eine exspektative Haltung, wenn keine vitalen Funktionen wie Atmung und Schlucken gestört sind. Unter vierteljährlichen ambulanten Kontrollen sowie einer Selbstkontrolle durch die Eltern sollte auf ein Größerwerden des Kindes gewartet werden.

Die *chirurgische Entfernung der Tumoren* ist entweder aus kosmetischen oder aus funktionellen Gründen heute das Mittel der Wahl. Frühzeitig operiert werden sollte nach den gemachten Beobachtungen beim angeborenen großen Lymphangiom nur dann, wenn vitale Funktionen gefährdet sind. Der Eingriff sollte so lange wie möglich hinausgezögert werden, um den Säugling in einen besser operablen Zustand zu bringen, wobei die Verabreichung von Cortison in manchen Fällen zu einem Stillstand des Tumorwachstums führt.

Beim infiltrierend wachsenden Lymphangiom ist die komplette Resektion aufgrund anatomischer und funktioneller Gegebenheiten oft nicht möglich und braucht aufgrund unserer und der von Gross u. Goeringer (1939) gemachten Er-

---

* Erscheint ausführlich in HNO

fahrungen nicht so radikal zu sein, daß wichtige Strukturen geopfert werden müßten oder eine gravierende kosmetische Beeinträchtigung entsteht. Es kann also beim infiltrierend wachsenden Lymphangiom funktionskonservierend radikal operiert werden (Schüle u. Sauer 1977). Es hat sich in unseren 7 Fällen gezeigt, daß kleine zurückgelassene Tumorreste ihre Wachstumspotenz aus noch unbekannten Gründen verlieren und innerhalb eines Beobachtungszeitraumes von drei bis dreizehn Jahren nicht weitergewachsen sind. Bei den Patienten mit einem makroskopisch komplett entferntem Lymphangiom kam es in 28% (3/14) innerhalb von zwei Jahren zu einem lokalen Rezidiv.

Literatur beim Verfasser

9. A. Miehlke, M. Schröder (Göttingen): Die Behandlung der Lymphangiome und Hämangiome der Ohrspeicheldrüse

Vor der Entscheidung zur aktiven Therapie bei Lymphangiomen oder Hämangiomen der Parotisregion muß die Funktionsbehinderung durch den Tumor gegen das Risiko einer Funktionsgefährdung durch das therapeutische Vorgehen selbst gewissenhaft abgewogen werden. Das Ausmaß einer tumorbedingten Funktionsbehinderung wird wesentlich bestimmt von dem Grad der kosmetischen Einstellung, der Behinderung der Mimik, einer möglichen Erschwerung der Nahrungsaufnahme sowie von einer Beeinträchtigung der Sprechfunktion. Auch das Alter des Patienten sollte in die Entscheidung miteinbezogen werden, da diese Veränderungen die häufigste Geschwulstmanifestation der Parotisregion im Kindesalter darstellen. Wie hoch die Funktionsgefährdung durch ein operatives Vorgehen bei Lymphangiomen oder Hämangiomen der Gl. parotis einzuschätzen ist, ist bis heute aus der Literatur nicht eindeutig zu entnehmen. Es ist jedoch bekannt, daß gerade bei der chirurgischen Behandlung von Angiomen der Parotisregion infolge ihres netz- und fingerförmigen Wachstums der Gesichtsnerv einer besonderen Funktionsgefährdung unterliegt. Aus diesem Grund wurde im Rahmen einer Nachuntersuchung von 28 Patienten mit Lymphangiomen oder Hämangiomen der Gl. parotis der Frage nachgegangen, welche Rezidivhäufigkeit nach chirurgischer Behandlung zu erwarten ist und wie hoch die Gefährdung des N. facialis einzuschätzen ist.

Material und Methodik

28 Patienten wurden zwischen 1974 und 1979 in der Göttinger Hals-Nasen-Ohren-Klinik wegen eines angiomatösen Tumors der Parotisregion vorgestellt. Es handelt sich dabei um 18 Patienten weiblichen und 10 Patienten männlichen Geschlechts im Alter zwischen 2 und 61 Jahren (medianes Alter 30 Jahre).

Einen nicht unwesentlichen Einfluß auf die Entscheidung zum therapeutischen Vorgehen kann die Art der Vorbehandlung nehmen. Von diesen 28 Patienten hatten 8 keine Vorbehandlung erhalten, 5 waren operiert worden. Bei keinem dieser 5 Patienten war jedoch der Facialisnerv intraoperativ dargestellt worden, so daß nur eine oberflächliche Tumorresektion erfolgt war, welche dann auch ein Rezidiv zur Folge hatte. 12 Patienten waren allein symptomatisch mit Antibiotika therapiert worden.

Bei 25 dieser 28 Patienten erfolgte die Entscheidung zum chirurgischen Vorgehen. 3 Patienten hatten keine Beschwerden und wurden aufgrund der geringen, tumorbedingten kosmetischen Entstellung nicht operiert. Histologisch handelt es sich bei den von uns operierten Tumoren in 16 Fällen um Häm-

HÄMANGIOME UND LYMPHANGIOME DER GL. PAROTIS (N = 25)

HISTOLOGIE	**TUMORGRÖSSE** (INTRAOPERATIV)			
	➜ 2 cm Ø	➜ 4 cm Ø	>4 cm Ø	insgesamt
HÄMANGIOM				
CAVERNÖS	4	8	2	14
KAPILLÄR	1		1	2
LYMPHANGIOM				
CAVERNÖS	3	3		6
KAPILLÄR		1		1
HÄMOLYMPHANGIOM	1	1		2

Abb. 1. Histologische Differenzierung und Tumorgröße von 25 angiomatösen Veränderungen der Gl. parotis

HÄMANGIOME UND LYMPHANGIOME DER GL. PAROTIS (N = 28)

THERAPIE					
ART	N VII-PARESE				REZIDIV
	PASSAGER		PERMANENT		
	INKOMPL.	KOMPL.	INKOMPL.	KOMPL.	
TOTALE PAROTIDEKTOMIE (N = 5)	3	–	–	–	–
LATERALE PAROTIDEKTOMIE (N = 16)	7	1	–	–	–
EXSTIRPATION MIT N VII-DARSTELLUNG (N = 4)	1	–	1	–	–
KEINE (N = 3)	–	–	–	–	

Abb. 2. Operationsbedingte passagere und permanente Schädigungen des N. facialis nach Resektion von angiomatösen Tumoren der Gl. parotis. Rezidivverhalten

angiome, in 7 um Lymphangiome und in 2 Fällen um eine Mischform. Die überwiegende Zahl der Angiome zeigten unter der Operation einen Durchmesser von 4 cm und größer (Abb. 1).

Ergebnisse

Die Art des operativen Vorgehens bestand in Abhängigkeit von der Tumorgröße und Lokalisation in einer totalen Parotidektomie mit Isolierung des Facialisfächers sowie in einer lateralen Parotidektomie oder bei kleineren Tumoren in einer Exstirpation des Tumors mit Darstellung des Gesichtsnerven (Abb. 2). Im Anschluß an die Operation wurde bei 11 Patienten passager eine inkomplette Facialisparese nachgewiesen. In einem Fall bestand vorübergehend eine komplette Parese. Alle diese Behinderungen bildeten sich nach wenigen Wochen spontan zurück. Insgesamt erlitt von den 25 chirurgisch therapierten Patienten nur ein Patient eine operationsbedingte, dauerhafte Schädigung des Ramus marginalis mandibulae. Nach mindestens 5-jähriger Nachbeobachtung wurde bei keinem der auf diese Weise behandelten Patienten ein Tumorrezidiv beobachtet. Die drei nicht operierten Patienten hatten weiterhin einen kleinen Tumor der Parotisregion ohne Hinweis für Größenzunahme.

Diskussion

Die Ergebnisse einer Nachuntersuchung von 25 chirurgisch behandelten Patienten mit angiomatösen Veränderungen der Parotisregion haben gezeigt, daß die Gefahr einer Gesichtsnervenlähmung bei der chirurgischen Behandlung dieser Tumoren bisher sicherlich als zu hoch eingeschätzt wurde. Das Risiko eines Rezidivtumors scheint ebenfalls von untergeordneter Bedeutung zu sein. Vermutlich verlieren nicht erfaßte kleine Tumorreste ihre Regenerationsfähigkeit und fallen möglicherweise einer Fibrose anheim, denn sicherlich wurden nicht alle Tumoren bei den hier nachuntersuchten Patienten vollständig entfernt. Ähnliche Ergebnisse zeigte auch Weidenbecher.

Basierend auf den zuvor geschilderten Nachuntersuchungsergebnissen wird folgende Indikation zur aktiven Therapie bei Hämangiomen und Lymphangiomen der Gl. parotis vorgeschlagen:

Bei einem blanden Verlauf ohne erhebliche kosmetische Entstellung und ohne Beeinträchtigung vitaler Funktionen sollte insbesondere bei den Hämangiomen, die nach der Literatur häufiger Spontanremissionen erfahren, eine abwartende Haltung eingenommen werden. In Abhängigkeit vom Ausmaß der kosmetischen Entstellung, der Beschwerdesymptomatik und vorhandener Wachstumstendenz sollte eine aktive Therapie eingeleitet werden. Als mögliche Behandlungsmaßnahme kommen die Strahlentherapie, eine Sklerosierung des Tumors sowie eine funktionserhaltende Radikaloperation in Frage. In Anbetracht der geringen Erfolgsrate und der nicht sicher abschätzbaren Nebenwirkungen wird die Strahlentherapie dieser gutartigen Veränderungen abgelehnt. Eine Sklerosierungsbehandlung durch Steroide oder Fibrinkleber ist bei kleineren Veränderungen aufgrund der gefahrlosen Anwendung durchaus zu empfehlen. Das bewährteste Therapiekonzept stellt unter Berücksichtigung der zuvor genannten Indikationsabgrenzungen jedoch die funktionserhaltende Radikaloperation dar. Sicherlich ist die chirurgische Behandlung von Angiomen im Parotisbereich auch für den in der Nervenchirurgie erfahrenen Operateur keine ganz leichte Aufgabe, doch anhand der von uns erzielten Ergebnisse wird deutlich, daß sie in der Mehrzahl der Fälle durchaus lösbar erscheint.

Literatur beim Verfasser

10. Hiltrud Glanz, O. Kleinsasser (Marburg): Zur operativen Behandlung ausgedehnter Lymphangiome des Halses

Bisher galt die totale Exstirpation als die beste und sicherste Behandlungsart von Lymphangiomen des Halses. Sticheln, Bestrahlung, Verödung oder Teilresektionen brachten meist nicht den erwünschten Erfolg.

Spontane Rückbildungen, die wie bei den Hämangiomen eine abwartende Einstellung rechtfertigen, wurden bisher selten beobachtet. Nur in einer größeren Serie von 106 Patienten mit Langzeitbeobachtung bis zu 30 Jahren wurde über eine partielle bis komplette Involutionsrate von 15% berichtet (Grabb et al. 1980).

Auf Grund der Behandlung von 17 Lymphangiomen, davon 3 übergroßen, haben wir folgendes Behandlungskonzept entwickelt:

1. Einseitige, schnell an Größe zunehmende Hygrome ohne Rückbildungstendenz werden, sobald der Allgemeinzustand des Kindes erlaubt, von einem kosmetisch günstigen Hals-Querschnitt ausgehend, weitestgehend vollständig entfernt.

2. Residualhygrome, die zu akuten und chronischen Komplikationen führen, werden, auch wenn sie klinisch kaum auffallen, total exstirpiert. Reste ohne Beeinträchtigung werden belassen und lediglich beobachtet.

3. Bei bilateralen übergroßen Hygromen mit drohender Komplikation wie Verlegung der Atmung wird schrittweise vorgegangen: Zunächst erfolgt zu einem frühestmöglichen Zeitpunkt von einem senkrecht verlaufenden Halshaut-Schnitt, der in den RSTLs aufgelöst werden kann, die Ausräumung der stärker befallenen Seite. Diese Schnittführung wird gewählt, um möglichst viele in der Subcutis gelegene Gewebsspalten zu erhalten, da durch sie die Übernahme der Lymphdrainage erfolgen wird. Es werden keine Saugdrainagen eingelegt. Falls nicht schon durchgeführt, erfolgt die Tracheotomie. Nach einer Beobachtungszeit von mehreren Monaten folgt die schrittweise Ausräumung weiterer Angiomanteile, die die Atemwege verlegen und die Nahrungsaufnahme beeinträchtigen. Lymphangiomanteile, die ohne Beeinträchtigung des Allgemeinzustandes toleriert werden, deren Exstirpation aber zu Läsionen schwerwiegender Art führen können, wie z. B. in der Regio parotidea, werden zunächst belassen evtl. auch über Jahre beobachtet, um abzuwarten, ob eine spontane Involution eintritt.

Zeitpunkt und Ausmaß der einzelnen Operationsschritte sind dabei individuell der jeweiligen Situation adäquat zu wählen.

Literatur beim Verfasser

11. O. Staindl, S. Esca (a. G) (Salzburg): Zur operativen Behandlung von Nävi und Hämangiomen im Gesichtsbereich *

---

* Erscheint ausführlich in Laryngol Rhinol Otol

12. W. Draf (Fulda): Die operative Behandlung von Hämangiomen im Oberlippen- und Unterlippenbereich

Die Problematik der operativen Behandlung von Blutschwämmen im Lippenbereich ergibt sich aus folgenden Forderungen, denen sich der Operateur bei der *Indikationsstellung zur chirurgischen Entfernung* stellen muß:

1. Das Aussehen des Patienten soll verbessert, keinesfalls verschlechtert werden.
2. Vorhandene Funktionsbeeinträchtigungen sind zu beseitigen; neue dürfen nicht hinzukommen.

Man sollte versuchen, die für das äußere Erscheinungsbild wichtigen regionalen ästhetischen Einheiten des Gesichts intakt zu lassen bzw. wiederherzustellen. Schnittführungen im Verlauf der Hautspannungslinien sind später relativ unauffällig. Zur Verringerung der Blutung hilft die Umspritzung mit einem Lokalanästhetikum unter Vasokonstringenszusatz und die digitale Kompression. Zur intraoperativen Blutstillung hat sich die bipolare Koagulation bewährt. Nach Möglichkeit sollten die zuführenden Gefäße dargestellt und verschlossen werden, bevor das Hämangiom selbst angegangen wird. Hämangiomausläufer in den M. orbicularis oris werden zur Schonung dieses wichtigen Ringmuskels unter Zuhilfenahme der Lupenbrille herauspräpariert. Vor allem bei Säuglingen ist im Zweifelsfall eine konservative Operation allzu radikalem Vorgehen vorzuziehen, da belassene Hämangiomreste nicht selten spontan atrophieren (Fallbeispiel 1, großes exophytisches karvenöses Hämangiom der Oberlippe bei einem 1 ½ jährigen Jungen).

Der Naevus flammeus ist ein ausschließlich ästhetisches Problem. Freie Hauttransplantationen sind abzulehnen, da sie das Aussehen nicht verbessern. Nahlappenplastiken, ggfs. in mehreren Sitzungen werden bevorzugt (Fallbeispiel 2).

Die Beseitigung des Röntgenoderms nach Strahlenbehandlung von Hämangiomen kann in einer oder auch mehreren Sitzungen durch Entfernung der Hämangiomreste, die vorsichtige Resektion der atrophischen Haut und ihre Straffung zufriedenstellend gelingen (Fallbeispiel 3).

Die Haupttugenden des Operateurs in der Behandlung dieser nicht malignen Phakomatose sind:

1. abwarten zu können und
2. keine zusätzlichen Entstellungen zu verursachen.

13. C. Walter, W.L. Mang (Heiden/München): Problematik der Hämangiombehandlung im Lippenbereich

Die Behandlung von Lippenhämangionen erfordert ärztliches Fingerspitzengefühl. Da die ersten Zeichen eines solchen Geschwulstwachstums im frühen Kindesalter auftreten, wird die Diskussion mit den Eltern bezüglich des einzuschlagenden Vorgehens einen besonderen Platz haben.

Bei den meist oberflächlich sitzenden himbeerartig aussehenden Geschwülsten besteht die charakteristische Tendenz zur Selbstinvolution. Tritt sie aber immer ein? Versuche mit Kohlensäureschneebehandlungen oder durch Elektrokoagulation endeten meistens in breitflächigen Narben. Bei dieser Art von Geschwülsten wird heute beobachtendes Abwarten empfohlen, bis die spontane Involution 1–2 Jahre später eintritt. Aber es gibt Ausnahmen. Für diejenigen Fälle, in denen ein zu aggressives Wachstum festgestellt wird, empfehlen wir intermittierende Injektionen von Fibrinkleber. Während und im Anschluß an die Injektion sollte der Bereich für 3–4 Minuten komprimiert werden. 3–4 Injektionen im Abstand von 2–3 Wochen sollten immer versucht werden. Bei den tiefliegenden und auch nach außen stark hervortretenden Hämangiomen gehen wir anders vor. Die Embolisation wird vielerorts empfohlen und geübt. Wir haben daher in Anlehnung an diese Therapie die Injektion von Fibrinkleber versucht. Der Tumorbereich wird umstochen und danach werden die Injektionen von Fibrinkleber vorgenommen. Hier spritzen wir in kürzeren Abständen 2–3 mal ein. Zeigt sich 1–2 Wochen nach Abschluß der Injektionstherapie keine Rückbildung, so sollte die Operation vorgenommen werden. Die vorangegangenen Injektionen erleichtern die Exstirpation durch eine gewisse Fibrosierung des Gewebes, welche auch histologisch nachgewiesen werden konnte. Die Exzision sollte nach plastisch-rekonstruktiven Gesichtspunkten vorgenommen werden und im Bereich des Lippenrotes zick-zackförmig verlaufen, um lineare Narbenkontrakturen auszuschließen. Im Anschluß an die Exzision und die Rekonstruktion wird 4–5 Tage nach der Operation erneut Fibrinkleber nachgespritzt. Diese Nachinjektionen können im Abstand von 2 Wochen post op noch zweimal wiederholt werden. Es ist der Schnellkleber zu verwenden.

Literatur beim Verfasser

14. W. Gubisch (Stuttgart): Erfahrungen mit der Magnesiumspickung bei tuberösen Hämangiomen; Behandlung von Naevi flammei im Gesicht mit Vollhauttransplantaten

Die verschiedenen Angiodysplasien im Kopf-Halsbereich erfordern unterschiedliche therapeutische Konzepte. Die um die Jahrhundertwende häufig angewandte Spickung von cavernösen Hämangiomen mit Magnesium wurde Ende der siebziger Jahre neu propagiert. Es handelt sich hierbei um eine einfache und gefahrlose Methode, bei der im Gegensatz zur Instillation von sklerosierenden Mitteln keine Hautnekrosen oder Schädigungen des umgebenden Gewebes befürchtet werden müssen. Die Magnesiumspickung kann eine völlige Rückbildung der Hämangiome bewirken. Tritt diese jedoch nicht ein, so kommt es in jedem Fall zu einer Konsistenzänderung der Tumoren, die die operative Behandlung erheblich erleichtert.

Eine ganz andersartige Behandlung erfordern die Naevi flammei. Auch hier handelt es sich um Angiodysplasien, die allerdings nur die Haut betreffen. Durch Exzision der betroffenen Hautareale und anschließende Deckung mit Vollhaut-

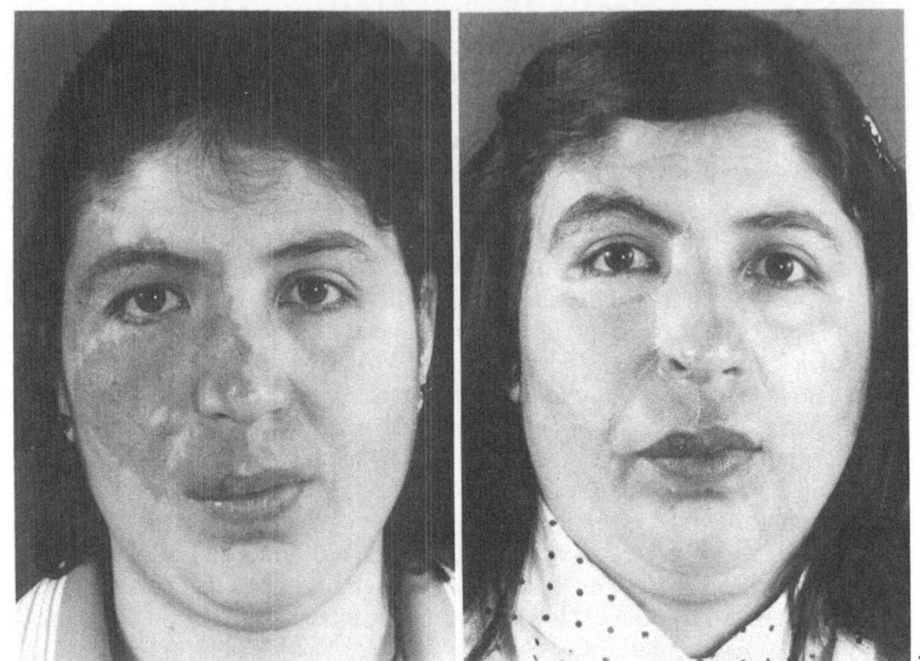

Abb. 1 u. 2. Streng halbseitiger Naevus flammeus im Gesicht, der durch 6 die regionalen Einheiten berücksichtigende Vollhauttransplantate ersetzt wurde. Prae- und postoperative Aufnahme

transplantaten können sehr günstige Ergebnisse erzielt werden. Voraussetzung hierfür ist allerdings eine richtige Indikationsstellung sowie insbesondere eine sorgfältige Technik. Nur wenige Hautareale eignen sich als Spenderregion. Um ein komplikationsloses Einheilen zu gewährleisten, sind exakte Übereinstimmung von Defektgröße und Transplantatgröße ebenso notwendig wie ein Verband, der allseits einen gleichmäßigen Druck ausübt. Dieser muß außerdem das Transplantat ruhigstellen. Ferner sollten die Transplantatgrenzen so gewählt werden, daß die verschiedenen regionalen Gesichtseinheiten berücksichtigt werden und die Narben am Transplantatrand durch postoperatives Schrumpfen keine funktionelle Beeinträchtigung verursachen können.

Literatur beim Verfasser

H. Drepper (Münster): Was ist über die resorptive Allgemeinwirkung des Magnesium bekannt?

W. Gubisch (Stuttgart); Schlußwort: Das Resorptionsverfahren des Magnesiums wurde von Wilflingseder et al. ausführlich histologisch und elektronenmikroskopisch untersucht. Die Resorption hängt entscheidend davon ab, ob das Magnesium mit Essigsäure vorbehandelt wurde. Davon wird die Resorption nämlich entscheidend beschleunigt und nach 8 Wochen ist die Resorption abgeschlossen.

15. M. Handrock, C. Immel (a. G.), R. Matthias (Berlin): Behandlung von Gefäßmißbildungen der Haut mit dem Argon-Laser

Bis heute stellt die Behandlung von vaskulären Fehl- und Neubildungen, z. B. in Form großflächiger Naevi flammei im Gesichts- und Halsbereich ein erhebliches Problem dar. Weder mit chirurgischen Methoden noch mit sonst üblichen konservativen Verfahren, wie der Röntgenbestrahlung, Radiumauflagen, CO_2-Schnee, sklerosierenden Substanzen etc., lassen sich zufriedenstellende Ergebnisse erzielen. Dem gegenüber kann die Behandlung vaskulärer Hautveränderungen mit dem Laser, speziell mit dem Argonlaser, erhebliche Vorteile bieten. Zahlreiche Berichte, vor allem aus den USA, neuerdings auch aus Deutschland, belegen dies (Apfelberg et al. 1981; Arndt et al. 1983; Goldman 1973; Landthaler et al. 1981; Noe et al. 1980; Seipp et al. 1981). Dagegen finden sich bisher kaum entsprechende Erfahrungsberichte aus unserem Fachgebiet.

Wir führen deswegen seit 1983 zusammen mit der Dermatologischen Klinik unseres Hauses eine Studie durch, um die Indikation für die aufwendige und sehr kostenintensive Lasertherapie bei Patienten mit vaskulären Veränderungen der Haut zu überprüfen. Die Behandlung erfolgt mit einem Argonlaser, der eine maximale Ausgangsleistung von etwa 15 Watt besitzt. Der Einsatz eines Argonlasers empfiehlt sich deswegen, weil das Licht des Argonlasers in einem Gefäßnaevus erheblich stärker absorbiert wird als in normaler Haut und somit intrakutan gelegene Gefäßveränderungen gezielt angegangen werden können, ohne die darüberliegenden Hautschichten nennenswert zu verändern. Die technische Durchführung der Behandlung ist recht einfach: Das Laserlicht wird über eine flexible Glasfaser einem Handstück zugeführt. Mit Hilfe des impulsförmig abgegebenen Laserlichtes kann der veränderte Hautbereich mit einem dichten Netz von Laserpunkten bedeckt werden. Wir benutzten meist einen Strahldurchmesser von

Tabelle 1. Übersicht der Erkrankungen der mit dem Argonlaser behandelten Patienten

Diagnosen	Anzahl der Patienten	Anzahl der Sitzungen[a]
Naevi flammei	20	2–7
Naevi aranei	16	1–4
Teleangiektasien	14	1–4
Angiome	9	1–6
Kindliche Hämangione	6	2–7
M. Rendu-Osler	2	1
Keloide	6	1–6
Tätowierungen	5	1–3
Besenreiser-Varizen	2	1
Granuloma teleangiectaticum	1	2
Senile Angiome	1	1
Radioderm	1	1
Venektasie	1	1

[a] Anzahl der Sitzungen abhängig von Ausdehnung und etwaiger Vorbehandlung

Tabelle 2. Behandlungsergebnisse nach Argonlaseranwendung bei den Hauptindikationen

Ergebnis	Diagnose			
	Naevi flammei	Naevi aranei	Teleangiektasien	Angiome
Sehr gut	8	7	10	4
gut	3	1		2
Mäßig	1			1
Patienten insgesamt	12	8	10	7

2 mm, eine Impulsdauer von 0,2 s bei einem Inpulsintervall von 0,3 s und eine Leistung von 3 Watt. Somit betrug die Einzelimpulsdosis 19 Joule pro Quadratzentimeter. Unmittelbar nach der Behandlung kommt es als Folge der thermischen Wirkung zu einer weißlichen Gewebsverquellung und in den folgenden Tagen zu einer geringen Exsudation und Schorfbildung. Nach zwei bis drei Wochen ist die Haut abgeheilt.

Insgesamt wurden bisher mehr als 80 Patienten mit unterschiedlichen Hautveränderungen behandelt (Tabelle 1). Besonders häufig waren der Naevus flammeus, der Naevus araneus, Teleangiektasien und Angiome. Während beim Naevus flammeus der gesamte veränderte Bereich behandelt werden muß, ist beim Spider-Naevus die Verödung des Zentralgefäßes besonders wichtig. In praktisch allen Fällen konnte eine erhebliche Verbesserung erzielt werden (Tabelle 2), wobei die Aufhellung der Naevi um so eindrucksvoller war, je dunkler diese Naevi prätherapeutisch waren. Sehr blasse Naevi, speziell bei jüngeren Patienten, sind dagegen aufgrund geringerer Vaskularisation weniger geeignet (Gilchrest u. Rosen 1983). Unsere bisherigen Ergebnisse zeigen, daß die Behandlung von Gefäßfehlbildungen der Haut mit dem Argonlaser eine äußerst wertvolle Behandlungsmethode darstellt, die bisher keine Alternative hat und die den erheblichen materiellen und technischen Aufwand, der mit einer Laserbehandlung verbunden ist, voll rechtfertigt.

Literatur beim Verfasser

O. Kleinsasser (Marburg): Mit dem Argon-Laser erzeugen Sie Brandwunden und Brandnarben, die tiefgreifend die Cutis einbeziehende atrophe Narben sind. Besonders atrophe Narben – gleich welcher Genese – Erfrierung, Verätzung, Verbrennung, Bestrahlung, sind ein idealer Mutterboden für die Entstehung von Narbenkarzinomen. Man muß also befürchten, daß in 10, 20 oder mehr Jahren im Narbenfeld Karzinome entstehen.

E. Kastenbauer (Berlin): Wie waren Ihre Ergebnisse bei der Keloid-Behandlung?

H. Lenz (Köln): Zur Behandlung der Naevi flammei, zum Vortrag zu Herrn Kollegen Handrock eine Anmerkung: Seit 5 Jahren behandle ich Naevi flammei im Kopf- und Halsbereich mit dem Argon-Ion-Laser. Dabei ist jedoch ein bestimmtes laser-technisches Vorgehen erforderlich: 1) Das Setzen von Koagulationszonen, nicht von Karbonisationszonen; 2) das netzartige Lasern in Sitzungen, d.h. zwischen den Koagulationszonen (~ 2 mm $\varnothing$) verbleibt stets unbehandeltes Gewebe zurück, das in 2. Sitzung gelasert wird, frühestens nach 6–8 Wochen.

M. Handrock (Berlin); Schlußwort:
Zu Herrn Kleinsasser: Ich halte es für wenig wahrscheinlich, daß eine Argonlaserbehandlung eine carcinogene Wirkung hat; denn durch das Laserlicht werden ja die oberen Zellschichten kaum geschä-

digt, sondern es kommt durch die ausgeprägte Absorption im Naevus zu einer Koagulation der subepidermal gelegenen Gefäßlumina.

Zu Herrn Kastenbauer: Unsere bisherigen Ergebnisse bei der Keloidbehandlung sind nicht zufriedenstellend.

16. A. Krüger (Duisburg): Neue Aspekte zur Hämangiombehandlung*

17. D. Adler (Heidelberg): Angemeldete Diskussionsbemerkung: Hämangiosarkom in einem Naevus teleangiectaticus lateralis

Manuskript nicht eingegangen

Freie Vorträge

18. R. Meyer, A. Berghaus (Lausanne/Berlin): Zur Chirurgie der Septumperforationen und Naseneingangsstenosen

Die häufigsten Indikationen für die Operation von Septumperforationen sind: Nasenatmungsbehinderung, Borkenbildung, Blutung, Pfeifgeräusch, Kopfschmerzen und seltener die Deformität der Nase. Übersichten zur Ätiologie finden sich bei Ganz und Meyer. Obturatoren (Meyer, Link 1951) und die chirurgische Vergrößerung des Defektes werden von den Autoren nicht mehr empfohlen. Eine neue Verschlußtechnik basiert auf der von uns bei Rhinoplastiken angewendeten extramukösen Methode. Sie ermöglicht auch bei großen Defekten einen einzeitigen Verschluß. Damit werden ältere Verfahren mit verschiedenen Mukoperichondriumläppchen überflüssig (Übersichten siehe bei Ganz und Masing). Die Schnittführung ist eine Verlängerung des Transfixionsschnittes, nach kaudal auf der Apertura piriformis bis unter die untere Muschel, nach kranial in die interkartilaginäre Inzision. Das Mukoperichondrium wird allseits abgelöst und die Haut über dem Dreiecksknorpel dekolliert, der danach extramukös vom Septum abgetrennt wird. Es resultiert ein schlauchförmiges Gebilde aus Mukoperiost, Mukoperichondrium und Dreiecksknorpel. Da keine Spannung mehr besteht, kollabiert die Perforation und wird vernäht (Abb. 1). In der anderen Nasenhöhle wird ebenso verfahren. Der eigentliche Knorpeldefekt kann wie folgt geschlossen werden: Je nach seiner Lage werden Knorpelstreifen oberhalb und unterhalb bzw. dorsal und ventral davon aus der Lamina quadrangularis reseziert. Hierdurch entstehen zwei Septumhälften, von denen die obere bzw. vordere an die jeweils

---

* Erscheint ausführlich in einem anderen Organ unserer Gesellschaft

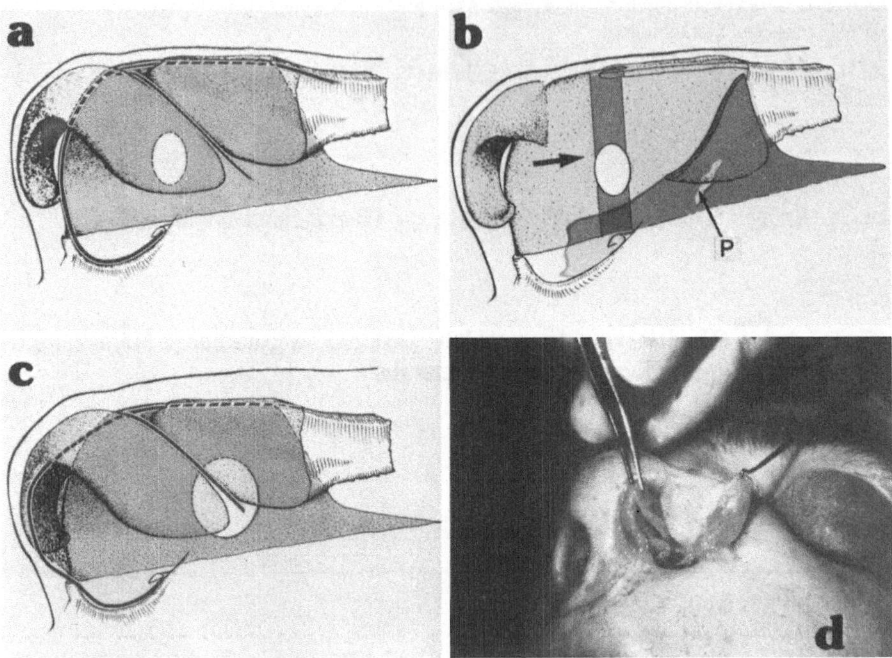

Abb. 1 a–d. Extramuköse Technik zum einzeitigen Verschluß von Septumperforationen. **a** Schnittführung für kleine und mittelgroße Defekte. **b** „Push-back"-Technik zum Verschluß des Knorpeldefektes. *P* = Perforation im Mukoperichondrium. **c** Schnittführung für Perforationen über 2 cm Durchmesser. **d** Operationssitus: die Pinzette hält den schlauchförmigen Lappen aus Mukoperiost, Mukoperichondrium und Dreiecksknorpel. Nasenflügel temporär abgetrennt. (Nach: Meyer R, Berghaus A 1983 "Closure of perforations of the septum including a single-session method for large defects." Head Neck Surg 5:390–400)

andere herangeschoben und damit die Lücke geschlossen wird („push down" bzw. „push back"). Einen evtl. Restdefekt deckt man mit entnommenem Knorpelmaterial, das im Falle des „push back" zur Vermeidung einer Kolumellaretraktion auch an der Septumvorderkante fixiert werden kann. Beim „push down" sollte die knöcherne Nase mit abgesenkt werden. Diese Operationen werden erleichtert, wenn man einen oder beide Nasenflügel und evtl. die Kolumella temporär abtrennt. Beginnt man auf *einer* Seite mit einer viel weiter vorne liegenden, vertikalen Inzision an der Kolumella und geht im übrigen wie beschrieben vor, kann diese Technik im günstigen Fall bei Perforationen bis zu etwa 3 cm Durchmesser angewendet werden (Abb. 1). Der Knorpeldefekt wird durch ein Knorpel- oder Faszientransplantat geschlossen. Die Zugangswunde am Naseneingang über der Kolumella kann notfalls mit einem retroaurikulären Hauttransplantat gedeckt werden. Bei über 35 operierten Patienten entstand keine Kolumellaretraktion. Bei Perforationen über 3 cm Durchmesser kommt ein gestielter knorpelhaltiger Mundvorhoflappen zur Anwendung (Meyer 1969), der in drei operativen Schritten den Verschluß sehr großer Defekte bis hin zum Septumersatz erlaubt. In der 2. Sitzung erfolgt die Verlagerung des dreischichtigen, löffelförmigen Lappens durch einen Tunnel in die Nase (Abb. 2), in der 3. die Durchtrennung des Stiels.

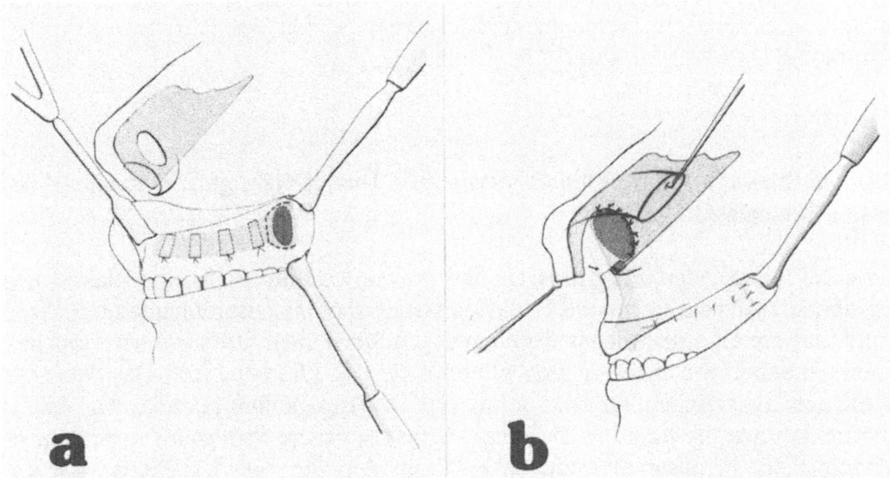

Abb. 2 a, b. Gestielter Mundvorhoflappen zum dreizeitigen Verschluß sehr großer Defekte und zum kompletten Septumersatz. **a** Der Lappen mit Stiel sowie Conchaknorpel in einer Schleimhauttasche. **b** 2. Sitzung; Verlagerung in den Defekt durch einen Tunnel im Nasenboden. Die abgelöste Kolumella kommt durch die Naht in ihre Position zurück

Es folgen einige bewährte Techniken zur Korrektur von Naseneingangsstenosen: Weit vorne liegende membranöse Einengungen können mit Hilfe der sog. „infolding"-Technik behoben werden, wobei die äußere Hautbekleidung der Stenose nach innen eingefaltet wird. Oder es wird neben dem Nasenflügel ein halbmondförmiger Hautlappen umschnitten, der Nasenflügel abgetrennt oder untertunnelt und der Lappen in das Vestibulum verlagert. Der Nasenflügel deckt den Entnahmedefekt und hilft durch seine neue Position, die Stenose offen zu halten. Auch ein composite graft aus der Ohrmuschel kann bei der Korrektur von Naseneingangsstenosen hilfreich sein; er dient der Auskleidung des ehemaligen Stenosebereiches und der Formgebung und Stützung des Nasenflügels. Bei weiter dorsal liegenden Stenosen erfolgt evtl. eine Erweiterung des knöchernen Nasengerüstes (Meyer 1964). Dabei ermöglicht die Abtragung der Crista piriformis und die transmaxilläre Mobilisation der lateralen Nasenwände deren Lateralverlagerung, was in Verbindung mit der Verbreiterung der äußeren knöchernen Nase zu einer Verbesserung der Nasenatmung führt (Denecke u. Meyer 1964). Dieses Verfahren war bei über 20 Patienten erfolgreich.

Literatur beim Verfasser

W. Draf (Fulda): Beim Septumperforationsverschluß mit der extramukösen Methode nach Meyer muß man nach Resektionen des Knorpels wohl mit einer Einsattelung im knorpeligen Nasenrücken rechnen.
　　In wieviel Fällen haben Sie dies beobachten können?

A. Berghaus (Berlin):
Zu Herrn Draf: Ich danke für Ihren Einwand, der mir Gelegenheit gibt, darauf hinzuweisen, daß die sog. "push-down"-Technik am besten mit einer Absenkung des knöchernen Nasenrückens kombiniert wird oder der Abtragung eines Höckers, weil sonst tatsächlich die Gefahr eines knorpeligen Satteis besteht.

Zu Herrn Denecke: Aus Zeitgründen habe ich grundsätzlich auf die Nennung von Erstautoren verzichtet, ich bitte um Verständnis. Die Idee des Mundvorhoflappens stammt wohl von Jeschek, die Variation des dreilagigen Schleimhaut-Knorpel-Teils von R. Meyer.

19. Th. Iliades (a. G), V. Vital (Thessaloniki): Unsere 5jährige Erfahrung mit der Septo-Rhinoplastik

Das Ziel eines jeden Eingriffes an der Nasenpyramide ist es, die Nasenform wieder herzustellen. Form und Funktion stehen aber im Zusammenhang, deshalb muß man sie als einheitliches Problem gegenüberstellen. Unter diesen Gesichtspunkten haben wir in den letzten 5 Jahren ca. 200 Fälle operiert. Das Alter der Patienten lag zwischen 9 und 45 Jahre. Die Unförmigkeiten betrafen die Nasenpyramide sowie das Septum. Ziel dieser Arbeit ist unsere Erfahrung an der Septo-Rhinoplastik in unserem Land zu erstatten und die Schwierigkeiten, die der Chirurg mit dem griechischen Patienten hat, zu betonen, sowie die Ergebnisse aus der Anwendung der Methode der "Reimplantation" der Höcker in der Nase bekanntzugeben. Aus der Nachuntersuchung unserer Patienten haben wir einige Komplikationen festgestellt und zwar:
1. Adhäsion der Haut in 12 Fällen.
2. Ungenügenden Verschluß des Daches in 8 Fällen.
3. Bildung vom Reaktionsgewebe in 5 Fällen.
4. Sattelnase in 3 Fällen.

Um diese Komplikationen zu vermeiden, haben wir in den letzten 50 Fällen die Methode der Reimplantation der Höcker durchgeführt. Die Methode der Reimplantation der Höcker hat zuerst Skoog im Jahr 1966 beschrieben; jedoch nur über die große Nase. Stoksted und andere haben zerquetschten Knorpel benutzt, um Adhäsion der Haut auf die Knochen zu vermeiden. Wir haben bei der Reimplantation der Höcker viele Vorteile und keinen Nachteil festgestellt und zwar, es wird erreicht:
a) ein glattes Nasendach.
b) Normale Wiederherstellung des Nasendaches.
c) Normales Profil der Nase.
d) Die Adhäsion der Haut auf die Knochen wird vermieden.
e) Es wird die Bildung einer Sattelnase vermieden.

Komplikationen, wie Ausstoßen des Implantants, Entzündung oder Verspätung bei der Heilung wurden nicht beobachtet.

Literatur beim Verfasser

20. H. Lenz (Köln): Operatives Vorgehen bei der reduzierten Septo-Rhinoplastik *

---

* Der Vortrag erscheint ausführlich in einem anderen Organ unserer Gesellschaft

Innenohrbiologie

21. W. Giebel, M. Strieder (a.G.), W. Berner (a.G.) (Tübingen): Quantitative Fluoreszenzbestimmung in der Perilymphe des Innenohres beim Meerschweinchen

Die Herkunft und die Konzentration der Substanzen, die die Perilymphe enthält, ist trotz vielfältiger Untersuchungen noch immer nicht endgültig geklärt.

Seit über 10 Jahren bemühen wir uns mit Hilfe fluoreszierender Substanzen über die Fließrichtung und die Bildungsmechanismen der Innenohrflüssigkeiten weitere Klarheit zu verschaffen.

Dabei haben wir in den letzten Jahren parenterale Applikationen von Fluoreszein angewandt und an dem gefrorenen Innenohr das Eindringen dieses Stoffes in die Innenohrflüssigkeiten untersucht. Auf diese Weise sollten Hinweise auf die Eigenschaften der Blut-Perilymphschranke erhalten werden. Dabei hatten wir bereits durch Fotografie der gefrorenen geschnittenen Cochlea eine Diskontinuität innerhalb der einzelnen Schneckenwindungen festgestellt, was darauf hinweist, daß die Blut-Perilymphschranke nicht in allen Teilen der Cochlea gleich ist.

Mit Hilfe der Gefrierpräparation der Innenohrflüssigkeiten, die für jeweils ein Viertel einer Windung getrennt erfolgte und quantitativer Bestimmung der Fluoreszeinkonzentration in diesen Proben soll hier über die exakte Verteilung des Fluoreszeins innerhalb der Perilymphräume berichtet werden.

Die Applikation des Fluoreszeins wurde über einen retrograd in die rechte Carotis eingeführten Katheter durchgeführt. Nach einer Stunde wurden beide Innenohren gleichzeitig durch Aufspritzen von flüssigem Stickstoff schnell gefroren, der Kopf auf den Objekthalter des Gefriermikrotoms montiert, die Innenohren angeschnitten und die Innenohrflüssigkeiten mit feinen Nadeln aus den entsprechenden Teilen entnommen. Die quantitative Bestimmung des Fluoreszeins läßt sich nach Aufbringen von jeweils 0.1 µl der Probe auf eine Celluloseazetatfolie durch die Fotografie dieser Präparate im UV-Licht und die Messung der Schwärzung des Negativs mit Hilfe der Fernsehbilddensitometrie durchführen.

Die grafische Darstellung der Fluoreszeinkonzentration der einzelnen Positionen innerhalb der Perilymphräume ist in Abb. 1 wiedergegeben.

Bei der Perilymphe der Scala tympani steigt die Konzentration des Fluoreszeins vom runden Fenster bis zur Mitte der ersten Windung an. Darauf findet sich ein deutlicher Abfall gegen Ende der ersten Windung, dem ein stetiger Anstieg innerhalb der zweiten Windung folgt (Abb. 1 a).

In der Scala vestibuli ist der Verlauf der Fluoresceinkonzentration anders. Der relativ hohe Wert im Vestibulum fällt innerhalb der ersten Windung ab bis etwa zur Mitte und steigt dann steil an, um innerhalb der 2. Windung wieder langsam abzufallen. Auch hier findet sich also eine deutliche Diskontinuität.

Beim Vergleich zwischen rechter und linker Cochlea fand sich durchweg auf der rechten Seite, dort wo die Carotis unterbunden war, eine höhere Konzentration als in der linken Cochlea, deren Blutversorgung unbeeinflußt war. Die Deutung dieses Befundes bleibt vorläufig spekulativ. Es ist denkbar, daß nach einer Unterbindung der Carotis der aus der Basilaris stammende Blutstrom der Arteria cochlearis verstärkt ist.

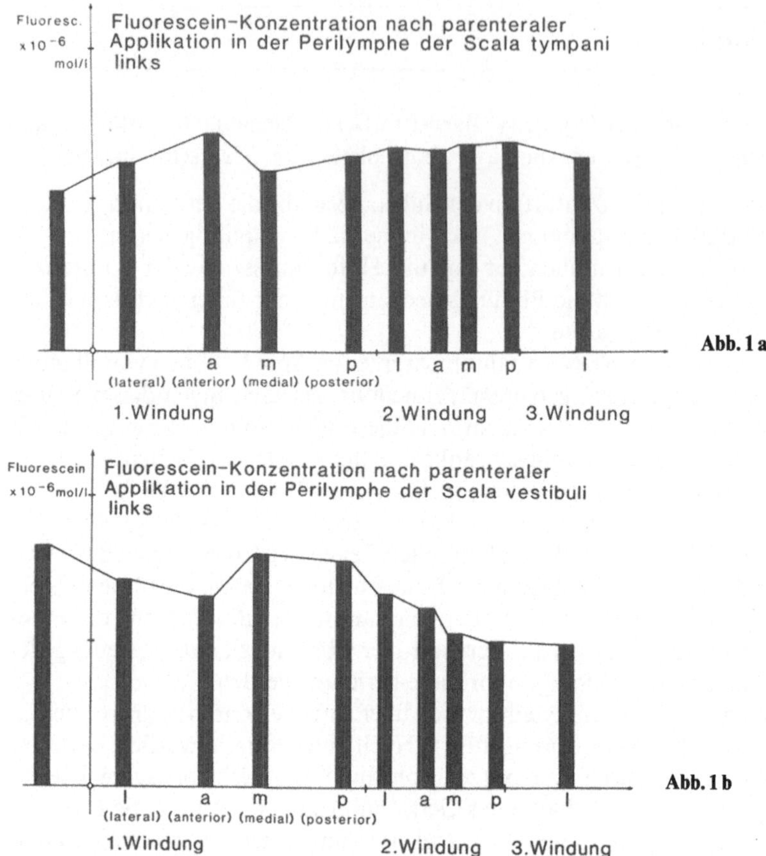

Auf Grund der hier durchgeführten quantitativen Bestimmung einer systemisch applizierten Substanz in den einzelnen Positionen innerhalb der Perilymphe läßt darauf schließen, daß die Blut-Perilymph-Schranke in beiden Scalen nicht im Verlauf der Cochlea gleichmäßig ist. Die Änderung von basal nach apikal verläuft zudem nicht kontinuierlich. Im Bereich der zweiten Hälfte der ersten Windung besteht eine deutliche Diskontinuität. Welche physiologische Bedeutung diesem Phänomen zukommt, ist noch unbekannt. Man sollte aber bei allen Untersuchungen zur Physiologie und Pathologie des Gehörorgans immer mit dieser Diskontinuität der Blut-Perilymph-Schranke rechnen.

22. J.J. Manni, W. Kuypers (a. G.), P. van den Broek (a. G.) (Nijmegen): Zur Funktion des Saccus endolymphaticus

Die vorliegende Arbeit handelt über die Morphologie des Ductus und Saccus endolymphaticus der Ratte und beider Rolle in dem Transport der Endolymphe.

Bezüglich der makroskopischen Anatomie wurden keine wesentlichen Unterschiede zwischen dem Ductus und Saccus Endolymphaticus der Ratte, des Menschen und des Meerschweinchens beobachtet, es bestehen jedoch mikroskopische Variationen in Bezug auf die Epithelauskleidung. Im Lumen des Saccus befindet sich eine PAS-positiver Substanz, ein Indiz für die Anwesenheit von Glykoproteinen. Auffallend ist das nahezu Fehlen phagozytierender Zellen und häufig werden große Kristalle unbekannter Zusammensetzung im Saccuslumen angetroffen. Licht- und elektronmikroskopische Untersuchungen des Saccus Epithels zeigten ein resorbierendes Epithel unterschiedlicher Aktivität im proximalen und distalen Teil.

Nach Obliteration des Saccus konnte nach drei Monaten bei 60% der Versuchstiere ein endolymphatischer Hydrops festgestellt werden.

Die Beobachtung, daß sowohl im Lumen des Saccus wie auch im Innenohr histochemisch Glykoproteine nachweisbar sind, bildete die Grundlage, die Sekretion und Resorption der Endolymphe mit einer physiologischen Substanz autoradiographisch zu untersuchen. Es zeigte sich, daß in erwachsenen Ratten mit Hilfe radioaktiv markierten $^{35}SO_4$, eine Substanz, die in sulphatierten Glykoproteinen eingebaut wird, Synthese von sulphatierten Glykoproteinen im Innenohr nachzuweisen ist.

Vier Stunden nach intraperitonealer Injektion von $^{35}SO_4$ wurden radioaktiv markierte Glykoproteine in der Crista und nach 24 Stunden in der Cupula angetroffen. Im Ductus und Saccus konnten nach dieser Zeit keine markierte Glykoproteine nachgewiesen werden.

Erst nach 48 Stunden war der Inhalt des Saccus radioaktiv markiert und eben nach 8 Wochen war eine beträchtliche Menge ^{35}S-markiertes Glykoprotein nachweisbar.

In einem zweiten Experiment wurde nach selektiver Obliteration des distalen Teils des Ductus endolymphaticus die Migration des markierten Glykoproteins untersucht. Diese Substanz wurde nach 48 Stunden im Lumen des Ductus beobachtet, jedoch in wesentlich geringerer Konzentration als im Saccus der nicht obliterierten Seite.

Aus dieser Beobachtung geht hervor, daß der Ductus endolymphaticus mitbeteiligt ist im Transport der Endolymphe zum Saccus endolymphaticus.

H. P. Zenner (Würzburg): Welche Aufgabe erfüllen die Glykoproteine?

R. Grohmann (Essen): Handelt es sich bei den Transportvorgängen zum Saccus endolymphaticus um aktive oder passive?

W. Giebel (Tübingen): Ihre Behauptung, frühere Untersuchungen hätten immer nur körperfremde Substanzen benutzt und das Innenohr sei nicht intakt gewesen, stimmt nicht. Bereits 1964 haben Koburg, Plester und Meyer zum Gottesberge radioaktiv markierte Substanzen (Aminosäuren) parenteral appliziert. Darauf aufbauend haben Koburg, Haubrich und Mitarbeiter nach Applikation von tritiummarkierten Aminosäuren autoradiographisch Proteine nach relativ kurzer Zeit im Saccus endolymphaticus nachweisen können. Ich habe bereits 1976 darüber berichtet (Arbeitstagung der Innenohrbiologie, Düsseldorf, 1976), daß sich Rhodamin nach Applikation auf das runde Fenster schon nach 30 min im Saccus endolymphaticus nachweisen läßt. Damit war am nicht eröffneten Ohr die longitudinale Strömung der Endolymphe der Cochlea in den Saccus endolymphaticus belegt. Außerdem haben schwedische Untersucher nach einem kryochirurgischen Eingriff am lateralen Bogengang abgestorbene Zellen der Crista ampullaris im Saccus endolymphaticus beobachtet und somit den Abfluß der Endolymphe der Bogengänge in den Saccus endolymphaticus nachgewiesen.

Schlußwort nicht eingegangen

23. K. Mees (München): Cytochemisch-elektronenmikroskopische Untersuchungen zum Elektrolyttransport im Saccus endolymphaticus

Trotz zahlreicher experimenteller Untersuchungen ist die Funktion des Saccus endolymphaticus immer noch nicht endgültig geklärt. Was seine Bedeutung im Elektrolyt- und Wasserhaushalt anbelangt, so sind die zugrundeliegenden Mechanismen noch völlig unbekannt. Handelt es sich hierbei lediglich um Diffusionsvorgänge oder um aktive energieverbrauchende Prozesse?

Zur Klärung dieser Frage haben wir zwei Membranenzyme, die im transzellulären Elektrolyttransport von besonderer Bedeutung sind, dargestellt: Die Na-K-ATPase und die Adenylzyklase. Die Na-K-ATPase bewirkt den Natrium-Kalium-Austausch an der Zellmembran. Die Bedeutung der Adenylzyklase für den transzellulären Elektrolyttransport ist uns in erster Linie aus der Nierenphysiologie bekannt. Zahlreiche tubuläre Transportprozesse werden über den Adenylzyklasemechanismus gesteuert.

In früheren Untersuchungen konnten wir zeigen, daß in der Stria vascularis das Reaktionsprodukt der Na-K-ATPase und auch der Adenylzyklase auf die basolateralen Membranabschnitte der Marginalzellen beschränkt sind. Die endolymphatische Oberfläche weist bei dem zytochemischen Nachweis keine Enzymaktivität auf.

An der Reissnerschen Membran ist es genau umgekehrt. Hier zeigt die endolymphatische Oberfläche des Epithels das Reaktionsprodukt der Adenylzyklase, wohingegen die perilymphatische Oberfläche zur Scala vestibuli frei bleibt. Die Na-K-ATPase ist zytochemisch an der Reissnerschen Membran nicht nachweisbar.

Wie ist nun die Enzymlokalisation im Saccus endolymphaticus?

Eine Na-K-ATPase-Aktivität ist in einem nennenswerten Umfang nur an dem Epithel der Pars rugosa nachweisbar. Die Enzymaktivität ist hierbei auf die basale und seitliche Zellmembran beschränkt.

Was die Verteilung der Adenylzyklase im Saccus endolymphaticus anbelangt, so muß man unterscheiden zwischen den einzelnen Saccusbezirken. In dem proximalen und distalen Abschnitt des Endolymphsackes, der gekennzeichnet ist durch ein kubisches bis niedrigzylindrisches Epithel, ist das zytochemische Reaktionsprodukt der Adenylzyklase an den seitlichen und basalen, also perilymphatischen Membranbezirken nachweisbar, wohingegen die endolymphatische Oberfläche weitgehend frei bleibt. Völlig anders sieht es jedoch in der Pars rugosa aus. Dieser intermediäre Abschnitt des Endolymphsackes weist an seiner Oberfläche eine charakteristische Differenzierung auf: Das supranukleäre Zytoplasma ist in den Endolymphraum vorgewölbt, die apikale Membran stark gefaltet. Die Verbindungskomplexe werden durch diese Zytoplasmaprotrusion scheinbar zum basalen Zellpol verlagert, es entstehen kryptenförmige Vertiefungen. In diesem Wandabschnitt des Saccus endolymphaticus ist die Aktivität der Adenylzyklase weitgehend auf die endolymphatische Oberfläche und zwar vornehmlich auf die kryptenförmige Vertiefungen beschränkt.

Ergebnisse

Die Na-K-ATPase ist für den Elektrolyttransport im Saccus endolymphaticus von untergeordneter Bedeutung.

Auf den ersten Blick konfusionierend ist das Verteilungsmuster der Adenylzyklaseaktivität. Im proximalen und distalen Saccus entspricht es dem der Marginalzellen der Stria vascularis, in der Pars rugosa dem der Reissnerschen Membran. Die Enzymlokalisation an der endolymphatischen Oberfläche der Pars rugosa legt somit auch den Schluß nahe, daß eine Enzymaktivität auch über das Transportmedium Endolymphe stattfinden muß.

Die cochleäre Adenylzyklaseaktivität wird durch Ethacrynsäure inhibiert (Kerr u. Schacht 1975; Thalmann und Mitarb. 1977). Vor diesem Hintergrund erscheinen die Ergebnisse von Miyamoto und Morgenstern (1979) besonders interessant. Sie fanden nach Ethacrynsäuregabe eine signifikante Erhöhung des Kaliumgehalts in der Endolymphe des Saccus endolymphaticus. Somit muß im Hinblick auf die Verteilung der Adenylzyklase im Saccus endolymphaticus die Frage gestellt werden, ob Kalium an der luminalen Membran des Epithels der Pars rugosa mit Hilfe adenylzyklasegebundener Transportvorgänge aus der Endolymphe geschleust wird. Weitere Untersuchungen werden diese Frage verfolgen.

Literatur beim Verfasser (desgl. entsprechende Abbildungen)

A. Meyer zum Gottesberge-Orsulakova (Düsseldorf): In der epithelialen Schicht des Saccus endolymphaticus befinden sich dunkle und helle Zellen. Haben Sie in der Lokalsituation der Adenylcyclase und Na/K Atpase einen Unterschied zwischen diesen beiden Zelltypen gefunden?

H.-P. Zenner (Würzburg): Die polare Anordnung der Darstellung der Adenylatzyklase auf der Zellmembran einer Reihe der von Ihnen gezeigten Zellen war auffällig. Allerdings ist Ihnen sicher geläufig, daß die Immunhistochemie dieses Enzyms wegen der Möglichkeit der Darstellung auch etwa der Phosphotransferasen ein falsch positives Bild der Verteilung geben kann. Dies gilt auch bei der Verwendung von Adenylylnukleotidanaloga. Wird die Verteilung Ihres Musters durch tight junctions begrenzt?

K. Mees (München); Schlußwort:
Zu Angela Meyer zum Gottesberge-Orsulakova: Die Aufarbeitung des Endolymphsackes für die elektronenmikroskopisch-zytochemische Auswertung macht es nicht immer einfach zwischen dunklen und hellen Zellen zu unterscheiden. Meiner Beobachtung zufolge sind die dunklen Zellen stärker markiert als die hellen. Das ist jetzt allerdings meine subjektive Meinung und kein statistisch abgesichertes Faktum. Was die Markierung des Kapillarendothels mit Ouabain anbelangt, so muß man diese Ergebnisse mit großer Vorsicht interpretieren. Wie ich im letzten Jahr bereits gezeigt habe, weist das Kapillarendothel der seitlichen Schneckenwand eine hohe ATPase-Aktivität auf, die nicht ouabainhemmbar ist. Diese ATPase muß von der Transport-ATPase unterschieden werden. Ihre Bedeutung ist noch nicht ganz klar, jedoch wird gegenwärtig angenommen, daß sie von Bedeutung ist bei der Aufrechterhaltung eines konstanten Plasmaspiegels an Adenosinnukleotiden.

Zu H. P. Zenner: Ihre Einwände hinsichtlich der Spezifität des zytochemischen Nachweisverfahrens der Adenylzyklase sind mir bekannt und ich teile sie auch mit Ihnen. Auf die zahlreichen Artefakte, die man kennen und nach Möglichkeit vermeiden muß, hatte ich zu einem früheren Zeitpunkt schon hingewiesen. Das physiologische Substrat ATP sowie Blei als Abfangionen sind zum Nachweis der Adenylzyklase obsolet.

Zu Wolfgang Arnold: Warum der Kaliumgehalt in der Endolymphe nach Ethacrynsäuregabe ansteigt, läßt sich weder mit meinen bisherigen Ergebnissen noch mit bisher bekannten Daten zum Elektrolyt- und Wassertransport eindeutig klären. Wie in der letzten Zeit von verschiedenen Seiten immer wieder betont wird, scheint der Wirkungsmechanismus der Ethacrynsäure im Innenohr von komplexerer Art zu sein als dies bislang angenommen wurde. Aus den von Ihnen zitierten Ergebnissen muß man folgern, daß der Kaliumabstrom durch Ethacrynsäure behindert wird. Meiner Meinung nach ist der Anstieg des Kaliums auf eine Störung von ionalen Transportvorgängen in der apikalen Zellmembran des Endolymphsackepithels zurückzuführen. Berücksichtigt man die soeben vorgestellten Befunde der Adenylzyklaselokalisation im Epithel des Endolymphsackes, dann muß eine Beeinflussung adenylzyklasegebundener Transportvorgänge in den luminalen Membranbezirken der pars rugosa diskutiert werden.

Diskussionsbemerkung nicht vorhanden.

24. O. Ninoyu (a. G.), C. Morgenstern (Düsseldorf): Zur Wirkungsweise von Aminoglykosiden beim experimentellen endolymphatischen Hydrops

Manuskript nicht eingegangen

25. R. Brix, K. Ehrenberger (Wien): Hirnstammpotentialmessungen im Rahmen von Glutaminsäure- und Glutaminsäurediäthylester-Infusionen bei Tinnituspatienten

In klinischen Experimenten über den Einfluß von Glutaminsäure-(Glu) und Glutaminsäurediäthylester-(GDEE) Infusionen konnte laut Patientenangaben und psychoakustischen Kontrollmessungen eine dämpfende Wirkung auf gewisse Formen von Tinnitus festgestellt werden (Ehrenberger u. Brix 1982). An einer Stichprobe von 30 Tinnituspatienten (Presbyakusis, Hörsturz, Lärmsch., u. a.) wurden nur vor, während und nach der Infusionsbehandlung durch Registrierung der Hirnstammpotentiale sowie des cochleären Summenaktionspotentials (WI) der Modus der Dosierung verbessert und eine Möglichkeit zur objektiven Erfolgskontrolle im Falle einer zusätzlichen Hörverbesserung gegeben. Erfolgreiche Infusionsbehandlungen sind auf drei Ebenen gekennzeichnet: 1. Verkürzung der Spitzenlatenzzeit für WI, 2. Verbesserung der psychoakustischen Daten und 3. Patientenangabe einer Tinnitusreduktion.

In Infusionssitzungen mit subjektiv gesteuerter Dosierung (lt. Patientenangabe) war die Behandlung in Fällen von sehr geringem Tinnitus (kleiner als 0,2 Sone) z. T. wegen der entsprechend ungenauen Angaben, unabhängig vom Hörstörungstyp, erfolglos (Ehrenberger u. Brix 1983). Zur objektiven Kontrolle wurden daher vor, während und nach der Infusion von GDEE- und Glu-Lösungen (0,025%, 10 ml/min., i. v., in 0.9% NaCl, 20–40 mg) die Hirnstammpotentiale auf Klick-Stimulation (Intensität 60–90 dB Hl, Rep.: 6 Hz, N = 200–400; Brix 1981) registriert. Neben der Protokollierung der subjektiven Angaben wurde vor und nach der Infusion die psychoakustische Testbatterie bestehend aus Tinnitusbestimmung, Hörschwellenmessung, Tinnitusmasking vorgenommen.

Ergebnisse und Diskussion: Reproduzierbare und mit dem Tinnituserleben sowie den psychoakustischen Daten korrelierbare Veränderungen gab es nur während und nach der Glu-Infusion – primär – auf cochleärem Niveau (WI = SAP d. N. Acusticus): Die während und nach der Infusion auftretende Tinnitusreduktion war mit einer Verkürzung der Latenzzeit von WI um im Mittel 0,23 ms (σ = 0,086 ms) kombiniert, was zu analogen, allerdings unsystematischeren Latenzänderungen der Hirnstammpotentiale führte (Laufzeitregel). Die Beeinflussung der WI steht in guter Übereinstimmung mit Ergebnissen aus Tierversuchen über potentielle cochleäre Transmittersubstanzen (Klinke u. Örtel 1977). In zwei Fällen war eine Verlängerung der Latenzzeit von WI (0,15 ms) mit verstärktem Tinnitus gekoppelt. Von 30 Patienten konnte bei 19 eine Besserung (Tinnitus leiser, bei 3 Patienten weg), bei 11 Patienten keine Veränderung des Tinnitus erzielt werden. Tinnitusreduktion zeigte sich bei: Hörsturz 4, Presbyakusis 9, Schädeltrauma 1, Lärmschaden 2, Barotrauma 1, progred. eins. cochl. 1, Gehör normal

1; keine Veränderung bei: Presbyakusis 2, Knalltrauma 2, Lärmschaden 2, progr. pant. 1, Hörstörung mit puls. Tinnitus 2, hereditär 1, M. Menière 1.

Literatur beim Verfasser

R. Grohmann (Essen): 1. Bezog sich die angegebene Sone-Skala auf die übliche Definition der Lautheit: 1 Sone entspricht der Lautheit eines 1 kHz-Tones von 40 dB Lautstärke? – 2. Wurde die Änderung des Tinnitus durch die angegebene Infusion in Abhängigkeit von der zuvor gemessenen Tinnitus-Lautheit untersucht? – 3. Wie lange hatte der Tinnitus jeweils vor der Infusion schon bestanden?

W. Giebel (Tübingen): Diese Befunde erinnern mich an sehr alte japanische Untersuchungen, über die Vosteen 1961 in seinem Hauptreferat zur Jahrestagung dieser Gesellschaft berichtet hat. Dabei wurden Meerschweinchen so lange im hypoglykämischen Zustand gehalten, bis die cochleären Mikrophonpotentiale deutlich abgesunken waren. Nach systemischer Applikation von Glutamat normalisierten sich diese Potentiale wieder. Dies weist auf die Möglichkeit hin, daß das Innenohr Aminosäuren als Energieträger verwenden kann. Unsere eigenen Untersuchungen (Giebel, World Congress on Otorhinolaryngology, Venedig, 1973 und Giebel u. Wespi, Jahrestagung der Deutschen HNO-Gesellschaft, 1974) zeigten, daß neben Glutamat auch andere im Stoffwechsel wichtige Aminosäuren, wie Glycin, Alanin und Serin sowohl in der Endolymphe als auch in der Perilymphe in außergewöhnlich hohen Konzentrationen vorliegen. Ließe sich aus Ihren Ergebnissen der Schluß ziehen, daß Glutamat in einer metabolischen Mangelsituation im Innenohr zur Energiegewinnung benutzt wird.

R. Brix (Wien); Schlußwort: Die psychoakustische Messung der Tinnituslautstärke erfolgt selbstverständlich unter Berücksichtigung eines eventuell vorhandenen Rekruitments; die Vergleiche werden über die „Soneskala" nach Stevens vorgenommen, darüber hinaus haben wir ein kompliziertes, hier in aller Kürze nicht darstellbares, Kontrollmeßprogramm entwickelt und verwendet. Zur Frage der spezifischen Wirkung und der Beeinflußbarkeit der cochleären Microphonics gibt es in der Literatur sehr unterschiedliche Ergebnisse, nach Messungen von Klinke sind die cochleären Microphonics durch Glutaminsäuregabe unbeeinflußt geblieben, die nervale Spontanaktivität zeigte hingegen Veränderungen.

26. Angela Meyer zum Gottesberge-Orsulakova (Düsseldorf): Pigment und Ionentransport im Vestibularorgan

Aus der klinischen Praxis sind bisher einige Kombinationen von ererbter schwerer Hörstörung mit einer Pigmentstörung der Netzhaut und Haut bekannt. Melaninpigment in Retina und Innenohr enthält die Kapazität, viele Drogen (z. B. Phenothiazinderivate, aminoglycosidische Antibiotika) zu akkumulieren. Denckert u. a. kamen zu der Schlußfolgerung, daß die Schädigung in den Rezeptorzellen des Auges und des Innenohres sekundäre Folgen einer primären Veränderung des Pigmentepithels sind. Es ist deshalb von großem Interesse zu klären, welche Funktionen das Pigment im Innenohr hat, und ob vergleichbare Pigmentstörungen im Innenohr zu funktionellen Störungen führen können.

Die morphologischen und microanalytischen Untersuchungen (LAMMA und Röntgenstrahlenanalyse) wurden an pigmentierten Meerschweinchen durchgeführt. Die Untersuchungen erfolgten unter verschiedenen experimentellen Bedingungen wie nach Gabe von 60 mg/kg Ethacrynsäure, 2×10^{-3} m Strophantin oder Obliteration des Saccus endolymphaticus (in Zusammenarbeit mit Dr. Mori/Nara).

Im Vestibularorgan bilden die Melanozyten eine regelmäßige Netzform in den Randpartien der Macula utriculi und der Cristae ampullares. Sie befanden sich in einem engen Zusammenhang mit den dunklen und hellen Zellen. Melanozyten werden durch Ionenveränderung (d. h. durch Erhöhung des Natrium in der Endolymphe, nach Einwirkung von Ethacrynsäure oder durch Obliteration von Saccus und Ductus endolymphaticus) zur *Mobilität* stimuliert. Die Melanosomen migrieren von der perinukleären Region in die dentritischen Fortsätze und verlagern die dentritischen Fortsätze zu Orten mit aktivem Ionentransport (zur basolateralen Membran der epithelialen Zellen oder zu den Kapillaren). Eine protrahierende Stimulation von Na^+ verursacht eine Zellvolumenveränderung der hellen Zellen mit gleichzeitiger Penetration der dentritischen Fortsätze in die Zelle hinein und dortiger Ablagerung der Pigmentgranula. Die intrazellulären Ionenmessungen zeigten, daß Melaningranula im Vestibularapparat eine Reihe von Kationen und Anionen [Na, K, Mg, (Ca), P, Cl, S] und einige Spurenelemente wie Zn, Cu, Mn, Fe binden und wiederum abgeben können. Pigmentgranula enthalten eine hohe Konzentration von Mg, die nach Gabe von G-Strophantin (spezifischer Hemmer der Mg^{2+} abhängige Na^+-K^+-ATPase) abnimmt und durch Ca^{2+} ausgetauscht wird. Daß Magnesiummangel die Funktion des Hörorganes negativ beeinflußt, wurde von Handrock u. a. nachgewiesen.

Als außergewöhnliches Kationen-Austausch-Polymer besitzt Melanin die Fähigkeit, Metallionen (in vivo und in vitro) zu akkumulieren, welche als Cofaktoren enzymatische Prozesse aktivieren oder inhibieren. Durch die *Bindung oder Abgabe* von Metallionen kann daher Melanin die Funktion der Enzyme (Na^+/K^+ ATPase, Adenylcyclase, Carbonanhydrase u. a.) kontrollieren und damit indirekt den Zellstoffwechsel im allgemeinen beeinflussen.

Literatur beim Verfasser

S. Kaus (Frankfurt): Entwicklungsgeschichtlich ist das Endothel des Vestibularisorgans Körperoberfläche.

Lösen die Substanzen Ihrer Versuche an den Pigmentzellen des Vestibularorgans evtl. gleiche Reaktionen aus wie an oberflächlich gelegenen Pigmentzellen?

Sind demzufolge Ihre Ergebnisse innenohrspezifisch oder kennzeichnen sie eine allgemeine Reaktionsweise der Melanophoren?

Schlußwort nicht eingegangen

27. E. Löhle (Freiburg): Ultrastrukturelle Veränderungen im Innenohr des Meerschweinchens nach Vitamin-A-Mangel

Nachdem wir in verschiedenen Rattenversuchen zeigen konnten, daß ein Vitamin-A-Mangel zu den bekannten knöchernen Veränderungen am Labyrinth und zusätzlichen Schäden an den Sinneszellen, an den Epithelien der Stria vascularis und den Ganglienzellen im Ganglion spirale cochleae führt, wandten wir uns nun dem Meerschweinchen als Versuchstier zu. Das Meerschweinchen ist, im Gegensatz zu der Ratte, ein Nestflüchter und hat zum Zeitpunkt der Geburt ein nahezu voll ausgereiftes Hörorgan. Dies ist bei der Beurteilung der ultrastrukturellen Veränderungen zu beachten. In den Rattenversuchen, bei denen der Versuchsbeginn zu verschiedenen Entwicklungsstufen zugeordnet werden konnte, hatte sich ja ergeben, daß ein Vitamin-A-Mangel in der frühen Entwicklung zu anderen Schäden im Innenohr führt als bei älteren Tieren.

Material und Methode

Zwei Meerschweinchengruppen mit einem Anfangsgewicht von ca. 180 g wurden unterschiedlich lang mit einer speziellen Vitamin-A-Mangeldiät für Meerschweinchen gefüttert. Nachdem in der ersten Gruppe ungefähr nach 8 Wochen die Vitamin-A-Speicher in der Leber frei waren, wurden die Tiere in der zehnten Woche in Äthernarkose dekapitiert, die Cochlea einer Seite entnommen und in Cacodylat gepufferter $O_s O_4$-Lösung für 90 min fixiert. Nach Entwässerung Einbettung in Spurrmedium und weitere Präparation wie üblich. Von der gleichen Versuchstiergruppe wurden Kontrollen und Mangeltiere von Biesalski jr. in Mainz elektrocochleographisch untersucht. Die zweite Versuchstiergruppe erhielt die Mangeldiät insgesamt 19 Wochen, danach erfolgte die gleiche Einbettung für die Elektronenmikroskopie. Auch in diesem Versuch gingen parallel Kontrollen und Mangeltiere an Biesalski jr. zu elektrocochleographischen Untersuchungen.

Ergebnisse

1. Nach 10-wöchiger Vitamin-A-Mangeldiät fanden sich keine pathologischen Veränderungen im Innenohr der Mangeltiere gegenüber den Kontrollen. In beiden Tiergruppen fanden sich die bekannten Oncorna Viruspartikel wieder im Zytoplasma einiger Ganglienzellen. Dagegen ergaben die elektrocochleographischen Untersuchungen (Biesalski HK 1983) eine verminderte Erholung der TTS nach Lärmbelastung bei den A-Mangeltieren.

2. Nach 19-wöchiger Vitamin-A-Mangeldiät konnten dann aber deutliche degenerative Veränderungen in den Mangeltieren gefunden werden. Die Ganglienzellen wiesen Störungen der Myelinscheiden, der Mitochondrien und des rauhen endoplasmatischen Retikulums auf. Einzelne Zellen waren angefüllt mit Myelinfiguren. In den Sinneszellen fand sich in der apikalen Zone eine deutliche Vermehrung von Lysosomen. Die Cuticula war wieder wie in den älteren Rattenversuchstiergruppen unverändert. Elektrocochleographische Befunde bei diesem Versuch liegen uns derzeit noch nicht vor.

Auch diese Tierexperimente belegen, daß ein genügend langer chronischer Vitamin-A-Mangel zu morphologischen Veränderungen im Innenohr führt. Von großem Interesse ist, daß funktionelle Störungen bereits auftraten, bevor ultrastrukturelle Veränderungen vorhanden waren. Diese elektrocochleographischen Befunde weisen auf eine erhöhte Vulnerabilität der Mangeltiere auf Lärm hin und bestätigen unsere entsprechenden klinischen Ergebnisse bei Alkoholikern und Dialysepatienten.

Die annähernd normalen Vitamin-A-Speicher in der Leber nach 6-wöchiger A-Mangeldiät erklären, warum Seinsch und Mitarbeiter keine funktionellen Veränderungen festgestellt hatten. Unsere Befunde zeigen auch, daß morphologische Zeichen der Degeneration im A-Mangel erst nach längerer Dauer der Vitamin-A-Mangelernährung zu erwarten sind.

Literatur beim Verfasser

28. H.-P. Zenner (Würzburg): Die Einzelpräparation lebender äußerer Haarzellen

Lebende äußere Haarzellen (OHC) der Meerschweinchencochlea können in einem mikroskopischen Mikrodissektionsverfahren mittels 5–80 µ messenden Sonden präpariert werden. Die Lebensfähigkeit der Einzelzellen kann morphologisch und mittels der Farbstoffausschlußmethode sowie elektrophysiologisch bestimmt werden. Dies erlaubt, die biochemische Versorgung der lebenden OHC zu studieren. Isolierte OHC sind ein zweckmäßiges experimentelles Modell zur Aufklärung der molekularen Basis des Hörens und von haarzellständigen Hörstörungen. Experimentelle Ansätze zur Untersuchung des Zytoplasmas als auch der äußeren Zellmembran von Hörzellen des Meerschweinchens werden aufgezeigt.

Fortschritte im Verständnis von Innenohrschwerhörigkeiten sind zu erwarten, wenn es gelingt, die molekularen Komponenten innerer und äußerer Haarzellen des Cortischen Organs beim Gesunden wie auch beim Kranken zu charakterisieren. Die notwendigen biochemischen sowie pharmakologischen Untersuchungen scheiterten jedoch bisher zum einen an der Winzigkeit der Cochlea, zum anderen an der Tatsache, daß Cochlea und Cortisches Organ keine homogene Zellpopulation darstellten. Dies hat zur Folge, daß es in der Regel schwierig ist, einen im Innenohr gemessenen Vorgang exakt und kontrolliert einer definierten Zelle zuzuordnen.

In der Vergangenheit wurde hierzu über avitale Einzelzellpräparationen des Cortischen Organs berichtet. Kürzlich konnten Methoden vorgelegt werden, welche die Lebensfähigkeit isolierter Haarzellen der Säugetiercochlea wahrscheinlich machten, jedoch ihre Vitalität elektrophysiologisch nicht belegen konnten. Zwischenzeitlich konnten wir dieses Problem lösen und durch geeignete non-invasive elektrophysiologische Mikromethoden ein negatives Zellpotential von bis zu −67 mV an den isolierten äußeren Haarzellen des Meerschweinchens dokumentieren.

Nach Exposition des Felsenbeines und Darstellung der häutigen Cochlea wurde die Region des Cortischen Organs entnommen und in Medium inkubiert. Eine spezielle Halterung wurde konstruiert, welche es erlaubt, das Cortische Organ in einer Kulturschale zu immobilisieren. Unter einem Inversionsmikroskop, bestückt mit Mikromanipulatoren, konnten die Haarzellen (Abb. 1) identifiziert werden. Wir konstruierten Stahlspitzen von 8–80 µ Durchmesser, mit deren Hilfe wir in der Lage waren, unter dem Mikroskop bei 100-facher Vergrößerung einzelne Haarzellen aus den Verband des Cortischen Organs zu lösen und zu sammeln. Bei stärkerer Vergrößerung können Einzelheiten wie Kern, Zelleib, Cuticularplatte und das Bündel der Stereocilien erkannt werden (Abb. 1).

Die in-vitro-Kultur dieser cochleären Haarzellen erschien als offensichtlicher nächster experimenteller Ansatzpunkt. Sobald man die Bedingungen zumindest für eine Kurzzeitkultur erfüllen kann, ist es nämlich möglich, funktionelle Aspekte dieser Zellen zu charakterisieren. In einem Puffersystem sind die äußeren Haarzellen in der Lage, bis zu einer Stunde zu überleben. Die Lebensfähigkeit der Zellen wurde nicht gesteigert durch die Anwesenheit von Glukose oder durch Inkubation in verschiedene künstliche perilymphatische und endolymphatische Lösungen.

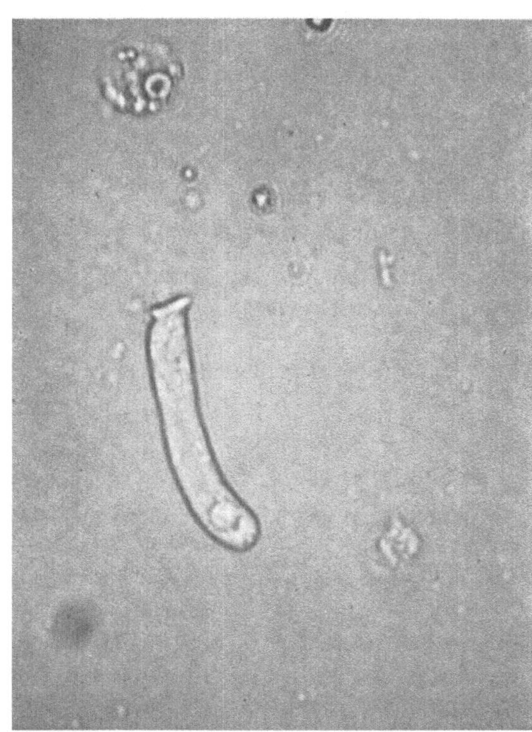

Abb. 1. Präparation isolierter, lebender, äußerer Haarzellen. Lebende, äußere Haarzelle 6 h nach Inkubation in Haarzellmedium

Nach Zugabe von Aminosäuren hingegen konnten die cochleären Haarzellen in der Regel 6–9 h und teilweise noch länger kultiviert werden. Die Zahl der lebenden Zellen wurde durch foetales Kälberserum nicht gesteigert.

Eine zweite Voraussetzung für das Kulturmedium ist die exakte Einstellung des osmotischen Druckes auf 300 mOsm. Eine Änderung der Osmolarität um plus oder minus 30 mOsm verringert die Zahl der lebenden cochleären Haarzellen drastisch, bis praktisch alle Zellen zerstört sind.

Zusammenfassend charakterisierten das Puffersystem, Aminosäuren und osmotischer Druck die Kulturbedingungen, unter welchen mechanisch isolierte cochleäre Haarzellen für 6–9 h lebend erhalten werden können.

Die Überlebensfähigkeit der Haarzellen wird beurteilt anhand der lichtmikroskopischen Morphologie sowie anhand der Fähigkeit, Farbstoffe wie Trypanblau auszuschließen, also aktiv durch die äußere Zellmembran wieder zurückzupumpen. Darüberhinaus wurde die Lebensfähigkeit der Zellen elektrophysiologisch bestimmt. Dabei konnten Bestandpotentiale der Zellen von bis zu -67 mV gemessen werden. Diese isolierten lebenden Haarzellen erlauben es nun, einen Blick in molekulare Zusammenhänge bestimmter Funktionsabläufe zu tun.

Literatur beim Verfasser

Th. Wustrow (München): Werden die Aminosäuren (essentielle und nichtessentielle) verstoffwechselt? Treten unterschiedliche Proteinmuster in der SDS-Gelelektrophorese der Zellmembran nach Gabe unterschiedlicher Proteinzusammensetzung in der Kulturflüssigkeit auf?

A. Meyer zum Gottesberge-Orsulakova (Düsseldorf): Es ist bewundernswert, wie es Ihnen gelungen ist, so guterhaltene Haarzellen zu isolieren. Brownell fand bei seinen Messungen an isolierten Haarzellen ein niedrigeres Potential. Bei Messungen des intrazellulären Potentials der äußeren Haarzellen in vivo haben Tanaka und Doles verschiedene Ergebnisse erzielt. Wie lassen sich nach Ihrer Meinung diese Unterschiede erklären?

Schlußwort nicht eingegangen

29. J. Strutz (Freiburg): Experimenteller Nachweis efferenter Nervenendigungen in der Meerschweinchen-Kochlea

Manuskript nicht eingegangen

30. R. Steinert, J.A. Spath jr. (a. G.) (Hannover): Kochleapotentiale und Mangeldurchblutung

Welcher Stellenwert einer Durchblutungsstörung des Innenohres für die Entstehung von kochleären Hörstörungen eingeräumt wird, zeigt sich insbesondere in den vielfältigen Therapiemaßnahmen des Hörsturzes. Trotz diffiziler Verfahren zur Messung des Blutstromes im Innenohr (Vitalmikroskopie, Impedanzplethysmographie, Messung des O_2-Partialdruckes in der Perilymphe, thermoelektrische Messungen, Clearence Untersuchungen und Mikrosphärentechnik) ist es bisher noch nie gelungen, verminderte Durchblutung der Kochlea und ihre Funktionsstörung gleichzeitig zu messen und somit exakt zu korrelieren. Untersuchungen an Meerschweinchen mit Ligatur der großen Halsarterien und gleichzeitiger Kochleografie hatten ergeben, daß eine akute Schädigung von Kochlea und Ganglion spirale nicht auftritt, solange ein Minimalkreislauf, der ausreichend über Kollateralen des Halses gespeist werden kann, besteht.

Neue Unterschungen sollten an anderen Tieren und unter anderen Versuchsbedingungen ebenfalls der Frage nachgehen, wann und wie sich die Kochleapotentiale bei akuter Mangeldurchblutung verändern.

Als Versuchstiere dienten erwachsene Katzen beiderlei Geschlechts zwischen 2 500 und 3 500 g. In Pentobarbitalnarkose wurden entsprechend dem in Abb. 1 angegebenen Blockschaltbild am beatmeten und temperaturstabilisierten Tier die Experimente durchgeführt. Nach Schaffung entsprechender arterieller Zugänge zu intraaortaler und intraventrikulärer Druckmessung, sowie zur temporären Blutentnahme, wurde die Bulla mastoidea geöffnet und eine einkanalige punktförmige Meßelektrode auf den Rand des runden Fensters aufgesetzt. Über einen Lautsprecher wurde das Ohr mit Klicks von 0,2 ms Dauer bei einer Folgefrequenz von nur 1 Hz gereizt. Die Compound-Aktions-Potentials (CAP) wurden über Oszilloskop direkt beobachtet, mit dem Polygrafen registriert und teilweise auf einen Bandspeicher überspielt. Gleichzeitig wurden auf dem Polygrafen aufgezeichnet: Die Reizrate des Klickgenerators, aortaler und ventrikulärer Blutdruck, sowie die Pumpenaktivität zur Entnahme und Reinfusion des Blutes. Nach Heparinisierung wurde durch manuell gesteuerte Blutentnahme ein mittlerer aortaler Blutdruck (MABP) von 40 oder 30 mm Hg in 10–15 min eingestellt. Im weiteren Verlauf des Experimentes sorgte die automatische Pumpensteuerung durch Entnahme oder Reinfusion des Blutes für Konstanz des MABP. Damit war sichergestellt, daß hämodynamisch gleichbleibende Verhältnisse über lange Zeit aufrecht erhalten werden konnten. Aus der Menge des entnommenen, im Reservoir befindlichen Blutes konnte auf den Funktionszustand der Blutgefäße (Konstriktion oder Dilatation) geschlossen und dieser quantitativ erfaßt werden.

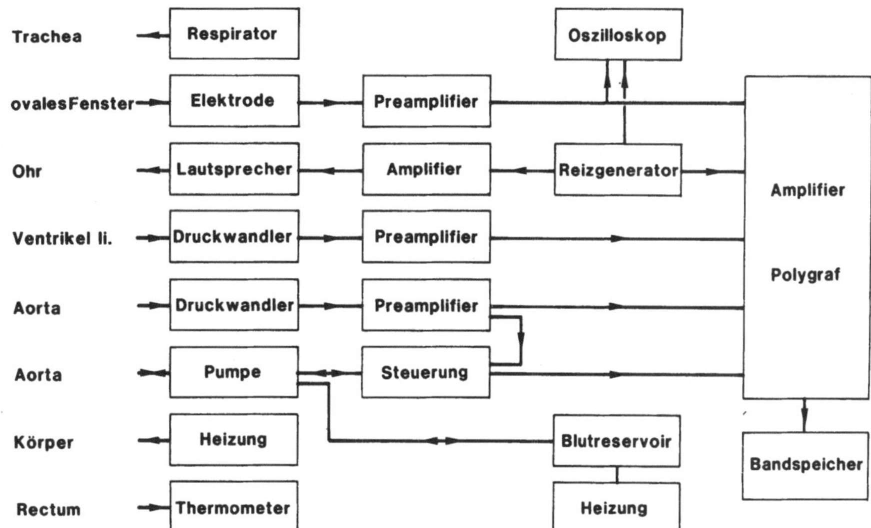

Abb. 1. Blockschaltbild der Versuchsanordnung mit Bezug zum Versuchstier

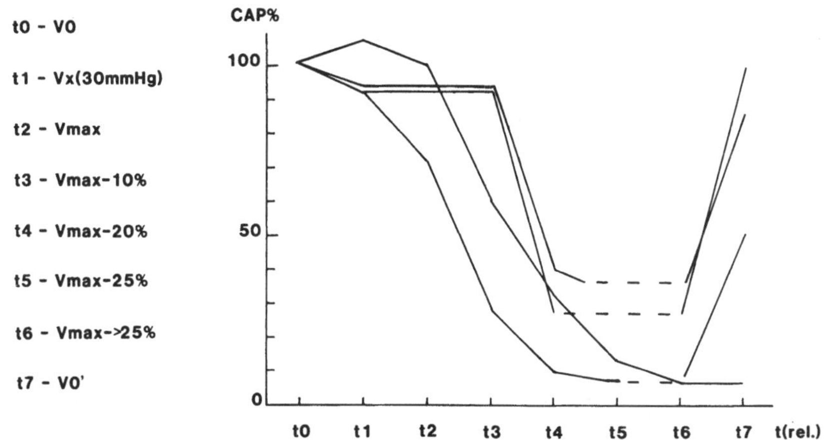

Abb. 2. N_1-Amplituden von vier Tieren bei 30 mm Hg MABP. Die relative Zeiteinteilung der Ordinate ist bezogen auf den Ablauf von Gefäßkonstriktion und -dilatation als Antwort auf den Volumenmangel. V_o = kein Blut entnommen, V_x = wechselnde Blutmenge extrakorporal bei Erreichen von 30 mm Hg MABP, V_{max} = maximal entnommene Blutmenge

An drei Tieren wurde ein MABP von 40 mm Hg eingestellt. Zwischen 30 und 380 min konnte keine akute Schädigung der CAP festgestellt werden.

An vier Tieren wurde der Blutdruck auf 30 mm Hg MABP reduziert. Bei allen Tieren trat unter der Blutdrucksenkung eine akute Schädigung der CAP auf. Eine deutlich erkennbare Verkleinerung der N_1-Amplitude auf mindestens 50% beobachteten wir einerseits schon mit Erreichen von 30 mm Hg MABP, sahen aber andererseits einen entsprechenden Abfall auch erst nach 100 min. Zwischen der Einstellung eines MABP von 30 mm Hg und der akuten Verkleinerung der N_1-Amplitude der CAP, sowie der teilweisen oder vollständigen Erholung nach kompletter Reinfusion des entnommenen Blutes, konnte keine reproduzierbare zeitliche Korrelation gefunden werden. Bei einem Tier kam es kurzfristig zur N_1-Verringerung auf < 50% der Ausgangsamplitude und zu sofortiger Erholung, obwohl keine Veränderung an den Durchblutungsverhältnissen eingetreten war. Aus fehlender zeitlicher Korrelation und Erholung der CAP bei unveränderten Durchblutungsverhältnissen läßt sich schließen, daß die verminderte Durchblutung der Kochlea nicht die direkte Ursache der Funktionsstörung im Sinne einer Ischämie ist.

Auffällig ist, daß die Amplitudenverkleinerung der CAP immer in Zusammenhang mit einer Gefäßdilatation, als Zeichen des manifesten hämodynamischen Schocks, zu unterschiedlichen Zeiten auftraten. Eine Gefäßdilatation kann an der partiellen Reinfusion von extrakorporalem Blut erkannt und quantitativ erfaßt werden. Sie muß als Lähmung der Vasomotion und vorzüglich als Sympathikolyse gedeutet werden. In Abb. 2 sind die CAP-N_1-Amplituden von 4 Tieren mit 30 mm Hg MABP in ihrer Beziehung zur Vasomotion aufgezeichnet. Es war bekannt, daß die Reinfusion von 25% des maximal entnommenen Blutvolumens zur Erhaltung des vorgegebenen MABP ($t_5 = V_{max-\,25\%}$) den Beginn der irreversiblen Gefäßdilatation anzeigt. Noch weitergehende Gefäßdilatation ($t_6 = V_{max-\,>\,25\%}$) mit maximaler Weitstellung der Gefäße, d. h. Verlust jeglicher Vasomotion, konnten wir beobachten. Die Amplitudenverkleinerung von N_1 der CAP trat nach Überschreiten von $t_2 = V_{max}$, d. h. mit beginnender Vasodilatation auf. Die Erholung der CAP nach kompletter Reinfusion war abhängig von der bis dahin erreichten Vasodilatation. Beginnende Sympathikolyse bis $t_4 = V_{max-\,20\%}$ hatte komplett reversible Amplitudendepression zur Folge. Erhebliche Sympathikolyse $t_5 = V_{max-\,25\%}$ ließ eine Erholung der Amplitudendepression nur zu etwa 50% erkennen. Nach kompletter Sympathikolyse $t_6 = V_{max-\,>\,25\%}$ war keine Erholung mehr zu beobachten.

Aus den experimentellen Ergebnissen der Literatur und unseren Versuchen schließen wir:

Die Kochlea der Katze ist gegenüber Mangeldurchblutung viel resistenter als z. B. das Cerebrum, welches bei 70 mm Hg MABP bereits irreversible Schädigungen erfährt. Reproduzierbare zeitliche Zusammenhänge zwischen Blutdrucksenkung und Funktionsstörung der Kochlea scheinen nicht zu bestehen.

Die zentrale Schädigung infolge Blutdrucksenkung durch Volumenmangel führt zu einem Verlust der Vasomotion, möglicherweise durch komplette Sympathikolyse, die an der Gefäßdilatation erkennbar ist. Der Schweregrad dieser Gefäßdilatation läßt eine direkte Korrelation mit dem Schweregrad der CAP-Schädigung erkennen. Die N_1-Depression ist in Abhängigkeit von der Schwere der Vasomotionsstörung ganz, teilweise oder nicht reversibel.

Literatur beim Verfasser

B. Maass (Gießen): Nach einer soeben abgeschlossenen Studie, in der wir die SAP bei verschiedenen Blutdrucken unter der Bedingung einer haemorrhagischen Hypotension an der Katze untersucht haben, können wir Ihre Ergebnisse soweit bestätigen, als die Potentiale zu einem bestimmten aortalen Blutdruck (ca. 40 mm Hg) recht konstant sind und erst bei weiterer Haemorrhagie zusammenbrechen. Dabei haben wir die Wirkung einer Reinfusion auf die SAP allerdings nicht untersucht. Von Arbeiten am Hirnkreislauf ist aber bekannt, daß die autoregulatorische Fähigkeit der Hirngefäße durch die haemorrhagische Hypotension verloren geht. Es liegt nahe, die dafür verantwortlichen Vorgänge zur Klärung des von Ihnen festgestellten Verhaltens der Potentiale mit heranzuziehen. Außerdem dürfte für Sie in diesem Zusammenhang von Interesse sein, daß der kritische Druck in den Cochleagefäßen, bei dem die Kapillarperfusion zum Stillstand kommt, nach unseren, noch nicht publizierten Ergebnissen, ca. bei 30 mm Hg liegt.

W. Giebel (Tübingen): Sie erwähnten, daß beim Meerschweinchen die Blutversorgung des Kopfes im wesentlichen durch die Carotis erfolge. Bei ähnlichen Untersuchungen (Thrombosierung von Innenohrgefäßen mit Hilfe ferromagnetischer Partikel Galić, Giebel, Wagner, Scheibe, Symposium für Innenohrforschung, Halle/Saale, 1983) fanden wir nach Unterbindung der rechten Carotis communis im rechten Innenohr keinerlei Funktionseinbußen, wie sich an Hand der cochleären Mikrophonpotentiale feststellen ließ. Außerdem weist mein heutiger Vortrag daraufhin, daß die Durchblutung der Cochlea nach Unterbindung der Carotis communis im Vergleich zum unbeeinflußten Ohr eher gesteigert ist.

31. R. Matthias (Berlin): Einfluß der Prostaglandine auf die Diuretika-Ototoxizität

Der gelegentlich statt des Glycerol-Tests mit gutem Erfolg benutzte Furosemid-Test zur Sicherung der Diagnose bei einer Menièreschen Erkrankung fällt nach Vorgabe von Inhibitoren der Prostaglandinendoperoxid-Synthese, wie nach Indomethacin, falsch negativ aus (Arenberg u. Goodfriend 1980). Diese Medikamenteninteraktion kann auch eindrucksvoll im Tierversuch nachvollzogen werden, indem der furosemidinduzierte Abfall des endolymphatischen DC-Potentials durch Natriumsalizylsäure gehemmt wird (Rybak u. Mitarb. 1983).

Ein vergleichbares Phänomen ist an der Niere bekannt: Eine Durchblutungs- und Diuresesteigerung nach Furosemid-Applikation kann durch Analgetika verhindert werden. Acetylsalicylsäure und Indomethacin hemmen, Furosemid und Ethacrynsäure stimulieren die renale Synthese der vasodilatierenden, antiaggregatorischen Prostaglandine E_2 und I_2. Die erhöhte Blutströmungsintensität, die Aktivierung des Renin-Angiotensin-Aldosteronmechanismus und schließlich die vermehrte Diurese, jedoch nicht die Salurese, kann durch PGE_2/I_2 nachvollzogen werden (Attallah u. Lee 1982).

Inzwischen konnte auch gezeigt werden, daß Acetylsalicylsäure und Indomethacin in hoher Dosis sowohl in der seitlichen Schneckenwand des Meerschweinchens (Matthias 1983) als auch in der Perilymphe des Chinchilla (Jung u. Juhn 1984; Jung u. Mitarb. 1984) die Konzentration von PGE_2 und des PGI_2-Metaboliten 6-keto-$PGF_{1\alpha}$ in Korrelation zur Hörschwellenabwanderung vermindern. Dagegen läßt Furosemid, ähnlich wie in vielen anderen Geweben des Körpers, auch in der Basalwindung der Meerschweinchencochlea innerhalb weniger Minuten die 6-keto-$PGF_{1\alpha}$- und PGE_2-Gewebekonzentration explosionsartig ansteigen (bestimmt im Radioimmunassay).

Da nun sowohl hohe Konzentrationen von Acetylsalicylsäure, wie auch von Furosemid mit Hörstörungen einhergehen, könnte vermutet werden, daß ganz allgemein jede Störung des intracochleären Prostaglandin-Gleichgewichts Innenohrfunktionsstörungen nach sich zieht, daß also sowohl ein Synthesedefizit als auch eine vermehrte Synthese von PGE_2/I_2 ototoxisch ist. Wenn diese Hypothese zutrifft, müßte die Acetylsalicylsäure-Ototoxizität durch die Substitution von PGE_2/I_2 behandelt werden können. In der Tat kann die durch Acetylsalicylsäure erzeugte Schwerhörigkeit beim Albino-Meerschweinchen innerhalb von Sekunden durch intraarterielle Infusionen von PGE_2-Derivat (Sulproston) und PGI_2 (Prostacyclin) normalisiert werden. Im Falle der Diuretika-Ototoxizität müßte die Schwerhörigkeit auch schon durch PGE_2/I_2-Infusionen auslösbar sein. Dieser Teil der Hypothese läßt sich aber nicht bestätigen. Selbst präletale Prostaglandin-Dosen rufen keine wesentliche Hörschwellenabwanderung beim Albino-Meerschweinchen hervor. Vielmehr verhindert die gleichzeitige Gabe von Furosemid und dilatierend wirksamen Prostaglandinen die typische Diuretika-Ototoxizität.

Diese Ergebnisse weisen neue Wege in der Otologie. Wahrscheinlich ist die Furosemid-Ototoxizität doch eine Funktion der blockierten Membranpumpen, nachdem auch schon I. Thalmann u. Mitarb. (1982) zeigen konnten, daß das Adenylcyclase/cAMP-System keine Vermittlerfunktion für die Diuretika-Ototoxizität besitzt. Nach erfolgter Depolarisation und der Anreicherung von intrazellulä-

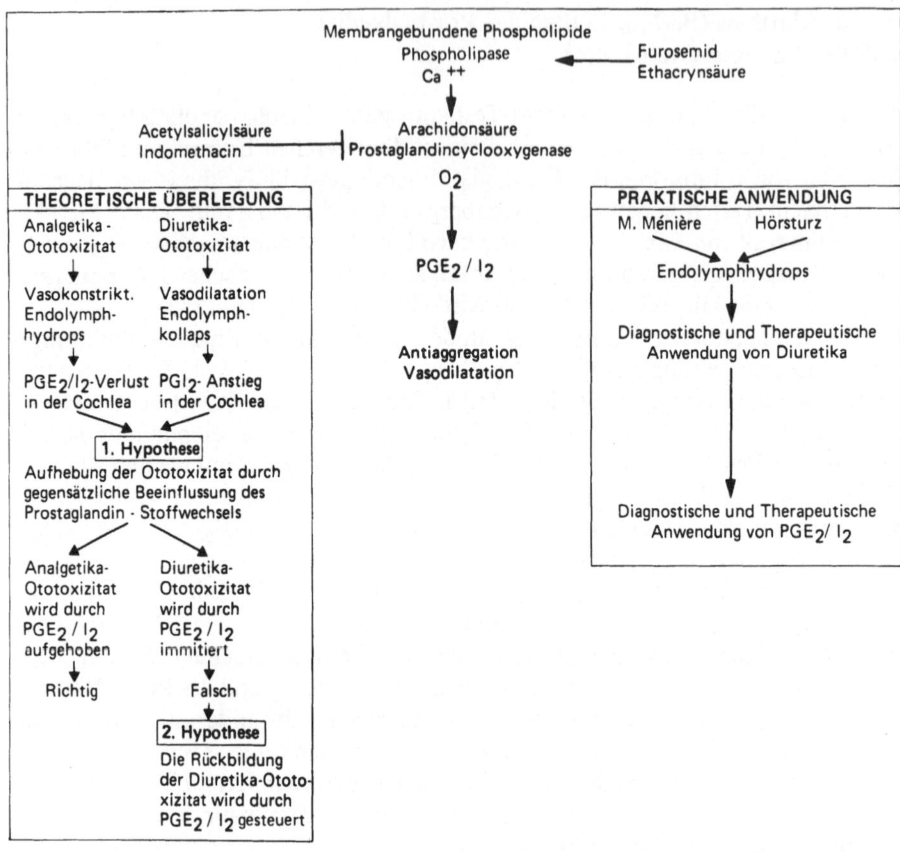

Abb. 1. Transposition der Ergebnisse aus der Prostaglandingrundlagenforschung auf die Innenohrbiologie und ihre klinische Anwendung

ren Ca^{++}-Ionen wird über die Arachidonsäure-Ausschüttung aus den Zellmembranen die Prostaglandinsynthese aktiviert. PGE_2/I_2 stabilisieren dann wieder schnell die Zellintegrität, so daß sich die durch Diuretika ausgelöste Schwerhörigkeit zurückbilden kann.

Die histologisch bekannte Flüssigkeitseinlagerung in der Stria vascularis wäre dann eine Funktion der gesteigerten Prostaglandin-Synthese (Abb. 1).

Die Medikamenteninteraktion zwischen Analgetika und Schleifendiuretika am Innenohr ist keine Folge des unterschiedlichen Einflusses auf die Prostaglandin-Synthese, sondern wahrscheinlich entweder ein pharmakodynamisches Geschehen am Prostaglandinrezeptor oder ein Phänomen der verminderten Cochleadurchblutung nach Acetylsalicylsäure.

Literatur beim Verfasser

Klaus Mees (München): Wie Sie in Ihrem schönen Vortrag aufgezeigt haben, kommt den Prostaglandinen im Innenohr offensichtlich eine funktionelle Bedeutung zu, die wir gegenwärtig jedoch nur spekulativ umreißen können. Von besonderer Bedeutung scheint die Tatsache zu sein, daß im Innenohr Prostaglandine synthetisiert und sezerniert werden. Wissen Sie bereits, welche Zellen an dieser Synthese beteiligt sind und in welches Flüssigkeitskompartiment die Prostaglandine sezerniert werden?

R. Matthias (Berlin); Schlußwort: Wenn die Arachidonsäure als Folge unterschiedlicher Zelleinflüsse aus ihren membrangebundenen Phospholipidspeichern freigesetzt wird, ist die weitere Umwandlung zu den aktiven Lipiden abhängig von der Enzymausstattung der jeweiligen Zellen. So synthetisieren die Endothelzellen der Blutgefäße hauptsächlich PGI_2 (Prostacyclin), die Thrombozyten dagegen TXA_2 (Thromboxan). Verschiedene Makrophagen bilden neben Prostanoiden zusätzlich noch Leukotriene über eine Lipoxigenisierung der Arachidonsäure oder verwandter, vielfach ungesättigter Fettsäuren. Im Innenohr wurde bis heute neben den Prostacyclin- und Thromboxanmetaboliten in der seitlichen Schneckenwand (Matthias 1983) auch in der Perilymphe des Chinchilla reichlich PGE_2 und Abbauprodukte von PGI_2 (Juhn u. Jung 1984) radioimmunologisch nachgewiesen.

Filmdemonstrationen

32. A. Skevas, K. Banis (a. G.), K. Karentzos (a. G.) et al., Ioannina (Griechenland): Acari astigmata im menschlichen äußeren Gehörgang

Ausgefallen

**33. C. Walter, W.L. Mang (Heiden/München): Künstlicher Knochen –
4 Jahre Übersicht – Simda Vorführung –**

34. G. Rosemann, H. Müller (a. G.) (Frankfurt): Schläfenbeinresektion wegen radiogener Spätnekrose

**35. St. Thürmer, G. Kittel, R. Gschwandtner (a. G.) (Erlangen):
Phoniatrische Diagnostik bei Stimmstörungen**

**36. P. Biesalski (Mainz): Das hörgestörte Kind (Pathologie, Erfassung,
Diagnostik, Therapie und Förderung)**

Oropharynxtumoren

37. E. Eitschberger (Hof): Krebsvorsorge und -früherkennung aus der Sicht des niedergelassenen HNO-Arztes

Über das Thema Krebsvorsorge und Krebsfrüherkennung im HNO-Bereich war in Bad Reichenhall auf der 53. Jahresversammlung kontrovers diskutiert worden. Die Erlanger Arbeitsgruppe (1982) hielt eine Krebsvorsorge für sinnvoll und erstrebenswert, die Düsseldorfer Arbeitsgruppe (1982) dagegen für kaum effizient und praktikabel.

Mitteilungen über den Wert und Unwert einer generellen HNO-Krebsvorsorge aus der Sicht des niedergelassenen HNO-Arztes fehlen. Deswegen bin ich dieser Frage nachgegangen. Im Folgenden möchte ich mein Zahlenmaterial darlegen:

Im Untersuchungszeitraum vom 1.4.1982 bis zum 15.5.1984 wurden von mir im Rahmen meiner kassen- und privatärztlichen Tätigkeit 7 537 Patienten untersucht. In das Patientenklientel geht ausnahmslos jede Altersstufe und beiderlei Geschlecht ein. 19 Malignomträger wurden mir mit fertiger Tumor-Diagnose zur Weiterbehandlung überwiesen. Es waren dies 9 Mundhöhlen- und Oropharynx-Carcinome, 4 Kehlkopf-Carcinome, 3 Hypopharynx-Carcinome, 1 Parotis-, 1 Nasennebenhöhlen- und 1 Bronchial-Ca.

Von mir selbst wurden 18 als Malignom-Patienten identifiziert. Diese 18 Patienten hatten die dem Tumor zugehörigen charakteristischen Symptome und deswegen auch selbständig den Arzt zur Abklärung aufgesucht. Im einzelnen waren es 3 Kehlkopf-Carcinome mit dem Tumor-Stadium T_{1a}, 1 Kehlkopf-Carcinom mit dem Tumor-Stadium T_3, 4 Hypopharynx-Carcinome im fortgeschrittenen Stadium T_3T_4, 1 fortgeschrittenes Mundhöhlen-Oropharynx-Ca., 1 Tonsillen-Carcinom im T_2-Stadium, 1 Mundboden-Zungen-Carcinom im T_4Stadium, 1 Nasennebenhöhlen-Carcinom, 1 Schilddrüsen-Ca., 4 Non-Hodgkin-Lymphome und 1 Oesophagus-Carcinom.

Beachtenswert hierbei ist, daß die Kehlkopf-Carcinome keineswegs an der Spitze stehen, sondern gleichauf mit den Hypopharynx-Carcinomen und den mesenchymalen Tumoren. Faßt man die Hypopharynx-Carcinome mit den Carcinomen der Mundhöhle und des Oropharynx zu einer Gruppe zusammen und stellt sie den Larynx-Carcinomen gegenüber, so ergibt sich fast ein Verhältnis von 2:1. Weiterhin fällt auf, daß die Kehlkopf-Carcinom-Patienten überwiegend im Stadium T_{1a}, die Mundhöhlen-, Oro- und Hypopharynx-Carcinom-Patienten dagegen im Spätstadium den Arzt aufsuchten.

Ohne jegliche Tumoranamnese, also geradewegs rein zufällig, – der Patient hatte sich wegen einer Otitis externa vorgestellt – wurde ein Wangen-Ulcus als ein T_1-Carcinom verifiziert.

Welche Schlußfolgerung erlaubt das dargelegte Zahlenmaterial?

Betrachtet man die Ergebnisse unter den Bedingungen einer Krebsvorsorgeuntersuchung, so dürfen weder die 19 überwiesenen Carcinom-Träger noch die 18 Malignom-Patienten, die selbständig den Arzt aufsuchten und dann als Tumor-Patienten identifiziert wurden, in die Statistik einbezogen werden. Lediglich dem einen Wangen-Carcinom darf man zubilligen, daß es bei einer routinemäßigen Untersuchung ganz im Sinne einer Vorsorge als solches erkannt wurde. Gleicher Patient entwickelte ein halbes Jahr später auf der kontralateralen Zungenseite wiederum ein Carcinom. Dieses Zungenrand-Carcinom wurde im T_1-Stadium entdeckt, als sich der Patient routinemäßig zur Nachschau wegen seines operierten Wangen-Carcinoms vorstellte. Damit ergibt sich eine Trefferquote von ungefähr 0,02–0,03%.

Entsprechend den Leistungsziffern könnte ein HNO-Arzt für die einmalige Patientenkontrolle in etwa zwischen DM 23,– und DM 54,– berechnen. Auch wenn man davon ausgeht, daß ca. 3 500 Patienten nicht mit in die Untersuchung einbezogen werden sollten, weil Kleinkinder oder Jugendliche, – diese fingierte Zahl ist der Einfachheit halber gewählt und sicherlich zu hoch angesetzt –, so errechnet sich für die restlichen 4 000 Patienten immer noch ein Untersuchungsbetrag von ca. DM 160 000,–.

Aufgrund des Zahlenmaterials muß an der Effizienz einer Krebsvorsorge im HNO-Fach gezweifelt werden, denn die Trefferquote ist zu gering und steht zudem in keinem Verhältnis zum Kostenaufwand. Weiterhin erscheint es nicht gerechtfertigt, besonders Larynx-Carcinome durch eine generelle Krebsvorsorgeuntersuchung aufspüren zu wollen. Wenn übrhaupt, sollte vielmehr der Früherkennung der Mundhöhlen-, Oro- und Hypopharynx-Carcinomen das Hauptaugenmerk geschenkt werden.

Literatur beim Verfasser

38. Petra Ambrosch, Monika Ernst, H.-J. Pesch, W. Steiner et al. (Erlangen): Endoskopisch-zytologisches Screening im oberen Aero-Digestivtrakt von Risikopersonen

Seit 1982 wurde an der Universitäts-HNO-Klinik Erlangen in Zusammenarbeit mit dem Pathologischen Institut der Universität im Rahmen einer vom Bundesministerium für Forschung und Technologie (BMFT) geförderten Prospektivstudie der obere Aerodigestivtrakt von Krebsrisikopersonen endoskopisch und zytologisch untersucht. Als Risikogruppe galten per definitionem über 30 Jahre alte starke Raucher.

In zwei der Untersuchung vorangegangenen Feldstudien mit ca. 13 000 Probanden konnten bei Rauchern in 1–2%, bei der Gesamtpopulation jedoch nur in 0,6% histologisch gesicherte Krebsvor- und Krebsfrühstadien diagnostiziert werden (Steiner 1984). Die Exfoliativzytologie des oberen Aerodigestivtraktes hat sich in der Klärung der Dignität von sichtbaren Schleimhautproliferationen seit über 10 Jahren an über 10 000 Abstrichen bewährt und ist zur Routinemethode geworden (Pesch et al. 1983; Pesch und Steiner 1984).

Zur endoskopischen Untersuchung wurde das Lupenlaryngoskop nach v. Stuckrad und Lakatos (1975) benutzt. Zytologische Abstriche wurden aus Mundhöhle, Oro/Hypopharynx und Larynx entnommen. In diesen Regionen bestimmt die plattenepitheliale Matrix des Oberflächenepithels den Karzinomtyp (Pesch und Steiner 1979). Außerdem kommen auch hier wie an der Portio et Cervix uteri

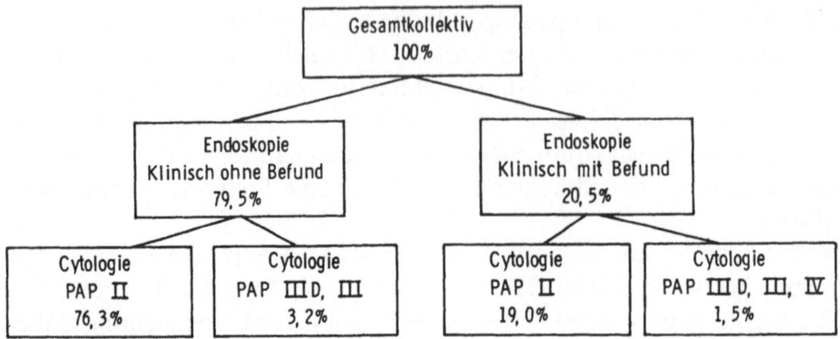

Abb. 1. Endoskopische und zytologische Befunde im oberen Aero-Digestivtrakt von Rauchern (n = 1164). Zahlenangaben in Prozent

häufig plattenepitheliale Dysplasien vor, die als Präkanzerosen anzusehen sind. Die zytologische Auswertung erfolgte deshalb analog der seit langem bewährten gynäkologischen Zytodiagnostik nach Papanicolaou.

Von den 1 164 untersuchten Männern und Frauen wurde bei 20,5% ein klinischer Befund von Krankheitswert erhoben (Abb. 1), der hauptsächlich im Larynx, seltener in Mundhöhle und Pharynx lokalisiert war. Dabei handelte es sich vorwiegend um chronische Entzündungen, Polypen, chronisch-hyperplastische Laryngitiden und Leukoplakien, aber auch um zwei Larynxkarzinome, die zytologisch-histologisch gesichert wurden.

79,5% der Untersuchten hatten endoskopisch, jedoch nur 76,3% auch zytologisch eine unauffällige Schleimhaut (Diagnosegruppe II nach Papanicolaou). Auch der weitaus größte Teil der Risikopersonen mit sichtbaren Schleimhautproliferationen (19%) war zytologisch unauffällig. Insgesamt 4,7% des Gesamtkollektivs waren zytologisch auffällig und wurden vorwiegend der Diagnosegruppe III D, aber auch III und IV nach Papanicolaou zugeordnet. Von allen zytologisch auffälligen Probanden zeigte jedoch nur ein Drittel eine sichtbare Schleimhautveränderung, während zwei Drittel endoskopisch unauffällig waren. Diese beiden Gruppen unterscheiden sich von den übrigen Untersuchten weder in ihrer Altersstruktur noch im Rauch- oder Trinkverhalten.

Die 67 zytologisch auffälligen Abstriche stammten hauptsächlich aus dem Oro/Hypopharynx (Tabelle 1). Dort können Läsionen aufgrund der geringen Verhornungsneigung des ortsständigen Plattenepithels zytologisch besser erfaßt

Tabelle 1. Zytologischer Befund (PAP III D, III) bei Probanden mit endoskopisch unauffälliger Schleimhaut (n = 67)

Anzahl	Lokalisation				
	Mundhöhle	Oropharynx	Hypopharynx	Larynx	Σ
1. Untersuchung	3	17	20	12	52
2. Untersuchung	–	6	8	1	15
Σ	3	23	28	13	67

Tabelle 2. Zytologischer Befund (PAP III D, III) bei Probanden mit endoskopisch unauffälliger Schleimhaut während der ersten und der zweiten Untersuchung

Lokalisation	Cyto PAP			Σ
	III → II	II → III	III → III	
Mundhöhle	2	0	0	2
Oropharynx	12	5	1	18
Hypopharynx	9	4	4	17
Larynx	6	1	0	7
Σ	36	10	5	44

werden als in Larynx und Mundhöhle, wo das ortsständige Plattenepithel häufiger verhornt.

Bisher wurden 53% der Risikopersonen nachuntersucht. Da sich weder Rauchverhalten noch Alkoholkonsum zwischen den Untersuchungen signifikant verändert hatte, ist ein Vergleich beider Gruppen möglich. Bei der ersten Untersuchung enthielten 1,2% der Abstriche auffällige Zellen, bei der zweiten Untersuchung 1,9%. Neben der Zunahme zytologisch auffälliger Befunde bei der zweiten Untersuchung wurden außerdem sowohl Konstanz als auch Verschiebungen der Befunde von „auffällig" nach „unauffällig" beobachtet (Tabelle 2).

Ähnliche Beobachtungen über die Rückbildungsfähigkeit dysplastischer Epithelveränderungen sind von der Cervix uteri bekannt, wobei die Angaben über die Häufigkeit stark schwanken. Mit Sicherheit ist die Rückbildungstendenz jedoch vom Grad der plattenepithelialen Dysplasie abhängig.

Wichtigstes vorläufiges Ergebnis dieser Prospektivstudie ist der Sachverhalt, daß etwa 3% der starken Raucher *trotz* klinisch gesunder Schleimhaut Zellen plattenepithelialer Dysplasien im Ausstrich haben. Diese Subpopulation in der Risikogruppe der starken Raucher kann nur zytologisch diagnostiziert werden.

Literatur beim Verfasser

39. K. Hörmann, J. Hagemann (a. G.) (Hamburg): Die Wertigkeit der Computer-Tomographie bei Tumoren des Oropharynx und der Mundhöhle

Die differenzierte Darstellung der Computertomographie der Normalanatomie des Oropharynx und der Mundhöhle überzeugt. Zur Beantwortung der Frage der Wertigkeit der Methode bei Tumoren dieser Region wurden die CTs von 78 Patienten retrospektiv neubefundet und die Ergebnisse mit klinischen, operativen und pathoanatomischem Befund verglichen. Die Untersuchungen wurden an einem Somatom 2 der Firma Siemens in 2,4 und 8-mm Schichten teils mit laufender Kontrastmittelinfusion durchgeführt. Die CT-Information ist wesentlich abhängig von der Lokalisation des Befundes (Abb. 1). Tumoren, die dem Kiefer und der Rachenhinterwand, also einer unbeweglichen und da knöchern, hoch kontrastrei-

CT/KLINIK-REGIONÄRE BEDEUTUNG

Lokalisation	>	=	<
Kiefer	57 %	36 %	7 %
Rachenhinter-wand	50 %	50 %	
Mundboden	27 %	67 %	6 %
Zungengrund	15 %	85 %	
weicher Gaumen Gaumenbögen Mandel	5 %	69 %	26 %
freie Zunge	0 %	88 %	12 %

Abb. 1. Wert der Computertomographie im Vergleich zur klinischen Untersuchung, aufgeschlüsselt nach Bezirken

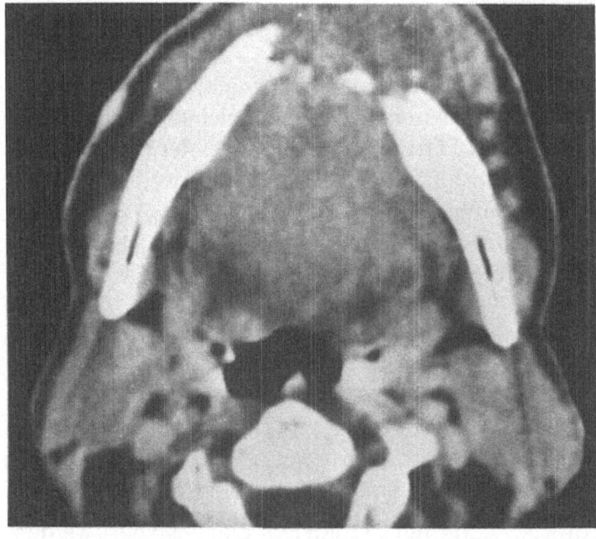

Abb. 2. CT Mundbodenkarzinom mit Ausdehnung im Bereich der Zunge, Durchbruch durch den Unterkieferknochen bis zur Haut, freie A. Carotis und V. jugularis, deutliche parapharyngeale Infiltration

chen Unterlage aufsitzen, bieten gegenüber denen des Mundbodens und des Zungengrundes eine deutlichere Mehrinformation. Dagegen wird die klinische Befundsicherheit im Bereich der Tonsillen, der Gaumenbögen, des weichen Gaumens und der freien Zunge in einem wesentlichen Prozentsatz nicht erreicht. Unabhängig vom Sitz des Primärtumors zeigt die Analyse des Tumordurchmessers, daß die Mehrinformation der CT ganz wesentlich von der Tumorgröße abhängt und mit dieser zunimmt. Die Zusatzinformation durch das CT bezieht sich auf exaktere Tumorausdehnung (40%), Knochendestruktionen (30%), Ausdehnung Richtung Nasennebenhöhlen und in den parapharyngealen Raum (16%), Verschluß der V. jugularis (10%) und Carotisummauerung (4%) (Abb. 2).

Es werden mehrere Beispiele, die die klinischen, radiologischen und computertomographischen Befunde demonstrieren, gezeigt.

Die exzellenten Darstellungen bei Tumoren, die an den Kiefer bzw. die Wirbelsäule grenzen, werden durch die unterschiedlichen Dichtewerte, die eine differenzierte Zuordnung verschiedener Gewebearten ermöglichen, erklärt.

Diese Grauabstufungen entsprechen vereinfacht Knochen mit $+1\,000$, Wasser mit 0 und Luft $-1\,000$ in sog. Houndsfieldeinheiten. Wo dieser Kontrast fehlt, wird versucht, durch Kontrastmittelinfusion nachzuhelfen. Dementsprechend ist das Auflösungsvermögen der CT bei kleinen Tumoren in homogenem Gewebe wie bei Tonsillen und Zunge außerordentlich begrenzt.

Unabhängig von der Lokalisation zeigt sich, daß die CT der Mundhöhle und des Oropharynx ihren wesentlichen Wert in der Therapieplanung ausgedehnterer Raumforderungen gewinnt. Besonders durch das Dünnschichttomogramm ist eine genaue Bestimmung der Ausdehnung, der Tiefeninvasion, der Knochendestruktion und der Ummauerung der großen Gefäße möglich. Die CT gestattet so eine präzise Operations- bzw. Bestrahlungsplanung. Dagegen stellt die Methode im Gegensatz zu anderen Regionen des Körpers z. B. des Kleinhirnbrückenwinkels, keine Hilfe in der Früherkennung noch umschriebener Veränderungen dar. Vielfalt und Motilität der anatomischen Strukturen begrenzen hier die Aussage.

Literatur beim Verfasser

G. Georgopoulos (Athen): Der Wert der Computer-Tomographie für die Diagnose der tiefliegenden Tumoren des HNO-Gebietes ist universell anerkannt. Sie haben seine Wertigkeit auch für Tumoren, die weniger tief liegen, gezeigt, und das ist interessant.

Meine Frage ist: Läßt die Computer-Tomographie einen gutartigen Tumor von einem Malignom differenzieren? Ist es z. B. möglich, durch das CT eine Kieferhöhlencyste von einem Sinuskarzinom zu differenzieren? Mit anderen Worten, gibt es bei der Elektronenkonzentration Normen, die einer gewissen Gewebestruktur entsprechen?

K. Hörmann (Hamburg); Schlußwort: Trotz hoher Sensibilität ist auch mit der CT wie auch mit anderen radiologischen Methoden die Frage nach der Dignität eines Befundes nicht zu beantworten. So können mit dem CT Hinweise auf Malignität wie infiltratives Wachstum und Knochendestruktion gefunden werden. Doch muß die von Ihnen angesprochene spezifische Diagnose „banale Kieferhöhlenzyste" nach wie vor endoskopisch bioptisch gesichert werden. Die Kernspintomographie mit ihren Ergänzungen könnte hier weiterführen.

40. E. Nowara, R. Pabst (a. G.) (Hannover): Migration von Lymphozyten aus den Gaumentonsillen nach lokaler Markierung

Manuskript nicht eingegangen

41. G. Wild, D. Mischke (Berlin): Identifizierung der Cytokeratin-Fraktion des geschichteten Epithels der menschlichen Tonsille*

---

* Erscheint ausführlich in einem anderen Organ unserer Gesellschaft

Hauptvortrag

42. H. Rudert (Kiel): Die chirurgische Behandlung der Oropharynxtumoren

Seit dem klassischen Referat Mündnichs [7] im Jahre 1960, d. h. seit fast 25 Jahren, stand das Thema „Oropharynx-Tumoren" nicht mehr auf dem Programm eines unserer Jahres-Kongresse. Wenn man bedenkt, daß allein das Tonsillen-Carcinom nach dem Larynx-Carcinom der zweithäufigste Tumor des Fachs ist, stimmt dies nachdenklich. Eine Erklärung mag sein, daß spektakuläre Fortschritte in der Therapie mit entsprechender Verbesserung der Prognose bisher ausgeblieben sind. Zwei Entwicklungen haben in den letzten Jahren etwas Bewegung in die starre Front gebracht: einmal die Fortschritte in der Chirurgie auf dem rekonstruktiven Sektor und zweitens die Chemotherapie, wobei allerdings beide Verfahren bisher den Beweis größerer Effizienz schuldig geblieben sind.

Ich werde versuchen, den heutigen Stand darzustellen, wobei natürlich das Hauptgewicht auf die Chirurgie gelegt wird.

Der Oropharynx bildet die mittlere Etage des Pharynx zwischen Nasopharynx und Hypopharynx (Abb. 1). Die UICC hat ihn aus kanzerologischer Sicht in 4 Bezirke unterteilt: in die Seitenwand mit den Tonsillen, die Vorderwand mit Valleculae und Zungengrund, die obere Wand mit dem weichen Gaumen und der Uvula und die Pharynx-Rückwand. Topographisch bildet er mit dem Spatium parapharyngicum eine Einheit. Über die Fascienlücke im vorderen Parapharyngealraum bestehen Beziehungen zur Parotisloge. Tumoren des Parapharyngealraums und der Glandula parotis können sich in den Oropharynx hinein entwickeln und müssen chirurgisch wie Oropharynxtumoren behandelt werden.

Der Oropharynx weist gegenüber den anderen Etagen des oberen Aerodigestivtrakts einige Besonderheiten auf:

1. Er liegt ontogenetisch im Bereich des Kopfdarms am Übergang von Ektoderm und Entoderm. Epitheliale Tumoren der Gaumenregion verhalten sich nach Fletcher [4] dementsprechend mehr wie Tumoren der ektodermalen Mundhöhle, diejenigen des Oropharynx im engeren Sinn (Zungengrund, Tonsillen, Pharynxwand) mehr wie Tumoren der übrigen Pharynxetagen entodermaler Abkunft.

2. Mit den Gaumentonsillen und der Zungengrundtonsille befinden sich wichtige lymphatische Organe des Waldeyerschen Rachenrings im Oropharynx und bestimmen durch ihre spezifischen Tumoren die Onkologie der Region entscheidend mit.

3. Bildet der Oropharynx die Kreuzungsstelle von Luftweg und Speiseweg. Jeder größere chirurgische Eingriff stört die neuromuskulären Reflexmechanismen zur Protektion der unteren Luftwege und zur Sicherung des Schluckakts.

Unter den Tumoren sind zahlenmäßig am bedeutsamsten die malignen Tumoren. Weitaus die größte Gruppe bilden die Plattenepithelcarcinome, 66,7% im Kieler Krankengut (Tabelle 1). Die malignen Speicheldrüsentumoren stellen zwar nur 4%. Die Kenntnisse der einzelnen histologischen Varianten sind wegen ihres unterschiedlichen Malignitätsgrads jedoch von größter Bedeutung. 30% der Oropharynxtumoren sind maligne Lymphome, deren Therapie Sache des internistischen Onkologen und des Radiotherapeuten ist. Tumoren ohne Ulcus an der Schleimhautoberfläche sind für lymphatische Tumoren charakteristisch. Wie bereits erwähnt, gehören die sich submukös entwickelnden Tumoren des Parapharyngealraums und gelegentlich sich in den Oropharynx entwickelnde Parotistumoren in diesen Rahmen. In 80% handelt es sich um neurogene und um Speicheldrüsentumoren (Abb. 2).

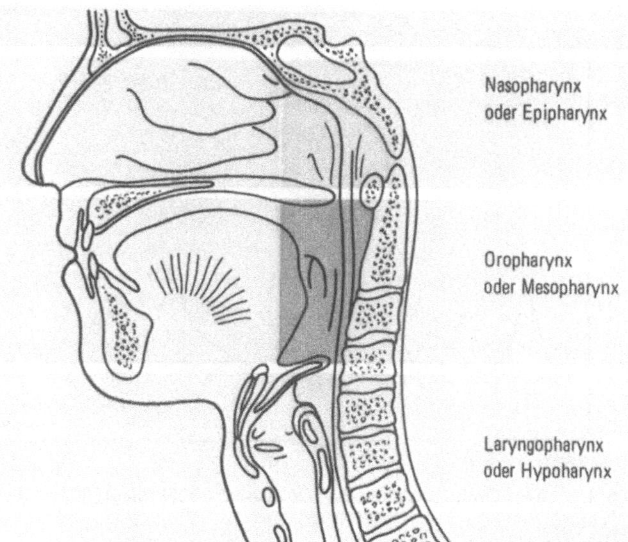

Abb. 1. Die Etagen
des Pharynx

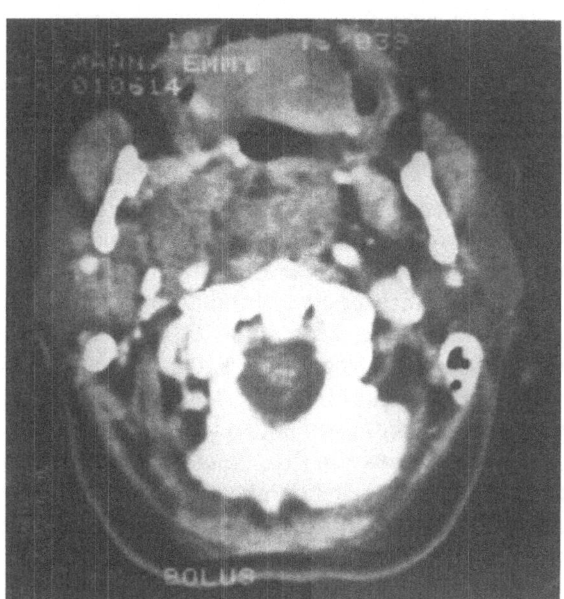

Abb. 2. Riesiges pleomorphes
Adenom der Parotisregion und
des Parapharyngealraums, das
weit in den Oropharynx hinein
ragt

Tabelle 1. 252 maligne Tumoren des Oropharynx (Kiel 1964–1981)

Plattenepithel-karzinome	Maligne Lymphome	Maligne Speichel-drüsentumoren	Andere
168	71	11	2
66,7%	28,1%	4,4%	0,8%

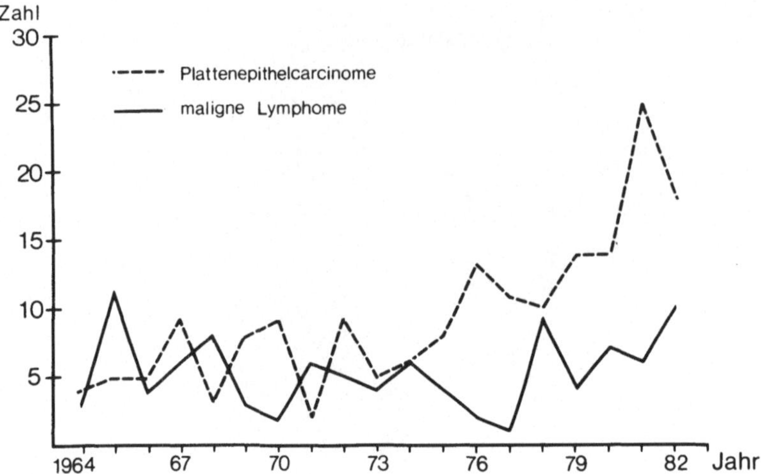

Abb. 3. Maligne Oropharynxtumoren (Kiel 1964–1982): Morbiditätstendenz

Für uns steht die große Gruppe der Plattenepithelcarcinome im Vordergrund, deren Epidemiologie und Gesetzmäßigkeiten die Ergebnisse der Behandlung stark negativ beeinflussen. Die Altersstruktur mit dem Gipfel in der 6. bis 8. Dekade ist ungünstig, ebenso der hohe Anteil von Alkoholikern und Rauchern. Die Multizentrizität der Carcinome mit Zweit- und Drittcarcinomen bis 37%, die hohe Metastasierungsrate mit 70% regionären Metastasen bei Behandlungsbeginn und bis zu 18% Fernmetastasen im Verlauf, die nur bedingte Radiosensibilität und die zweifelhafte Verbesserung der Ergebnisse durch Chemotherapie schränken die Erfolgsquoten auch einer extremen Chirurgie erheblich ein. Dies sollte man bedenken, wenn man Eingriffe indiziert, die neben der Beeinträchtigung der Funktionen auch zu einer Veränderung der Persönlichkeitsstruktur führen können. Im Kieler Krankengut fällt die steigende Morbiditätstendenz der Plattenepithelcarcinome im Gegensatz zu den malignen Lymphomen, deren Frequenz sich nicht erhöht hat, auf (Abb. 3). Bemerkenswert ist auch die deutliche Zunahme der jüngeren Altersgruppen in den letzten Jahren.

Die Chirurgie beim Plattenepithelcarcinom muß immer im Rahmen der kombinierten Gesamtbehandlung gesehen werden, bei der die Strahlentherapie heute noch der wichtigste Partner der Chirurgie ist. Bei der Besprechung der Ergebnisse wird die Bedeutung der kombinierten chirurgisch-radiologischen Therapie klar werden. Für eine primäre Chirurgie im allgemeinen nicht geeignet sind die Anlehnung an Stell [12] die über 75 Jahre alten Patienten, anaplastische Tumoren und Schmincke-Carcinome, Patienten mit Kieferklemme als Zeichen des Befalls der Flügelgaumengrube, Patienten mit Hornerschem Symptomenkomplex. Bei bilateralen Lymphknotenmetastasen sollte die Entscheidung zur primären Chirurgie ebenfalls kritisch gestellt werden, da die 5-Jahresheilungsquote bei 5% liegt.

Vom operativ-technischen ist der Oropharynx ein schwieriges, aber reizvolles Problem. Jeder, der viele Jahre tonsillektomiert, hat bei diesem relativ kleinen Eingriff Komplikationen und Situationen erlebt, die die Insuffizienz des oralen Zugangs demonstrieren. Er ist nur geeignet für kleine Tumoren des weichen Gau-

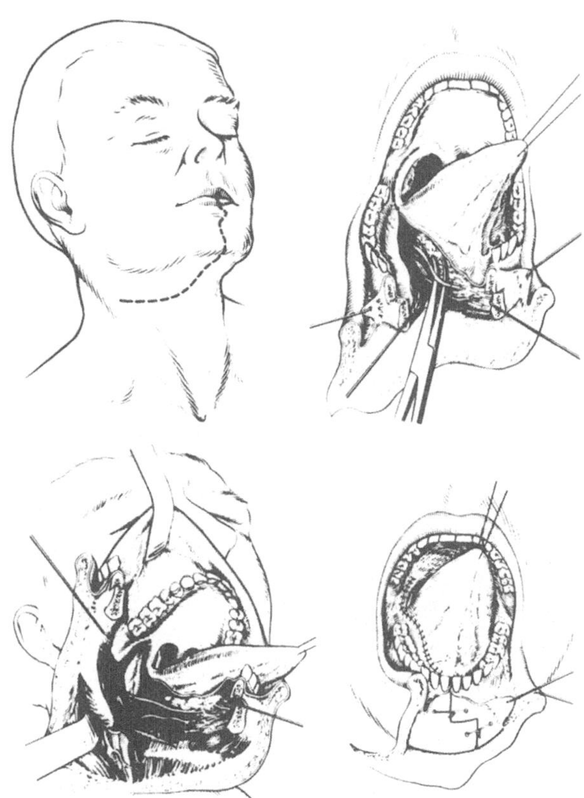

Abb. 4. Die laterale transmandibuläre Pharyngotomie ist der beste operative Zugang zum Oropharynx und zum Parapharyngealraum

mens und der Tonsillen, mehr im Sinne einer „excisional biopsy". Der Weg zum Oropharynx führt über den Hals und über den Mundboden und vielfach durch die Mandibula. Kleine gutartige und niedrig maligne Tumoren erreicht man durch die mediane oder laterale Pharyngotomie. Der klassische Eingriff mit der besten Übersicht ist jedoch die translabiale transmandibuläre Pharyngotomie, die die Franzosen Buccopharyngotomie nennen. Kleine mediale Tumoren werden durch eine mediane Mandibulotomie und Glossotomie erreicht. Für die Chirurgie der lateralen und aller großen Tumoren jeglicher Lage ist die laterale transmandibuläre Pharyngotomie der adäquate Zugang, von dem aus alle notwendigen Erweiterungen von der partiellen Unterkieferresektion unter Einschluß der Parotidektomie bis zur Pharyngo-Laryngektomie durchgeführt werden können (Abb. 4). Sie ist im übrigen auch der beste Zugang zum Parapharyngealraum [9]. Die Methode geht auf von Mikulicz, von Langenbeck und Kocher zurück. Das Vorgehen wird am Beispiel eines Lipoms demonstriert, das die Parotisloge ausfüllte, sich durch die Fascienlücke im vorderen Parapharyngealraum in diesen hinein entwickelte und durch Verlagerung von Tonsille und weichem Gaumen als Oropharynxtumor imponierte (Abb. 5). Der operative Zugang erfolgte translabial-transmandibulär, wobei zusätzlich mit einer Parotis- und Facialisfreilegung begonnen wurde. Auf Abb. 6 und 7 sehen Sie die Entwicklung des durch den N. fa-

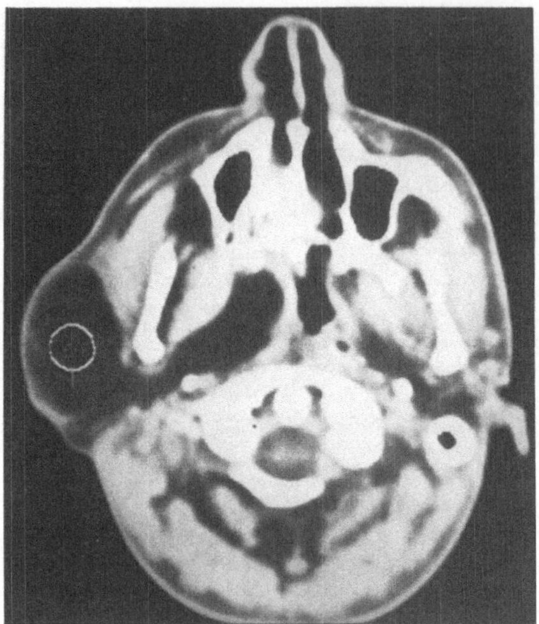

Abb. 5. Riesiges Lipom der Parotisregion und des Parapharyngealraums mit Verdrängung von Tonsille und weichem Gaumen

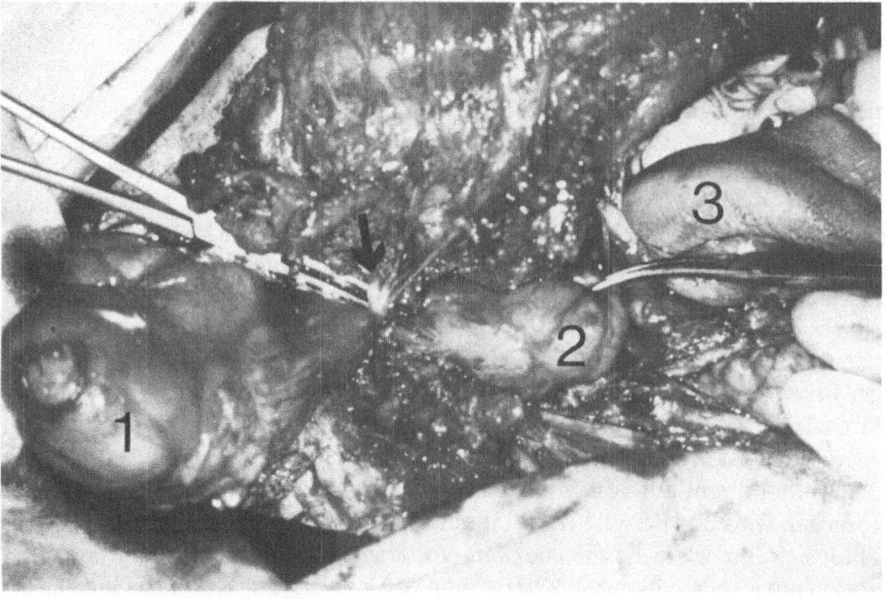

Abb. 6. Operationssitus des Lipoms von Abb. 5. Zustand nach lateraler Pharyngotomie und Entwicklung des Tumors. *1* parotidealer Anteil, *2* pharyngealer Anteil des Tumors, der vom N. facialis (→) in zwei Teile geteilt wird. *3* Zunge

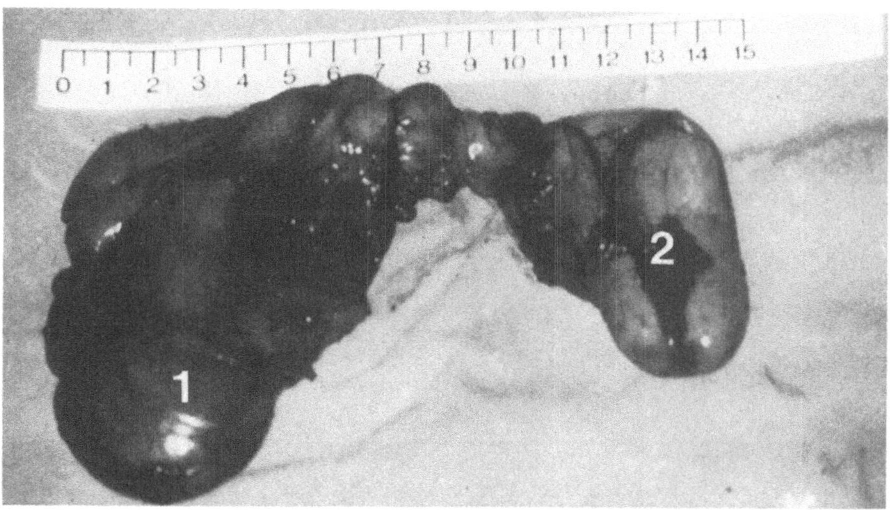

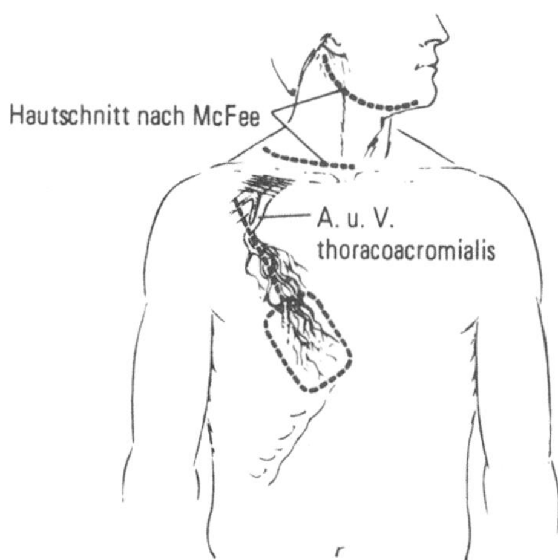

Abb. 7. Operationspräparat des Lipoms von Abb. 5 und 6. *1* Parotidealer Anteil, *2* oropharyngealer
Anteil

Abb. 8. Myokutaner pectoralis-major-
Insellappen

cialis hantelförmig in 2 Teile geschnürten Tumors. Der Wundverschluß wurde
mit Verplattung des Unterkiefers durchgeführt.

Beim Plattenepithelcarcinom ist der klassische Eingriff die Blockresektion
von Primärtumor, Unterkiefersegment und regionärem Lymphabfluß. Der Ame-
rikaner H. Martin hat ihn in den 40iger Jahren als sogenannte „Commandoope-
ration" systematisiert.

Ursprünglich erfolgte der Wundverschluß durch Adaptation von Wange und
Zungenrest. Die Einengung der Speisewege und der Verlust des Mundbodens mit
ihren Folgen, unter Umständen mit Speichelfluß aus dem Mund heraus nach vorne, haben frühzeitig die Entwicklung rekonstruktiver Maßnahmen angestoßen,
deren wichtigste ohne Anspruch auf Vollständigkeit hier aufgeführt werden.

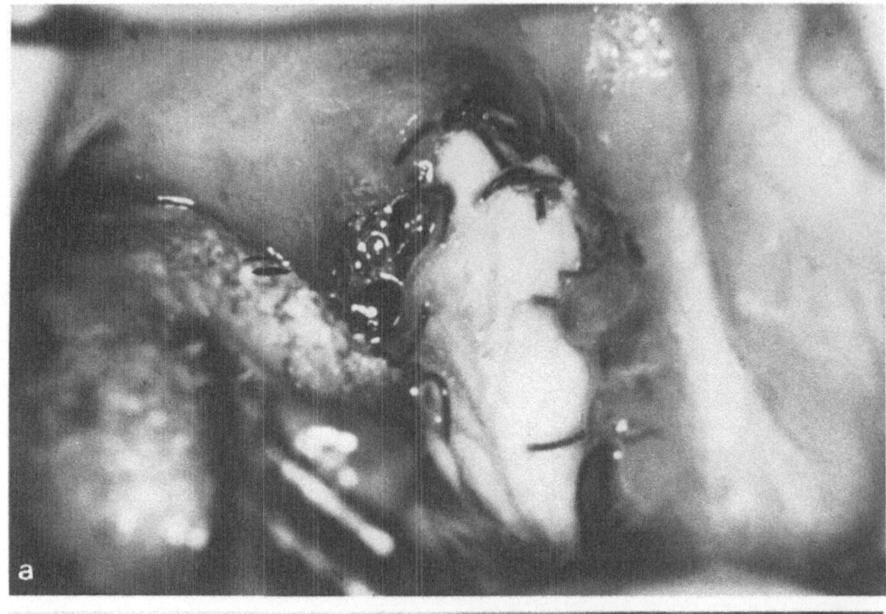

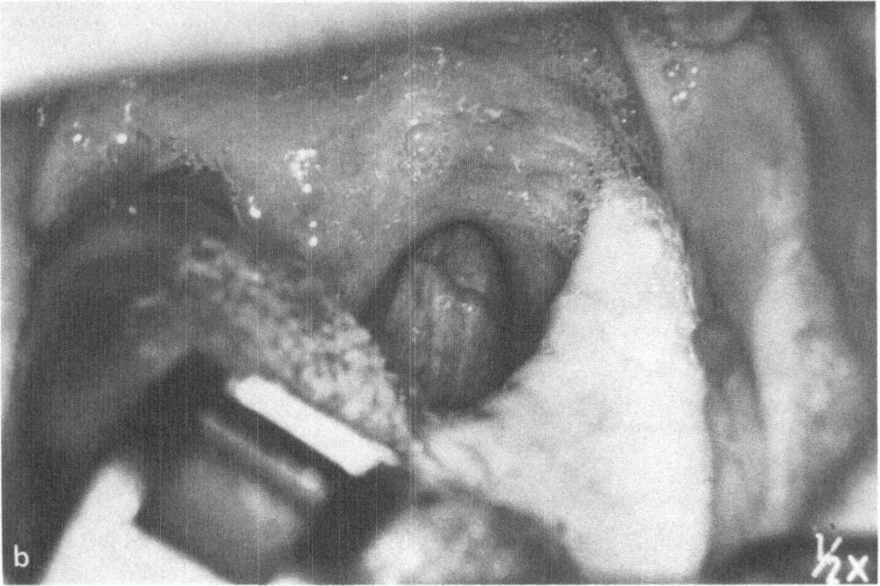

Abb. 9. a Myokutaner pectoralis-major-Insellappen in situ (10 Tage nach OP). **b** Der gleiche Lappen nach ½ Jahr

Eine der ältesten Methoden, der von der A. temporalis ernährte Stirnlappen ist hervorragend stabil und heute nach McGregor [6] benannt. Wegen der kosmetischen Beeinträchtigung der Stirn ist er bei uns nur noch selten in Gebrauch. Für uns ist er der ideale Lappen der 2. und der 3. Wahl, wenn andere Methoden versagt haben.

In den 70er Jahren war der Standardlappen der deltopektorale Lappen nach Bakamjian [2], der durch die tiefliegende Fistel und die Narbe an der Schulter sowie durch die Notwendigkeit des zweizeitigen Vorgehens für den Patienten sehr lästig werden konnte.

Eine ideale Lösung des Problems brachten am Ende der 70er Jahre die myokutanen Insellappen, die ein einzeitiges Vorgehen ermöglichten. Als Beispiel wird der myokutane Pektoralis-major-Insellappen [1] erwähnt, da er der meistgebrauchte und sicherste dieser Lappen ist (Abb. 8, 9 a, b). Wir haben ihn 43 mal eingesetzt und erlebten nur in 3 Fällen partielle Nekrosen, die aber per secundam abheilten. Die myokutanen Lappen haben den Einsatz freier Transplantate mit den zeitlich und personell aufwendigen mikrovaskulären Anastomosen im Oropharynxbereich weitgehend überflüssig gemacht.

Im Falle der Rekonstruktion von Zungengrunddefekten nach Resektion von Zungengrundtumoren kann ein bestimmter ortsständiger Zungenlappen eine hervorragende Alternative zu den myokutanen Lappen sein. Wir haben in einigen

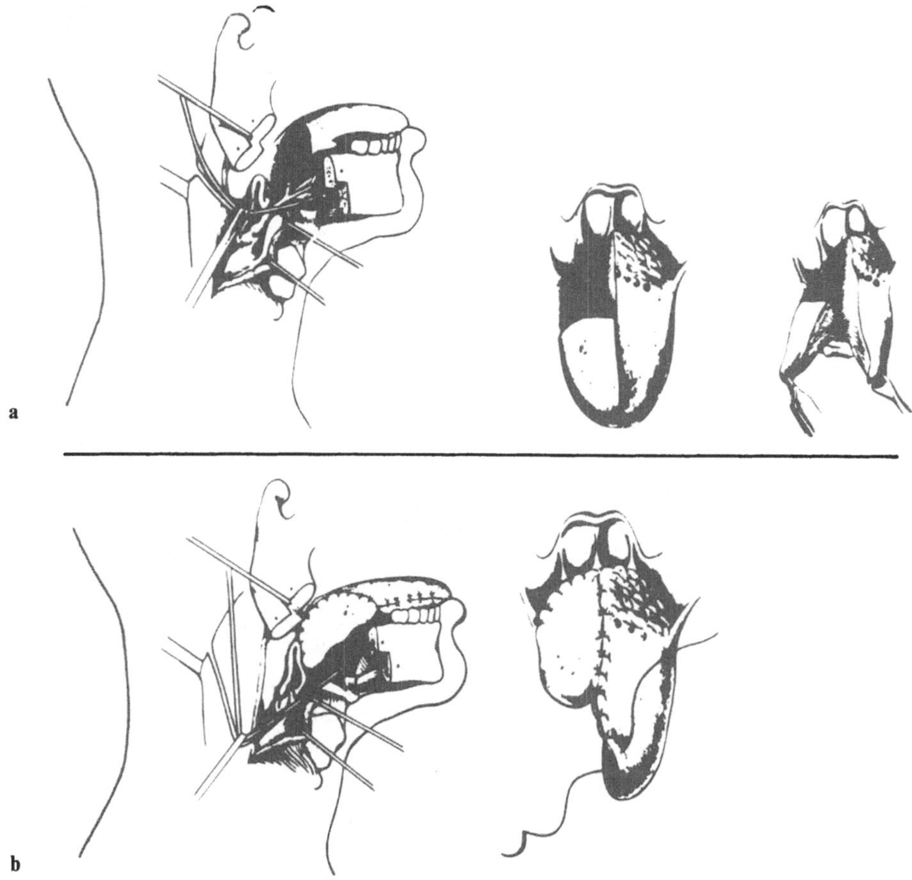

Abb. 10 a, b. „Set back flap" der Vorderzunge nach Schechter. **a** Der Zungengrundtumor ist reseziert. Aus den vorderen Zweidritteln der halben Zunge der Resektionsseite wird der Lappen gebildet. **b** Er ist an der Zungenbeinmuskulatur gestielt und wird in den Defekt verlagert

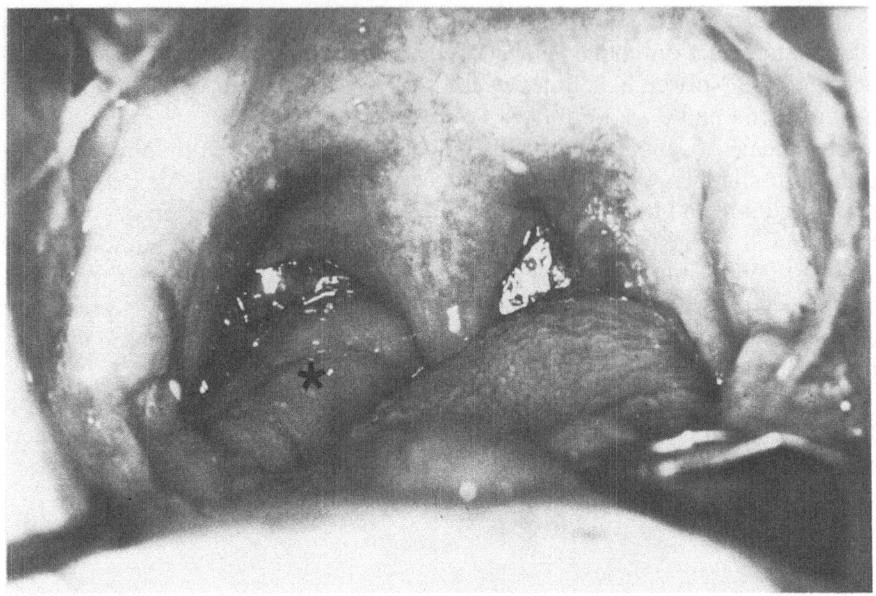

Abb. 11. Beispiel eines „set back flap" nach Schechter. Zustand nach Resektion eines Zungengrundcarcinoms. Der Defekt ist durch den nach rückwärts verlagerten Zungenlappen (∗) versorgt

Fällen den noch wenig bekannten 1980 von Schechter [11] angegebenen sogenannten „set back flap" aus den vorderen Zweidritteln einer Zungenhälfte mit sehr gutem Erfolg angewendet (Abb. 10a, b, 11).

Ein weiterer Fortschritt zeichnet sich in der differenzierteren Einstellung gegenüber der Einbeziehung des Unterkiefers in das Resektionsgebiet ab. Wir haben bereits auf dem Deutschen Krebs-Kongreß 1982 darauf hingewiesen, daß die Resektion eines Unterkiefersegments aufgrund histologischer Untersuchungen von Marchetta [5] und klinischer Erfahrungen aus der Mayo-Klinik [3] mit größerer Zurückhaltung gehandhabt werden kann. Dieser Trend wird durch neuere Veröffentlichungen aus St. Louis bestätigt [13]. Vor allem die medialen Tumoren des Zungengrunds, die bis vor wenigen Jahren nur durch die Kombination von totaler Glossektomie und Laryngektomie eine Chance hatten, sind heute durch die Kombination von temporärer Mandibulotomie und Rekonstruktion mit den modernen Lappenplastiken mit der gleichen Heilungschance zu behandeln. Um jedoch nicht mißverstanden zu werden: Bei vielen lateralen Tumoren, z. B. bei vielen Tonsillentumoren und Tumoren der vorderen Gaumenbögen mit ihren engen Beziehungen zum Unterkiefer ist die Unterkieferteilresektion weiterhin notwendig.

Die Rekonstruktion des aufsteigenden Unterkieferasts mit einer Rippe ist bei der Behandlung maligner Oropharynxtumoren nur in Ausnahmefällen angebracht, vor allem, wenn eine Bestrahlungstherapie angeschlossen werden muß.

Trotz der geschilderten Fortschritte in der Chirurgie, trotz der hier nicht geschilderten Fortschritte der Strahlentherapie und trotz der hervorragenden, aber zeitlich begrenzten Remissionen bei zusätzlicher Anwendung der Chemotherapie

Tabelle 2. Determinierte 5-Jahres-Überlebensraten beim Oropharynxcarcinom (Nach Zagars u. Norante 1983)

Weicher Gaumen: ⟶	50%
Tonsillen: ⟶	45%
Zungengrund: ⟶	26%
Pharynxwand: ⟶	20%

Tabelle 3. 5 Jahres-Überlebensraten beim Oropharynxcarcinom (Kiel 1964–1982)

Oropharynx-Ca insgesamt ⟶	38,5%
Tonsillen ⟶	39 %
Zungengrund ⟶	31 %
Rein radiologische Therapie ⟶	16,4%
Kombin. chir.-radiol. Therapie ⟶	57,4%

sind die Ergebnisse beim Plattenepithelcarcinom, wie sie aus einer amerikanischen Sammelstatistik des Jahres 1983 [14] und aus unseren Kieler Ergebnissen hervorgehen, im Oropharynxbereich nicht überwältigend (Tabellen 2 und 3).

Die Bearbeitung des Kieler Krankenguts der Jahre 1964 bis 1982 zeigt, daß wir im internationalen Feld nicht schlecht liegen. Besonders eindrucksvoll und vielleicht etwas aus dem Rahmen fallend ist der krasse Unterschied zwischen rein radiologischer Therapie und der kombinierten radiologisch-chirurgischen Therapie, der noch der näheren Analyse bedarf. Die Ergebnisse anderer Autoren bestätigen aber den Trend. Ich erinnere an die Untersuchungen Naumanns aus dem Jahre 1968 [8]. Die Ergebnisse zeigen ganz deutlich, daß die kombinierte radiologisch-chirurgische Therapie immer noch die Grundlage der Behandlung der Plattenepithelcarcinome des Oropharynx ist.

Literatur

1. Ariyan S (1979) The pectoralis major myocutaneous flap. Plast Reconstr Surg 63:73–81
2. Bakamjian V (1968) Total reconstruction of pharynx with medially based deltopectoral skin flap. NYJ Med 68:2771–2778
3. Barrs DM, Desanto LW, O'Fallow WM (1979) Squamous cell carcinoma of the tonsil and tongue-base region. Arch Otolaryng 105:479–485
4. Fletcher GH, Jesse RH, Healey JE,Thoma GW (1967) Oropharynx. In: Cancer of the Head and Neck, ed. by Maccomb WS, Fletcher GH. Williams & Wilkins, Baltimore, pp 179–212
5. Marchetta FC, Sako M, Murphy JB (1971) The periosteum of the mandible and intraoral carcinoma. Amer J Surg 122:711–713
6. McGregor JA (1963) The temporal flap in intra-oral cancer: its use in peparing the post-excisional defect. Brit J Plast Surg 16:329
7. Mündnich K (1960) Die malignen Tumoren des Mesopharynx. Arch Ohr-, Nas-, und Kehlk- Heilk 176:237–412
8. Naumann HH (1968) Die operative Behandlung des Tonsillen-Karzinoms. Fortschr Kiefer-, Gesichtschir 13:71–77

9. Rudert H (1983) Tumoren des Oropharynx. In: Berendes J, Link R, Zöllner F: Hals-Nasen-Ohren-Heilkunde in Praxis und Klinik, Bd. 4, Teil 2, S. 10. 1–70. Stuttgart, Thieme, 2. Auflage
10. Rudert H (1982) Malignant tumors of the oropharynx. J Cancer Res Clin Oncol 103:Suppl., A 59
11. Schechter GL, Sly DE, Roper AL, Jackson RT, Bumatay J (1980) Set-back tongue flap for carcinoma of the tongue base. Arch Otolaryng 106:668–671
12. Stell PM (1976) Tumours of the oropharynx. Clin Otolaryngol 1:71–90
13. Thawley SE, Simpson JR, Perez CA, Marks JE, Ogura JH (1983) Preoperative irradiation and surgery for carconomas of the base of the tongue. Ann Otol Rhinol Laryngol 92:485–490
14. Zagars G, Norante JD (1983) Head and neck tumors. In Rubin P, Bakemeier RF, Krackov SK: Clin Oncol 6:230–261. American Cancer Soc 6. Edition

W. Draf (Fulda): In Ergänzung zu den von Ihnen geschilderten rekonstruktiven Verfahren darf auf die Möglichkeit der Wiederherstellung des Oropharynx mit Hilfe des M. temporalis hingewiesen werden. Diese Methode ist relativ einfach und mit geringer Morbidität verbunden.

Darüber hinaus wollte ich Sie bitten, die von Ihnen gezeigte Altersgrenze von 75 Jahren näher zu begründen. Unserer Erfahrung nach lernen Patienten in dieser Altersstufe nach ausgedehnten Oropharynxresektionen nicht oder nur sehr langsam Schlucken. Dies ist mit der Gefahr einer Aspirationspneumonie verbunden. Andererseits läßt sich die perioperative Mortalität älterer Patienten durch entsprechende präoperative Vorbereitung, die wir mit den Internisten und Anästhesisten gemeinsam durchführen, deutlich senken.

M. Handrock (Berlin): Bei der Chirurgie großer Oropharynxtumoren stellt die Unterkieferresektion bzw. dessen Rekonstruktion ein erhebliches Problem dar. Sie haben gesagt, daß Sie nur ausnahmsweise eine Sofortrekonstruktion des Unterkiefers durchführen; diese wird jedoch speziell von den Kieferchirurgen mit Nachdruck gefordert, z. B. in Form eines freien osseo-myocutanen Transplantates mit Gefäßanostamosen, wie es von Bitter angegeben wurde. Ich möchte deshalb wissen, ob wir tatsächlich auf die Rekonstruktion des Ramus mandibulae verzichten dürfen und die damit für den Patienten verbundenen Nachteile in Kauf nehmen sollen, zumal ja bei Resektion des Corpus mandibulae eine Sofortrekonstruktion unumgänglich ist.

K. Hörmann (Hamburg): Sie haben anhand Ihrer letzten Statistik über das Krankengut der Kieler Universitäts HNO-Klinik von 1964–1982 die außerordentlich schlechten Ergebnisse der reinen radiologischen Therapie gegenüber den deutlich besseren der radio-chirurgischen Kombinationstherapie hervorgehoben. Beruhen diese Zahlen auf einer randomisierten Studie, oder umfaßt die Gruppe der rein strahlentherapeutisch behandelten Patienten gar ein rein palliativ bestrahltes und damit a priori prognostisch infaustes Krankengut?

v. Ilberg (Frankfurt): In einem hohen Prozentsatz ist bei den Malignomen des Oropharynx mit einem bilateralen Lymphknotenbefall zu rechnen. Dies trifft zumal für diejenigen Tumoren zu, die primär die Mittellinie nicht respektieren. Meine Frage lautet daher: In welchen Fällen führen Sie eine einseitige oder zweiseitige Neck dissection durch?

W. Steiner (Erlangen): Bei Krebsfrühstadien des Oropharynx geben wir an der Erlanger HNO-Klinik der enoralen Laserresektion unter mikroskopischer Sicht den Vorzug. Für den Zungengrund setzen wir Spreizlaryngoskope ein. Auch bei relativ großen Wunden verzichten wir auf eine Defektdeckung. Die Vorteile der zwar etwas verlängerten Spontanheilung nach Laserchirurgie liegen in den hervorragenden organischen und funktionellen Resultaten sowie einer verbesserten Rezidivfrüherkennung. Die onkologischen Ergebnisse sind bisher sehr befriedigend.

H. H. Naumann (München): Bei der operativen Behandlung der Oropharynx-Tumoren gibt es, wie in Ihrem Referat schon anklang, ein besonders kompliziertes Problem: Die Beteiligung des Unterkiefers. Ich hätte gern noch etwas mehr darüber gehört, ob Sie nach partiellen Unterkieferresektionen immediat oder in mehreren Schritten rekonstruieren, welche Materialien Sie für den Unterkieferersatz verwenden, wie Ihre Langzeiterfahrungen damit sind und ob und gegebenenfalls wie Sie dabei eine eventuelle postoperative Radiotherapie berücksichtigen?

Th. Székely (Budapest): Bei der kombinierten Behandlung der Oropharynxtumoren verabreichen Sie nur postoperativ Bestrahlung, oder auch die prä- und postoperative Irradiation?

H. Rudert (Kiel); Schlußwort: Ich werde die Diskussionsbemerkungen zusammenfassend nach Themen beantworten:

Zur Unterkieferresektion und zum Ersatz: Die Rekonstruktion des Unterkiefers ist zwingend nur nach Resektionen des vorderen mentalen Unterkieferbogens. Er wird durch eine A.O.-Platte (nach Spießl) vorgenommen. Nach einem Jahr wird dann die endgültige Rekonstruktion aus der Spongiosa des Beckenkamms durchgeführt. – Der sekundäre Ersatz des Prozessus articularis nach Resektion des hinteren Unterkieferanteils wird meist von dem Patienten nicht mehr gewünscht, da sie trotz Kreuzbisses meist gut zurecht kommen.

Zur bilateralen Neck dissection: Wir ziehen die einzeitige Neck dissection gegenüber der zweizeitigen vor, wobei wir die stärker befallene Seite radikal, die andere funktionell mit Erhaltung der V. jugularis operieren. Bei klinischer N_0-Klassifikation der kontralateralen Seite begnügen wir uns häufig mit der Bestrahlung und operieren erst beim Auftreten von Metastasen.

Zur Frage der präoperativen oder postoperativen Bestrahlung: Beide Methoden haben ihre Vor- und Nachteile. Es ist bewiesen, daß die Ergebnisse sich nicht unterscheiden. Zwingend ist die Vorbestrahlung in Fällen mit klinisch fixierten Halslymphknoten. In vielen Fällen erweist sich nach der Vorbestrahlung der Hals als operabel, da die Lymphknoten mobil geworden sind.

Zur enoralen Laseranwendung: Da der CO_2-Laser kein neues Heilverfahren, sondern nur ein besonders elegantes „Lichtmesser" ist, gelten für die enorale Laseranwendung die gleichen Einschränkungen wie für die Chirurgie mit dem elektrischen und dem kalten Messer.

Zur Altersgrenze: Die Altersgrenze von 75 Jahren ist natürlich nicht starr. Sie richtet sich nach dem biologischen Alter des individuellen Patienten.

Zu den Ergebnissen: Es handelt sich nicht um eine prospektive Studie. Der Behandlungszeitraum umfaßt immerhin 20 Jahre. Die palliativ behandelten Patienten sind nicht in der Auswertung erfaßt.

Freie Vorträge

43. K. Foet (Würzburg): Funktionelle Gesichtspunkte in der Rekonstruktion großer Gaumendefekte

Manuskript nicht eingegangen

44. K. Sesterhenn, C. Herberhold (Hamburg): Myokutane Insellappen: Anwendungsmöglichkeiten, Komplikationen und Funktion

In der Hamburger Klinik werden myokutane Insellappen seit ca. drei Jahren in zunehmendem Maße in der Chirurgie unseres Fachgebietes eingesetzt. Hier soll über unsere Erfahrungen bei insgesamt 44 Insellappen, die bei 41 Patienten zur Anwendung kamen, berichtet werden.

Bei den myokutanen Insellappen handelt es sich um autologe composite grafts, bestehend aus Haut, subkutanem Fettgewebe und Muskulatur, die durch die Arteriae perforantes aus einer großen segmentalen Arterie und den dazugehörigen Venen versorgt werden. Myokutane Insellappen zur Defektdeckung im Kopf-Halsbereich lassen sich von mehreren Muskeln mit den dazugehörigen Ar-

Tabelle 1. Übersicht der 44 angewendeten myokutanen Insellappen (davon drei Lappen aus der Regio temporalis) bei 41 Patienten.
Lappentyp = unterstrichen, Ort des zu deckenden Defektes, Indikation

M. frontalis	N = 9	
Äußere Nase		3 × CA
		3 × Basaliom
		3 × Traumen
Regio temporalis	N = 3	
Äußere Nase		2 × CA
		1 × Basaliom
M. sternocleidomastoideus	N = 1	
Mundboden		1 × CA
M. pectoralis major	N = 29	
Mucosadefekte	N = 17	
Wange		1 × CA
Mundhöhle		6 × CA
Oropharynx		4 × CA
Hypopharynx		4 × CA
Oesophagus		1 × CA
		1 × Fistel (zur Trachea)
Cutisdefekte	N = 12	
Tracheostoma		1 × CA-Rezidiv
		2 × radiogene Defekte
Halshaut		3 × CA-Metastasen
		1 × Basaliom
		1 × Chordom (regio parotidea)
		3 × radiogene Defekte
Gesichtshaut		1 × Basaliom
M. latissimus dorsi	N = 2	
Mundboden		1 × CA
Oesophagus		1 × Fistel (zur Trachea)

terien und Venen gewinnen. Es sind dies der M. frontalis mit der Arteria und Vena supraorbitalis, der M. sternocleidomastoideus mit dem Ramus sternocleidomastoideus der Arteria thyreoidea und der Arteria sternocleidomastoidea, der M. pectoralis major mit der Arteria thoracoacromialis und schließlich der M. latissimus dorsi mit der Arteria thoracodorsalis. Eine Ausnahme bilden die Lappen aus der Regio temporalis, die direkt von der Arteria temporalis versorgt werden.

Zur Ortung der Gefäße, insbesondere der kleineren Arterien, wurde immer die Doppler-Sonographie herangezogen. Auf die von Ariyan beschriebene Methode zum Auffinden der Arteria thoracoacromialis bei myokutanen Insellappen aus dem M. pectoralis major soll nicht näher eingegangen werden. Sie wurde bei diesem Lappentyp immer angewendet.

Die Altersverteilung bei den 41 Patienten bewegte sich zwischen dem 4. und 9. Lebensjahrzehnt. In der Tabelle Nr. 1 sind die verschiedenen Lappentypen, die jeweils zu deckenden Defekte und die Indikationen zusammengefaßt.

Tabelle 2. Komplikationsrate bei 44 Insellappen

1. Komplette Nekrosen	N = 4		
M. pectoralis major	N = 4		
2 × Oropharynx CA		∅	10–15 cm
1 × CA-Rezidiv Tracheostoma		∅	~ 5 cm
1 × radiogener Defekt Tracheostoma		∅	~ 5 cm
2. Partielle Nekrosen	N = 3		
M. frontalis	N = 1		
1 × CA der äußeren Nase		∅	> 5 cm
M. pectoralis	N = 2		
1 × radiogener Defekt Halshaut		∅	< 10 cm
1 × Oropharynx-CA		∅	< 10 cm
3. Dehiszenz Lappenrand	N = 5		
M. latissimus dorsi	N = 1		
1 × Mundboden-CA		∅	> 20 cm
M. pectoralis major	N = 5		
2 × Mundboden-CA		∅ 15 cm,	> 10 cm
1 × Hypopharynx-CA		∅	> 10 cm
1 × Oesophagus-CA		∅	~ 5 cm

In der Tabelle 2 sind die von uns beobachteten Komplikationen zusammengefaßt. Insgesamt kamen 4 komplette Nekrosen ausschließlich bei Lappen aus dem M. pectoralis major vor. Partielle Nekrosen wurden dreimal beobachtet, und Dehiszenzen am Lappenrand insgesamt 5 mal.

Wir führen diese Komplikationen, die überwiegend bei Pectoralislappen entstanden, auf präparationsbedingte Schäden zurück, die durch Scherbewegungen auf dem subkutanen Fettgewebe zustande kamen. Keinesfalls darf der Gefäßstiel torquiert oder unter Spannung eingenäht werden.

Die beobachteten Dehiszenzen heilten spontan ab, bis auf einen Fall, der sekundär vernäht werden mußte. Sämtliche anderen 32 Lappen heilten ebenfalls spontan ein.

Myokutane Insellappen haben sich bei der Deckung von Defekten verschiedenster Art bewährt. Man ist in der Lage, nicht nur sehr große Defekte mit gut durchbluteten Lappen zu decken, sondern auch teilweise zufriedenstellende funktionelle Ergebnisse zu erzielen. Wir sind der Überzeugung, daß sich auf der Basis anatomischer und experimenteller Untersuchungen die Operationstechnik und damit auch die Komplikationsrate verbessern läßt.

E. Steinbach (Tübingen): Trotz eindeutigen Überwiegens der hervorragenden Eigenschaften und Anwendungsmöglichkeiten, vor allem des myokutanen Pektoralis-Hautlappens, sollen die Nachteile nicht unerwähnt bleiben.
1. Die Anwendung dieses gestielten Muskel-Hautlappens verführt zu übergroßen, früher inoperablen Tumorexzisionen. Die Indikationsstellung muß sehr genau überlegt sein.
2. Bei adipösen Patienten und bei Frauen mit kräftiger Brustdrüse ist die Verwendung und das Einnähen des Lappens durch das starke subkutane Fettgewebe erschwert, so daß unter Umständen spätere Nachoperationen zur Ausdünnung des Lappens erforderlich werden.
3. Die Anwendung zum Pharynxersatz, also zur Pharynxplastik, wird in ihrem Wert durch das Auftreten von Narbenstrikturen am Übergang von Cutis zur Oesophagusschleimhaut gemindert.

W. Stoll (Münster): Die postoperativen Nekrosen von myokutanen Insellappen sind ein bekanntes Problem. Haben Sie postoperativ die Blutgase kontrolliert und zwischen Blutgaswerten sowie Nekrosebildung eine Beziehung gesehen? Wie stehen Sie zu den postoperativen Frischblutgaben, um die Heilung zu fördern?

P. Bumm (Augsburg): Für die Lappenvitalität ist es wesentlich günstiger, den Gefäßstiel der Arteria und Vena thoracoacnomialis nicht freizupräparieren, sondern durch den Musculus pectoralis major bedeckt zu lassen, wie Rudert dies in seinem Referat gezeigt hat. Wir haben früher den Gefäßstiel freipräpariert und unter der Clavicula hindurchgezogen. In den ersten Tagen nach der Operation war der Lappen intakt und wurde dann bis zu 14 Tagen noch nekrotisch, vielleicht zu Gefäßspasmen.

H. Rudert (Kiel): Zur Technik des mykutanen Pectoralis-major-Lappens: Entscheidend ist die Verwendung des *gesamten* M. pectoralis. Er schützt den Gefäßstiel der A. thoraco-acromialis an der gefährdeten Stelle im Bereich der Clavicula durch das massive Muskelpolster.

K. Foet (Würzburg): Sie erwähnten in Ihren Ausführungen über den myokutanen Insellappen des M. pectoralis major eine partielle Lappennekrose in Ihren Fällen. Ursache einer solchen partiellen Lappennekrose kann u. a. auch ein zu kurzer Lappenstiel sein, wenn z. B. zur Defektdeckung im Wangenbereich ein langer Gefäßstiel erforderlich ist. Stellt sich dies während der Präparation des Lappenstiels heraus, so empfiehlt es sich, die Clavicula temporär zu durchtrennen. Auf diese Weise gewinnt man eine Verlängerung des Lappenstiels um einige cm. Die Clavikuladurchtrennung kann später durch Plattenosteosynthese versorgt werden.

M. Axhausen (Berlin): Bei präoperativer Radiotiotherapie gibt es für die Operation insbesondere bei dem Verhalten von Lappenplastiken Probleme. Hat jemand Erfahrungen bzgl. des Einheilverhaltens von Lappenplastiken bei präoperativer Chemotherapie?

K. Sesterhenn (Hamburg); Schlußwort:
Zu Herrn Steinbach: Mit myokutanen Insellappen kann man zweifellos ausgedehnte Defekte decken, jedoch muß angemerkt werden, daß hiermit bei fortgeschrittenen Malignomen keineswegs bessere Heilungsquoten zu erzielen sind. Es ist ein Irrtum zu glauben, daß sich die Tumorbiologie mit dieser Technik beeinflussen läßt. Die Dicke der Lappen, insbesondere aus dem M. pectoralis major mit der relativ breiten subkutanen Fettgewebsschicht und der darunterliegenden Muskelschicht, bedeutet nicht unbedingt einen Nachteil. Man kann hier insbesondere bei ausgedehnten Defekten nach Resektion von Mundhöhlen-, Zungen- oder Oropharynxkarzinomen sehr schöne Defektdeckungen erzielen, die z. T. auch befriedigende funktionelle Ergebnisse aufweisen. Die Lappendicke hat lediglich dann einen Nachteil, wenn das Transplantatlager nicht entsprechend tief ist, um den Lappen aufzunehmen. Strikturen haben wir in unserem Patientengut nicht beobachten können.
Zu Herrn Stoll: Bei postoperativen Lappennekrosen haben wir auch Blutgasanalysen durchgeführt. Hierbei ließen sich jedoch keine ursächlichen Zusammenhänge aufdecken. Durchblutungsfördernde Medikamente konnten eine beginnende Lappennekrose nicht aufhalten. Unseres Erachtens werden die Komplikationen vornehmlich durch präparationsbedingte Scherbewegungen hervorgerufen. Es handelt sich also um lokale Ursachen.
Zu Herrn Bumm: Bei den myokutanen Insellappen aus dem M. pectoralis major präparierten wir immer einen sehr breiten Muskel-Gefäßstiel. Wir sind bisher nicht dazu übergegangen, den Gefäßstiel völlig zu isolieren.
Zu Herrn Denecke: Wir haben insgesamt 2 ösophago-tracheale Fisteln, einmal mit einem myokutanen Insellappen aus dem M. pectoralis, einmal mit einem Lappen aus dem M. latissimus dorsi behandelt. Beide Lappen wurden zirkulär über eine laterale Pharyngotomie an den Oesophagus herangebracht. Die Lappen wurden eingenäht. Z-Plastiken wurden von uns nicht verwendet. Stenosen haben wir in unserem Patientenkollektiv bisher nicht beobachtet.
Zu Herrn Rudert: Wie unser Krankengut zeigt, sind komplette Nekrosen bei sehr kleinen myokutanen Insellappen des M. pectoralis relativ häufig. Von den 3 Lappen, die eine Ausdehnung von ungefähr 5 cm im Durchmesser hatten, gingen 2 zugrunde. Das mag einerseits an dem gewählten Transplantatlager liegen, welches eine relativ zu geringe Tiefe zur Aufnahme des sehr mächtigen Lappens besaß, andererseits wird bekanntlich der M. pectoralis major von mehreren Ästen der A. thoracoocromialis versorgt, so daß kleinere Lappen hier eher gefährdet sind als breit-präparierte.
Zu Herrn Axhausen: Bei mehreren Patienten mit Oropharynxkarzinom haben wir vor der chirurgischen Behandlung eine intraarterielle Chemotherapie über die A. temporalis durchgeführt. Die Chemotherapie hat keinen negativen Einfluß auf das Einheilen des myokutanen Insellappens.
Zu Herrn Foet: In der Regel sollte es so sein, daß ein ausreichend langer Gefäßstiel bereits vor Präparation des Lappens ausgemessen wird. Möglicherweise kann die temporäre Spaltung der Clavicula zur Verlängerung des Lappens in einigen Fällen eine Hilfe bedeuten. Keinesfalls soll jedoch der Gefäßstiel nach Einnähen des Lappens unter Spannung geraten.

45. H.-J. Schultz-Coulon, A. Berger (a. G.), C. Tizian (a. G.) et al. (Neuß/Hannover): Rekonstruktion großer Mundschleimhautdefekte mit dem freien revaskularisierten Jejunumtransplantat *

46. E. Losch, E. Meyer-Breiting, Ch. v. Ilberg (Frankfurt): Zur radiochirurgischen Kombinationstherapie des Oropharynxkarzinoms *

47. J. Ebbers, D. Wellmann (a. G.), U. Ganzer (Düsseldorf): Unterkiefer-Plattenosteosynthese und Strahlenbehandlung – eine Kontraindikation?

Die Metallplatten-Osteosynthese des Unterkiefers hat sich in den vergangenen Jahren im Rahmen der chirurgischen Behandlung der Oropharynxmalignome bewährt. Ungeklärt hingegen erscheint die biologische Verträglichkeit eines solchen Implantats bei anschließender Strahlentherapie. Messungen des Dosiskurvenverlaufs zeigen nämlich relative Dosiserhöhungen unterschiedlichen Ausmaßes an der Grenzschicht zwischen Gewebe und Implantat. Zur Klärung der Frage, ob derartige Dosisspitzen in einem biologischen System kompensiert werden können, oder ob man mit der Abstoßung der Platte rechnen muß, wurde ein Tierexperiment durchgeführt: Titanplatten wurden auf den Oberschenkelknochen von Kaninchen geschraubt und nach einer dreiwöchigen Heilungsphase bestrahlt (60 Gy Oberflächendosis; 20 MeV Photonen des Betatron in täglich fraktionierten Einzeldosen von 2 Gy). Um den Effekt des operativen Traumas von dem der Bestrahlung abgrenzen zu können, wurden einige Kontrolltiere lediglich einem entsprechenden operative Trauma ohne Plattenimplantation ausgesetzt und anschließend bestrahlt, andere Kontrolltiere wurden ausschließlich operiert und wieder andere Kontrolltiere nur bestrahlt. Drei bis vier Monate nach Bestrahlungsende wurden die Femurpräparate entnommen und histologisch in Stufenschnitten aufgearbeitet. Dabei kam das Säge-Schliff-Verfahren nach Donath zur Anwendung, welches die Untersuchung des unentkalkten Knochens ohne Entfernung des Implantats gestattet.
Es zeigte sich, daß trotz Bestrahlung sämtliche Platten reizfrei eingeheilt waren; ein Anhalt für eine Plattenlockerung oder eine stärkere Strahlenreaktion fand sich nicht (Abb. 1 und 2). Die Kontrollen boten ein unauffälliges histologisches Bild.
Metallplatten-Osteosynthese und Nachbestrahlung schließen demnach einander nicht aus; die gute Knochenregenerationsfähigkeit des Kaninchens muß jedoch berücksichtigt werden. Für die klinische Anwendung lassen sich daher folgende Schlüsse ziehen:
Von strahlentherapeutischer Seite her sollte auf eine Elektronenbestrahlung verzichtet werden. Uns erscheint eine hinreichend energiereiche Photonenbestrahlung am schonendsten. Die computergestützte Bestrahlungsplanung besitzt

---

* Der Vortrag erscheint in einem anderen Organ unserer Gesellschaft

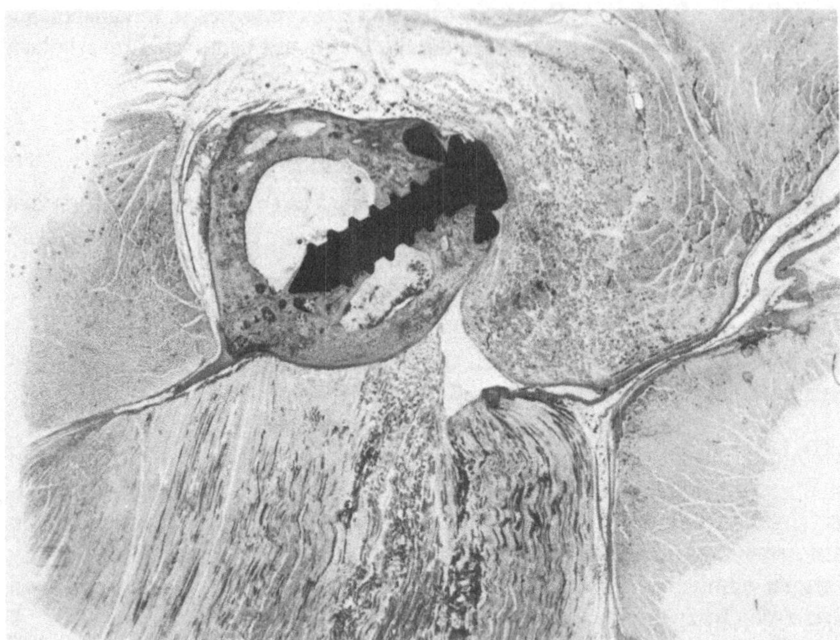

Abb. 1

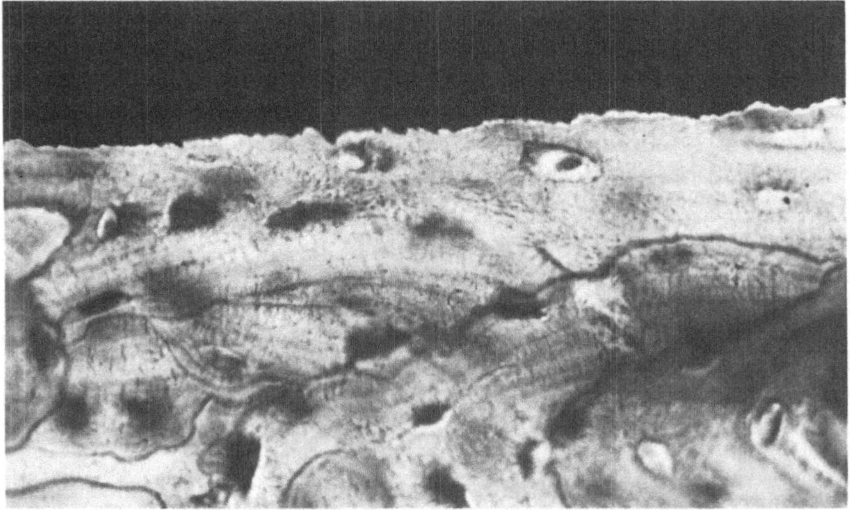

Abb. 2

hier einen besonderen Stellenwert, da neben möglichen Dosisspitzen auch mit Dosisabfällen hinter der Platte gerechnet werden muß, die zu einer mangelnden Auffüllung des Zielvolumens führen können. Von operativer Seite her sollte Wert auf alle Maßnahmen gelegt werden, die ein sicheres Verhalten der Knochenwunde vor Bestrahlungsbeginn fördern können; dazu zählt der Einsatz der Druckplatten-Osteosynthese, aber auch die intermaxilläre Fixierung für einige Tage kann unseres Erachtens hierzu beitragen. Große Bedeutung kommt zweifellos auch einer ausreichenden Weichteilbedeckung des Implantats zu; um dies zu erreichen, sollte man vorzugsweise auf Lappenplastiken zurückgreifen, selbst wenn ein primärer Wundverschluß gerade noch möglich erscheint.

Literatur beim Verfasser

Chemotherapie

48. M. Axhausen, R. Matthias (Berlin): Klinische Erfahrungen mit der in vitro-Testung von Chemotherapeutika*

49. J. v. Scheel, G. Golde (a. G.) (Berlin): Ein Computer-Modell zur Simulation der intraarteriellen Tumortherapie im Bereich der Arteria carotis externa*

50. A. Klima, P.S. Mitrou (a. G.), Th. Klippstein (a. G.) et al. (Frankfurt): Polychemotherapie fortgeschrittener HNO-Tumoren. Erste Ergebnisse einer prospektiven randomisierten Studie

Die Einführung der Polychemotherapie in die Behandlung der Kopf-Halstumoren hat bisher nicht den erhofften Durchbruch in der Therapie dieses Tumorleidens gebracht. Nach wie vor befindet sich die Chemotherapie hier im Experimentellstadium, wenn auch zahlreiche Publikationen deren antineoplastische Wirksamkeit belegen. Auch die alleinige Strahlentherapie dieser Tumorstadien zeigt enttäuschend schlechte Resultate.

So begannen wir im Jahre 1982 mit einer prospektiven randomisierten Studie, um folgende Fragen zu untersuchen:
1) Wirksamkeit der Chemotherapie bei inoperablen HNO-Tumoren (Remissionsrate, Remissionsdauer, Überlebensrate)
2) Vergleich der Wirksamkeit der Chemotherapie allein gegenüber einer Kombination aus Chemo- und Strahlentherapie
3) Was leistet die Strahlentherapie bei Versagen der Chemotherapie?

Die Patienten wurden randomisiert zwischen dem Therapiearm A (2 Zyklen Chemotherapie mit anschließender Bestrahlung) und dem Therapiearm B (3 Zyklen Chemotherapie allein). Ein Zyklus umfaßte am Tag 1 und 8 DDP in einer Dosis von 60 mg/m^2 und einer Bleomycin-Dauerinfusion über 24 h und 10 mg/m^2 am 3. bis zum 8. Tag. Als Bolusinjektion wurden am Tag 15 und 22 je 10 mg/m^2 Bleomycin und 25 mg/m^2 Methotrexat verabreicht.

---

* Der Vortrag erscheint in einem anderen Organ unserer Gesellschaft

Wir therapierten ausschließlich inoperable T_3- und T_4-Tumoren im HNO-Gebiet und konnten 41 Patienten auswerten (Therapie A = 20 Fälle, Arm B = 21). Wir fanden eine Tumoransprechrate (CR und PR zusammengefaßt) von insgesamt 66% (im Arm A = 70%, im Arm B = 62%).

In etwa 1/3 der Fälle hatten weder die Chemotherapie noch die Bestrahlungsbehandlung einen positiven Einfluß auf das Tumorwachstum. Zwischen beiden Therapiearmen fand sich kein signifikanter Unterschied, was als Hinweis darauf gedeutet werden kann, daß die Bestrahlung dieser Tumorstadien nach durchgeführter Chemotherapie keinen zusätzlichen Erfolg mehr bringt. In wieweit sich dieses Ergebnis auch anhand der Überlebensraten belegen läßt, muß weiter abgewartet werden. Zum jetzigen Zeitpunkt sind die Streubreiten der Überlebensraten noch so groß, daß eine Auswertung nicht sinnvoll ist.

Literatur beim Verfasser

W. Steiner (Erlangen): Man sollte meines Erachtens nicht von „inoperablen Tumoren" sprechen, da die Auffassungen darüber sehr unterschiedlich sind. Rein operationstechnisch ist heute vieles machbar, was jedoch nur das Attribut „heroisch" verdient und von zahlreichen Chirurgen zu Recht abgelehnt wird. Es ist besser, wenn Sie auf Tumorstadien sich beziehen, wie sie in den Tabellen erkennbar waren.

H. Weidauer (Heidelberg): In Übereinstimmung mit den Schlußfolgerungen aus den Behandlungsergebnissen aus dem Göttinger Arbeitskreis darf ich die besondere Bedeutung des nachfolgenden operativen Eingriffes hervorheben: die im Narbengewebe nach Remission zurückbleibenden Tumorzellen sind im O_2-armen Gewebe weitgehend strahlenresistent. Dem operativen Eingriff kommt deshalb die prognostisch wichtige Bedeutung zu, auf die wir nur in Ausnahmefällen verzichten sollten.

A. Klima (Frankfurt); Schlußwort:

Zu Herrn Steiner: Bei der gesamten klinischen Beurteilung eines Patienten mit fortgeschrittenem Tumor im HNO-Bereich gibt es nach unserer Ansicht durchaus eine Grenze der Operabilität.

Zu Herrn Weidauer: Nach dem derzeitigen Stand der Chemotherapie ist der einmal als inoperabel eingestufte Tumor auch nach einer mit gutem Erfolg durchgeführten Chemotherapie weiterhin inoperabel.

51. P.M. Stell, R.P. Morton (a.G.), J. Wilson (a.G.) (Liverpool): Eine kontrollierte Studie über palliative Chemotherapie von Karzinomen im Kopf- und Halsbereich

Manuskript nicht eingegangen

52. M. Schröder, E. Stennert, A. Scherpe (a.G.) et al. (Göttingen): Vergleichende Untersuchungen zur Überlebenszeit von zytostatisch und operativ-radiologisch behandelten Patienten mit Plattenepithelkarzinomen im Kopf-Hals-Bereich

Manuskript nicht eingegangen

53. E. Stennert, H. Kühnle (a. G.), M. Schröder (Göttingen): Häufigkeit, Ausmaß und Verlauf von Hörstörungen nach zytostatischer Behandlung mit cis-DDP (Platin) *

Audiologie

---

54. F. J. Landwehr (Bad Schwartau): Zum Frequenzgang der Gruppenlaufzeit in elektrischen Hörhilfen

Die Möglichkeiten der gezielten Beeinflussung des akustischen Signals durch elektrische Hörhilfen sind in den Jahrzehnten der allmählichen Entwicklung dieser Geräte immer wieder sorgfältig untersucht und die Ergebnisse in zahlreichen Publikationen dargelegt worden.

Unerwünschte – weil die Sprachverständlichkeit herabsetzende – Nebeneffekte der Signalverarbeitung fanden und finden aber oft nicht die angemessene Beachtung. Man findet nur sehr dürftige Angaben z. B. über das Verzerrungsverhalten von Hörgeräten, obwohl die seit Lickliders Arbeiten bekannten Zusammenhänge zwischen Verzerrungsverhalten und Sprachverständlichkeit in anderen Bereichen der Kommunikationstechnik seit Jahrzehnten berücksichtigt werden. Völlig unbeachtet geblieben ist bisher eine Signalverfälschung, die ebenfalls eine drastische Herabsetzung der Sprachverständlichkeit verursachen kann: die Frequenzabhängigkeit der Gruppenlaufzeit. Der Absolutwert der Signallaufzeit ist ohne Bedeutung. Grob unterschiedliche Werte für Frequenzen innerhalb des Sprachbereichs dagegen können zu extremer Verschlechterung der Diskrimination führen. In der Fernsprechtechnik wird diese Tatsache berücksichtigt. Die betreffenden Vorschriften enthalten eng tolerierte Normen.

Es wurde eine Anzahl von HdO- und Taschen-Geräten unterschiedlicher Bauart und von verschiedenen Herstellern nach dem NYQUIST-Verfahren ausgemessen. Abbildung 1 zeigt den Frequenzgang der Gruppenlaufzeit (bezogen auf den bei 1,6 kHz erfaßten Wert) eines HdO-Gerätes. Die eingezeichneten Toleranzgrenzen sind die der US-Norm S3. Deutlich sind die groben Überschreitungen der Toleranzgrenzen sowie die starke Welligkeit des Frequenzganges zu erkennen. Abbildung 2 zeigt die entsprechenden Werte für ein Taschengerät. Auch bei diesem Gerät werden die genormten Grenzen überschritten, wenn auch weniger extrem als bei HdO-Geräten. Die Messungen zeigten, daß es gleichgültig ist, ob die Testsignale akustisch über das Mikrofon oder magnetisch über die Hörspule zugeführt werden. Die Stellung der Klangregler ergab keine meßbare Beeinflussung der Ergebnisse. Weder die Eingangswandler noch die Elektronik der Hörgeräte tragen nennenswert zu den Laufzeitverzerrungen bei: Werden die Testsignale direkt den Hörern zugeführt, so ergeben sich dieselben Frequenzgänge der Grup-

---

* Erscheint in HNO

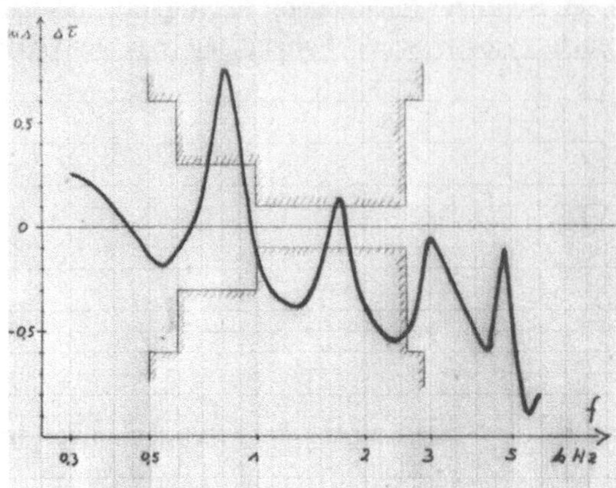

Abb. 1

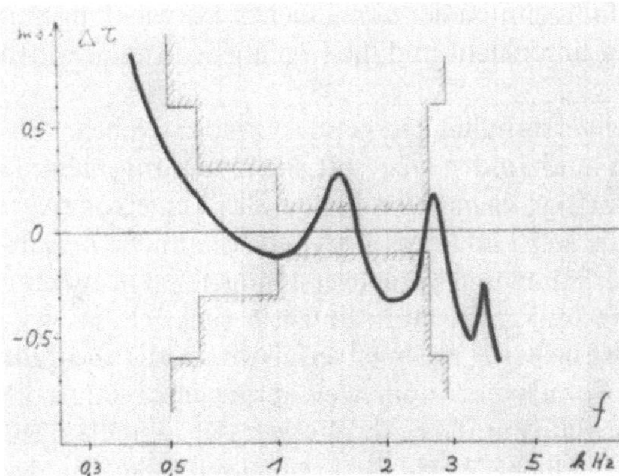

Abb. 2

penlaufzeit, die auch die Hörgeräte aufweisen. Messungen mit einem keramischen Präzisionshörer zeigten, daß auch der 2-cm^3-Kuppler keinen signifikanten Beitrag liefert. Die aufgefundenen Signalverfälschungen werden ausschließlich von den magnetischen Hörern der Hörgeräte in Zusammenwirken mit dem Schallkanal verursacht.

O. v. Arentsschild (Berlin): Gibt es systematische Untersuchungen über die Anhängigkeit der Sprachverständlichkeit von Gruppenlaufzeitverschiebungen zwischen verschiedenen Frequenzen? Können Sie den psychoakustischen Klangeindruck bei großen Gruppenlaufzeitverschiebungen etwa beschreiben?

W. H. Döring (Aachen): Neben dem genannten starken Einfluß des Hörers auf die Gruppenlaufzeitverzerrungen dürften sicher auch der Schallschlauch und das Ohrpaßstück eine wichtige Rolle spielen. Konnten Sie feststellen, ob bei „In-dem-Ohr-Geräten", bei denen diese Teile nicht vorhanden sind, günstigere Werte erreicht werden?

F.J. Landwehr (Lübeck); Schlußwort: Die Messungen zeigten, daß Schallkanal, Schlauch etc. den Frequenzgang der Gruppenlaufzeit stark beeinflussen können. Der Einbau des Hörers in die Otoplastik ergibt erhebliche Verbesserungen. Der resultierende Frequenzgang nähert sich dem der Taschengeräte. Auch der keramische Präzisionshörer liefert optimale Werte nur beim Einbau in die Otoplastik. Leider standen Hörgeräte mit akustischen Filtern nicht zur Verfügung.

Der subjektive Höreindruck eines mit keramischem Hörer bestückten Hörgerätes erscheint gegenüber magnetischen Hörern wahrnehmbar verbessert. Er zeichnet sich durch für Hörgeräte ungewöhnliche Transparenz und Brillanz aus.

Messungen, die den Zusammenhang zwischen Laufzeitverzerrungen – insbesondere bei sehr welligem Frequenzgang – und Sprachverständlichkeit bezogen auf den Freiburger Test für Normalhörende und bei Vorliegen definierter Hörstörungen aufzeigen, liegen noch nicht vor. Bisher sind ausschließlich die vor Jahrzehnten von verschiedenen Autoren an Normalhörenden mittels Logatomen bei monotonem oder parabolischem Frequenzgang der Gruppenlaufzeit ermittelten Werte verfügbar.

55. G. Esser, Ulrike Seifert (a. G.), S. Reich (a. G.) (Düsseldorf): Veränderung von Sprachsignalen durch Regelsysteme von Hörgeräten

Die Kenndaten auf den Datenblättern der Hörgerätehersteller reichen nicht aus, um die Veränderung von Sprachsignalen durch das Hörgerät abzuschätzen. Die ineinander greifenden Einflüsse von Frequenzgang, Dynamikkennlinie, Ein- und Ausregelzeit, Frequenzabhängigkeit der Dynamikkompression usw. sind in ihrer Wirkung auf Sprachsignale mit konventionellen Methoden nur schwer zu erfassen.

Von den Parametern der deutschen Sprache müßten in eine solche Berechnung eingehen:
1. die Spektren der Grundphoneme,
2. die spektralen Änderungen in Abhängigkeit von der Zeit (Übergangsfunktionen bei der Vielzahl der Kombinationen der Phoneme untereinander).

Es ergäbe sich ein Gleichungssystem von mehreren hundert Gleichungen mit mehreren hundert Unbekannten, die für jedes Hörgerät zu lösen wären, um dann mit den audiologischen Daten des Patienten verglichen zu werden.

Ein solches Vorgehen wäre für die Praxis völlig unrealistisch. Die anfallende Datenflut könnte niemand bewältigen, d. h. die mathematische Behandlung des Problems hilft uns nicht weiter. Andererseits wird aber eine subtile Vorauswahl für die Hörgeräteanpassung immer wichtiger, da wir jetzt bereits über 200 verschiedene Hörgeräte auf dem deutschen Markt haben, und diese Geräte z. T. über abenteuerlich viele Einstellmöglichkeiten verfügen. Wir benötigen für die Vorauswahl ein Verfahren, das zwar alle physikalischen Eigenschaften des Hörgerätes, sowie der gesprochenen Sprache erfaßt, aber durch eine sinnvolle Datenreduktion dafür sorgt, daß nur die Parameter dargestellt werden, die für einen Vergleich mit den Patientendaten erforderlich sind. Diese Bedingungen können erfüllt werden durch die Sprach-Farbbild-Transformation (SFT).

Dieses Verfahren wurde ursprünglich entwickelt, um Gehörlosen und hochgradig Schwerhörigen die fehlende akustische Rückkopplung durch ein visuelles Feedback zu ersetzen. Auch hier bestand eine wesentliche Aufgabe, die große Datenfülle, die in der Sprache steckt, auf wenige, aber charakteristische Parameter zu reduzieren.

Mit der SFT ist es z. B. möglich, die für Sprachsignale wirksame Dynamikkompression zu bestimmen. Als Testmaterial wurde der Satz verwendet: „Wenn das Auge lacht, kann es nicht weinen". Dieser Satz enthält die am häufigsten in der deutschen Sprache vorkommenden Dyaden. Für den Test sind die Worte dieses Satzes normal schnell gesprochen. Zwischen den Worten liegen aber ausreichend lange Pausen, damit sich die Worte gegenseitig nicht beeinflussen. Die folgende Tabelle zeigt für die vier untersuchten Geräte die wirksame Kompression, wie sie sich für die acht Worte des Testsatzes ergeben.

| Wort | Statische Kompression (aus der Dynamik-Kennlinie ermittelt, bzw. vom Hersteller angegeben) | | | |
| | $K = 2{:}1$ | $K = 3{:}1$ | $K = 5{:}1$ | $K = 7{:}1$ |
	für die Sprache wirksame dynamische Kompression, aus den SFT-Bildern ermittelt			
wenn	2,9:1	3,3 :1	2,2 :1	2,6 :1
das	1,6:1	1,6 :1	1,5 :1	1,6 :1
Auge	2 :1	1,4 :1	1,5 :1	2,2 :1
lacht	1,8:1	1,9 :1	1,7 :1	2,5 :1
kann	2,1:1	2,3 :1	1,8 :1	2,1 :1
es	1,3:1	1 :1	1 :1	1,4 :1
nicht	3,4:1	2,3 :1	1,8 :1	3,9 :1
weinen	1,8:1	2,1 :1	2,3 :1	1,9 :1
Mittelwert	2,1:1	1,98:1	1,71:1	2,28:1

Je nach der akustischen Struktur des Wortes ergeben sich unterschiedliche Kompressionsgrade. So ergeben sich bei den Worten „wenn" und „nicht" die höchsten Kompressionsgrade (bis 3,9 : 1), dagegen für das Wort „es" die niedrigste Kompression. Die Geräte 2 und 3 komprimieren dieses Wort überhaupt nicht. Vergleicht man die Mittelwerte mit der für Sprache wirksamen Kompressionsgrade (letzte Zeile der Tabelle), so erkennt man, daß nur bei Gerät 1 die für Sprache wirksame Kompression mit dem aus der Dynamikkennlinie errechneten Kompressionsgrad übereinstimmt. Das heißt nur bei diesem Gerät kommt es zu einer Übereinstimmung zwischen statischer und dynamischer Kompression. Beim Gerät 2 beträgt die statische Kompression 3:1, die dynamische 1,98:1. Bei dem 3. Gerät war die Diskrepanz noch größer, die statische Kompression beträgt 5:1, die dynamische nur 1,71:1. Die stärkste dynamische Kompression wird von dem 4. Gerät erreicht, sie beträgt 2,28:1. Der Wert aus der Dynamikkennlinie beträgt jedoch 7:1.

Einer der Gründe für diese Diskrepanzen liegt in den Ein- und Ausregelzeiten der einzelnen Geräte. Das Gerät 1 hat extrem kurze Ein- und Ausregelzeiten (t_e = 3 ms, t_a = 8 ms). Bei längeren Einschwingzeiten wird die Spitze eines Sprachsignals zunächst voll verstärkt bis der Regler anspricht. Das verringert die wirksame Kompression. Ebenfalls zu einer Verringerung der Kompression führt eine längere Ausregelzeit, insbesondere dann, wenn nach einem lauten Vokal ein leiser Konsonant folgt. Dieser Konsonant wird zunächst nur sehr schwach verstärkt, weil die Verstärkung durch den vorausgegangenen Vokal noch recht niedrig eingestellt ist und erst langsam zurück kommt. Dieser die Dynamikkompression schwächende Einfluß längerer Regelzeiten könnte nur durch eine mehrkanalige

Dynamikkompression, d. h. eine getrennte Kompression in verschiedenen Frequenzbereichen vermieden werden. Weitere Ursachen für die Diskrepanz zwischen statischer Kompression und auf die Sprache wirksame Kompression liegen in der Bandbreitenbeschneidung des Signals durch das Hörgerät und in der Frequenzabhängigkeit der Dynamikkompression. Durch die Darstellung mit der SFT ist es außerdem möglich, auch Faktoren des akustischen Umfeldes, wie Störgeräusch, Nachhall usw. und deren Einfluß auf die Sprachsignale aufzuzeigen.

H. von Wedel (Bonn): Hörgeräte mit Kompressionssystemen haben nicht unerheblichen Einfluß auf die Zeitstruktur von Sprachsignalen. In diesem Zusammenhang wäre es sicherlich von Interesse, eine verbesserte Feinanalyse, insbesondere von Transienten und kurzen Pausen im Sprachsignal darzustellen. Reicht die Sprachfarbbildtransformation der hier vorgestellten Form aus, um vergleichbar zum Sonagramm die verbesserte Auflösung von Zeitfaktoren zu ermöglichen?

W. H. Döring (Aachen): Aus den Beschriftungen Ihrer Dias entnehme ich, daß Sie einen Eingangsschalldruckpegel bis zu 110 dB für Ihre Messungen verwendet haben. In wieweit sind die transienten Verzerrungen vom Eingangsschallpegel abhängig, und ist es evtl. möglich, daß die Eingangsstufe des SFT-Gerätes pegelabhängig die Ergebnisse beeinflußt?

G. Esser (Düsseldorf); Schlußwort:
Zu Herrn von Wedel: In einem SFT-Bild ist weniger Information enthalten als beispielsweise bei einer dreidimensionalen Darstellung einer Fourrier-Analyse oder einem Visible-Speech-Bild. Der Vorteil der SFT-Darstellung liegt aber darin, daß jedem Laut eine ganz bestimmte farbige Form zugeordnet werden kann. Die Transienten, also die Übergänge von einem Laut zum anderen, werden entsprechend durch Farbübergänge gekennzeichnet. Die Struktur des Transienten kann daher auch aus dem SFT-Bild herausgelesen werden. Durch Variationen der Integrationskonstanten ist es möglich, diese Übergänge je nach Bedarf „weicher" oder „härter" darzustellen.
Zu Herrn Döring: Bei einer Vergrößerung des Schallpegels am Eingang des SFT-Gerätes verschiebt sich das Bild auf dem Bildschirm nach oben. Gleichzeitig erhöht sich die Intensität des Farbbildes.

56. R. M. Herman (Berlin): Verlaufsuntersuchungen bei Hörgeräteträgern *

57. R. Fior (a. G.) (Triest): Der BOEL-Test als Screeningmethode der Hördefekte im ersten Lebensjahr (Erfahrungen an 3423 Fällen)

Der Vortrag ist entfallen

58. R. Schunicht (Düsseldorf): Bemerkungen zur Objektivierung der Hörschwelle mittels CERA

In der klinischen Audiologie ergibt sich bei einigen Patienten aus verschiedenen Gründen das Problem, die Hörschwelle zu objektivieren. Dazu eignet sich wegen ihrer Frequenzspezifität die Cortical Evoked Response Audiometry (CERA).

---

* Der Vortrag erscheint in einem anderen Organ unserer Gesellschaft

Im folgenden vergleichen wir die bei 297 Patienten ermittelte CERA-Hörschwelle mit der subjektiven Hörschwelle. Unser Patientengut erstreckt sich altersmäßig vom 4. bis zum 74. Lebensjahr; das Durchschnittsalter beträgt 42 Jahre. Geschlechtsmäßig umfaßt es 55 weibliche und 242 männliche Patienten, wobei die Verteilung bis zum 31. Lebensjahr ausgeglichen ist. Aus zeitlichen Gründen wurde die CERA-Hörschwelle in 15 dB-Schritten eingegabelt, und zwar in der Regel nur bei 1 kHz und 3 kHz, gelegentlich stattdessen bei 4 kHz, bei hochgradig Schwerhörigen dagegen bei 2 kHz, bei resthörigen Patienten nur bei 500 kHz. Für die Frequenz 1 kHz (500 Hz) kann am rechten Ohr bei 249, am linken Ohr bei 248 Patienten die CERA-Hörschwelle mit der subjektiven Hörschwelle verglichen werden. Läßt man eine maximale Differenz der beiden Schwellenwerte von 10 dB zu, so stimmen bei 42% bzw. 40% der Patienten die beiden Hörschwellen überein. Eine normale CERA-Hörschwelle in dem Sinne, daß der Hörverlust 10 dB nicht überschreitet, weisen 29% bzw. 25% der Patienten auf. Für die Frequenz 3 kHz (4 kHz bzw. 2 kHz) stimmen am rechten Ohr bei 41% von 215 Patienten und am linken Ohr bei 43% von 224 Patienten die beiden Hörschwellen überein. Eine normale CERA-Hörschwelle finden wir hier nur noch bei 6% bzw. 9% der Patienten.

Unser Patientengut zerfällt somit in zwei Kollektive: Das eine mit innerhalb der oben genannten Grenzen übereinstimmender subjektiver und objektiver Hörschwelle und das andere mit unterschiedlich stark differierenden Schwellenwerten. Im folgenden bleiben die Patienten, die falsch negative CERA-Befunde aufweisen (stets unter 4%) unberücksichtigt. Für beide Kollektive ermitteln wir in Form des Medians den mittleren CERA-Hörverlust. Er beträgt für das „übereinstimmende" Kollektiv bei 1 kHz am rechten Ohr (91 Patienten) 59 dB und am linken Ohr (90 Patienten) 54 dB, bei 3 kHz (84 Patienten) 69 dB bzw. (93 Patienten) 66 dB. Für das „differierende" Kollektiv lauten die entsprechenden Werte bei 1 kHz (130 Patienten) 18 dB bzw. (133 Patienten) 21 dB und bei 3 kHz bds. (118 bzw. 114 Patienten) 47 dB. Dieses Kollektiv weist also im Mittel insbesondere bei 1 kHz deutlich günstigere CERA-Hörschwellen auf als das übereinstimmende Kollektiv. Vergleicht man anhand der Mediane die Zunahme des Hörverlustes zwischen 1 kHz und 3 kHz, so erhält man für das differierende Kollektiv am rechten Ohr 29 dB und am linken Ohr 26 dB, für das übereinstimmende Kollektiv dagegen am rechten Ohr 10 dB und am linken Ohr 12 dB.

Für das differierende Kollektiv läßt sich die Differenz zwischen subjektiver und objektiver Hörschwelle als s. g. aggravierter Hörverlust berechnen. Sein Median beträgt bei 1 kHz am rechten Ohr 42 dB, am linken Ohr 43 dB, bei 3 kHz 39 dB bzw. 37 dB. Er ist also bei 3 kHz etwas geringer als bei 1 kHz, und zwar am rechten Ohr um 3 dB und am linken Ohr um 6 dB. Der starken Zunahme des Hörverlustes zwischen 1 kHz und 3 kHz steht nur ein geringfügiger Rückgang des „aggravierten" Hörverlustes gegenüber.

Literatur beim Verfasser

H. von Wedel (Bonn): Ihre Altersverteilung zeigte, daß der Schwerpunkt bei Erwachsenen festzustellen ist. Sie haben jedoch auch im Bereich jünger als 10 Jahre einige Kinder untersuchen können. Da im Hinblick auf die Problematik der Frequenzspezifität mit den Hirnstammpotentialen noch nicht alle Probleme gelöst erscheinen, wäre es von Interesse die Korrelation zwischen der frequenzspezifischen Hörschwelle aus den cortikalen Potentialen und den subjektiv ermittelten Daten, insbesondere für das Kollektiv jünger als 10 Jahre, zu bestimmen. Haben Sie in dieser Richtung irgendwelche Ergänzungsuntersuchungen vorgenommen bzw. können Sie uns Hinweise geben zur Problematik der cortikal evozierten Potentiale bei Kindern unter 10 Jahren?

R. Schunicht (Düsseldorf); Schlußwort: Die Untersuchung von Kindern, insbesondere von Vorschulkindern, stellt ein Problem der ausreichenden Kooperation dar. Aus der Altersverteilung unseres Patientenguts geht hervor, daß unsere jünsten Patienten etwa 4 Jahre alt waren, und daß Kinder jünger als 7 Jahre auf Einzelfälle beschränkt blieben.

Wenn man aber diese Kinder genügend motivieren kann, so sind ihre CERA-Schwellen mit etwa der gleichen Toleranz behaftet, wie die von Erwachsenen, bei denen wir gelegentlich erhebliche Mitteilungsprobleme durch einen hohen α-Wellenanteil haben.

59. M. Berg, J. Fischermeier (a. G.), T. Haid (Erlangen): Sensitivität und Spezifität der Hirnstammaudiometrie – eine klinische Fallstudie an mehreren Krankheitsbildern

Aus den über mehrere Jahre gespeicherten Hirnstammpotentialen wurden 4 Gruppen (29 operativ gesicherte KHBW-Tumore, 25 eindeutige M. Menière-, 12 MS-Fälle, sowie 21 Normalhörende) ausgewählt und noch einmal alle bestimmbaren Parameter genau vermessen. Für alle Reizpegel von 80 dB bis zur Hörschwelle für Click-Reize wurden zunächst die Latenzen der Wellen J1 bis J5, daneben die Amplitude der Welle J5 bestimmt. Aus diesen Rohdaten wurden abgeleitete Größen, wie Hirnstammlaufzeit und Seitendifferenz der J3- und J5-Latenzen berechnet. Eine ausführliche statistische Bewertung schloß sich an: Bestimmung von Mittelwert und Varianz aller Parameter für jede der vier Gruppen, Korrelation von Tumorgröße und Hörverlust mit den verschiedenen Parametern

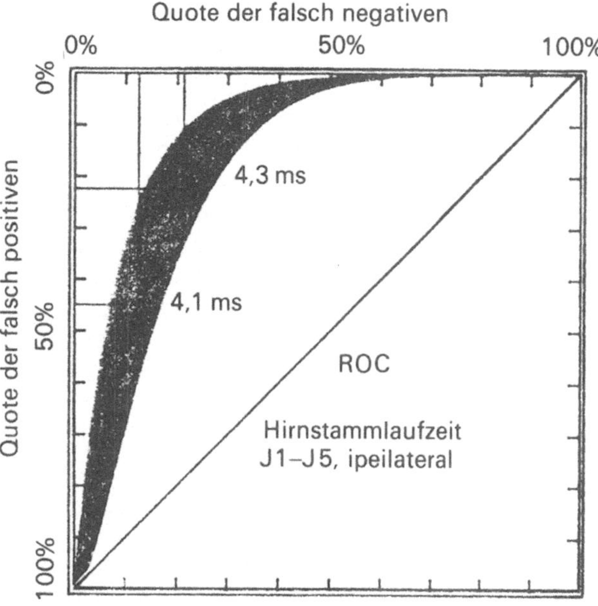

Abb. 1

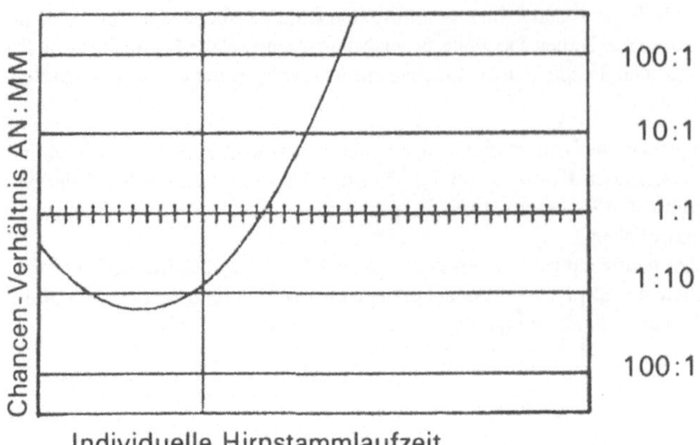

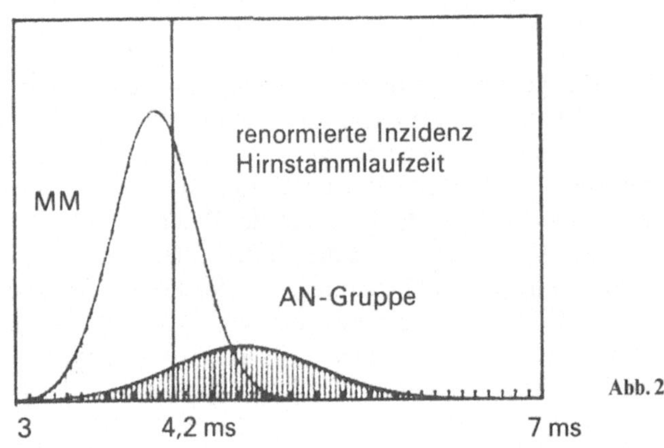

und eine detailierte Betrachtung nach Sensitivität und Spezifität in Hinblick auf die differentialdiagnostische Trennbarkeit der Gruppen. Im Vortrag wird aus dem Blickwinkel einer „Entscheidungstheorie" am Beispiel der Differentialdiagnose von M. Menière und Oktavusneurinom die Rolle des lediglich Statistik treibenden Computers gegenüber dem die individuelle Diagnose stellenden Arzt aufklärt und eingegrenzt. Abbildung 1 demonstriert den allein vom jeweiligen Meßparameter abhängigen Zusammenhang der „falsch negativen" Diagnosen (d. h. der übersehenen Oktavusneurinome) mit den „falsch positiven" (d. h. unnötigerweise dem CT unterworfenen Menièrefällen). Diese sogenannte "Receiver Operating Characteristic" (ROC) ist das geeignete Werkzeug für die Erkennung des bestgeeigneten Parameters und dessen vom Arzt festzulegenden kritischen Wertes. Die ROC beurteilt also pauschal die Diskriminationsfähigkeit der einzelnen Parameter und die bei einer größeren Fallzahl zu erwartenden Quoten von falsch positiven und falsch negativen Entscheidungen, sie erlaubt keine Aussage zum Einzelfall.

Eine dem Einzelfall angemessene Methode erhält man nach Renormierung der Verteilungen gemäß den „a-priori-Häufigkeiten", indem man für den soeben ermittelten Meßwert des einen aktuellen Patienten das Chancenverhältnis berechnet, zur einen oder anderen Gruppe zu gehören (Abb. 2). Der Arzt kommt unmittelbar zu Aussagen der Form: „Die Chancen dieses Patienten für AN:MM stehen auf Grund der Hirnstammlaufzeit von 4,2 ms etwa 1:8; in Anbetracht der übrigen Befunde und seiner persönlichen Verhältnisse möchte ich dennoch eine CT-Untersuchung anordnen, die allerdings nicht besonders dringend ist." Beide Betrachtungsweisen machen – neben ihrer direkten Nutzbarkeit – die Rolle der Statistik (des „Computers") gegenüber dem Diagnostiker ganz deutlich: Sie geben lediglich Zahlenmaterial an die Hand, auf Grund dessen eine Entscheidung für oder gegen weitere Diagnostik gefällt werden kann. Sie führen allerdings deutlich weiter als die übliche Praxis, lediglich die Empfindlichkeit der Methode durch irgendwelche Prozentzahl zu dokumentieren.

Ch. Zöllner (Freiburg): Verbessert sich die Differenzierung ihrer ROC-Kurve zwischen falsch negativ und falsch positiv, wenn die Latenzdifferenz zwischen Pot. I und V ipsi- gegen contralateral geprüft wird.

B. Schürenberg (Stuttgart): Inwieweit kann die Trennschärfe der BERA-Messungen bei M. Menière und Acusticus-neurinom durch die Einbeziehung der überschwelligen Audiometrieergebnisse weiter verbessert werden?

M. Stecker (München): Ist die Trennschärfe-Untersuchung auch bei verschiedenen Reizeinstellungen untersucht worden?

W. H. Döring (Aachen): Zunächst erscheint es überraschend, daß die absolute Latenz des V. Potentials zu einer besseren Gruppentrennung zwischen den Menière-Patienten und den Patienten mit Akustikusneurinomen führte. Vielleicht liegt die Ursache darin begründet, daß der bei den Menière-Patienten überwiegend vorhandene Tieftonhörverlust gegenüber dem bei den Akustikusneurinomen hauptsächlich auftretenden Hochtonhörverlust bereits zu einem deutlichen Unterschied der absoluten Latenzwerte führt. Haben Sie vergleichbare Untersuchungen auch an Patienten mit innenohrbedingter Hochtonschwerhörigkeit vorgenommen?

E. Lehnhardt (Hannover): In Ihrer Gegenüberstellung von Akustikusneurinomen und M. Menière war die Diagnose für die Neurinome operativ gesichert worden. Beim Menière dagegen müssen Sie mit Fehldiagnosen rechnen; so kann den Schwindelbeschwerden auch eine vaskuläre Störung im Hirnstamm zugrunde gelegen haben, die ihrerseits ggf. Latenzverlängerungen bedingen. Wie haben Sie abgesichert, daß es sich in der Menière-Gruppe tatsächlich ausschließlich um labyrinthäre Hydropsfälle gehandelt hat?

M. Berg (Erlangen); Schlußwort:

Zu Herrn Zöllner: Die Trennschärfe für die hier demonstrierten Gruppen wird nicht besser, wenn man statt der J5-Seitendifferenz die Seitendifferenz der Hirnstammlaufzeiten verwendet. Die gute Trennung aufgrund der J5-Latenz allein hat uns selbst überrascht.

Zu Herrn Schürenberg: Die überschwellige Audiometrie, auch die vestibuläre Diagnostik gehen in die a-priori-Wahrscheinlichkeiten und damit in die „Chancenverhältnisse" ein. Sie haben mit der ROC-Betrachtung nichts zu tun.

Zu Herrn Stecker: Wir messen grundsätzlich Pegel-Sequenzen von 80 oder 90 dB bis zur Potentialnachweisschwelle herunter. Die guten Trenneigenschaften etwa der J5-Latenz ergibt sich nur bei hohen Pegeln.

Zu Herrn Döring: Eine Extragruppe mit Innenohr-Hochtonschwerhörigkeiten haben wir nicht untersucht. Da die Korrelation zwischen Hochtonverlust und e.g. J5-Latenz für keine der Gruppen besonders gut ist, lehnen wir es auch ab, Latenzen nach dem Hochtonverlust zu korrigieren.

Zu Herrn Lehnhardt: Was die Sicherheit der Diagnose M. Menière betrifft, verlassen wir uns voll auf unseren Ko-Autor T. Haid.

60. W. H. Döring, W. Cleuvers (a. G.) (Aachen): Akustisch evozierte Hirnstammpotentiale bei binauraler Beschallung

Die Summe der getrennt bei links- und rechtsseitiger monauraler Beschallung gemessenen Hirnstammpotentiale weist gegenüber der Messung bei binauraler Beschallung eine reproduzierbare Abweichung auf, die als Effekt einer „binauralen Interaktion (BI)" gewertet wird (Dobie und Berlin 1979).

Bei binauraler Beschallung (Click 100 µs) mit interauraler Zeitdifferenz τ (0–2410 µs, $\Delta\tau = 70$ µs) ergab die Auswertung der Latenzwerte der BI im Mittel eine Verzögerung um den Betrag τ der interauralen Zeitdifferenz. Deutliche Abweichungen von diesem näherungsweise linearen Zusammenhang sind jedoch im Bereich von $\tau = 600$ bis 800 µs und $\tau = 1600$ bis 1800 µs zu erkennen, wobei der erste Wertebereich der im freien Schallfeld maximal auftretenden interauralen Zeitdifferenz bei genau seitlicher Beschallung (Endpunkt der Lateralisation) entspricht.

Die Auswertung der binauralen Interaktion bei interauraler Schallpegeldifferenz ($L = 70$ dB HL, $\Delta L = 0–30$ dB) ergab Latenzfunktionen, die parallel zur Latenz-Pegel-Kennlinie des Potentials V der binauralen Potentiale verlaufen. Dies läßt sich dahingehend deuten, daß jeweils der leisere Schall ein verzögertes Auftreten der Potentiale entsprechend der monauralen Latenz-Pegel-Funktion bewirkt, so daß nach dem Prinzip der Kausalität eine binaurale Interaktion erst nach diesem Zeitpunkt auftreten kann.

Bei binauraler Beschallung ohne interaurale Differenzen ergab die Latenz-Pegel-Kennlinie des V. Potentials den gleichen Verlauf wie im monauralen Fall, unabhängig von der Art des verwendeten Schallreizes. Die Auswertung der um den Zentralwert von 60 dB HL linearisierten Kennlinien bezüglich der Pegeldifferenzen, die zu einer Latenzänderung von 670 µs (Endpunkt der Lateralisation) führen, ergab für den Click-Schallreiz (100 µs) eine Pegeldifferenz von 23 dB (entsprechend einer Steigung von 29,1 µs/dB) und für den 1000 Hz tonepip (1 ms) eine Pegeldifferenz von 12 dB (entsprechend einer Steigerung von 55,8 µs/dB).

Zum Vergleich wurden in Hörversuchen an bisher fünf Probanden die Pegeldifferenzen ermittelt, die bei vergleichbaren Schallreizen eingestellt werden müssen, um eine vorgegebene interaurale Zeitdifferenz so zu kompensieren, daß das Hörereignis in der Medianebene lokalisiert wird (Time-Intensity-Trading-Functions, TITF). Für interaurale Zeitdifferenzen von mehr als 400 µs ist diese Aufgabe jedoch nur noch unvollkommen zu bewältigen, da das Hörereignis zunehmend breiter wird und sich schließlich in zwei Anteile separiert (Hafter und Jeffres 1968). Die mittleren Steigungen der TITF für interaurale Zeitdifferenzen bis 400 µs sind mit 47,8 µs/dB für den 1000 Hz tone-pip (1 ms) und 33 µs/dB für den 4000 Hz-Schallreiz (125 µs) durchaus den aus den Hirnstammpotentialen ermittelten Werten von 55,8 und 29,1 µs/dB vergleichbar (Gerull und Mrowinski 1984).

Aus Untersuchungen der Summenaktionspotentiale (SAP) der Cochlea ist bekannt (Eggermont 1976), daß die Latenz-Pegel-Kennlinie des V. Potentials der BER im wesentlichen einen zur Kennlinie der SAP parallel verschobenen Verlauf aufweist und daß die Ursache für diesen funktionalen Zusammenhang in der Verarbeitung der Schallreize in der Cochlea zu suchen ist. Mit Hilfe eines einfachen

Modells zur Synthese von Cochlea- und Hirnstammpotentialen (Döring 1982) wurden die SAP in einem Schallpegelbereich von 40–80 dB HL (Zentralwert 60 dB, Click-Schallreize) synthetisiert, zu Paaren mit zunehmenden Schallpegeldifferenzen geordnet und einer Kreuzkorrelation unterworfen, analog den Modellvorstellungen der Verarbeitung binauraler Schallreize im Hirnstamm. Die Zeitverschiebung, die notwendig ist, um das Maximum der KKF auf die Linie $\tau = 0$ zu verschieben (vergleichbar dem „Mitteneindruck") läßt sich zusammen mit der gewählten Schallpegeldifferenz als TITF auffassen. Die Steigung dieser nur aus den synthetischen SAP gewonnenen TITF betrug 31,7 µs/dB. Da dieser Wert sehr eng mit der Steigung der Latenz-Pegel-Kennlinie des V. Potentials (29,1 µs/dB) und der Steigung der psychoakustisch ermittelten TITF (33 µs/dB) korreliert, läßt sich unter den zugrundeliegenden Randbedingungen das Time-Intensity-Trading im Sinne der Hypothese von Deatherage und Hirsh (1959) als ein durch die Schallverarbeitung in der Cochlea bedingter Effekt in guter Näherung beschreiben.

Literatur beim Verfasser

H. von Wedel (Bonn): Interaurale Laufzeitdifferenzen sowie binaurale Interaktionen lassen sich nicht nur hinsichtlich Latenz- und Erregungsamplitudenveränderungen bei interaural verschobenen Clicks untersuchen, sondern sind auch von Interesse für Bestimmungen des sogenannten Signalrauschabstandes bei zusätzlicher Stimulation mit einem Störgeräusch (z. B. gleichmäßig verdeckendem Rauschen). Zur Bestimmung des Einflusses entsprechender Störgeräuschstrukturen auf die Nutzsignalbeschallung (Click) haben wir sowohl im Tierversuch als auch beim Menschen entsprechende Untersuchungen durch interaurale Intensitäts- und Laufzeitdifferenzen für das Rauschsignal vorgenommen. Auch hier zeigen sich im Bereich der Potentiale V und VI auch bei Auswertung der binauralen Interaktionen Hinweise für Fehlfunktionen im binauralen Hörbahnsystem.

G. Esser (Düsseldorf): Haben Sie die Ergebnisse der hier von Ihnen vorgestellten Methode schon einmal mit Ergebnissen von Richtungsgehöruntersuchungen bei Patienten verglichen?

D. Mrowinski (Berlin): Unsere Untersuchungen zu diesem Thema haben ergeben, daß bei Personen mit geringer Störaktivität die „binaurale Interaktion" im Bereich des Gipfels V fast verschwindet. Die Hauptaktivität bei der Richtungsverarbeitung scheint sich erst deutlich später zu entwickeln.

W. H. Döring (Aachen); Schlußwort:

Zu Herrn von Wedel: Das Signal/Rausch-Verhältnis aus psychoakustischen Sprachverständlichkeitsmessungen kann ebenfalls Aufschluß über die Fähigkeit der binauralen Signalverarbeitung geben. Diese Untersuchungen sind jedoch, wie eingangs erwähnt, aufwendig, haben eine große Streuung und sind teilweise nur schwer interpretierbar. Wir führen diese Untersuchung zusätzlich auch durch, haben jedoch zum Ziel, aus den Hirnstammpotentialen objektive Parameter für die binaurale Signalverarbeitung zu gewinnen.

Zu Herrn Esser: Von einzelnen Patienten haben wir inzwischen auch Ergebnisse des Richtungshörens und der richtungsabhängigen Sprachverständlichkeit unter Störgeräusch, können jedoch zur Zeit noch keine Aussagen darüber machen, in wieweit diese Ergebnisse mit den Messungen der binauralen Interaktion korrelieren.

Zu Herrn Mrowinski: Auch wir konnten feststellen, daß die binaurale Interaktion bei größeren Mitteilungszahlen kleiner wird, jedoch nicht verschwindet. Dies ist eine Frage des Signal/Rausch-Verhältnisses, das bei mehr als 4000 Mitteilungen nicht mehr wesentlich verbessert werden kann. In sofern stabilisiert sich die Amplitude der binauralen Interaktion und unterscheidet sich von zufälligen Ergebnissen dadurch, daß sie in unabhängigen Messungen reproduzierbar ist. Auch bei unseren Messungen treten die größten Amplituden erst im Bereich der Wellen VI bis VIII auf, wobei eine Zuordnung zu psychoakustischen binauralen Effekten noch Gegenstand der Forschung ist.

61. M. Hoke, R. E. Wickesberg (a. G.), B. Lütkenhöner (a. G.) (Münster): Die Bedeutung der kontralateralen Ableitung in der BERA für die Frühdiagnostik kindlicher Hörstörungen

Die BERA (Brainstem Evoked Response Audiometry) ist inzwischen weltweit zu einem unverzichtbaren Instrument in der pädaudiologischen Diagnostik geworden. Anhand der BER ist dabei auch die postnatale Entwicklung des auditorischen Systems ausführlich untersucht worden (z. B. Hecox 1975; Ohlrich et al. 1978; Salami und McKean 1976). Die Untersuchungsergebnisse weisen aus, daß der Reifungsprozeß zentripetalwärts fortschreitet und erst etwa 2,5 Jahre post partem abgeschlossen ist. Bisher ist allerdings nur der Entwicklungsprozeß der ipsilateral zur Reizseite abgeleiteten Potentiale untersucht worden; eine entsprechende Studie für kontralateral abgeleitete Potentiale liegt noch nicht vor.

Das von uns generell angewandte Untersuchungsschema besteht darin, daß zum Zwecke der Topodiagnostik eine aus drei Clicks (Dauer 125 µs) bestehende Reizserie (ISI = 20 ms) periodisch (Dauer der Periode 140 ms) dargeboten wird, während zur Schwellenbestimmung frequenzspezifisch mit einer Tonimpulsserie (ISI = 14 ms, 7 Tonimpulse mit Trägerfrequenzen von 8–1 kHz im Halboktavabstand absteigend, Dauer der Periode 140 ms) stimuliert wird (Hoke et al. 1983). Die abgeleiteten Potentiale werden zunächst einer gewichteten Mittelwertsbildung (Hoke et al. 1984 b) und später einer zeit- und intensitätsabhängigen Filterung (Hoke et al. 1984 a) unterzogen.

Bei etwa 35 Kleinkindern, wo der Verdacht bestand, daß eine erhebliche Hörstörung vorliegt (keine oder erheblich verzögerte Sprachentwicklung, keine oder unsichere Reaktion auf Schallreize, Unfähigkeit zur Lokalisation von Schallquellen), fanden wir in den routinemäßig kontralateral registrierten Potentialen einen erheblich deformierten Potentialkomplex, während die ipsilateral abgeleiteten Potentiale normal konfiguriert waren. Die Nachweisschwelle war weder ipsi- noch kontralateral angehoben. Dieser pathologische, nur kontralateral vorkommende Potentialkomplex ist (u. a.) im wesentlichen durch folgende Merkmale charakterisiert:

1. Normale Konfiguration der Wellen II und III
2. Auf Welle III folgende tiefe Deflektion
3. Ungenügende oder fehlende Differenzierung der Wellen IV–VI, die zusammen einen breiten, längerdauernden IV–VI-Komplex bilden
4. Bevorzugte (wenn nicht generelle) Ausbildung des breiten IV–VI-Komplexes bei clickevozierten Antworten bzw. Antworten auf Tonimpulse höherer Trägerfrequenz
5. Die Ausbildung des deformierten IV–VI-Komplexes nimmt in manchen Fällen nicht nur mit fallender Trägerfrequenz, sondern auch mit abnehmender Reizintensität ab.
6. Die pathologischen Antworten treten, wenn nicht symmetrisch, vorwiegend bei Stimulation des linken Ohres auf.

Wir haben die deformierten Potentiale einer verzögerten Reifung der vom anteroventralen Cochleariskern zur Gegenseite ziehenden Bahnen zugeschrieben. Diese Hypothese fand inzwischen auch Unterstützung durch Befunde eines Mädchens, das eine Schädigung durch eine perinatale Asphyxie erlitten hatte. Wäh-

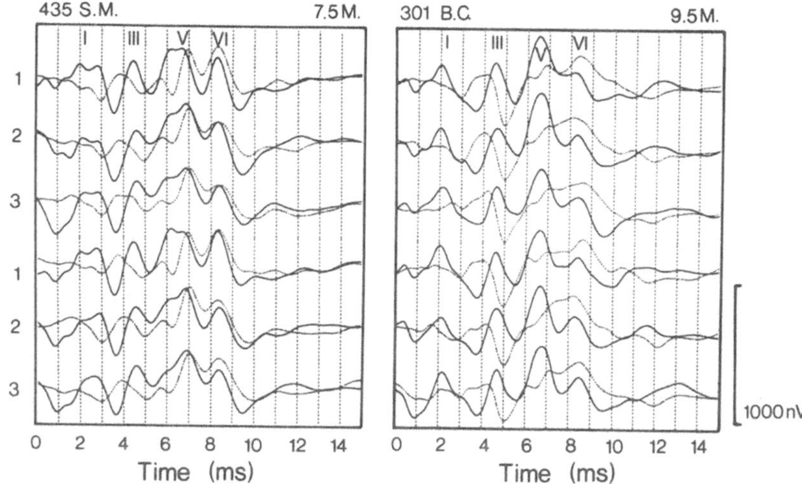

Abb. 1. Auditorisch evozierte Potentiale, ausgelöst durch die im Text beschriebene Clickserie. Die Wellen sind nach der Nomenklatur von Jewett bezeichnet. Die Zahlen links neben den Rahmen bezeichnen die Antworten auf den n-ten Reiz der Serie; je zwei getrennte Registrierungen sind zur Demonstration der Reproduzierbarkeit untereinander dargestellt. Die durchgezogenen Kurven stellen vom Vertex gegen das Mastoid ipsilateral zur Stimulationsseite, die punktierten Kurven gegen das Mastoid kontralateral zur Stimulationsseite abgeleitete Potentiale dar. *Links:* Normale Kurvenform, registriert von einem 7,5 Monate alten Kleinkind. *Rechts:* Pathologische Kurvenform, registriert von einem 9,5 Monate alten Kleinkind

rend die 9 Monate nach der Geburt abgeleiteten Potentiale kontralateral die beschriebenen Merkmale der Reifungsverzögerung aufwiesen, hatte sich die 9 Monate später registrierte Kurvenform deutlich normalisiert. Eine eingehende Diskussion der Ergebnisse an dieser Stelle würde zuviel Raum einnehmen; es wird daher auf eine ausführlichere Publikation verwiesen (Hoke et al. 1984).

Aus unseren Befunden ist zu folgern, daß bei der BERA in der pädaudiologischen Diagnostik auf die Registrierung der kontralateral ausgelösten Potentiale grundsätzlich nicht verzichtet werden kann, da sonst schwere Hörstörungen unerkannt bleiben könnten.

Literatur beim Verfasser

H. von Wedel (Bonn): Untersuchungen zu Deprivationen im frühen Kindesalter, zumindest bis zum 8. Lebensmonat haben gezeigt, wie wichtig diese Entwicklungsphase für die Sprachanbahnung ist. Entsprechende Untersuchungen im Tierexperiment haben gezeigt, daß bei längerer Deprivation, insbesondere die binauralen Interaktionen nicht mehr vorhanden sind. Liegen Ergebnisse vor, die Hinweise geben, ob die binauralen Interaktionen ebenfalls einem Reifungsprozeß unterliegen, d. h., daß mit zunehmendem Alter bis zum 8. Lebensmonat die binauralen Interaktionen überhaupt erst optimal darstellbar sind? Wenn dies der Fall wäre, ließen sich gewisse Interpretationen bis zum 8. Lebensmonat nicht ohne weiteres einer zentralen Hörschädigung zuordnen. Zumindest könnte erwartet werden, daß auch im binauralen Hörbahnsystem bis zum 8. Lebensmonat Reifungsprozesse ablaufen, die im Hinblick auf evozierte Potentiale durchaus zu berücksichtigen wären.

D. Mrowinski (Berlin): Die bilaterale Ableitung der Hirnstammreaktion wird bei uns seit mehr als zehn Jahren durchgeführt. Dabei sind uns in Einzelfällen ähnliche einseitige Potentialverformungen aufgefallen.

M. Hoke (Münster); Schlußwort:

Zu Herrn v. Wedel: Auf die physiologische postnatale Reifung des auditorischen Systems konnte ich aus Zeitgründen nicht eingehen. Die Reifung der ipsilateralen auditorischen Bahnen ist mit Hilfe der BERA eingehend untersucht worden. Wir wissen daher, daß der Reifungsprozeß zentripetalwärts fortschreitet. Etwa ein Jahr nach der Geburt erst hat die Welle I die Latenz eines normalhörenden Erwachsenen erreicht, während dieser Prozeß für die Welle V erst etwa 2,5 Jahre post partem abgeschlossen ist. Mir sind dagegen keine Publikationen bekannt, die sich mit dem postnatalen Reifungsprozeß der zur kontralateralen Seite kreuzenden auditorischen Bahnen befassen. Ebenso kenne ich keine Publikationen über die postnatale Entwicklung der binauralen Interaktion. Da wir aber seit einiger Zeit routinemäßig auch die binaurale Interaktion erfassen, wissen wir, daß im Alter von 8 Monaten eine binaurale Interaktion zweifelsfrei nachweisbar ist.

Zu Herrn Esser: Ich habe bewußt keinen Prozentsatz genannt, da diese Zahlen nicht sehr aussagekräftig sind. Bezogen auf das Patientengut, das bei uns für die BERA ausgewählt wird, sind es etwa 20%–25% der Fälle. In etwa 20%–25% der Fälle konnte ein Normalbefund erhoben werden, in den übrigen Fällen lagen Hörstörungen verschiedener Genese (incl. Taubheit) vor.

Zu Herrn Mrowinski: Ich freue mich sehr, erfahren zu können, daß der von uns beschriebene Befund auch andernortes aufgefallen ist.

62. W. Schmidt, R. D. Battmer (Hannover): Befunde der subjektiven und objektiven Audiometrie bei Patienten mit Hörstörungen neuraler Genese

Der Vortrag wurde nicht gehalten

63. Th. Janssen, G. Gerull, J. Thoma (München/Berlin): Latenzverhalten früher akustisch evozierter Potentiale bei pancochleären und basocochleären Hörstörungen

An 91 Patienten mit pancochleärer Schwerhörigkeit verschiedenen Grades sowie basocochleärer Schwerhörigkeit mit unterschiedlicher Lage des Hochtonabfalles haben wir das Latenzverhalten der Welle V der frühen akustisch evozierten Potentiale bei Klick-Reizung untersucht. In der Abb. 1 zeigen die schraffierten Bereiche in den Tonschwellenaudiogrammen die in Gruppen zusammengefaßten Hörschwellenverläufe: geringe, mittlere und hochgradige pancochleäre Schwerhörigkeiten (Abb. 1 a) und basocochleäre Schwerhörigkeiten mit Abfall der Hörschwelle bei etwa 4, 2 und 1 kHz (Abb. 1 b). Die in einem linearisierten Pegel-Latenz-Diagramm eingetragenen Latenzwerte zeigen, daß bei geringer und mittlerer pancochleärer Schwerhörigkeit die ermittelten Latenzen im Normstreubereich liegen; bei hochgradiger pancochleärer Schwerhörigkeit ist die Latenz jedoch signifikant verlängert.

Als Erklärung für die Latenzverschiebung bei hochgradiger pancochleärer Schwerhörigkeit kann angenommen werden, daß die basalen Haarzellen durch den schwellennahen Reiz nicht mehr erregt werden, sondern daß erst im Frequenzbereich des empfindlichsten Hörens eine ausreichende Anzahl synchroner Entladungen zustande kommt.

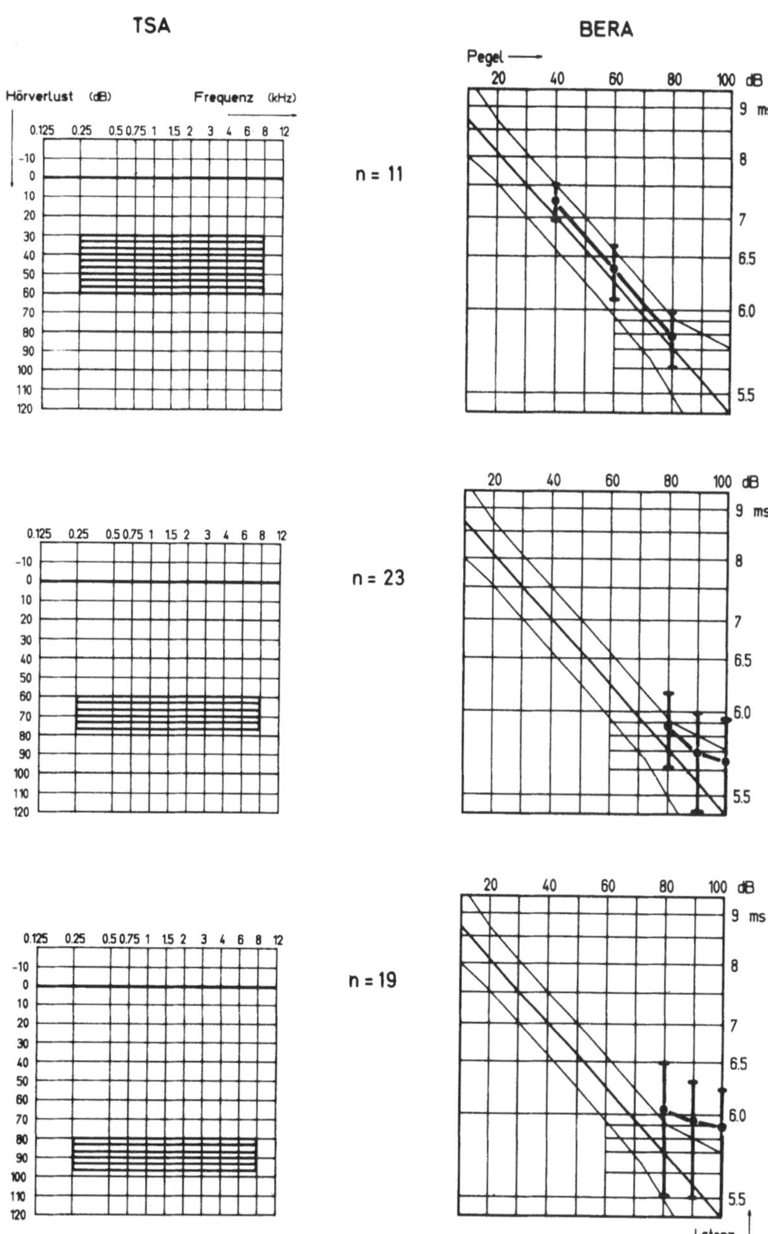

Abb. 1 a. Latenzverhalten der Welle V bei pancochleärer Schwerhörigkeit. Bei geringen und mittleren Hörstörungen liegen die Latenzen innerhalb des Normstreubereichs, bei hochgradiger Hörstörung sind die Latenzen signifikant verlängert

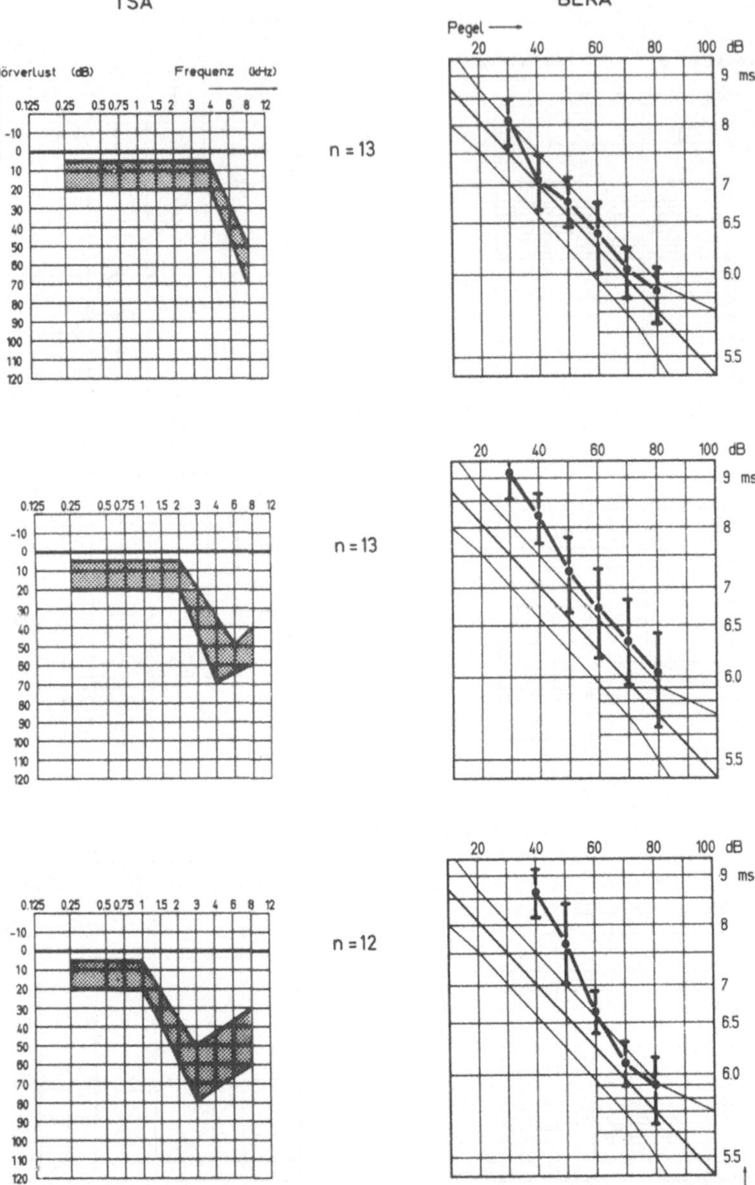

Abb. 1 b. Latenzverhalten der Welle V bei basocochleärer Schwerhörigkeit. Im schwellennahen Pegelbereich treten Latenzverlängerungen auf, die mit abnehmender Grenzfrequenz des Hochtonabfalles zunehmend größer werden

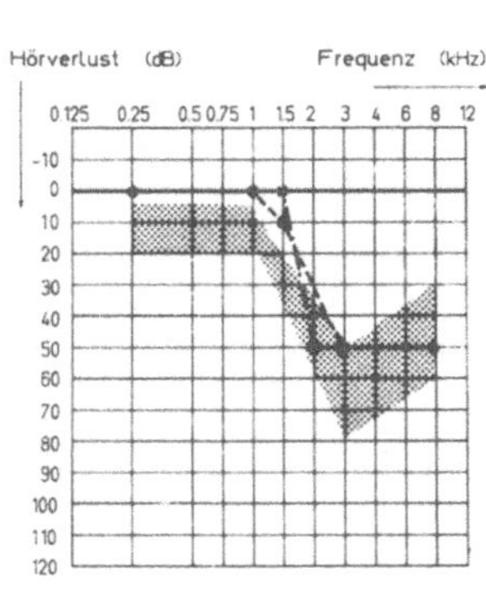
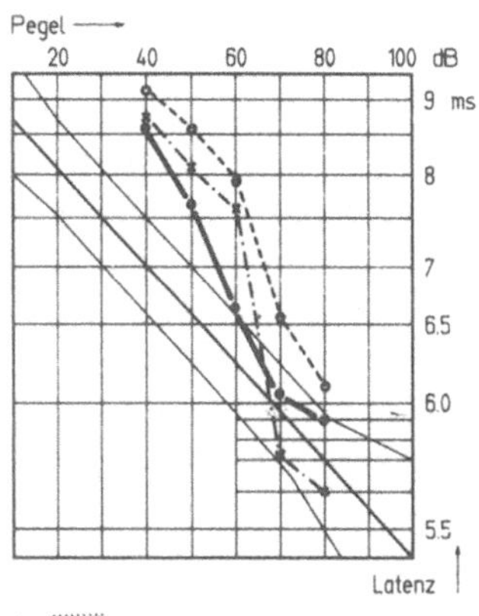

Abb. 2. Vergleich der Latenzen beim 1 kHz-Hochtonabfall zwischen Patientengruppe, Modellrechnung und Simulation. Beim Modell mit synthetisierten Potentialen und bei der Simulation durch Maskierung der Basilarmembran mit Hochpaßrauschen zeigt sich ein deutlicher Latenzsprung beim schwellennahen Reizpegel (60 dB). Der Latenzverlauf bei dem Patientkollektiv zeigt einen wesentlich flacheren Übergang

Bei basocochleärer Schwerhörigkeit treten Latenzverlängerungen auf, die mit abnehmender Grenzfrequenz des Hochtonabfalles zunehmend größer werden:

Beim 4 kHz-Hochtonabfall liegen die Mittelwerte der Latenzen noch innerhalb des Normstreubereichs. Beim 2 kHz-Hochtonabfall liegt die beim Reizpegel von 40 dB ermittelte Latenz mit etwa einer, beim 1 kHz-Hochtonabfall mit etwa 2 ms über der Normallatenz.

Die von der Lage des Hochtonabfalles abhängige Latenzverschiebung kann mit der Laufzeit der Wanderwelle über den funktionsunfähigen Haarzellenbereich erklärt werden.

Auffällig ist die starke Streuung der Latenzen. Wegen des begrenzten Hochtonabfalles treten die Potentiale im oberen Pegelbereich mit nahezu normaler Latenz auf.

Bei unbegrenzten Hochtonsteilabfällen sind die Latenzen auch im oberen Pegelbereich verlängert (Lehnhardt 1981).

Die Abb. 2 zeigt einen Vergleich zwischen den Ergebnissen der Untersuchung am Patienten und den Resultaten von Modelluntersuchungen für einen Hochtonabfall bei 1 kHz.

Die durch den Hochtonabfall bedingte Latenzverschiebung wurde von Döring in einem Modell mit synthetisierten Potentialen und auch von uns bei der Simulation von Hochtonhörstörungen durch Maskierung basaler Haarzellenbereiche mit Hochpaßrauschen beobachtet.

Der von Döring bei der Modellrechnung zugrunde gelegte und der von uns unter Hochpaßrauschen registrierte Hörschwellenverlauf ähnelt den Patientenaudiogrammen. Sowohl bei der Modellrechnung als auch bei der Simulation zeigt die auf die linearisierte Normallatenzkennlinie bezogene Latenzverschiebung einen sprunghaften Verlauf. Bei hohen Reizpegeln treten die Potentiale mit normaler Latenz, ab 60 dB mit deutlicher Verschiebung gegenüber der Normallatenz von etwa 2 ms auf.

Der an den Patienten ermittelte Latenzverlauf zeigt einen wesentlich flacheren Übergang in den schwellennahen Pegelbereich, die Latenzen im oberen Pegelbereich normalisieren sich nicht völlig.

Bezieht man die starke Streuung der Latenzen bei den Patienten ein, so zeigt sich, daß trotz ähnlichem Audiogrammverlauf die Gültigkeit der Modelluntersuchungen nicht für alle Arten cochleärer Schädigung gegeben sein kann. Dies dürfte darauf zurückzuführen sein, daß nicht in jedem Fall ein völliger Ausfall, sondern lediglich eine Funktionseinschränkung basaler Cochleaabschnitte vorliegen kann.

Literatur beim Verfasser

64. M. Hinz (a. G.), H. v. Wedel (Bonn): Otoakustische Emissionen bei Patienten mit Hörsturz

Kemp wies 1978 die evozierten otoakustischen Emissionen als „Echos" auf kurzdauernde Stimuli aus dem Innenohr Normalhörender nach. Er deutete das Phänomen als hydrodynamisch weitergeleitete lokalisierte Impedanzunregelmäßigkeit auf der Basilarmembran. Untersuchungen zur klinischen Wertigkeit der otoakustischen Emission beschränken sich bislang auf Untersuchungen zur Objektivierung und Lokalisation von cochleären Tinnitusquellen und zur Objektivierung der Hörschwelle (Johnsen und Elberling).

Unsere Studie befaßt sich mit der Verwendung der otoakustischen Emissionen zur Prognose der Therapie von Hörsturzerkrankungen.

Für die Messungen wird eine den Gehörgang dicht abschließende Sonde verwendet, die einen Lautsprecher und ein hochempfindliches Mikrophon enthält. Die durch den Reiz (standardisierter Click, Frequenz 20/s) vom Innenohr evozierten Echos werden vom Mittelohr weitergeleitet und als Schalldruck niedriger Intensität im äußeren Gehörgang registriert und mit Averagetechnik (1 500 Mitteilungen) in ein deutliches Antwortmuster umgesetzt.

Bei 15 Normalhörenden konnten wir die Angaben der Literatur reproduzieren.

Tabelle 1

Hörstörung	Hörschwelle		Otoakustische Emission bei Therapie-Beginn	Otoakustische Emission bei Therapie-Ende
Hochgradig	Gebessert	n: 3	0	3
n: 9	Nicht gebessert	n: 6	0	0
Mittelgradig	Gebessert	n: 7	5	6
n: 9	Nicht gebessert	n: 2	0	0
Leicht	Gebessert	n: 3	1	2
n: 5	Nicht gebessert	n: 2	2	2

In unserer Studie haben wir 23 rheologisch behandelte Patienten mit einseitigem Hörsturz untersucht. 9 Patienten wiesen einen hochgradigen Hörverlust auf (mehr als 60 dB pancochl. Schwellenabfall), 9 Patienten einen mittelgradigen Hörverlust (zwischen 20 und 60 dB pancochl. Schwellenabfall) und 5 Patienten einen leichten Hörverlust (Hochtonsenken, Hoch- oder Tieftonschwerhörigkeit bis 40 dB). Bei allen Patienten wurden die spontanen und evozierten otoakustischen Emissionen zu Beginn und bei Ende der Therapie untersucht. Bislang lassen die spontanen Emissionen keine Korrelation zum Therapieverlauf erkennen.

Unsere Ergebnisse zeigt die Tabelle 1.

Patienten mit hochgradigem Hörverlust wiesen bei Erstmessung in keinem Fall eine evozierbare Emission auf; allerdings wird die Auswertung der analogen Reizantwortmuster für die hier notwendigen hohen Intensitäten durch Stimulusartefakte erschwert. Bei Ergänzung einer Frequenzanalyse der Antwortmuster ergeben sich für 2 Patienten mit reversibler Hörstörung Hinweise auf evozierbare Emissionen bereits bei Erstmessung. In der Zweitmessung zeigten nur Patienten, deren Hörschwelle sich gebessert hatte, evozierbare Emissionen (n = 3) (s. Abb. 1).

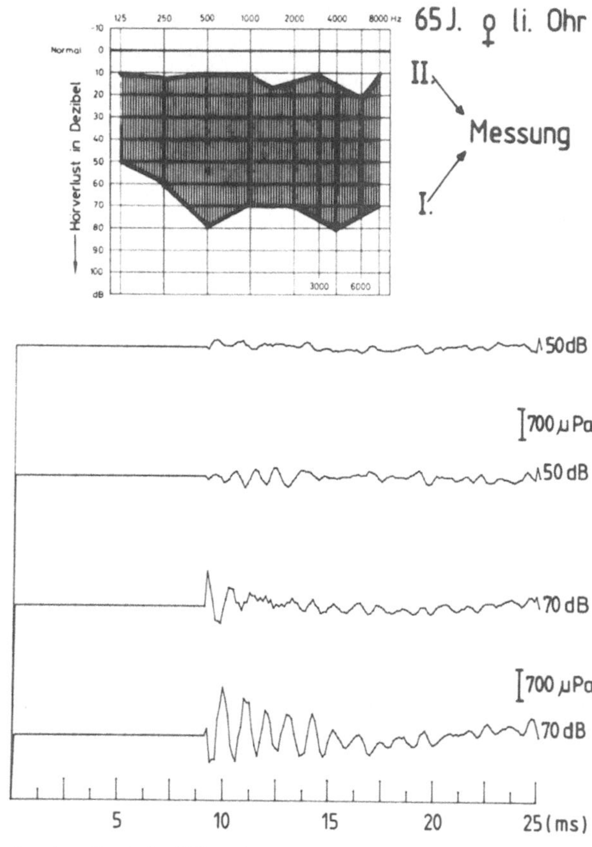

Abb. 1. Das Audiogramm (*oben*) zeigt den Grad des Hörverlustes zum Zeitpunkt der I. Messung; *schraffiert* ist der Bereich der Hörverbesserung. Die 1. und 3. Kurve zeigen die abgeleiteten Emissionen zu Beginn der Therapie (kein charakteristisches Antwortmuster). Kurven 2 und 4 zeigen die evozierten Emissionen bei Therapieende (deutliches Antwortmuster)

Von 9 Patienten mit mittelgradigem Hörverlust zeigten 7 eine Besserung der Hörschwelle, 5 dieser Patienten wiesen bei Erstmessung evozierbare Emissionen auf. Bei Therapieende ließ sich bei 6 Patienten eine otoakustische Emission evozieren. Analog zur Verbesserung der Hörschwelle waren die Antwortmuster, d. h. die Amplituden der Patienten, die bereits zu Beginn der Hörstörung evozierbare Emissionen aufwiesen, deutlicher. Die Patienten (n = 2), deren Hörschwelle sich nicht besserte, wiesen in beiden Messungen keine evozierbaren Emissionen auf.

In der Gruppe der leichten Hörstörungen wiesen die Patienten, deren Hörschwelle sich besserte (n = 3), in einem Fall zu Beginn und in 2 Fällen bei Therapieende evozierbare Emissionen auf. In dieser Gruppe waren die Antwortmuster eines Patienten wegen ausgeprägter Stimulusartefakte nicht zu beurteilen. Die Patienten, deren Hörschwelle sich nicht änderte (n = 2), zeigten keine Änderung der Antwortmuster.

Zusammenfassend läßt sich sagen, daß wir abweichend zu Aussagen in der Literatur „Echos" auch bei Patienten mit sensineuralem Hörverlust über 30 dB haben nachweisen können, sofern es sich um eine passagere Hörstörung handelte. Wir halten daher das Auftreten von „Echos" zu Beginn einer Hörstörung für ein zumindest tendenziell prognostisch günstiges Zeichen. Da bei hochgradigem Hörverlust die schwellennahen Reizintensitäten mit einem Artefaktrisiko behaftet sind und die Amplituden der Reizantworten ab etwa 60 dB p. e. SPL in den Sättigungsbereich übergehen, lassen sich prognostische Aussagen allenfalls bei mittelgradigen Hörstörungen machen.

Literatur beim Verfasser

W. H. Döring (Aachen): Wenn ich Sie recht verstanden habe, haben Sie die otoakustischen Emissionen bei Hörsturzpatienten mit Hörverlusten von mehr als 40–50 dB untersucht. Nach den von Zwicker, Evans, Kemp u. a. veröffentlichten Untersuchungen sind die otoakustischen Emissionen auf den aktiven Resonanzprozeß der Cochlea bei der Verarbeitung kleiner Schallpegel (0–50 dB) zurückzuführen, der die scharfe Frequenzbestimmung der Hörnervenfasern in diesem Pegelbereich bewirkt. Danach dürften bei größeren Hörverlusten in der Regel keine otoakustischen Emissionen mehr meßbar sein, müßten jedoch dann wieder auftreten, wenn sich unter der Therapie der Hörverlust wieder auf weniger als 40 dB reduziert. Stimmen diese Überlegungen mit Ihren Erfahrungen überein?

M. Hinz (Bonn); Schlußwort: Die Schallpegel der von Zwicker verwendeten Reizintensitäten sind in „Hearing Level" angegeben, unsere Schallpegel dagegen in „peak equivalent SPL". Die Reizantworten, die wir ermittelt haben, kommen bei vergleichbaren Schallpegeln (30 dB HL entspricht etwa 60 dB p. e. SPL) ebenfalls in die Sättigung.

65. M. Stecker (München): Zur Problematik der Erkennung von Akustikusneurinomen mit Hilfe von Hirnstammpotentialen *

---

* Der Vortrag wird in einem anderen Organ unserer Gesellschaft veröffentlicht

66. K. Burian, I. J. Hochmair (a. G.), E. Hochmair (a. G.) (Wien): Erfolgsbericht über eine klinische Studie mit der Wiener Hörprothese

Die Wiener Arbeitsgruppe führt seit 1982 eine klinische Studie mit zwei unterschiedlichen Typen der Wiener Hörprothesen durch. Dabei handelt es sich einmal um ein Implantat, das mittels endocochleärer 4-Kanalelektrode intracochleär stimuliert, allerdings im Gegensatz zu den meisten anderen Arbeitsgruppen nur ein, und zwar der best funktionierende Kanal. Dieser Implantattyp wird bei beidseitiger völliger Ertaubung verwendet, d. h. der Patient kann auch mit konventionellen Hörgeräten ohne Hilfe des Lippenlesens Sprache und Antwort nicht verstehen und auch Umweltgeräusche nicht erkennen. Die Stimulation erfolgt mittels eines relativ kleinen Sprachprozessors, der das akustische Signal in analoges elektrisches Signal den implantierten Empfangsspulen auf induktivem Weg zuführt. Der zweite Implantattyp verwendet den gleichen Sprachprozessor, jedoch nur eine aktive Elektrode, die in die Nische des runden Fensters gelagert wird und eine extracochleäre Stimulation ermöglicht. Dieses extracochleäre Implantat wird bei Patienten verwendet, die noch über ein geringes Restgehör verfügen, das es ihnen ermöglicht, Umweltgeräusche zu hören und zu unterscheiden; auch bei dieser Patientengruppe besteht kein Sprachverständnis.

Die klinische Studie, die schließlich 100 Patienten umfassen soll, verfügt derzeit über 28 Patienten, von denen 16 Patienten mit endocochleären und 13 mit extracochleären Implantaten versorgt wurden. Die 3 jüngsten Patienten waren 13 Jahre, die älteste Patientin 68 Jahre. 17 Patienten sind postlingual, 11 prälingual ertaubt. Die Selektionskriterien waren die gleichen wie früher beschrieben; der operative Zugang erfolgte bei allen Patienten über eine posteriore Tympanotomie durch den Recessus facialis. Die Rehabilitationsbehandlung wurde bei allen Patienten nach den gleichen Gesichtspunkten durchgeführt.

Die Quantifizierung der Ergebnisse erfolgte anhand verschiedener psychoakustischer Tests wie Bestimmung der elektrischen Schwelle, des Dynamikbereichs, der Frequenzdiskriminierung sowie der Fähigkeit der „gap dedection" und des „temporal DL" für tiefe und hohe Frequenzen. Die Prüfung des Sprachverständnisses wurde von immer dem gleichen Prüfer vorgenommen und zwar mit Sätzen einer offenen Satzliste, Alltagsphrasen, der Beantwortung von Fragen und Vorlesen einer Kurzgeschichte, die der Patient nachzuerzählen hat. Der Mittelwert der vier Teilprüfungen wird für die drei Testversionen (Elektrostimulation allein, Lippenlesen allein und Kombination von Lippenlesen und Elektrostimulation) bestimmt.

Hinsichtlich der psychoakustischen Tests ist festzustellen, daß insbesondere das Frequenzunterscheidungsvermögen und der Dynamikbereich sich bis etwa 10 Wochen nach der Implantation auf stabile Werte eingepegelt haben und sodann auch über eine mehrjährige Beobachtungszeit stabil bleiben. Die Frequenzdiskrimination reicht durchschnittlich bis 1 000–1 500 Hz; der Dynamikbereich liegt zwischen 10–25 dB. Die Fähigkeit der „gap dedection" sowie „temporal DL" korrelieren weitgehend mit der Fähigkeit, Sprache zu erkennen. Werte innerhalb gewisser Grenzen sind ein gutes prognostisches Zeichen dafür, daß der Patient nach entsprechenden Rehabilitierungsmaßnahmen Sprache in einem unterschiedlichen Ausmaß verstehen wird.

Hinsichtlich der Beurteilung des Sprachverständnisses haben wir die Ergebnisse in 3 Gruppen unterteilt. Die Gruppe mit „sehr guten" Ergebnissen umfaßt 5 Patienten, die zwischen 52% und 83% Sprache ohne Lippenlesen verstehen. Die zweite Gruppe mit „guten" Ergebnissen umfaßt 7 Patienten, die Sprache zwischen 16% und 50% verstehen. In der Gruppe mit „mäßigen" Ergebnissen konnte keiner der 16 Patienten ein Sprachverständnis erreichen, jedoch wurde bei fast allen Patienten durch die zusätzliche Elektrostimulation das Lippenlesen deutlich verbessert und erleichtert. Beim Vergleich des extracochleären mit dem endocochleären Stimulationssystem zeigt sich, daß die psychoakustischen Testergebnisse für beide Gruppen sehr ähnlich sind; ebenso kann mit beiden Systemen ein Sprachverständnis erreicht werden, wenngleich auch das extracochleäre System prozentuell niedere Werte ausweist, als bei Verwendung endocochleärer Implantate. Eine diesbezügliche definitive Beurteilung ist aber derzeit in Anbetracht der geringen Patientenzahl noch nicht möglich.

Literatur beim Verfasser

E. Loebell (Hannover): Ich möchte fragen, warum er glaubt, daß die ein- oder zweikanalige Reizung vergleichbare Ergebnisse gegenüber der 6–8 kanaligen Reizung erbringt. Von welchem Lebensalter ab liegen schon Erfahrungen vor? Welche Kriterien sind bei Kindern zu berücksichtigen?

M. Handrock (Berlin): Ich möchte fragen, ob und inwieweit Sie die Ergebnisse des präoperativen Tests als Kriterium dafür verwenden, ob bei einem Patienten eine Implantation durchgeführt wird oder nicht.

G. Esser (Düsseldorf): Nach welcher Trainingszeit haben Sie die von Ihnen vorgestellten Ergebnisse erreicht? Und wie intensiv und mit welchen Hilfsmitteln wurde geübt? Wie stehen Sie zu der Anwendung von Implantaten bei Kindern?

Th. Lenarz (Heidelberg): Welche Testmethode zur präoperativen Diagnostik (Elektrodiagnostik) verwenden Sie, d. h. eine der Elektrocochleographie vergleichbare, zeitlich begrenzte Stimulation oder eine länger liegende Elektrode, die die Replizität und den Zeitverlauf der Ergebnisse gewährleistet?

H. G. Chüden (Luzern): Auf dem Erlanger Symposium wurde schon auf die guten Erfolge bei 1-Kanal-Elektroden (extracochleär) hingewiesen, House implantiert weiterhin intracanaliculär. Sind ihre Ergebnisse bei der jetzt angewandten 1-Kanal-extracochleären Methode auch bei „pre-lingual"-Patienten so gut wie die Ergebnisse bei „post-lingual"-Patienten oder sind Mehrkanal-Elektroden dann doch besser?

K. Burian (Wien); Schlußwort: Wir stimulieren auch bei den endocochleären Implantaten prinzipiell nur eine und zwar die bestfunktionierende; da damit ein Sprachverständnis erreicht werden konnte, haben wir die extracochleäre Stimulation am runden Fenster versucht. Im Gegensatz zu anderen Arbeitsgruppen haben wir auch damit ein Sprachverständnis erreicht. Ich bin allerdings derzeit nicht in der Lage, aufgrund der Ergebnisse einem der beiden Systeme den Vorzug zu geben. Ich glaube jedoch nicht, daß die Einführung einer Elektrode in die Cochlea zu keinen klinisch relevanten Schädigungen führt; dafür sprechen auch unsere Beobachtungen an 5 Patienten, bei denen die Elektrode in die Cochlea reimplantiert wurde. Bei der präoperativen Testung verwenden wir transtympanale Elektroden, wie zur Cochleographie. Dabei werden 30 Pulse von 3 unterschiedlichen Frequenzen angeboten, der Patient muß angeben, ob er immer akustische Empfindungen hat und wie viele Frequenzen er zu unterscheiden in der Lage ist. Wenn mehr als 2/3 der Frequenzen unterscheidbar sind, stellt dies ein positives Selektionskriterium dar. Zusätzlich wird aber auch die Fähigkeit der Gap-dedection und das temporal DL für hohe und tiefe Frequenzen bestimmt. Dabei ergab sich, daß alle Patienten, die später ein Sprachverständnis erreichten, diese beiden Funktionen innerhalb gewisser Grenzen lagen, jenseits dieser ein Sprachverständnis nicht zu erwarten ist. Unsere 3 jüngsten Patienten sind 13 Jahre.

Es besteht keine eindeutige Abhängigkeit des Resultates vom Patientenalter; eher von seiner Intelligenz und der Intensität und Dauer der Rehabilitationsbehandlung.

Kleinkinder haben wir bisher nicht implantiert, planen es aber für die nahe Zukunft. Als wesentliches Auswahlkriterium wählen wir den Mißerfolg eines zumindest 1-jährigen intensiven Sprach-Hörtrainings mit exakt angepaßten Hörgeräten. Es ist klar, daß wir in der Anfangszeit vorwiegend postlingual Taube ausgewählt haben, da sie uns mit ausreichender Information versorgen konnten, die für die weitere Entwicklung wesentlich waren. Da die Gruppe der praelingual Tauben aber größer als die der postlingual Tauben ist, wenden wir uns mehr dieser Gruppe zu. Wir müssen uns allerdings darüber klar sein, daß die Rehabilitation wesentlich komplizierter und zeitaufwendiger ist; wenn wir bei dieser Gruppe zwar nie so gute Ergebnisse wie bei den postlingual Tauben erreichen, so ist das erreichbare Ergebnis doch eine wesentliche Hilfe für den praelingual Tauben. Abschließend möchte ich einschränkend darauf hinweisen, daß wir auch bei Erreichung der besten Ergebnisse nur in der Lage sind, aus einem tauben einen hochgradig schwerhörigen Menschen zu machen, zumindest derzeit.

67. Karin Schorn, W. Eisenmenger (a. G.) (München): Die Funktionstüchtigkeit des Gehörs unter Alkoholeinfluß*

68. L. Keßler (a. G.), G. Tymnik (a. G.) (Dresden): Ton- und Sprachhörvermögen bei akutem und chronischem Hörverlust

Der Vortrag ist entfallen

69. H. L. Wullstein, H. Schlitt (a. G.) (Würzburg): Audioanalysator. Eine Brücke zwischen Audiometrie und Psychoakustik**

70. G. von Bally, W. Kumpf (Münster): Möglichkeiten der holographischen Schwingungsanalyse des menschlichen Schädels

Zur Untersuchung der Feinstruktur der Schwingungsmoden des knöchernen menschlichen Schädels wurde eine hochauflösende, berührungslose Schwingungsanalyse mittels holographischer Interferometrie durchgeführt. Hierbei wird unter Verwendung kohärenten Laserlichtes ein dreidimensionales Bild des Untersuchungsgegenstandes erzeugt. Die Oberfläche des Objektes erscheint dabei überzogen mit einem System heller und dunkler Linien (Abb. 1).

Diese Interferenzstreifen stellen Linien gleicher Auslenkung senkrecht zur Bildebene zwischen zwei stroboskopartig belichteten Schwingungszuständen des

---

* Erscheint ausführlich in der Zeitschrift „Blutalkohol" 1984
** Erscheint in einem anderen Organ unserer Gesellschaft

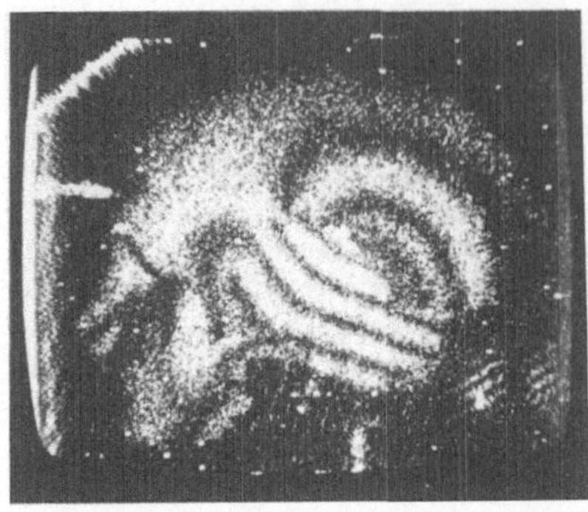

Abb. 1. Holographisches Interferogramm eines mazerierten Schädels bei einer Schwingungsanregung an der Stirn mit 1,28 kHz

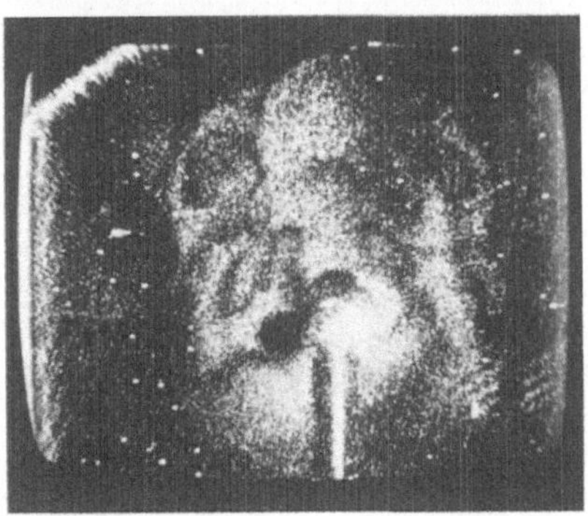

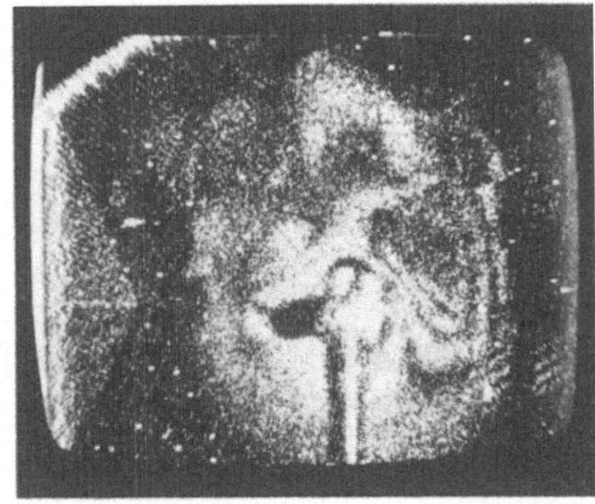

a) 0,80 kHz

b) 1,39 kHz

Abb. 2. Schwingungsform der Schädelbasis bei Schwingungsanregung am rechten Mastoid mit verschiedenen Frequenzen

Schädels dar. Aus einem einzigen Hologramm kann somit für jeden Punkt der sichtbaren Oberfläche diese Auslenkung mit einem Auflösungsvermögen von weniger als einer halben Wellenlänge des verwendeten Laserlichtes bestimmt werden. Durch Variation der Phasenlage der stroboskopischen Laserlichtpulse in Bezug zum elektrischen Eingangssignal des Vibrators kann die Phasenrelation zwischen Stimulus und resultierender Auslenkung aus einer Serie holographischer Interferogramme ermittelt werden. Die Hologramme werden mit einer speziellen Videokamera aufgezeichnet. Die Bildqualität ist daher gegenüber Aufzeichnungsverfahren auf hochauflösendem Holographiefilm- oder Plattenmaterial reduziert. Der Vorteil dieser Videoholographie liegt jedoch darin, daß 25 Hologramme pro Sekunde aufgezeichnet und sofort – also ohne Naßentwicklung – wiedergegeben werden. Damit wird eine Quasi-Echtzeit-Darstellung des Einflusses von Parameterveränderungen auf die Schwingungsform möglich. Wie erste Untersuchungen gezeigt haben, verändert sich die Schwingungsform des mazerierten Schädels bereits unter 1 kHz innerhalb enger Frequenzintervalle von nur einigen 10 Hz erheblich. Diese Übergänge können mit vertretbarem Zeit- und Kostenaufwand nur mit einer derartigen Echtzeittechnik kontinuierlich verfolgt werden.

Tonndorf (1976) vermutet, daß insbesondere bei höheren Frequenzen die Schwingungsform des knöchernen Schädels sehr viel komplizierter als die von Bekesy (1932) angegebene sei. Unsere holographischen Untersuchungen zeigen jedoch bereits unter 1,8 kHz eine wesentlich kompliziertere Schwingungsform als von Békésy (1932) und Kirikae (1959) für diesen Frequenzbereich angeben. Besonders deutlich zeigt sich die Abweichung von bisherigen Vorstellungen der Schwingungsform des mazerierten Schädels bei unseren ersten Untersuchungen der Schädelbasis, die unseres Wissens erstmalig die Schwingungsform dieses Bereiches darstellen. Die Schädelbasis nimmt mit interindividueller Frequenzabhängigkeit sehr unterschiedliche Schwingungsformen an. Wie in Abb. 2 dargestellt, zeigen sich hier bei Anregung am rechten Mastoid bei 800 Hz überwiegend Schwingungen des Bereiches der ipsilateralen Pyramide, während bei 1,39 kHz nur die kontralaterale Pyramide ausgeprägt schwingt. Dies läßt sich mit dem von von Békésy und Kirikae für diesen Frequenzbereich angenommenen, symmetrischen Schwingungsverhalten nicht erklären.

Nach diesen ersten Untersuchungen erscheint es nun möglich und interessant, die mechanischen Ursachen verschiedener – insbesondere auch klinisch relevanter – Knochenleitungsphänomene, wie die der Lateralisation, der osteotympanalen Knochenleitungskomponente und des Überhörens, soweit diese auf den Schwingungen des knöchernen Schädels beruhen, mit Hilfe der Videoholographie genauer zu untersuchen.

Literatur beim Verfasser

R. G. Matschke (Recklinghausen): Sie sprechen von möglicher klinischer Relevanz Ihrer Ergebnisse, haben aber, soweit ich das beurteilen kann, nur mazerierte Schädel untersucht. Haben Sie auch „gefüllte" Schädel, bzw. lebende Patienten untersucht? Wie verändert sich dann das Schwingungsverhalten, wenn Hirn, Muskel, Fett und Haut vorhanden sind?

G. von Bally (Münster); Schlußwort: Ziel dieses Vortrages war es, anhand erster Untersuchungen die Möglichkeiten der (bis zu einer Schwingungsamplitude von ca. 0,3 μm) hochauflösenden, holographischen Technik zur Schwingungsanalyse des menschlichen Schädels vorzustellen. Art und Umfang unserer bisherigen Untersuchungen an mazerierten Schädeln lassen Aussagen über Auswirkungen von Weichteilfüllung und -bedeckung sowie bestimmter operativer Eingriffe auf die Schwingungsform des knöchernen Schädels noch nicht zu.

71. N.-R. Wei (Wuhan/VR China): Acht Fälle von dem „akustisch-mechanischen Effekt" bei der ipsilateralen Stapediusreflexregistrierung

Manuskript nicht vorhanden

72. H. G. Dieroff (Gera): Die Bedeutung der Hochfrequenzaudiometrie für die Innenohrdiagnostik

Der Vortrag ist entfallen

73. P. Plath, C. D. Truong (a. G.) (Recklinghausen): Zum Nachweis von Recruitment-Äquivalenten bei Altersschwerhörigkeit

Es ist allgemein bekannt, daß sich die Empfindlichkeit des menschlichen Gehörs für reine Töne mit zunehmendem Alter verringert und daß der Hörverlust bei Tönen hoher Frequenz schneller zunimmt als bei Tönen niedriger Frequenz. Zwischen einzelnen Personen bestehen jedoch beträchtliche Unterschiede hinsichtlich des Ausmaßes dieser Altersschwerhörigkeit. Aufgrund dieser Erkenntnis und unter Berücksichtigung zahlreicher statistischer Erhebungen gibt die Empfehlung der ISO 7029 nicht mehr, wie dies in früheren Veröffentlichungen zur Altersschwerhörigkeit häufig geschah, normale Hörschwellenwerte für einzelne Altersgruppen in verschiedenen Frequenzbereichen mit entsprechenden Streuungen an, sondern sie tabelliert nur noch die statistischen Streubereiche mit Angabe der Perzentilen. Die Anwendung dieser Empfehlung und der in ihr enthaltenen Werte ist daher für den Einzelfall nicht möglich. Die Angaben der ISO 7029-Empfehlung gelten nur für den Vergleich von Versuchs-Populationen. Lehnhardt hat schon 1978 darauf hingewiesen, daß der Begriff „Altersschwerhörigkeit" fragwürdig ist. Er fand bei Untersuchungen an alten Menschen häufig die Zeichen sensorischer Hörstörungen, und er schloß daraus, daß ein Alterungsprozeß des Hörsystems erst dann in Erscheinung tritt, wenn zusätzlich eine alterungsabhängige periphere Funktionseinbuße vorliegt. Cervellera und Quaranta fanden bei ihren ausführlichen Untersuchungen, daß sich bei etwa 50% der untersuchten, alten Probanden über 60 Jahre Recruitment-Äquivalente nachweisen ließen, daß aber ebenso mit zunehmendem Alter eine pathologische Ermüdbarkeit als Zeichen einer Funktionsstörung im Bereich der neuralen Hörbahnen erkennbar wurde.

Methode

Bei 100 Patienten im Alter von 60 bis 75 Jahren wurden Hörschwellenmessungen sowie überschwellige Messungen durchgeführt mit dem Ziel, das Vorhandensein von Recruitment-Äquivalenten bei diesen subjektiv normalhörigen Menschen zu überprüfen. Die Hörschwellen der Probanden lagen im Bereich der von Schmidt angegebenen Werte sowie innerhalb der 25er Perzentilen der ISO 7029. In bezug auf die Ohranamnese mußten die Patienten einer „otologischen Normalperson" im Sinne von ISO 7029 entsprechen. Die Hörprüfungen wurden an einer Beomat-Audiometrie-Anlage 5000 SR der Firma Siemens in der HNO-Abteilung des Marienhospitals Gelsenkirchen durchgeführt.

Ergebnisse

Die Ergebnisse der überschwelligen Tests lassen keine Altersabhängigkeit erkennen. Bei 1 000 Hz können keine eindeutigen Aussagen gemacht werden, da hier die Hörverluste insgesamt zu klein sind. Die meisten überschwelligen Tests haben deshalb keine Signifikanz. Für 4 000 Hz ist der SISI-Test bei 23% der Ohren positiv, 32,5% weisen einen positiven dI-Differenz-Test (Jerger; Plath) auf, und bei 27% wird eine Einengung des Dynamikbereichs festgestellt. Die meisten Patienten, bei denen Recruitment-Äquivalente festzustellen waren, wiesen trotz normaler Hörschwellenwerte nach erneuter Befragung vorübergehende berufliche oder außerberufliche Lärmexpositionen auf. Weitere Einzelheiten der Ergebnisse müssen bei Truong nachgelesen werden.

Diskussion

Die Ergebnisse unserer Untersuchungen bestätigen, daß das Hörvermögen des alternden Menschen von zahlreichen Einflüssen abhängt. Je nachdem, ob im Laufe des Lebens Traumatisierungen des Gehörs in mehr oder weniger großem Umfang stattgefunden haben, lassen sich auch Zeichen einer Haarzellschädigung beim alternden Menschen nachweisen. Bei anderen Menschen überwiegen die Zeichen einer neuralen Funktionsminderung. Selbst bei alten Menschen, die nach der Definition der ISO als otologische Normalpersonen anzusehen sind, läßt sich zeigen, daß der Anteil der sogenannten „Soziakusis" erkennbar wird. Der allein auf physiologische Alterung zurückzuführende Anteil der im Alter auftretenden Hörminderungen ist daher wahrscheinlich nur so gering, daß der Begriff der „Altersschwerhörigkeit" entsprechend den Vorschlägen von Lehnhardt nicht mehr benutzt werden sollte. Schwerhörigkeit im Alter, die zu einer realen Beeinträchtigung des Hörvermögens führt, kann nicht altersbedingt sein, sondern höchstens die Folge von Alterserkrankungen.

In der gutachterlichen Praxis bedeutet dies, daß Altersabzüge bei der Bemessung einer MdE aufgrund von Unfallfolgen oder Berufskrankheit nicht berechtigt sind, solange nicht andere, schwerwiegende Gründe die Annahme eines lärmunabhängigen Anteils rechtfertigen. Die Ergebnisse überschwelliger Tests können hierbei, wie auch schon Lehnhardt (1977) gezeigt hat, keine zusätzliche Information liefern.

Literatur beim Verfasser

T. Brusis (Köln): Das Ergebnis Ihrer Untersuchungen überrascht, da wir bei der sog. Altersschwerhörigkeit meist ein Recruitment finden. Deshalb die Anregung, die Ergebnisse durch eine objektive Recruitmentmessung mittels Hirnstammaudiometrie zu ergänzen.

H. von Wedel (Bonn): Umfangreiche Untersuchungen zur Altersschwerhörigkeit im Rahmen einer Studie durch die Deutsche Forschungsgemeinschaft konnten beim Meerschweinchenrecruitment äquivalente Veränderungen der Summenaktionspotentiale ebenso wie der Hirnstammpotentiale ergeben. Die Auswertung der Eingangs-Ausgangskennlinien zeigt, daß hier entsprechende Veränderungen vorliegen. In diesem Zusammenhang kann es sich auch bei Berücksichtigung möglicher Mittelohrveränderungen sicherlich eher um eine physiologische Alterung handeln als um alleinige Faktoren der Soziakusis. Haben Sie eine Erklärung für die im Vergleich zum Menschen doch sehr differierenden Ergebnisse?

P. Plath (Recklinghausen); Schlußwort: Die unterschiedlichen Ergebnisse überschwelliger Tests bei alten Menschen, wie sie von verschiedenen Autoren berichtet werden, beruhen sicher zu einem wesentlichen Teil auf der unterschiedlichen Auswahl der Probanden. Wenn z. B. Lehnhardt bei den meisten Probanden einen positiven SISI-Test fand, andererseits aber mehrfach betont hat, daß ein positiver SISI-Test erst bei Hörverlusten von mehr als 50 dB zu finden ist, dann müssen die Patienten seines Kollektivs wohl auch Hörverluste von mehr als 40 dB bei 4 kHz gehabt haben und entsprechen damit nicht mehr unseren strengeren Kriterien. Deshalb kann wohl auch eine ERA-Untersuchung prinzipiell keine anderen Resultate bringen, sollte aber nachgeholt werden. Warum Meerschweinchen im Alter Recruitment haben, kann ich ohne genauere Kenntnis der Tiere und der Versuchsanordnung von Herrn v. Wedel nicht sagen. Sicher spielen nicht nur äußere Noxen sondern auch innere Erkrankungen und Streß-Faktoren bei der Entstehung cochleärer Schäden im Rahmen der „Soziakusis" eine Rolle.

Nasennebenhöhlen

74. H. Stammberger (Graz): Zur Pathophysiologie, Klinik und Therapie der Nasennebenhöhlen-Mykosen *

75. W. Hosemann, M. E. Wigand (Erlangen): Örtliche Unterschiede im Gewebebild der polypös-hyperplastischen Nasennebenhöhlenschleimhaut

Die Auswahl radikaler oder konservativer Eingriffe an den Nasennebenhöhlen stützt sich häufig auf eine Beurteilung der Schleimhaut durch das Auge des Operateurs oder eine histologische Stichprobe. Abgesehen von der Unzulässigkeit des makroskopischen Befundes (vgl. Moesner et al. 1974) erscheint es fraglich, ob histologische Einzelstichproben den Zustand der gesamten Nebenhöhlenschleimhaut widerspiegeln oder über eine Klassifikation der Sinusitis Rückschlüsse auf die Erholungsfähigkeit der Mukosa zulassen.

Bei 22 Patienten mit einer Sinusitis paranasalis chronica wurden bei der endonasalen Nebenhöhlen-Operation je operierte Seite 5 standardisierte Schleimhautproben entnommen: eine Probe aus dem Siebbein, 3 Proben aus der Kieferhöhle (Kieferhöhlendach, -boden, mediale Wand), eine Probe aus dem Bereich des mittleren Nasenganges. In der vergleichenden Beobachtung zeigten alle feingeweblichen Bestandteile der chronisch-entzündeten Kieferhöhlenschleimhaut innerhalb der verschiedenen Proben eines Patienten eine mehr oder minder große, aber stets nachweisbare Inhomogenität ihres histopathologischen Bildes. Das Epithel wies eine unterschiedliche Gesamtdicke von 10–105 µ auf und besaß 2–6 Kernreihen und eine fokale plattenepitheliale Metaplasie oder Becherzellvermehrung. Die Basalmembran war lichtmikroskopisch örtlich nicht nachweisbar oder auch zusammen mit der angelagerten eosinophilen Zone bis auf 15 µ verdickt. Die Anzahl und Morphologie der Drüsen war ebenso fokal unterschiedlich. Auch das Bindegewebe war beim gleichen Patienten unterschiedlich reichhaltig, desgleichen das zelluläre Infiltrat und die Vaskularisation. Eine histologische Klassifikation der chronischen Sinusitis ließ sich nicht eindeutig durchführen.

Histologische Untersuchungen der chronischen Sinusitis paranasalis liegen in großer Anzahl vor (vgl. Bauer 1960). Durch die Untersuchung an standardisierten Gewebeproben ließ sich die örtlich unterschiedliche Umgestaltung der pathologischen Kieferhöhlenschleimhaut belegen. Diese Befunde unterstützen die Auffassung, daß die Ausprägung des chronischen Entzündungsgeschehens auch von örtlichen Gegebenheiten bestimmt wird, etwa von Unterschieden des mukoziliaren Transportes, der Durchblutung oder der Ventilation. Für die Behandlungsplanung ergibt sich daraus die Einsicht, daß praeoperative histologische Biopsien nichts über den Gesamtzustand der Schleimhaut aussagen, daß sie demnach auch

---

* Erscheint in einem anderen Organ unserer Gesellschaft

keine Hilfe bieten bei der Frage, ob schleimhautkonservierend oder radikal knochenentblößend operiert werden soll.

Literatur beim Verfasser

76. H. Kraus, C. Dierkes (a. G.), W. Spittler (a. G.) (Münster): Ätiologie der Osteome und inversen Papillome

Manuskript nicht eingegangen

77. P. Tolsdorff (Bad Honnef): Praktische Hinweise zur osteoplastischen Kieferhöhlen-Operation mit temporär entnommenem Knochendeckel (Stichsägentechnik nach Feldmann *

78. G. Rosemann, J. Wyrobnik (a. G.) (Frankfurt): Steht die Häufigkeit der entzündlichen Erkrankung der Stirnhöhlen in Relation zu ihrer Größe?

Es ist bisher noch ungeklärt, welche Faktoren die Entwicklung der Stirnhöhlen beim Menschen maßgeblich beeinflussen. Während die Pneumatisation des Warzenfortsatzes ganz überwiegend eine Funktion der Ohrtrompete darstellt, somit im Zusammenhang mit der Belüftung des Mittelohres zu sehen ist, scheinen ähnliche Verhältnisse bei der Stirnhöhle nicht vorzuliegen. Zweifel daran sind schon deshalb berechtigt, weil die häufig durch eine beträchtliche Septumdeviation auftretende Ventilationsstörung der Nase und meistens auch der Nebenhöhlen nachweislich ohne Einfluß auf die Größenentwicklung der Stirnhöhlen bleibt. Bei den von uns untersuchten 160 Patienten kam eine klinisch relevante Septumdeviation 45 mal vor; nur 7 mal ging die Abweichungsrichtung zur kleineren Stirnhöhle, 31 mal zur größeren hin und 6 mal wurden Deviationen nach beiden Seiten vermerkt. Diese Fakten sind angesichts der zu beobachtenden Häufigkeit der seitenunterschiedlichen Stirnhöhlengrößen, die in unserem Patientenkollektiv 73,9% mindestens in einer der 3 Ebenen betrug, von Bedeutung.
Der frühkindlichen Entwicklung des Warzenfortsatzes im 3. bis 5. Lebensjahr entspricht zeitlich die Ausbildung der Siebbeinzellen. Dementsprechend findet man hier auch in den ersten Lebensjahren am häufigsten entzündliche Nebenhöhlenerkrankungen, mit zunehmendem Alter folgen die Kieferhöhlen und zuletzt die Keilbein- und Stirnhöhlen. Unser jüngster Patient mit Stirnhöhlenentzündung war 8 Jahre alt, die Jugendlichen zwischen 10 und 19 Jahren sind in unserer Zusammenstellung mit etwa 30% vertreten. Die Stirnhöhlenentzündung tritt also im Gegensatz zur Mastoiditis nicht im Säuglings- und Kleinkindalter auf, sondern erst nach Abschluß der Stirnhöhlenentwicklung im 8. bis 12. Lebensjahr; sie

---

* Erscheint in Laryngol Rhinol Otol

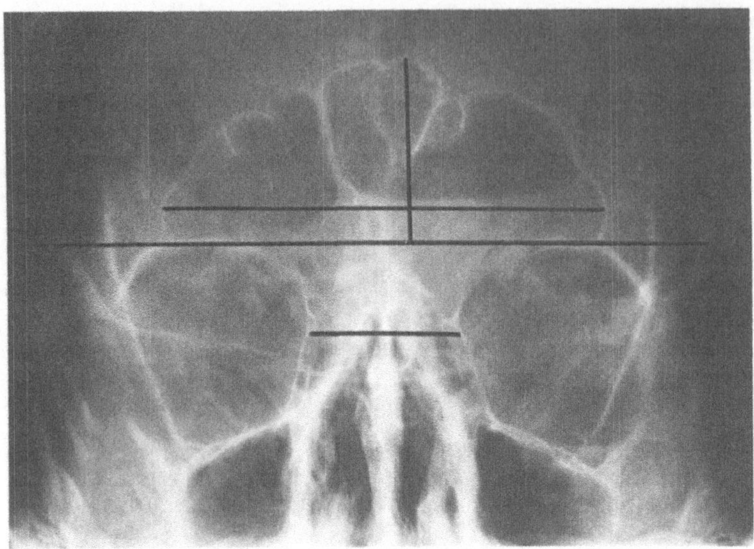

Abb. 1. Axiale Röntgenaufnahme des Schädels (o.n.) mit Spiegelbildung in der linken Stirnhöhle. Darstellung der Meßmethode: größte Breite (hier über beide Stirnhöhlen) und der größten Höhe, deren Basis eine Linie durch die oberen Augenhöhlenränder darstellt. Die Maße für die Siebbeinbreite sollen an anderer Stelle diskutiert werden

ist demnach eine Erkrankung des älteren Jugendlichen und vor allem des Erwachsenen.

Wenn Größe und Häufigkeit der entzündlichen Erkrankung der Stirnhöhlen sich gegenseitig bedingen würden, dann müßte im Extremfall die aplastische (oder besser die hypoplastische) Stirnhöhle überhaupt nicht und der Pneumosinus am häufigsten betroffen sein oder umgekehrt – daß es sich so nicht verhält, ist offensichtlich. Um dieser Frage näher zu kommen, haben wir Größenmessungen an einem Kollektiv (A) von 92 Patienten mit einer akuten Sinusitis frontalis purulenta, die zur Stirnhöhlenoperation stationär aufgenommen wurden, vorgenommen und mit einem zweiten Kollektiv (B) von 68 Patienten verglichen, die stirnhöhlengesund waren und lediglich wegen einer Fraktur der Stirnhöhle(n) operiert werden mußten. Darüber hinaus haben wir bei den einseitig entzündlich veränderten Stirnhöhlen jeweils der erkrankten die gesunde Stirnhöhle gegenübergestellt und außerdem die Stirnhöhlenmaße von Patienten mit Rezidivoperationen und Muko- bzw. Pyozelen ermittelt (Tabelle 1). Als Ausgangsmaterial für die Messungen dienten die Röntgenaufnahmen der Nebenhöhlen im occipito-dentalen und -nasalen Strahlengang (was naturgemäß keinen Unterschied ergibt) und die überkippt axiale Aufnahme nach Welin. Es wurde jeweils die größte Breite (q), Höhe (r) und Tiefe (s) der Stirnhöhlen als Bestimmungsgrößen gemessen. Als mediane Begrenzung wurde das Septum interfrontale angenommen. Wegen der unterschiedlichen und häufig schwer bestimmbaren unteren Begrenzung zum Siebbein hin wurde die Höhe der Stirnhöhle von einer gemeinsamen Basislinie aus gemessen, die durch den Oberrand beider Augenhöhlen verläuft (Abb. 1 und 2).

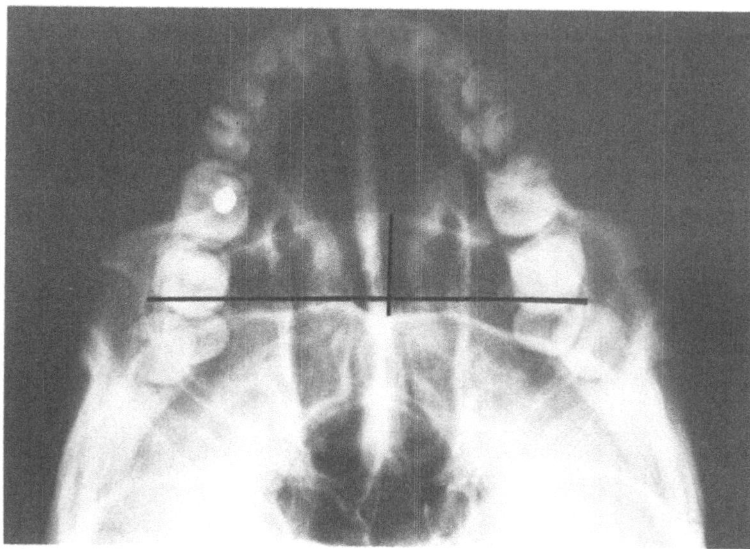

Abb. 2. Überkippt axiale Röntgenaufnahme des Schädels nach Welin. Messung der größten Tiefe der Stirnhöhlen aus dem Abstand zwischen Vorder- und Hinterwand. Gleichzeitig eignet sich die Aufnahme zur Feststellung der Lage des Septum interfrontale für die Breitenmessung

In der Tabelle 1 sind die durchschnittlichen Maße, die Standardabweichung und die jeweilige Anzahl der Patienten in den beiden Kollektiven A und B zusammengestellt. Es zeigt sich, daß zwischen den gesunden und erkrankten Stirnhöhlen nur geringe Abweichungen der Stirnhöhlengrößen bestehen, die entzündlich veränderten Stirnhöhlen sind im Mittel etwas schmaler und niedriger, dafür geringfügig tiefer als bei gesunden Probanden. Beim interindividuellen Vergleich – also bei einseitig operierten Patienten – sind die *Mittel*werte für die jeweils korrespondierenden gesunden und kranken Stirnhöhlen praktisch gleich. Da nun aber bei 3 von 4 Patienten seitenunterschiedliche Maße vorliegen, ergibt sich daraus, daß eine operationsbedürftige Stirnhöhlenentzündung etwa gleich häufig in der je kleineren wie auch in der je größeren Stirnhöhle vorkommt.

Anders stellen sich die Verhältnisse bei den 19 Patienten mit Rezidivoperationen dar. Hierbei ergeben sich mittlere Werte für Breite und Höhe der Stirnhöhlen, die deutlich über denen bei Erstoperationen liegen (p = 0,05). Die Stirnhöhlentiefe ist dagegen eher etwas geringer und sogar noch einmal etwas kleiner bei den 46 Muko- und Pyozelen enthaltenden Stirnhöhlen. Dafür weichen aber die Durchschnittsmaße für Breite und Höhe der Stirnhöhlen mit Zelen von den erstoperierten Stirnhöhlen fast nicht ab.

Als Schlußfolgerung kann festgehalten werden, daß die Stirnhöhlengröße, soweit sie sich aus den Parametern Breite, Höhe und Tiefe approximativ bestimmen läßt, mit der Häufigkeit ihrer Ersterkrankung nicht korreliert. Auch die Pyo- und Mukozelenentstehung ist unabhängig von der Stirnhöhlengröße, so daß die Annahme an Wahrscheinlichkeit gewinnt, daß hier weniger anatomisch-statische – allenfalls genetische – als vielmehr biologisch-dynamische Kräfte im Spiel sind.

Tabelle 1. Mittlere Stirnhöhlenmaße (in Millimeter) von 160 Patienten nach größter Breite (q), Höhe (r) und Tiefe (s), aufgegliedert in 2 Kollektive A und B (Breite über beide Stirnhöhlen), außerdem von einseitig erkrankten Stirnhöhlen im Vergleich zur jeweils gesunden Seite, von Patienten mit Rezidivoperationen und schließlich von Patienten mit Pyo- bzw. Mukozelen

| | Beide Stirnhöhlen | | | | | | Eine Stirnhöhle | | | | | | | | |
| | A | | | B | | | Kranke | Gesunde | | Reziziv-Op. | | | Zelen | | |
	$\bar{x}$	σ	n	$\bar{x}$	σ	n	$\bar{x}$	$\bar{x}$	n	$\bar{x}$	σ	n	$\bar{x}$	σ	n
q	76,0	18,3	92	80,9	18,9	68	38,2	37,8	48	42,6	11,4	19	40,4	10,0	46
r	25,5	9,3	92	29,0	9,9	68	25,3	25,7	40	30,8	12,9	18	25,0	10,0	46
s	15,1	5,0	92	14,0	4,4	61	15,3	15,1	11	14,8	4,9	15	13,9	4,7	39

A = Sinusitis frontalis
B = Stirnhöhlenfrakturen

Wenn die auffällig hohen und breiten Stirnhöhlen sich als besonders rezidivgeneigt zeigen, dann dürfte sich diese scheinbare Korrelation dadurch leicht erklären, daß buchtenreiche große Stirnhöhlen bei der Erstoperation schlechter zugängig sind als kleine glatte Sinus. Zur Abklärung des genetischen Einflusses auf Form und Größe der Stirnhöhle wären entsprechende Untersuchungen bei Geschwistern und besonders bei Zwillingen interessant.

79. H. Ganz (Marburg): Fehldiagnose Choanalpolyp. – Nasentumoren in den Choanen

Es ist eine Binsenweisheit, daß Nasentumoren unter dem klinischen Bilde von Polypen auftreten oder sich hinter einer Polyposis verstecken können. Hieraus resultiert die Empfehlung, jeden Nasenpolypen und überhaupt jegliches aus der Nase entnommene Gewebe histologisch untersuchen zu lassen.

Von 155 Patienten, die ich in 10 Jahren an polypösen Bildungen der Nase – teilweise mehrfach – operierte, hatten 8 einen Tumor. Das entspricht einer Relation von etwa 1:20 oder 5%, was sich einigermaßen im Rahmen der in der Literatur angegebenen Werte hält. Diese schwanken z. B. für das Papillom zwischen

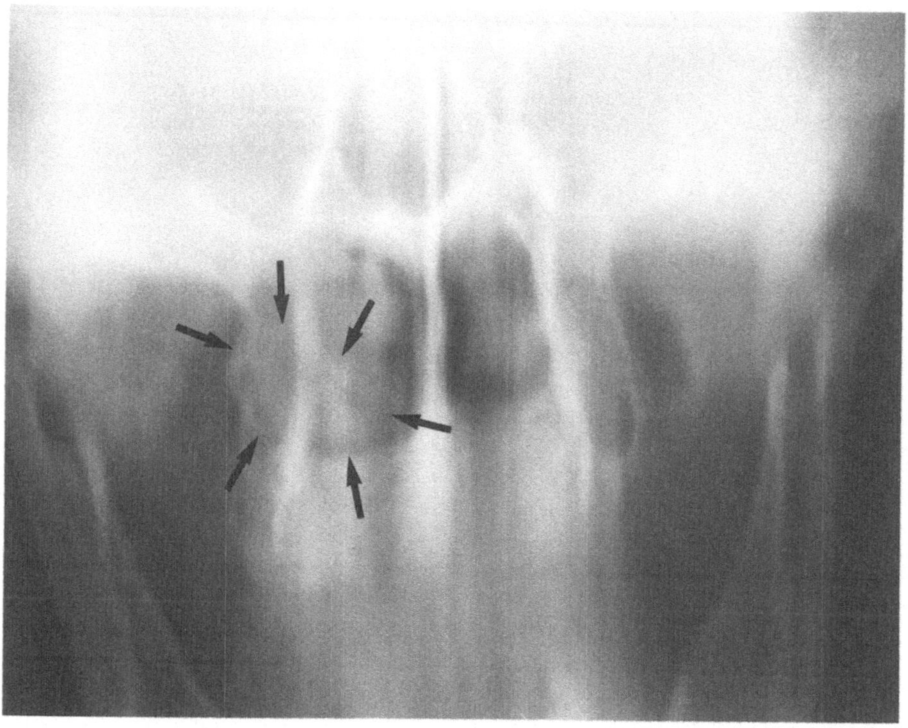

Abb. 1. Vom Processus ptyrygoideus rechts ausgehendes und in der Choane erscheinendes Osteom bei 64jähriger Frau. Röntgenschichtbild

0,6% und 4%. Auffallend war jedoch, und deshalb dieser Vortrag, daß sich 5 dieser Tumoren als „Choanalpolypen" manifestierten. Anders gesagt, 5 von insgesamt 10 solitären Choanalpolypen entpuppten sich als echte Geschwülste. Ein weiterer erwies sich als Meningozele. Im einzelnen wurden beobachtet:

Invertierte Papillome 4 (davon 3 in der Choane)
Osteom vom Processus pterygoideus (Abb. 1) (in der Choane)
Hämangiopericytom (im oberen Nasengang)
Adenoid-zystisches Karzinom (in der Choane)
Hochdifferenziertes Plattenepithelkarzinom (hinter Polyposis).

Bei dem Osteom und dem Gefäßtumor handelt es sich um ausgesprochene Raritäten.

Die Möglichkeiten einer differentialdiagnostischen Abgrenzung des entzündlichen Choanalpolypen vom echten Tumor sind begrenzt. Zwar sieht man dem Gebilde öfters schon bei der Spiegelung den Tumorcharakter an, doch können die klinischen Kriterien Oberflächenstruktur, Farbe, Konsistenz und Größe auch im Stich lassen. Die Verkleinerung von Nasenpolypen auf Kortikosteroide, beim Tumor fehlend, versagt bei älteren Choanalpolypen.

Die *Röntgenuntersuchung* hilft höchstens beim Osteom (Abb. 1) sowie bei ausgedehnten Malignomen mit Zerstörung knöcherner Strukturen. Der für Choanalpolypen typische Rundschatten im geöffneten Mund auf der okzipito-denta-

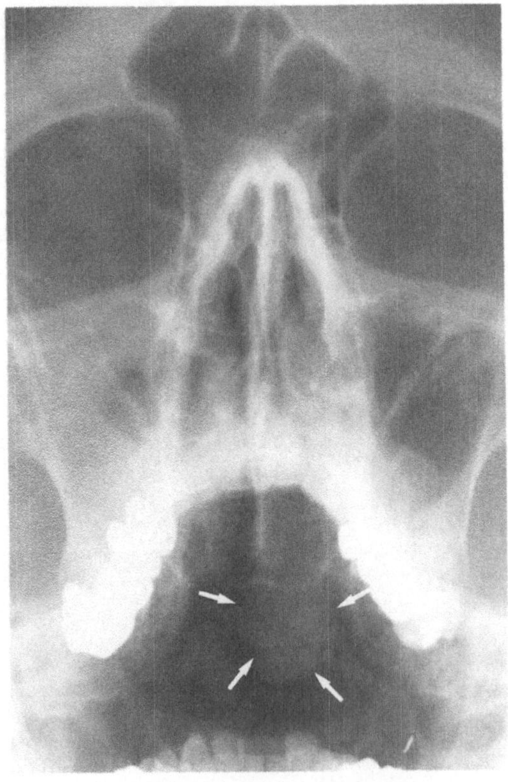

Abb. 2. Rundschatten im geöffneten Mund auf okzipito-dentaler Röntgenaufnahme wie bei Choanalpolyp. 39jähriger Mann. Histologisch invertiertes Papillom

len Aufnahme ist beim Tumor in gleicher Weise vorhanden. Er wird von Appel et al. als typisches Röntgenzeichen des invertierten Papilloms herausgestellt, ein Hinweis, daß sich dieser Tumortyp gerne in Richtung Nasenrachenraum entwikkelt (Abb. 2). Bei mir war das in 3 von 4 Fällen so. Jüngst glauben Sjoberg und Lorine ein differentialdiagnostisches Kriterium im Pendeln des entzündlichen Choanalpolypen gefunden zu haben, das beim Tumor fehlt. Dieses Pendeln läßt sich durch seitliche Röntgenschichtung bei verschieden geneigtem Kopf nachweisen.

Einzige sichere diagnostische Nachweismethode ist und bleibt indes die feingewebliche Untersuchung.

Ich bin mir darüber im klaren, daß die hier mitgeteilte Häufung echter Tumoren unter dem Bilde eines Choanalpolypen in einem kleinen Krankengut durch Untersuchungen an größeren Kollektiven erst bestätigt werden muß. Trotzdem habe ich mir zur Regel gemacht,

a) jeden Choanalpolypen grundsätzlich histologisch untersuchen zu lassen
b) jeden Choanalpolypen – und das ist genau so wichtig –, sobald er festgestellt ist, *unverzüglich* in toto zu entfernen.

Literatur beim Verfasser

Neurootologie

---

80. W. Koehn, H.-J. Nickol (Hamburg): Zur funktionellen Anatomie des vestibulären Systems

Anhand eigener tierexperimenteller und klinischer Untersuchungsergebnisse werden die Pathophysiologie des Vestibulo-Oculären Reflexes und durch zentrale Läsionen verursachte Augenbewegungsstörungen neuroanatomisch zu erklären versucht.

Der direkte horizontale Vestibulo-Oculäre Reflex wird durch eine ampullopetale Endolymphströmung, also durch ipsilaterale Kopfdrehung oder thermische Spülung mit 44 °C warmem Wasser ausgelöst und führt über Kontraktionen des gleichseitigen Musculus Rectus Medialis und des gegenseitigen Musculus Rectus Lateralis zu einer beidseitigen Bulbusdeviation nach contralateral und bei Dauerreizung zu Nystagmus nach ipsilateral. Dieser 3-neuronale Reflexbogen wird durch cerebelläre Impulse beeinflußt. Da visuelle Impulse durch das Kleinhirn zu den Vestibulariskernen ziehen, sind der optokinetische Nystagmus und die willkürliche langsame Blickfolge bei Kleinhirnerkrankungen oft gestört.

Sieben Kaninchen, denen das rechte Vestibulo-Cerebellum operativ entfernt wurde, zeigten eine abgeschwächte Nystagmusreaktion nach links, wenn das visuelle und das vestibuläre System gleichzeitig stimuliert wurden (Visuell-Vestibulo-Oculärer Reflex, VVOR), wenn nur das vestibuläre System stimuliert wurde

(Vestibulo-Oculärer Reflex, VOR) und auch bei alleiniger Stimulation des visuellen Systems (Optokinetischer Nystagmus, OKN). Die fixationsbedingte Hemmung des vestibulär ausgelösten Nystagmus war postoperativ gestört.

Bei Patienten mit Kleinhirnerkrankungen kann die fixationsbedingte Nystagmushemmung gestört sein. Dies wurde durch den Vergleich der mit und ohne Frenzelbrille durchgeführten thermischen Vestibularisprüfung nachgewiesen und elektronystagmographisch dokumentiert. Die willkürliche langsame Blickfolge kann schnell mit dem Pendeltest untersucht werden. Kleinhirnkranke haben oft eine unvollständige Blickfolge.

Die cerebellären Afferenzen der Vestibulariskerne bestehen fast ausschließlich aus den Purkinjezellen, die meist einen hemmenden Einfluß ausüben. Die über den Nucleus fastigii vermittelten Impulse sollen eine Stimulation der Vestibulariskerne bewirken können. Dieser hemmende Einfluß bewirkt eine funktionsgerechte, modulierte Augenbewegung. Kleinhirnerkrankungen verursachen eine verminderte Hemmung, da die Purkinjezellen gestört sind. Die Folge dieser Störungen können eine gestörte langsame Blickfolge, ein abgeschwächter Optokinetischer Nystagmus und eine verminderte fixationsbedingte Nystagmushemmung sein. Die Untersuchung der Augenbewegung ist somit ein wichtiger diagnostischer Schritt bei der Fahndung nach Kleinhirnerkrankungen.

B. Hofferbarth (Münster): Glauben Sie, daß der visuelle Input über die Purkinje-Zellen zum pontinen Blickzentrum gerät?

W. Koehn (Hamburg); Schlußwort: Der visuelle Input gelangt von der gegenseitigen unteren Olive über Kletterfasern in das Vestibulo-Cerebrum und wird von dort über die Purkinje-Zellen auf die Vestibulariskerne fortgeleitet.

81. C.-F. Claussen, Erika Claussen (a. G.) (Würzburg/Bad Kissingen): Die Analyse von Audioencephalogrammen bei 1 000 Vertigo-, Nausea- und Tinnituspatienten

Der Vortrag ist entfallen

82. C. L. Schmidt (Freiburg): Zur Pathophysiologie des peripheren, paroxysmalen benignen Lagerungsschwindels *

83. S. Holtmann, H. Scherer, B. Feicht (a. G.) (München): Orthoptische Befunde bei Schwindelpatienten

Auffällige Visus- und Motilitätsstörungen können Schwindel hervorrufen. Wir sind der Frage nachgegangen, ob auch die leichteste Form des Schielens, das latente Schielen, Schwindelbeschwerden verursacht.

---

* Der Vortrag erscheint in einem anderen Organ unserer Gesellschaft

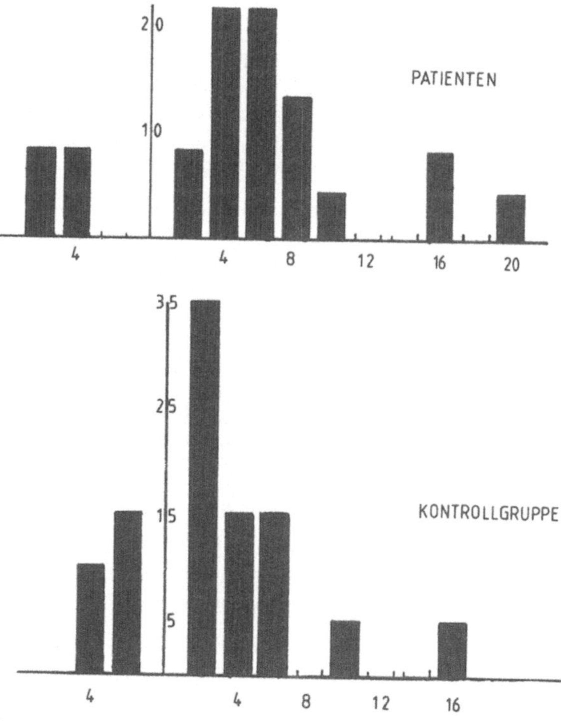

Abb. 1. Orthoptische Befunde bei Patienten *ohne* vestibuläre Störungen (Häufigkeit der verschiedenen Schielwinkel)

Bei Patienten mit einer solchen, auch als Heterophorie bezeichneten Störung besteht lediglich die Tendenz der Augen, aus ihrem Gleichgewichtszustand beim Binocularsehen abzuweichen. Der entgegengerichtete Fusionszwang wird z. B. durch Alter, Ermüdung, Pharmaka und Alkohol negativ beeinflußt und es kann dann zum manifesten Schielen kommen. Aber auch durch das Abdecken eines Auges fällt dieser Fusionszwang weg und solche Patienten weisen dann am nicht abgedeckten Auge eine Einstellbewegung auf (sog. Cover-Test).

Neben diesem Test haben wir an 100 Schwindelpatienten sowie einer Kontrollgruppe von 20 Personen eine eingehende orthoptische (Bestimmung der Fusion, des räumlichen Sehens und der Schielwinkel) und neurootologische Untersuchung durchgeführt. Bei 23% unserer Patienten konnten wir keinerlei vestibuläre Störung feststellen.

Jedoch ließen sich bei dieser Gruppe der Schwindelpatienten eindeutig größere Schielwinkel bestimmen als bei der Kontrollgruppe (Abb. 1). Aufgrund dieses Ergebnisses scheint ein ursächlicher Zusammenhang zwischen latentem Schielen und Schwindel wahrscheinlich. Somit sollte bei Patienten mit unklaren Schwindelbeschwerden ohne Zeichen einer vestibulären Störung immer eine ophthalmologische Abklärung erfolgen.

K.-F. Hamann (München): Eigene, auf der 52. Jahresversammlung vorgetragene Befunde unterstützen die hier vorgetragene Meinung. Bei Versuchspersonen lassen sich durch aufgesetzte Prismen Doppelbilder hervorrufen, die wiederum die Körperschwankamplitude vergrößern.

H. H. Stenger (Braunschweig): Es ist in der Tat ungeheuer wichtig, daran zu denken, daß Rucknystagmen nicht nur vestibulär, sondern auch okulär bedingt sein können. Die monokuläre Untersuchung auf latentes Schielen ist besonders dann unverzichtbar, wenn ein Spontannystagmus mit Ruckcharakter nicht von vornherein als vestibulär angesprochen werden kann. Insbesondere bei Untersuchungen zu statistischen Zwecken können falsch positive Befunde erhoben werden, wenn ohne vorhergehende Prüfung auf Heterophorie nur elektronystagmographische Befunde verwertet werden. Nach meiner Erfahrung allerdings sind Schwindelerscheinungen durch latentes Schielen ungewöhnlich.

S. Holtmann (München); Schlußwort: Selbstverständlich besteht eine wechselseitige Beziehung zwischen orthoptischen Befunden und nystagmographischer Beurteilung. Aber daß das Pferd vom Schwanze aufgezäumt sei, kann ich nicht sehen; schließlich kann man nicht jeden Patienten vor einer neurootologischen Untersuchung zum Ophthalmologen schicken.

84. Th. Kortmann (a. G.), J. Müller-Deile, U. Reker et al. (Kiel): Automatische Nystagmusanalyse bei der thermischen Vestibularisprüfung mittels Wechselspülung

Bei der Vestibularisprüfung mittels Wechselspülung wird der äußere Gehörgang alternierend mit heißem und kaltem Wasser je 6 mal 1 min lang gespült und das Elektronystagmogramm registriert. In bisher ca. 500 Untersuchungen hat sich dieses Verfahren klinisch und wissenschaftlich bewährt. Zur bequemeren wie

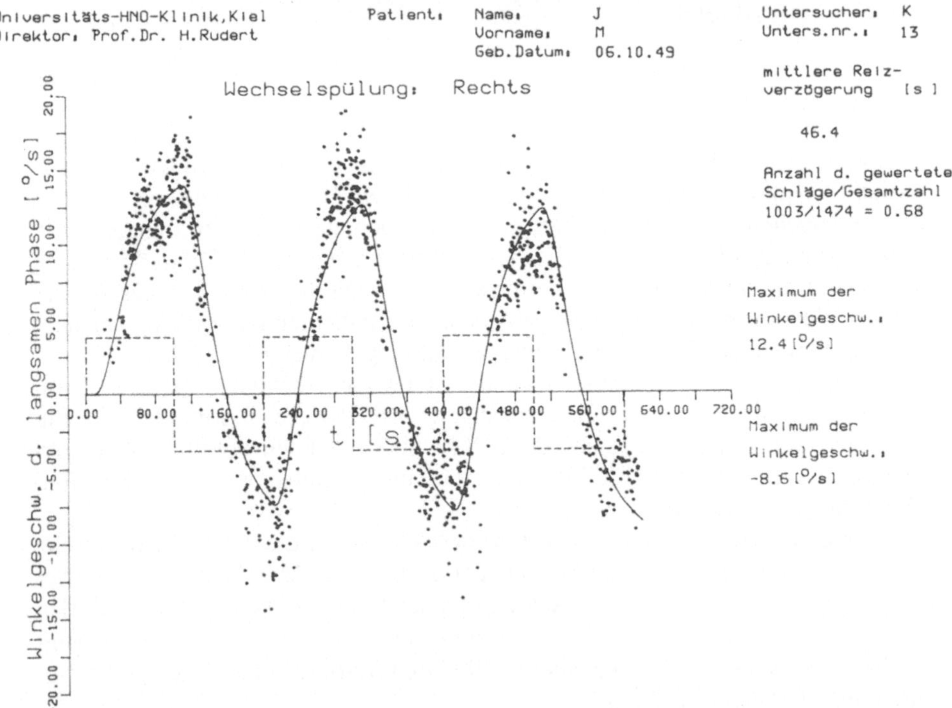

Abb. 1. Zeitlicher Verlauf der Winkelgeschwindigkeit der langsamen Nystagmusphase bei einer Wechselspülung auf dem rechten Ohr mit 6 Spülungen von je 100 s Dauer. Die Rechteckkurve gibt den Wechsel zwischen Heiß- und Kaltreiz wieder und die durchgezogene Kurve den gemittelten Verlauf der Reaktion

auch objektiveren Beurteilung des ENG wurde nun eine automatische Nystagmusanalyse entwickelt. Hierzu wird das elektrische Signal digitalisiert und in einem Minirechner zwischengespeichert, der gleichzeitig den Untersuchungsablauf steuert. Anschließend werden aus den Daten nach einem Mustererkennungsverfahren die Nystagmusschläge bestimmt. Die Parameter jedes einzelnen Schlages werden zur Artefaktaussonderung einer Reihe von Kriterien unterworfen, wie z.B. Schwell- und Maximalwerten für die Amplituden und Geschwindigkeiten der langsamen und schnellen Phase. Außerdem wird der Schwellwert der Geschwindigkeit der schnellen Phase proportional zur Amplitude angehoben. Die Geschwindigkeitswerte der langsamen Phase werden in einer graphischen Darstellung durch Punkte verdeutlicht. Der zeitliche Verlauf der Winkelgeschwindigkeit der langsamen Phase läßt sich in sehr guter Näherung durch den Verlauf des Temperaturgefälles entlang des Bogengangs beschreiben. Die Kurve der Temperaturdifferenz wird nach der Methode der kleinsten Fehlerquadrate den Geschwindigkeitswerten angepaßt und gibt so den gemittelten Verlauf der Reaktion wieder. Die Phasenbeziehung zwischen Spülungsumschalten und Richtungsumkehr des Nystagmus erlaubt Rückschlüsse auf den individuell variablen Wärmeübergang und damit auf den effektiven Reiz.

Literatur beim Verfasser

R. Grohmann (Essen): Nach den gezeigten Diagrammen mit erheblichen Abweichungen des synthetischen Nystagmus bezüglich der schnellen Phase zum Original-Nystagmus kann von einer echten Mustererkennung nicht gesprochen werden.

W. Keck (Berlin): Als Anregung: Ich würde es vorziehen, wenn die Analyse in Echtzeit, d. h. während der Nystagmusreaktion erfolgen würde. Dies hätte bei der Wechselspülung den Vorteil, daß die Spüldauer abhängig von den Ergebnissen der Analyse gemacht und u. U. abgekürzt werden kann.

Als Frage: Haben Sie die Genauigkeit Ihres Programms im Vergleich zur manuellen Auswertung überprüft?

Th. Kortmann (Kiel); Schlußwort:

Mustererkennung
Die Nystagmusschläge entsprechen im Idealfall einem Sägezahnmuster. Dieses Muster wird aus den Originaldaten herausgesucht. Auch wenn der Erkennungsalgorithmus in einzelnen Fällen versagt, ist der Begriff Mustererkennung angebracht.

Auswertung online/offline
Die Mitteilung der Geschwindigkeitswerte ist prinzipiell nicht online möglich, da zuvor alle Meßwerte vorliegen müssen.

Lidschlagkanal
Die Artefaktaussonderung aus dem ENG allein ist ausreichend, so daß auf die Auswertung eines vertikalen Kanals verzichtet werden kann.

Abtastrate
Obwohl die Bandbreite des Nystagmus über 100 Hz beträgt, liegt der größte Teil des Leistungsspektrums unterhalb 20 Hz, so daß eine Abtastrate von 100 Hz ausreicht.

Auflösung des A/D-Wandlers
Die Analog/Digital-Wandlung erfolgt mit 12 Bit ($\cong 0.00024$).

85. W. Keck (Berlin): Aufbau und Funktionsweise des Nystagmusanalysators NYSLYS III

Manuskript nicht eingegangen

86. M. Bockmeyer, K.-F. Hamann (München): Visuell ausgelöste Pendelkörperfolge bei vestibulär Erkrankten

Mit einem Untersuchungskollektiv von 41 männlichen und weiblichen vestibulär Erkrankten gemischten Alters wurde folgende Problemstellung untersucht.

a) Verfügen vestibulär Erkrankte über gleiche oder eingeschränkte Frequenzbereiche bei der Pendelkörperfolge?
b) Ist es ihnen möglich, willkürlich auf einen vorgegebenen oszillierenden Lichtpunkt in anteriorer, posteriorer und lateraler Richtung frequenzsynchron zu folgen?
c) Tritt bei posturographischer Registrierung eine Sakkadierung der Pendelkörperfolge in einer von diesen beiden Prüfrichtungen auf?

Im Frequenzbereich von 0,2 bis 1 Hz, in dem Normalpersonen eine Übereinstimmung der Körperfolgefrequenzen möglich ist, ist dies vestibulär Erkrankten zur Hälfte nicht möglich (Abb. 1). Eine Sakkadierung setzt bei vestibulär Erkrankten bereits zu einem viel früheren Zeitpunkt ein als bei vestibulär Gesunden, so daß bei einer Reizfrequenz von 0,4 Hz bereits über 75% der vestibulär Erkrankten eine sakkadierte Pendelkörperfolge produzieren (Abb. 2). Dieses Phänomen konnte in beiden Schwankrichtungen beobachtet werden. Im hohen Frequenzbereich ist ab 1,0 Hz bei der Hälfte der Untersuchten die Pendelkörperfolge sakkadiert, die vorgegebene Reizfrequenz kann vom gesamten Kollektiv nicht mehr erreicht werden.

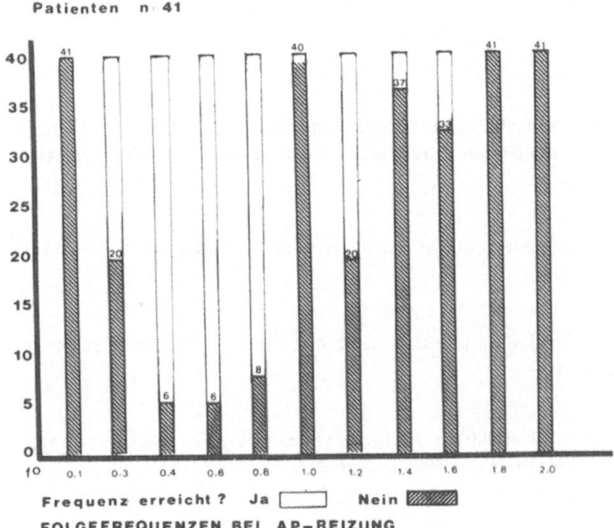

Abb. 1. Säulenmäßige Darstellung der Patientenzahl mit erreichter Folgefrequenz in Hertz bei der Pendelkörperfolge

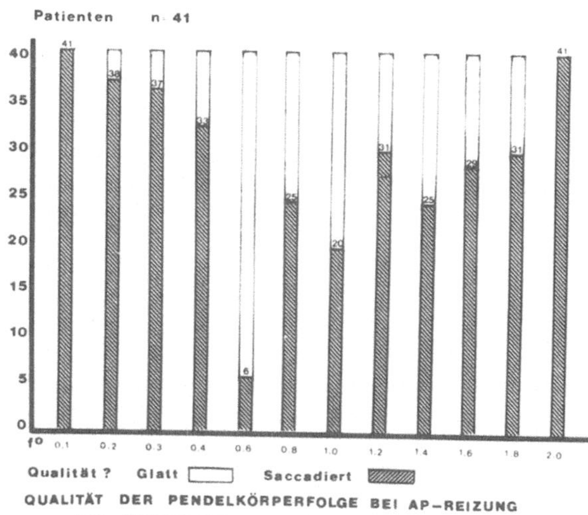

Abb. 2. Säulenmäßige Darstellung der Patientenzahl und Berücksichtigung der Qualität der Pendelkörperfolge

Die Gesamtanalyse zeigt, daß vestibulär Erkrankte über ein wesentlich eingeschränktes Frequenzspektrum der Pendelkörperfolge verfügen, denn Gesunden ist im Frequenzbereich von 0,2 bis 1 Hz ein Folgen synchron und glatt möglich. Bereits innerhalb dieser Grenzen können vestibulär Geschädigte zu einem hohen Prozentsatz nicht mehr frequenzsynchron sowohl in Geradausrichtung als auch in seitlicher Richtung folgen. Die Sakkadierung der Pendelkörperfolge zeigt sich als Ausdruck einer gestörten vestibulären Funktion bereits zu einem früheren Zeitpunkt.

Die Daten berechtigen dazu, Gesunde von vestibulär Erkrankten zu trennen, jedoch nicht zwischen peripheren und zentralen Läsionen zu unterscheiden. Vergleichbar der Pendelblickfolge, liefert die Pendelkörperfolge einen zusätzlichen Baustein in der neurootologischen Diagnostik vestibulo-spinaler Störungen.

Literatur beim Verfasser

87. U. Reker (Kiel): Destabilisierung der Blickachse bei aktiven Kopfbewegungen – eine quantitative Erfassung des vestibulären Funktionszustandes

Die zur vestibulären Funktionsprüfung üblichen Reize sind sämtlich unphysiologisch, da sie zu langsam sind. Wir benutzen deshalb bei unserer Methode als Reiz aktive Hin- und Herbewegungen des Kopfes. Der Patient fixiert einen Lichtpunkt, gleichzeitig bewegt er den Kopf mit zunehmender Geschwindigkeit hin und her. Die Registrierung der Kopfbewegungen im Raum erfolgt über eine Kopfhalterung mit einem Potentiometer. Die Augenbewegungen (bezogen auf den Kopf) werden elektronystagmographisch mit Gleichspannung registriert. Die elektrische Verrechnung der Kopfstellung im Raum und der Augenstellung im

Kopf ergibt die Blickachse im Raum. Die Stabilisierung der Blickachse im Raum ist Voraussetzung scharfen Sehens während der Kopfbewegungen.

Wir haben nunmehr eine größere Zahl von Gesunden, Patienten mit frischem oder kompensiertem einseitigen Vestibularisausfall und mit beidseitigem Vestibularisausfall mit dieser Methode untersucht. Die Destabilisierung der Sehachse bei schnellen aktiven Kopfbewegungen ist ein quantitativer Parameter der vestibulären Funktionseinbuße und gleichzeitig ein objektives Korrelat des subjektiv meist ungenau beschriebenen Schwindels.

88. K.-H. Gramowski (a. G.) (Jena): Zur Praxis der Übungsbehandlung bei Vestibularisstörungen und die Rolle der psychischen Führung

Der Vortrag ist entfallen

89. G. Kobal (Erlangen): Gibt es gustatorisch evozierte Potentiale?

Schaupp (1971) und Bujas et al. (1980) bezweifelten die Möglichkeit, gustatorisch evozierte Potentiale (GEP) aus dem EEG des Menschen (Plattig 1969; Funakoshi und Kawamura 1970) abzuleiten. Sie führten an, daß mit kurzdauernden elektrischen Rechteckimpulsen Geschmackszellen nicht selektiv reizbar seien. Außerdem schien es ihnen technisch unmöglich, gustatorische Sinneszellen durch adäquate chemische Reizung ausreichend schnell zu aktivieren, um zerebrale Summenpotentiale auszulösen.

Unser Vorschlag zur Lösung des Problems besteht darin, nicht, wie bisher allgemein üblich, feste und flüssige Reizstoffe, sondern gasförmige Geschmacksreize zu verwenden. Der Einsatz eines Stimulators, der weitgehend mit dem von uns verwendeten Olfaktometer zur Registrierung olfaktorisch evozierter Potentiale (Kobal 1981) übereinstimmt, ermöglichte eine artefaktfreie chemische Reizung. Fünf Probanden nahmen an den Untersuchungen teil. Das EEG wurde von den 10/20-Positionen, bezogen auf A_1, abgeleitet. Als Reizsubstanz wurde Essigsäure verschiedener Konzentrationen (Reizdauer 200 ms) verwendet. Wie evozierte Potentiale anderer Sinneskanäle hatten die gustatorischen, durch gasförmige Essigsäure hervorgerufenen Antworten ihr Maximum am Vertex. 16 Reizungen ohne Reizsubstanz (Abbildung 1, Teil D) führten zu keinerlei kortikalen Antworten. Damit konnte eine artefaktfreie Schalttätigkeit des Stimulators nachgewiesen werden. Der Verdacht, daß es sich um olfaktorisch anstelle von gustatorisch evozierte Potentiale handeln könnte, wurde durch Lokalanästhesie der Mundschleimhaut mit Tetracainhydrochlorid (10 mg) zerstreut. In der Abb. 1 (Teil A) ist ein GEP auf Reizung mit Essigsäure (77 ml/s eines gesättigten Luftstroms, 140 ml/s Gesamtfluß) dargestellt. Die Probanden gaben an, nichts anderes als einen kurzdauernden sauren Geschmack verspürt zu haben (keinen Schmerz, Druck, Temperaturunterschied). Nach Applikation des Lokalanästhetikums verschwanden Potential und saurer Geschmack (Teil B). 90 min später (Teil C) waren Geschmack

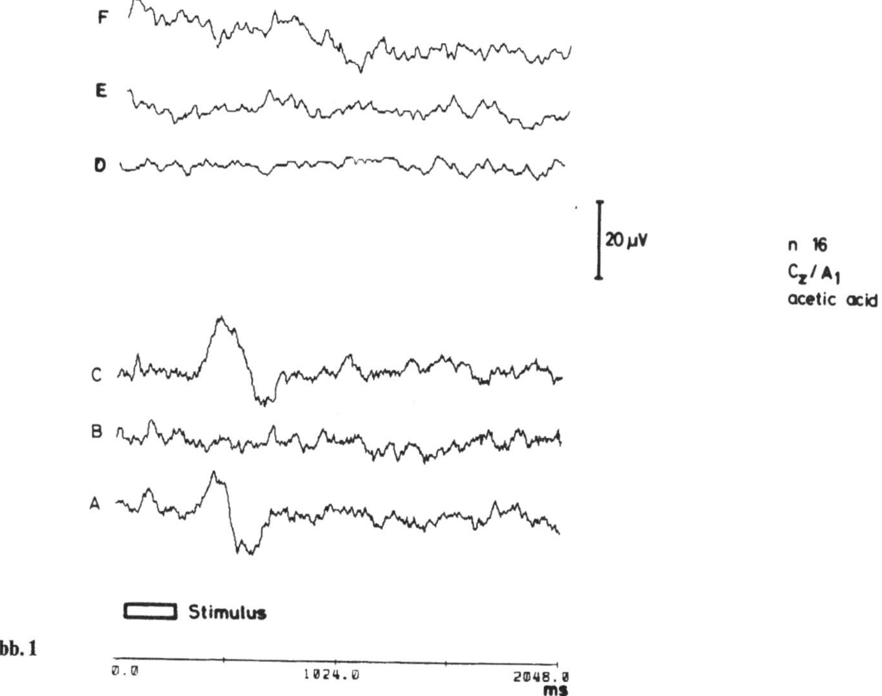

Abb. 1

und Potential wieder vorhanden. Steigende Konzentrationen der Reize (Essigsäure 31, 42, 55, 70%iger Anteil des beladenen Luftstroms am Gesamtfluß) führten zu einer Amplitudenzunahme und zu einer Latenzzeitverkürzung der GEPs. Bei einem Patienten (36 Jahre) konnte ein Geschmacksverlust, der durch Bestrahlungen im Bereich des Mundbodens verursacht worden war, objektiviert werden. Teil F der Abbildung 1 zeigt ein erheblich verändertes Potential zu Beginn und Teil E ein solches am Ende (36 Gry) der Therapie; Reizstärke wie bei A, B und C. Darüber hinaus gelang es erstmals, GEPs auf süße (Chloroform), salzige (Ammoniumchlorid) und bittere (Thujon) Geschmacksreize abzuleiten.

Literatur beim Verfasser

A. Rahman (Lahr): Meines Erachtens kommt man mit dieser Methode zu keinen genauen Ergebnissen, da der Reiz auf die gesamte Mundschleimhaut wirkt und somit können wir keine Lokalisation, insbesondere keine Seitendifferenzen feststellen. Auch bei Pargeusien, Hypo- oder Phantogeusien ist die Differenzierung schwierig.

D. Mrowinski (Berlin): Ein wichtiges Ziel auch der objektiven Gustometrie ist die seitendifferente Untersuchung der Zunge. Diese gelingt ohne weiteres bei der von uns vorgestellten CNV-Untersuchung mit flüssiger Reizapplikation. Ist eine genauer lokalisierte Reizung auch bei gasförmiger Darbietung möglich?

K. Burian (Wien): Wäre es denkbar, daß der Ausfall der evozierten Potentiale nach Anästhesie dafür spricht, daß dadurch taktile Reizungen unterdrückt werden?

G. Kobal (Erlangen); Schlußwort: Gustatorisch evozierte Potentiale sind Erregungskorrelate am Ende des Sinneskanals und enthalten auch assoziative gnostische Informationen. Insofern erlaubt diese Methode keine Rückschlüsse auf die Lokalisation einer Schädigung. Gustatorisch evozierte Potentiale stellen allerdings objektive Erregungskorrelate des Geschmacks dar und sind insofern z. B. in Gutachter-fällen eine sinnvolle diagnostische Methode. Wir können auch einzelne Qualitäten getrennt untersuchen.

Zu Herrn Mrowinski: Ich möchte betonen, daß es sich bei meiner Methode um einen adäquaten Reiz handelt. Wie die Reizsubstanz in die Schleimhaut gelangt, ist von untergeordneter Bedeutung, solange dies nur schnell und gut kontrolliert geschieht. Ich habe Versuche gestartet, enge umgrenzte Bezirke zu reizen, möchte dazu allerdings jetzt noch nicht Stellung nehmen. Möglich wäre auch eine partielle Lokalanästhesie, um z. B. Rechts-/Links-Unterschiede herauszuarbeiten.

Zu Herrn Burian: Der Versuch mit der Lokalanästhesie der Mundhöhle wurde unternommen, nicht um das Vorliegen somatosensorisch (taktiler) evozierter Potentiale, sondern um das Vorliegen olfaktorisch evozierter Potentiale auszuschließen. Die letzteren hätten z. B. durch Undichtigkeiten in Richtung Nasenhöhle gustatorische Antworten vortäuschen können. Das ist nicht der Fall. Die demonstrierten Antworten gehen von Rezeptoren der Mundhöhle aus. Daß die Registrierungen keine taktilen Antworten sind, konnte durch das Fehlen von evozierten Potentialen bei Reizung mit $\emptyset$-Reizen gezeigt werden, wie ich es im Vortrag erläutern durfte. Dabei wurden alle anderen Reizbedingungen beibehalten, d. h. 16 mal 300 ms lang von Kontrolluft auf Reizluft umgeschaltet, nur daß die Reizluft keine Reizsubstanz enthielt.

Eine inadäquate Reizung von Mechanorezeptoren durch die Geschmacksstoffe ist bei den hier verwendeten Konzentrationen unwahrscheinlich. Die Probanden berichteten auch nur von Geschmacksempfindungen.

90. K. Gorkisch (a. G.), M. Axhausen, M. Straschill (a. G.) (Berlin): Elektrische Stimulation der menschlichen Olfaktoriusschleimhaut

Die menschliche Olfaktoriusschleimhaut wurde mit Hilfe einer flexiblen Kaltlichtoptik durch eine Platinelektrode mit Rechteckimpulsen gereizt. Hierbei konnten keine Geruchswahrnehmungen ausgelöst werden. Die Wahrnehmung gleichzeitig gegebener Geruchsstoffe wurde vielmehr unterdrückt. Nach Gabe eines Geruchsstoffes und dessen vollständigem Abklingen konnte durch Elektrostimulation – bei einem Normalkollektiv – diese Geruchsempfindung wieder hervorgerufen werden.

Die Reizung der Olfaktoriusschleimhaut ohne vorherige Gabe eines Geruchsstoffes löste bei Probanden mit Temporallappen-Epilepsie und Olfaktoriusaura eine Kakosmie aus. Dagegen waren bei Probanden mit generalisierter oder fokaler Epilepsie keine derartigen Empfindungen auszulösen.

Wir nehmen an, daß der elektrische Reiz hauptsächlich olfaktorische Rezeptoren und durch die Lamina cribriformis hindurchlaufende olfaktorische Fasern stimuliert.

Bei Tierversuchen am Salamander zeigten örtliche EOG-Aufzeichnungen an verschiedenen Stellen des olfaktorischen Epithels geruchserzeugerspezifische Unterschiede in der Empfindsamkeit. Aufgrund der festen topographischen Gruppierung des Epithels innerhalb der Regio olfactoria wird der Duftstoff infolge der Wechselwirkung zwischen den Duftstoffmolekülen und den Molekülen in den entsprechend sensiblen olfaktorischen Rezeptoren zu einem spezifischen Erregungsmuster codiert. Jeder Geruch wird durch ein räumliches Reizmuster gekennzeichnet. – Elektrische Reizung, die zur uniform verteilten Reizung aller Rezeptorenneurone führt, kann demnach keine olfaktorischen Empfindungen erzeugen.

Bei Epileptikern mit olfaktorischer Aura hat der elektrische Reiz die epileptischen Neurone in den Geruchszentren der korticalen sowie der präpiriformen und orbito-frontalen Rinde zu elektrischer Entladungstätigkeit aktiviert. Dies hat zur Folge, daß im olfaktorischen System Neurone, die schon stimuliert worden waren, durch epileptische Neurone erneut unspezifische Impulse empfinden – und es daher zu kakosmischen Empfindungen kommt.

Poststimulatorisch anhaltende Reizung oder Anregung könnte damit ein Korrelat eines Kurzzeitgedächtnisses sein, das dem Tier hilft, einer Geruchsspur zu folgen.

Literatur beim Verfasser

G. Kobal (Erlangen): Können Sie erklären, warum Ihre Probanden keine Geruchsempfindungen gehabt haben, obwohl Sie sogar so stark elektrisch reizten, daß visuelle Empfindungen auftraten? Die einfachste Erklärung für mich wäre, daß Sie die olfaktorischen Rezeptoren überhaupt nicht erreicht haben. Noch eine Bemerkung: Aus Ihrem Vortrag könnte man den falschen Schluß ziehen, als gäbe es Spezialisten für bestimmte Geruchsstoffe beim Vertebraten. Das ist aber nicht der Fall. Vielmehr scheinen die Riechzellen (André Holley, Lyon) für den größten Teil der Substanzen empfindlich zu sein, allerdings in unterschiedlichem Ausmaße. Die Qualitätscodierung erfolgt dann wahrscheinlich durch das räumliche Muster der zum Bulbus olfactorius geleiteten Information (Døving, Oslo). Vor ihnen haben MacLeod und Uziel bereits solche Untersuchungen vorgenommen. Auch v. Baumgarten hat durch Elektrostimulation etwas ähnliches wie Riechempfindungen ausgelöst.

91. V. Schilling, G. Gerull, D. Mrowinski (Berlin): Objektive Olfaktometrie durch Ableitung der CNV (contingent negative variation)

Es wurde versucht, die subjektive Wahrnehmung eines Geruchsreizes zu objektivieren, indem die contingent negative variation (CNV) abgeleitet wurde. Die CNV erscheint als negatives Potential am Vertex, wenn nach dem Erkennen eines Reizes (hier: Duftreiz) ein Zweitreiz erwartet wird. Zur Reizgabe wurde ein Impulsolfaktometer verwendet, bei dem verschiedene Duftarten elektronisch angewählt werden können. Der Zweitreiz wird akustisch über einen Kopfhörer dargeboten. Zur Absicherung wurde eine Artefaktkontrolle gegen Augen-, Haut-, Muskel- und Herzpotentiale durchgeführt. Für die Untersuchung von Parosmien ist es von Wichtigkeit, zwei verschiedene Duftstoffe anzubieten, die vom Patienten unterschieden werden müssen. Nur einem der Duftstoffe folgt nach 1,7 s der akustische Zweitreiz (Abb. 1). In diesem Zeitraum baut sich die negative Vertexreaktion auf (selektive Erwartung). Die jeweils unterste Kurve in Abb. 1 bringt die CNV deutlicher zum Ausdruck; sie entsteht durch Subtraktion der jeweils zweiten erwartungsfreien Kurve von der ersten. Untersuchungen an 20 gesunden Probanden ergaben in 90% der Fälle eine verwertbare negative Potentialverschiebung. Anosmische Patienten entwickeln keine CNV bei olfaktorischer Reizung, wohl aber bei einer akustischen Kontrolluntersuchung, bei der zwei Tonfrequenzen unterschieden werden sollen. Bei der Untersuchung von Patienten mit Hyposmie ist es, vor allem wenn ein unruhiges Verhalten des Patienten hinzukommt, oft schwierig, aus dem unsicher ausgebildeten evozierten Rindenpotential die Hyposmie gegen eine Anosmie abzugrenzen. Der Teil A der Abb. 2 zeigt Untersu-

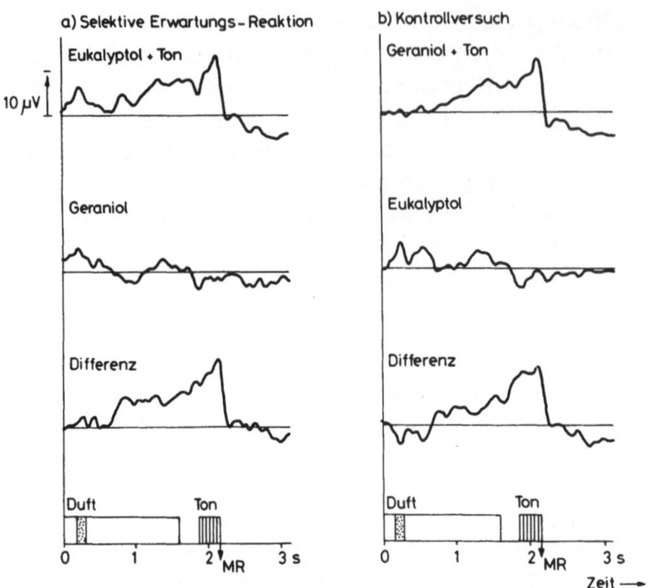

Abb. 1. a Selektive Erwartung einer von zwei Duftarten, die mit einem akustischen Zweitreiz gekoppelt ist (*Spur 1*). Für den Duftreiz ohne Zweitreiz entsteht keine CNV (*Spur 2*). In der Differenz beider Registrierungen entfallen systematische Artefakte. **b** Kontrollversuch mit vertauschten Duftqualitäten

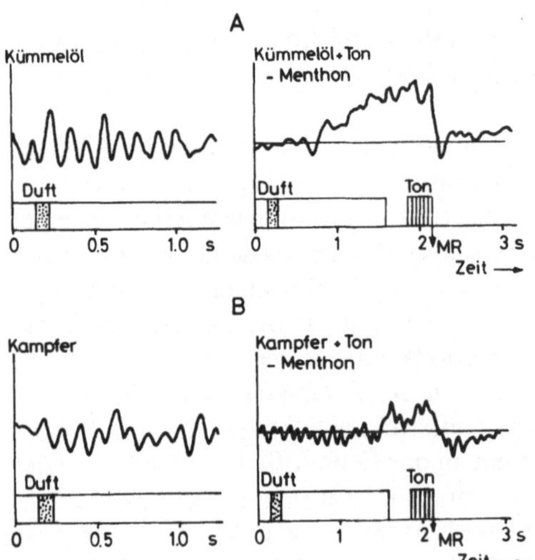

Abb. 2. Olfaktorisch evoziertes Potential und CNV für Fälle von (**A**) Hyposmie und (**B**) Parosmie

chungsergebnisse eines Patienten, der nur ein schwach ausgeprägtes olfaktorisch evoziertes Potential bei Reizung mit Kümmelöl aufwies. Führte man jedoch die Untersuchung der selektiven Erwartung mit den Duftstoffen Kümmelöl und Menthon durch, zeigte sich eine deutlich ausgeprägte CNV in der auch hier wieder dargestellten Differenzkurve. Bei der Parosmie, die durch die Wahrnehmung von Duftstoffen bei fehlendem Unterscheidungsvermögen verschiedener Duftarten gekennzeichnet ist, ist – wie im Teil B der Abbildung 2 – das evozierte Rindenpotential als Zeichen der erfolgten Perzeption nachweisbar, wenn auch, wie in diesem Fall, nicht immer so deutlich, da meist zusätzlich eine Hyposmie vorliegt. Im Gegensatz zu dem oben gezeigten Patienten ist hier eine CNV jedoch nicht erkennbar. Dies spricht dafür, daß der Patient verschiedene Gerüche nicht unterscheiden kann. Für die Objektivierung einer Parosmie ist also ein olfaktorisch evoziertes Rindenpotential bei fehlender CNV für olfaktorische Reize, aber ausgebildeter CNV im akustischen Kontrollversuch notwendig.

G. Kobal (Erlangen): Zwei Bemerkungen: Schließen der Augen scheint mir für eine optimale Kontrolle der Augenbewegungen nach meiner Erfahrung nicht so gut geeignet. Insbesondere für die langsamen, die CNV-verfälschten Augenbewegungen. Wir lassen die Probanden auf einem Bildschirm einen sich langsam bewegenden Gegenstand verfolgen in Zusammenhang mit einer aktiven Aufgabe.

Subtraktion der Aufnahmen voneinander eliminiert natürlich nur reizsynchrone durch die Reizung verursachte und nicht spontan auftretende Artefakte. Diese müssen gesondert kontrolliert werden.

K. Burian (Wien): Wieviele Reizdurchgänge haben Sie verwendet?

v. Schilling (Berlin); Schlußwort:
Zu Herrn Kobal: Wir lassen die Patienten bei unseren Untersuchungen vor allem deshalb die Augen schließen, um damit Blinzelartefakte, die ja doch die größte Amplitude haben, auszuschließen. Zu der Frage der Differenzbildung der beiden abgeleiteten Kurven: Ich habe nicht behauptet, daß dadurch alle Artefakte eliminiert werden, sondern lediglich die zeitlich konstanten, nicht unterdrückbaren geringen pneumatischen und durch die Vertäubung nicht unterdrückten akustischen Artefakte. Selbstverständlich werden Einzelartefakte dadurch nicht vermindert. Diese werden bei unserem Averager jedoch durch eine Schwellenwertautomatik von der Summation ausgeschlossen, wenn sie einen bestimmten Wert überschreiten.
Zu Herrn Burian: Wir haben unter Berücksichtigung einer möglichst kurzen Versuchsdauer 30 EEG-Abschnitte summiert. Diese Zahl erschien uns für den Durchschnitt der Patienten als günstig. Bei einzelnen Patienten war die CNV durchaus nach weniger Summationen (ca. 20) schon deutlich ausgeprägt. Im Einzel-EEG habe ich keine CNV gesehen.

Otitis

---

92. K. Schulte-Mattler (Dortmund): Wirksamkeit und Verträglichkeit von Bifonazol (Mycospor) bei der Therapie von Otomykosen

Das Manuskript ist nicht eingegangen

93. H.-J. Straehler-Pohl, M. Exner (a. G.) (Bonn): Vergleichende Untersuchungen der aeroben Keimflora von Mundhöhle und Cholesteatom

Störungen der Tubenfunktion mit nachfolgender Unterdrucksituation im Mittelohr werden als ein Faktor für die Entstehung bestimmter Cholesteatome angesehen. Andererseits spielt die Tube auch bei der Kontamination der Mittelohrräume mit Keimen der oberen Luftwege eine wichtige Rolle. Uns stellte sich die Frage, ob entsprechend der akuten Otitis media auch bei einem Cholesteatom eine mögliche Keimverschleppung über die Tube gefunden und somit eine Aussage zu deren Funktion gemacht werden kann. Bei 40 Patienten mit einem Cholesteatom wurde eine qualitative Bestimmung der gleichzeitigen aeroben Keimflora von Mund-Nasenrachenraum und Cholesteatom durchgeführt. Hierzu haben wir neben einer standardisierten Mundspülung mit sterilem Wasser und einem Abstrich aus dem Nasopharynx intraoperativ steril Cholesteatomgewebe entnommen. Die Analyse der aeroben Keime erfolgte nach genormten biochemischen Testverfahren. Mundspülung und Abstrich aus dem Nasenrachen wurden bei jedem Patienten vorgenommen, um durch 2 unterschiedliche Untersuchungstechniken einen repräsentativen Nachweis der Keimflora zu sichern und um möglichst alle fakultativ pathogenen Mikroorganismen zu erfassen.

Die von uns durchgeführten Untersuchungen ergaben folgende Ergebnisse (Tabelle 1 und 2): In allen untersuchten Cholesteatomen konnte jeweils nur eine aerobe Keimspezies nachgewiesen werden. In der Mehrzahl handelte es sich um fakultativ pathogene Mikroorganismen. Pseudomonas aeruginosa konnte aus keinem Cholesteatom isoliert werden. Eine mögliche Erklärung hierfür ist in der Tatsache zu sehen, daß das Cholesteatommaterial steril entnommen und so eine zusätzliche Kontamination mit Mikroorganismen z. B. aus dem Gehörgang verhindert wurde. Das gehäufte Vorkommen von Proteus sp. im Cholesteatom entspricht den Befunden anderer Autoren und weist auf eine mögliche Affinität dieses Keimes zu dem Cholesteatomgewebe hin. Bei allen Patienten zeigten sich in der aus Mundhöhle und Nasenrachen isolierten Keimflora keine qualitativen Unterschiede. Ein gehäuftes Vorkommen pathogener Mikroorganismen im Mund-Rachenraum ließ sich nicht nachweisen.

Bei der Gegenüberstellung der gleichzeitigen aeroben Keimflora des Cholesteatoms und des Mund-Nasenrachens (Tabelle 3) zeigt sich nur in ca. 30% eine Übereinstimmung der isolierten Keimspezies. Dies bedeutet, daß im Gegensatz zur akuten Otitis media der bakteriologische Befund im Nasopharynx keine Rückschlüsse auf die Keimflora des Cholesteatoms zuläßt. Die geringe Wechselwirkung zwischen Mund-Nasenrachenraum und Cholesteatom zeigt sich weiter-

Tabelle 1. Aerobe Mikroorganismen im Cholesteatom bei 40 Patienten

S. Aureus	7 (18%)
S. Epidermidis	10 (25%)
Propteus mirabilis	5 (13%)
Proteus vulgaris	6 (15%)
Candida albicans	3 (8%)
Klebsiella sp.	1
Acinetobacter sp.	1
Enterococcus	1
Pseudomonas aeruginosa	0
Keine Keime isoliert	6 (15%)
Total	40

Tabelle 2. Aerobe Mikroorganismen im Mund-Rachen-Raum bei 40 Patienten mit einem Cholesteatom

S. Aureus	4 (10%)
S. Epidermidis	14 (35%)
Proteus mirabilis	1
Candida sp.	9 (23%)
Neisseria sp.	25 (63%)
Pseudomonas aeruginosa	0
Pseudomonas sp.	1
Vergrünende Streptokokken	30 (75%)
Enterobacter sp.	3
Flora der oberen Luftwege	5
Keine Keime isoliert	0
Total	92

Tabelle 3. Häufigkeit gleicher aerober Mikroorganismen im Cholesteatom und Mund-Rachen-Raum bei 40 Patienten

S. Aureus	3
S. Epidermidis	6
Candida albicans	1
Proteus sp.	1
Total	11 (28%)

hin darin, daß Proteus sp. im Cholesteatomgewebe bei 11 Patienten, im Nasopharynx jedoch nur in einem Fall nachweisbar war. Die geringe Übereinstimmung der mikrobiologischen Befunde von Mundhöhle bzw. Nasopharynx und Cholesteatom ist mit einer Tubendysfunktion in Einklang zu bringen, die als ein pathogenetischer Faktor bei der Cholesteatomgenese diskutiert wird.

Literatur beim Verfasser

94. G. Zechner (Wien): Typisches und atypisches Cholesteatom

Als Erklärungsversuch der Entstehung des Schuppenkörpers haben wir versucht, wissend, daß diese Bildung epithelialen Ursprungs ist, Grundsätzliches am äußeren Gehörgang und Trommelfell zu untersuchen. Angeregt durch Befunde, erhoben bei Operationen, ausgeführt wegen chronischer Otitis media, haben wir Präparate unserer Felsenbeinsammlung zwecks folgender Fragestellungen benützt:

1. Zustand der Tube und Belüftung der Mittelohrräume (Der Zustand der Ohrtrompete und dessen Einfluß auf die Mittelohrschleimhaut 1979, Adhäsivprozeß und Cholesteatom als Folge gestörter Tubenfunktion 1980)

2. Chronische Otitis und Trommelfellperforation, Entzündungsaktivität und Cholesteatom (Reaktionsformen der Mittelohrschleimhaut 1976)

3. Retraktionstasche und Cholesteatom (Stratified squamous epithelium in retraction pockets and attic cholesteatoma 1982)

4. Die vorgelegten Daten beziehen sich unter Beachtung des Schleimhautbildes in Tube und Mittelohr auf den epithelialen Anteil von Gehörgang und Trommelfell, da gewebskinetische Prinzipien der Epidermis, eines typischen Wechselgewebes, hier gelten. Reparative Regeneration, Migration und Verhornung eröffnen neue Aspekte, bewirken sie doch im Gleichgewicht die Selbstreinigung des blindsackartigen äußeren Gehörganges.

Die Auswertung ergab, daß Epithel unabhängig vom Orte:

1. Durch aktives Einwachsen über eine Trommelfellperforation nach dem Prinzip der contact guidance (Weiß 1969) ins Mittelohr gelangt. Es überzieht ähnlich der Wundheilung epithelfreies Granulationsgewebe durch Migration. Die Entzündung im Mittelohr steuert die Proliferation (Habermann – Bezoldsche Immigrationstheorie der Cholesteatomentstehung).

2. Aber auch ins Mittelohr verlagert wird, wenn cutane Teile des Trommelfells über minderbelüfteten Arealen angesaugt werden, Retraktionstaschen entstehen. Ursächlich ist die gestörte Tubenfunktion.

Als typisches Cholesteatom möchten wir ein solches bezeichnen, welches durch aktiv eingewachsenes Epithel, als atypisches eines, das aus verlagertem Epithel entstanden ist. Epithel, nach welcher Art immer an den falschen Ort gelangt, gibt Anlaß zur Schuppenkörperbildung. Treibende Kräfte sind die Entzündung, welche zu verstärkter Verhornung führen (vertikales Erneuerungsprinzip der Epidermis – Lindenberger) und behindernde anatomische Engen, welche die Migration (horizontales Erneuerungsprinzip der Epidermis und Selbstreinigungsprinzip des äußeren Gehörgangs – Litton, Franz) stören oder aufheben.

Literatur beim Verfasser

K. Fleischer (Gießen): Das Cholesteatom tritt in zwei unterschiedlichen Ausbreitungsformen auf. Einmal ist es die sich vergrößernde, mit Desquamationsprodukten gefüllte Epithelzyste, welche einzelne Mittelohrräume ausfüllt. Zum anderen imponieren initial Formen, bei denen das Epithel Tiefenwachstum in das submuköse Bindegewebe hinein zeigt. Aus dieser infiltrierenden Form entstehen in einem zweiten Schritt abermals zystische Bilder. Die Vielzahl der den einzelnen Erscheinungsbildern gegebenen Zusatzbezeichnungen können verwirren, wenn sie neben der Beschreibung der formalen Genese auch die kausale Genese ausdrücken wollen. Letzlich ist das Cholesteatom ein interessantes Grenzflächenproblem an einer Körperregion, in der die cktodermale Aushöhlung (Gehörgang) und die entodermale Hohlraumbildung (Tube-Pauke) einander entgegenwirken, getrennt nur durch die Trommelfellmembranen.

R. G. Matschke (Recklinghausen): Sie nannten in Ihrem Vortrag die Sekundärinfektion in der Retraktionstasche ursächlich für die Entstehung des Cholesteatoms. Ist es nicht eher der Fall, daß die Plattenepithelproliferation auf dem Boden einer chronischen Entzündung stattfindet und erst der Einfluß der anatomischen Gegebenheiten, der bakteriellen Besiedlung, der Abflußbehinderung, Einfluß von z. B. Hyaluronidase usw. zum Cholesteatom führt. Fällt der Entzündungsreiz fort und damit die vermehrte Durchblutung usw., kann auch die Cholesteatombildung zum Stillstand kommen.

G. Zechner (Wien); Schlußwort:
Zu Herrn Wullstein: Meine Absicht war es nicht, eine neue Einteilung der Cholesteatome zu machen, weshalb ich dankbar bin, daß Sie mich auf etwas angesprochen haben, worüber ich mich schlecht verständlich gemacht habe: Typisches Cholesteatom war nur auf die Entstehung bezogen, das Epithel wächst aktiv ein durch eine bestehende Trommelfellperforation, atypisches Cholesteatom, das Trommelfell ist intakt und das Epithel ist passiv verlagert.
Zu Herrn Fleischer: Ganz wichtig ist Ihre Bemerkung über die einzige direkte Berührung von Ento- und Ektoderm am Trommelfell, und Matrix scheint ja immer dort zu entstehen, wo die entodermale Schicht zerstört ist.
Zu Herrn Matschke: Ich habe mich bezüglich der Infektionsart nur auf die sekundäre bakterielle Besiedlung des Schuppenkörpers bei intaktem Trommelfell bezogen (atypisches Cholesteatom).

95. G. Dokianakis, G. Gavalas, J. Katsargyris (a. G.) et al. (Athen): Penetrierende Cholesteatome

Das Felsenbeincholesteatom stellt einen häufigen pathologischen Zustand dar, der von dem erfahrenen Otochirurgen relativ leicht behandelt werden kann.

Von den 2052 Otitis media Fällen mit Cholesteatom, die wir in den letzten 6 Jahren operiert haben, stellen wir 9 vor. Es handelte sich um große durchdringende und sehr ausgedehnte Cholesteatome, die spezielle Besonderheiten aufwiesen und uns Probleme bereiteten. Von unserem Krankengut haben alle Schwerhörigkeit, 8 Otorrhoe, 8 Facialisparese und 3 Schwindel aufgewiesen. Die Facialisparese war kürzlich aufgetreten, mit drei Ausnahmen, bei denen sie 3 und 9 Monate und 15 Jahre entsprechend bestand. Die audiologische Kontrolle zeigte in 4 Fällen Surditas, in 4 eine kombinierte Hörstörung und in einem eine senso-neurale Schwerhörigkeit. Die Vestibularis-Funktion war bei 5 Patienten total und bei 4 partiell ausgefallen. Bei 3 Patienten war das Fistelsymptom positiv.

Bei der Operation haben wir folgende Cholesteatom-Lokalisation festgestellt: In 4 Fällen war das Mastoid eingenommen und durch das Labyrinth und die retrolabyrinthäre Zellen hatte es sich bis zum Dach des inneren Gehörganges ausgedehnt. In einem Fall hatte das Cholesteatom via Hypotympanon den Bulbus jugularis und die Carotis aufgedeckt und erreichte weiter den inneren Gehörgang. Bei einem ähnlichen Fall ist die Carotis aufgedeckt und die Kochlea arrodiert worden. In 2 weiteren Fällen war das ganze Labyrinth durch das Cholesteatom zerstört worden. Der letzte Fall ist gleichzeitig via Mastoid und die retrolabyrintären Zellen einerseits und via Hypotympanon und die Kochlea andererseits in den inneren Gehörgang eingebrochen. Bei der Operation haben wir in 5 Fällen den transretrolabyrinthären-, in 3 Fällen den translabyrinthären- und in einem Fall den kombinierten transmastoidalen-transtemporalen Zugangsweg angewandt. Das Gehör ist in 7 Fällen verlorengegangen. Nur bei 2 Patienten konnten Hörreste erhalten bleiben. Der Facialisnerv mußte zwangsläufig in einem Fall geopfert werden und wurde später mit dem N. accessorius anastomosiert. Bei einem anderen Fall konnten wir nichts weiteres unternehmen, da die Facialismuskeln atrophisch waren. Bei den übrigen Patienten ist die Facialisfunktion wiederhergestellt worden.

Zusammenfassend wollen wir auf folgende Punkte hinweisen:
1. Der Otochirurg, der die Operation derartiger Cholesteatome unternimmt, muß spezielle Kenntnisse haben. Für die radikale Cholesteatom-Ausräumung muß ihn außerdem Entschlossenheit kennzeichnen.
2. Die Schonung des Facialisnerves kann nach seiner Befreiung aus dem Kanal (Dekompression) und der Versetzung außerhalb des Operationsfeldes erzielt werden.
3. Die Labyrinthzerstörung soll uns nicht Probleme bereiten, wenn das Gegenohr normal ist. In Fällen mit taubem Gegenohr müssen wir das Labyrinth durch den transtemporalen Zugangsweg umgehen, wenn es möglich ist.
4. Die Cholesteatom-Ausräumung geht planmäßig vor, so daß Regionen, die eine Kommunikation zwischen der Operationshöhle und dem Subarachnoidalraum ermöglichen können, zum Schluß gereinigt werden müssen, und falls eine Liquorrhoe auftritt, soll ihre Behandlung das Ende der Operation darstellen.
5. Bei Liquorrhoe legt man auf die Austrittstelle Fascia temporalis und Muskel. Wenn das Cholesteatom radikal und bewußt abgetragen wurde, ist die Operationshöhle mit Muskeltransplantat obliteriert worden (3 von unseren Fällen). In Fällen, in denen das o. g. nicht angewandt werden konnte, ist zur besseren Inspektion der Operationshöhle eine weite Gehörgangsplastik mit gleichzeitiger Concha-Abnahme durchgeführt worden.

Literatur beim Verfasser

96. B. Maass, Ch. Braun (a. G.), M. Brilmayer (a. G.) (Gießen): Experimentelle Otitis media und Kochleadurchblutung

Die klinische Erfahrung hat uns gelehrt, daß im Tonschwellen-Audiogramm von Patienten, die an akuter oder chronischer Otitis media leiden, sich neben der Schalleitungsstörung ein Innenohrhochtonabfall finden kann. Es sei hier dahingestellt, ob ein solcher Hochtonabfall echt ist, oder, wie Münker (1977) und Plath (1980) es diskutieren, durch eine gestörte Hydrodynamik im Innenohr durch die veränderten Verhältnisse an dem Schneckenfenster bei Otitis media nur vorgetäuscht wird.

Die Untersuchungen meiner Doktoranden Braun und Brilmayer, über die hier referiert werden soll, will klären, welche Rolle dabei die Innenohrdurchblutung spielt, genauer gefragt, wie sich die Mikrozirkulation an der Schneckenbasis bei der einseitig erzeugten akuten Otitis media des Meerschweinchens im Seitenvergleich verhält.

Methode: Es wurden 15 bunte, 400–700 g schwere Meerschweinchen jeweils einseitig mit einer Aufschwemmung des Staphylococcus aureus Stammes „Wood 46" (in 0,1 ml NaCl-Lösung ca. 10^7 Bakterien) beimpft und die Cochlea-Durchblutung 10–14 Tage später auf dem Höhepunkt der Entzündung indirekt mit Hilfe des Wasserstoff-Clearance-Verfahrens polarographisch (Maass u. a. 1976) bestimmt. In einer Valium-Nembutal-Injektionsanästhesie wurden Blutdruck und Blutgase der tracheotomierten, assistiert beatmeten Tiere fortlaufend registriert und auf dem Normalwert gehalten. Zusätzlich wurden an gesunden Tieren mit

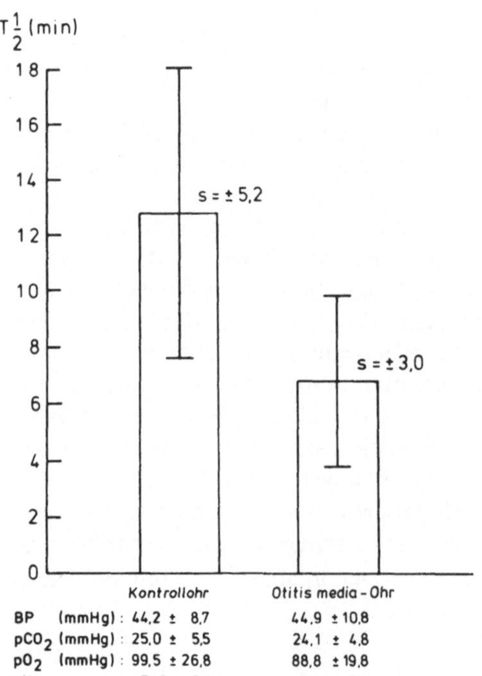

Abb. 1. Mittelwerte und Standardabweichungen der H_2-Clearance in der Scala media bei einseitig erzeugter Otitis media acuta (Staphyloccus aureus) des Meerschweinchens (n = 15)

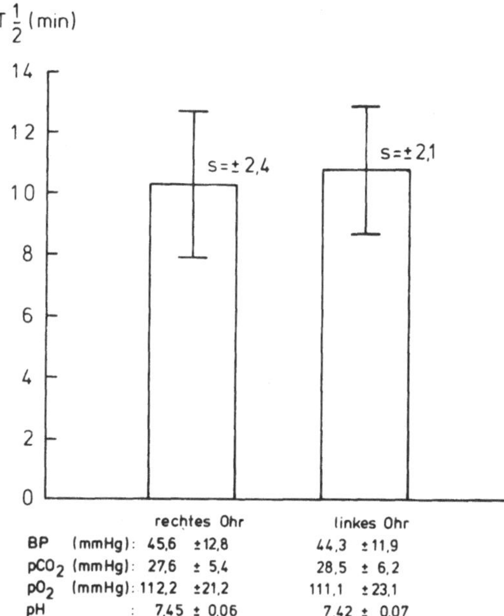

Abb. 2. Mittelwerte und Standardabweichungen der H_2-Clearance in der Scala media ohrgesunder Meerschweinchen im Seitenvergleich (n = 11)

reizlosem Trommelfellbefund Kontrollmessungen an beiden Ohren im Seitenvergleich durchgeführt. Bei der Registrierung der Wasserstoff-Auswasch-Vorgänge erhält man Clearance-Kurven von in der Regel monoexponentiellem Verlauf, aus denen nach halblogarythmischer Aufzeichnung sich die Halbwertzeichen (T ½ in min) als qualitatives Maß für die Innenohrdurchblutung ablesen lassen.

Ergebnisse: Das Ergebnis der Untersuchungen ist eindeutig. Wie die Abb. 1 mit hoher statistischer Signifikanz zeigt, sind die Wasserstoffaustauschvorgänge am Otitis-Ohr gegenüber den Kontroll-Messungen (Abb. 2), wo signifikante Unterschiede zwischen rechtem und linkem Ohr nicht bestehen, erheblich gesteigert. Dies entspricht einer erheblichen Steigerung der Blutzirkulation an der Cochleabasis der infizierten Ohren.

Aus dem Ergebnis dieser insgesamt 26 Tierversuche folgern wir, daß unter den gewählten Bedingungen eine Durchblutungsstörung an der Cochleabasis nicht die Ursache für einen begleitenden Hochtonabfall bei der Otitis media sein kann. Vielmehr muß angenommen werden, daß auf dem Wege des runden Fensters Endo- und Exotoxine der Erreger in die Cochleaskalen eindringen (Moore und Best 1980) und so eine Beschleunigung der H_2-Auswaschvorgänge als Ausdruck einer gesteigerten Microzirkulation an der Schneckenbasis bewirken.

Literatur beim Verfasser

97. Th. Lenarz, D. Adler, H. Maier (Heidelberg): Hyaluronidase – ein pathogenetischer Faktor der tympanogenen Innenohrschwerhörigkeit?

Innenohr-Funktionsstörungen bei akuter und chronischer Otitis media werden u. a. auf den transmembranösen Einstrom ototoxischer Substanzen bei veränderten Permeabilitätsverhältnissen der Fenstermembranen zurückgeführt. Eine Permeabilitätssteigerung in verschiedenen Geweben verursacht das Enzym Hyaluronidase. Ziel dieser Untersuchung war es, Permeabilitätsänderungen der Fenstermembranen durch dieses Enzym nachzuweisen. Hyaluronidase ist eine Endoglykosidase, die Hyaluronsäure, das Kettenmolekül verschiedener Mukopolysaccharide, spaltet. Dies führt zu einer Auflockerung der durch Mukopolysaccharide gebildeten Permeabilitätsbarriere der Bindegewebsgrundsubstanz. Das Enzym stammt zum einen aus Lysosomen der neutrophilen Granulozyten, aus denen es bei Entzündungsprozessen freigesetzt wird; zum anderen stellt es ein Exotoxin von Streptoccus pyogenes, Streptococcus pneumoniae, Staphylococcus aureus und Haemophilus influenzae dar.

Zum Nachweis einer eigenständigen tympanogenen Ototoxizität wurden 100 I. E. Hyaluronidase in die Bulla von hörgesunden Meerschweinchen instilliert und das Hörvermögen mittels BERA nach 2, 7 und 14 Tagen bestimmt. Als Kontrolle dienten das mit physiologischer Kochsalzlösung gefüllte Gegenohr sowie eine Gruppe nicht-behandelter Tiere. Dabei zeigte sich kein signifikanter Hörverlust ($p < 0,01$).

Um die permeabilitätssteigernde Wirkung der Hyaluronidase zu untersuchen, wurde die ototoxische Potenz intratympanal applizierten Neomycins in Abhängigkeit von der Konzentration und der Einwirkungsdauer mit und ohne zusätzlich intratympanal applizierter Hyaluronidase bestimmt. Dabei zeigte sich ein signifikant größerer Hörverlust unter der kombinierten Wirkung von Neomycin und Hyaluronidase nach 2, 7 und 14 Tagen. Die größten Differenzen fanden sich nach 7 Tagen ($p < 0,01$). Die Latenzintensitätsfunktion der Hirnstamm-Audiometrie wies einen rein cochleären Sitz des Hörverlustes nach 7 und 14 Tagen aus.

Zusammengefaßt ergeben sich folgende Schlußfolgerungen:

1. Die transmembranöse Ototoxizität von Neomycin wird durch Hyaluronidase gesteigert.

2. Es handelt sich dabei um eine rein cochleäre Schädigung.

3. Als Ursache dieses Effektes kommt eine gesteigerte Membranpermeabilität des runden und ovalen Fensters in Frage.

4. Eine eigenständige transmembranöse Ototoxizität der Hyaluronidase ist nicht nachweisbar.

Unklar bleibt, welche Substanzen bei der Otitis media als Toxine anzusprechen sind.

Klinische Relevanz besitzen diese tierexperimentellen Befunde unter Berücksichtigung folgender Tatsachen:

1. Hyaluronidase-produzierende Bakterien stellen die häufigsten Erreger der akuten und zum Teil auch chronischen Otitis media dar.

2. Biochemisch konnte Hyaluronidase im Paukensekret bei Infektionen und mit Streptococcus pneumoniae und Haemophilus influenzae nachgewiesen werden.

3. Die Anwendung Aminoglykosid-haltiger Ohrentropfen erscheint unter diesen Bedingungen besonders gefährlich.

Literatur beim Verfasser

S. Kaus (Frankfurt): Der beschriebene Synergismus in der ototoxischen Wirkung der beiden Substanzen wurde von Ihnen als Folge der durch die Hyaluronidase erleichterten Diffusionsbedingungen erklärt.

Können Sie die andere denkbare Hypothese ausschließen, daß durch eine Reaktion zwischen beiden Substanzen die toxische Wirkung des Neomycins erhöht wird, ohne daß es zu einer Verstärkung der Membranpermeation kommt?

P. Federspil (Homburg/Saar): Herr Lenarz unterschätzt möglicherweise die Bedeutung seiner Untersuchungsergebnisse. Wie Sie wissen, konnten wir experimentell eine Erhöhung der Ototoxizität der parenteral verabreichten Aminoglykosid-Antibiotika durch die Otitis media eindeutig nachweisen. Wir erklärten diese Erhöhung der Ototoxizität durch das Übertreten der Aminoglykosid-Antibiotika aus dem Mittelohrsekret in die Perilymphe. In der Tat finden sich in der Perilymphe Aminoglykosid-Antibiotika-Konzentrationen, die 10% der nach subkutaner Verabreichung erzielten Serumkonzentrationen nicht überschreiten, während im Mittelohreiter deutlich höhere Konzentrationen zu einem anderen Zeitpunkt zu beobachten sind. Der Nachweis der erhöhten Ototoxizität des lokal applizierten Neomycins durch Hyaluronidase liefert eine zusätzliche Erklärung für die nachgewiesene erhöhte Ototoxizität der parenteral verabreichten Aminoglykosid-Antibiotika bei Otitis media.

Auch die Untersuchungsergebnisse der Kollegen Maass und Mitarbeiter können eine Erhöhung der Ototoxizität der parenteral verabreichten Aminoglykosid-Antibiotika dadurch erklären, daß die im Innenohr gemessenen Aminoglykosid-Antibiotika-Konzentrationen durch die gesteigerte Innenohrdurchblutung erhöht werden. Diese Erhöhung der Gentamycin-Konzentrationen in der Perilymph bei Otitis media haben wir 1975 experimentell nachgewiesen.

Th. Lenarz (Heidelberg); Schlußwort:
Zu Herrn Kaus: Wir haben bei Staphylococcus aureus-Kulturen den Hemmeffekt von Neomycin und Neomycin mit Hyaluronidase untersucht. Dabei findet sich kein Wirkungsverlust.
Zu Herrn Federspil: Vielen Dank für die unterstützende Argumentation. Da wir keine Konzentrationsbestimmung von Neomycin in den Innenohrflüssigkeiten durchgeführt haben, fügen sich Ihre Befunde mit den unseren zu einem Mosaik.

Speicheldrüsen

---

98. E. Steinbach, D. Katzke (Tübingen): Tierexperimentelle Untersuchungen zur Entstehung der Sialadenose

Als mögliche Ursachen der Sialadenosen kommen Mangelernährung, Störungen des Stoffwechsels, Erkrankungen des Nervensystems und endokrine Störungen in Betracht. Die schmerzlose Schwellung der Speicheldrüsen im Sinne einer Sialadenose ist bei Oligomenorrhoe, Amenorrhoe, in der Menopause, nach Ovariektomien oder bei Unterfunktionen der Schilddrüse beschrieben. Experimentelle Sialadenosen konnten wiederholt mit verschiedenen Methoden an unterschiedlichen Tierspezies erzeugt werden. In dem uns zugänglichen Schrifttum ist die alleinige Auswirkung einer Ovariektomie oder einer Thyreoidektomie auf das Speicheldrüsenparenchym bisher nicht beschrieben worden. Lediglich in den Arbeiten von Kmoch und Mitarbeitern (1977) sowie von Thitikunrat (1977) ist die Ovarialinsuffizienz als möglicher ätiologischer Faktor der Sialadenosen im Tierexperiment dargestellt, allerdings im Zusammenwirken mit der betamimetischen Substanz Isoprenalin.

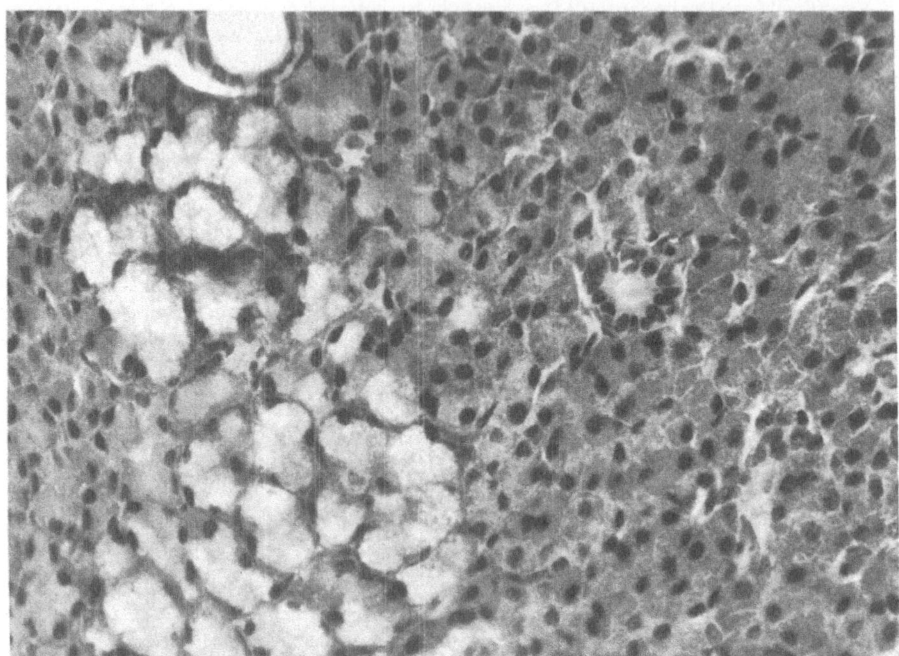

Abb. 1. Herdförmige Schwellung der Azinuszellen mit wabig schwammigem Zytoplasma und zur Basalmembran hin verdrängten Zellkernen

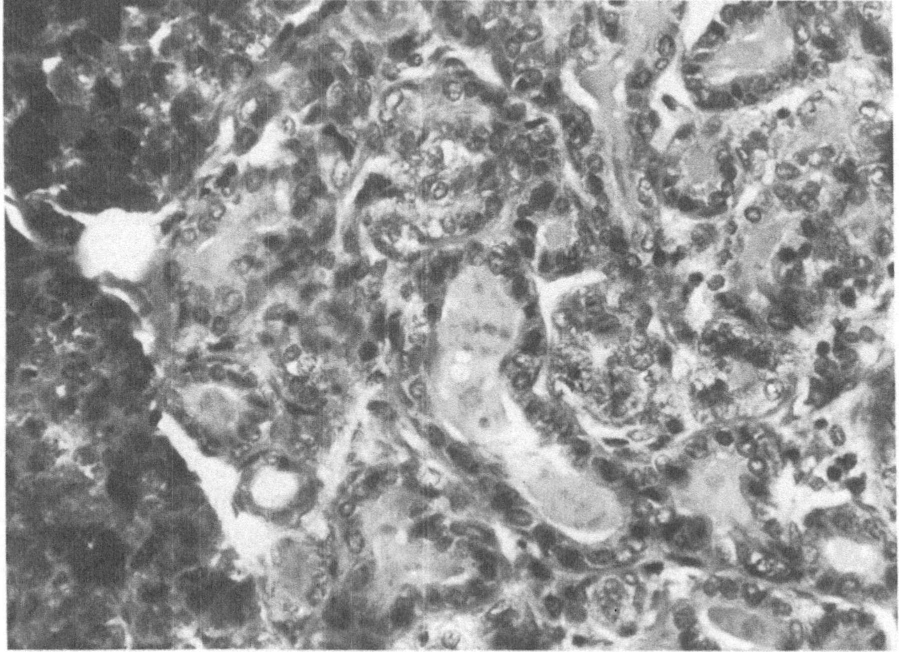

Abb. 2. Umschriebene Gangwucherung. Innerhalb der Lumina homogen netziges Sekret

In der vorliegenden Untersuchung sollten daher der Einfluß der Ovariektomie, der Thyreoidektomie oder der gleichzeitigen operativen Entfernung von Schilddrüse und Ovarien auf die Pathogenese der Sialadenose untersucht werden. Zu diesem Zweck wurden bei 25 Kaninchen die Ovarien, bei 15 Kaninchen die Schilddrüse und bei 12 Kaninchen beide Drüsenarten operativ entfernt. Die großen Kopfspeicheldrüsen wurden nach der gewählten Versuchsdauer von 4 bis 26 Wochen entnommen, in Stufenschnitten aufgearbeitet und histologisch ausgewertet. Untersucht wurden 129 Speicheldrüsen, zu Vergleichszwecken 20 Drüsen unbehandelter Tiere.

Die feingewebliche Auswertung zeigt, daß die Anzahl der pathologischen Befunde mit steigender Versuchsdauer zunimmt, sie zeigt weiterhin, daß die Veränderungen unabhängig davon, welche endokrinen Drüsen entfernt worden waren, am spärlichsten an der Glandula sublingualis, und am stärksten an der Parotis ausgeprägt sind. Die Veränderungen am Parenchym treten in einer bestimmten Zeitfolge auf. Zunächst wird eine erhebliche Schwellung der Azinuszellen beobachtet, wobei das Zytoplasma wabig schaumig und der Zellkern zur Basalmembran hin verdrängt wird. Das Zytoplasma zeigt eine pflanzenzellähnliche Beschaffenheit. Die Zellgrenzen werden zunehmend unscharf, teilweise platzen die Zellen auf. An anderen Azini sind dicht stehende Sekretgranula erkennbar, so daß das Zytoplasma eine gekörnte Beschaffenheit erhält. In anderen Anteilen der tierischen Ohrspeicheldrüsen fällt auf, daß große Bezirke aus Fettgewebe bestehen, in anderen werden Gangwucherungen beobachtet. Die Schwellung und das Aufbrechen der Azinuszellen mit nachfolgendem Zelluntergang, die Fettgewebsvakatwucherung und die herdförmig betonten Gangwucherungen stellen die wesentlichen, immer wieder auftretenden Veränderungen dar. Gleichartige Befunde, jedoch in geringerem Umfange, lassen sich an den Glandulae submandibulares nachweisen. Hier fallen die umschriebenen Gangwucherungen besonders auf. Innerhalb der Lumina wird immer wieder ein homogen netziges Material, also Sekret festgestellt.

Die beschriebenen Befunde an den Kopfspeicheldrüsen der Kaninchen waren nach Ovariektomie, nach Thyreoidektomie und nach der gemeinsamen Entfernung beider Drüsenarten annähernd gleich stark ausgeprägt. Eindrucksmäßig scheint die alleinige Thyreoidektomie jedoch im Umfang etwas geringere Veränderungen zu verursachen als die Ovariektomie oder die Exstirpation beider Drüsenarten.

Literatur beim Verfasser

M. Münzel (Hamburg): Mich verwundert etwas, daß Sie zur Erzeugung einer Sialadenose im Tierexperiment derart eingreifende operative Eingriffe vorgenommen haben. Wir wissen aus den Untersuchungen von K. Donath beispielsweise, daß eine solche Sialadenose etwa durch bestimmte Pharmaka ebenfalls zuverlässig produziert werden kann. Ich glaube, daß diese medikamentös erzeugten Sialadenosemodelle für die Klinik relevanter sind, denn es gibt sicher sehr selten eine solche nicht substituierte hormonelle Dysfunktion, die zur Sialadenose führt.

E. Steinbach (Tübingen); Schlußwort: Es ist völlig richtig, daß Herr Donath excellente Versuche zur tierexperimentellen Sialadenose durchgeführt hat. Zahlreiche Publikationen zu diesem Thema liegen vor. Um so bemerkenswerter ist die Tatsache, daß die reine Organentfernung, nämlich die Ovarektomie oder die Thyreoidektomie, unter Weglassung zusätzlicher Pharmaka offenbar bisher nicht vorgenommen wurde.

Herrn Terrahe ist zuzustimmen, daß die Bezeichnung Sialadenose bei den Veränderungen an den Kopfspeicheldrüsen des Kaninchens überzogen ist, wir sollten besser von sialadenoseähnlichen histopathologischen Befunden sprechen.

Ich glaube jedoch, daß eine zusätzliche elektronenmikroskopische Befundung der Speicheldrüsenpräparate zur Feststellung der von uns erhobenen Befunde nicht unbedingt erforderlich ist. Meines Wissens werden von Herrn Professor Seifert, Hamburg, keine elektronenmikroskopische Untersuchungen routinemäßig am Eingangsmaterial durchgeführt, dennoch wird von ihm in gegebenen Fällen die Diagnose Sialadenose aus dem in Paraffin eingebetteten Gewebe gestellt. Die Untersuchungen von Herrn Katzke und mir haben auf jeden Fall eindeutig gezeigt, daß zwischen den Drüsen mit innerer Sekretion und den großen Kopfspeicheldrüsen Wechselbeziehungen bestehen.

99. Renate Türk (Wien): Ultraschall-Lithotripsie – eine neue Methode der Speichelsteinentfernung

Speichelsteine, die im drüsennahen Teil des Ausführungsganges der Glandula submandibularis liegen, sind oft nur im Rahmen einer Drüsenexstirpation zu entfernen. Auf der Suche nach einer einfacheren Methode stießen wir auf die Ultraschall-Lithotripsie, wie sie in der Urologie seit einigen Jahren routinemäßig zur Nierensteinentfernung verwendet wird.

Das Gerät wurde nach Vorversuchen für unsere Zwecke adaptiert und folgendermaßen verwendet: Gangschlitzung in einer Länge von 7 mm im peripheren Teil des Ausführungsganges, Einführen einer Trokarhülse von 4,5 mm Durchmesser, die eine Spülvorrichtung besitzt. Mit Hilfe einer 3,4 mm, 10° Kaltlichtoptik wird die Position so gewählt, daß der Stein unmittelbar am Ende der Trokarhülse liegt. Die Optik wird entfernt und eine Ultraschallsonde von 3,4 mm Durchmesser und 180 mm Nutzlänge eingeführt, die an einen Sauger mit 0,5 bar Druck angeschlossen wird. Unter laufender Spülung mit physiologischer Kochsalzlösung und gleichzeitiger Absaugung wird der Stein unter direktem Kontakt beschallt, dadurch zerfällt er in kleine Teilchen, die abgesaugt werden. Die Ultraschallwellen liegen in einem Bereich zwischen 23 und 25 kHz und werden von einem handelsüblichen US-Lithotripsie-Generator mit 70 Watt Leistung abgegeben.

Mit dieser Methode wurden 10 Speichelsteine, die von verschiedenen Patienten stammten, in vitro zertrümmert. In allen 10 Fällen gelang die Zertrümmerung problemlos. Die Beschalldauer betrug, abhängig von der Steingröße, wenige Minuten. Die chemische Analyse der Steine ergab in allen Fällen tertiäre Ca-Phosphate, wobei die Hauptanteile Hydroxylapatit waren. Diese Analysen sind typisch für Speichelsteine.

Nach diesen erfolgreich abgeschlossenen in vitro-Versuchen erprobten wir diese Methode in vivo. Eine Patientin hatte 2 Speichelsteine, die tief im Ausführungsgang der Glandula submandibularis lagen. Mit einer konservativen Therapie zeigte sich kein Erfolg, die Patientin litt weiterhin unter rezidivierenden Entzündungen. Von oral her waren die Steine nicht zu erreichen, weshalb wir uns zur Lithotripsie entschlossen. Wir führten den Eingriff nach der oben beschriebenen Methode erfolgreich durch, was durch ein Kontroll-Röntgen nach dem Eingriff bestätigt werden konnte. Die Patientin hatte weder intra- noch postoperativ nennenswerte Schmerzen. Die Wundheilung war problemlos. Die Steinanalyse ergab tertiäre Ca-Phosphate, aufgeteilt in nichtquantifizierbare Mengen von Hydroxyl-, Carbonat-, Chlor- und Fluorapatit.

Vergleicht man die Ultraschall-Lithotripsie mit der sonst meist nötigen Exstirpation der Speicheldrüse, so zeigen sich wesentliche Vorteile: Dieses Verfahren kann unmittelbar angeschlossen werden, wenn der Stein durch die übliche Gangschlitzung nicht zu entfernen ist. Für den Patienten stellt die Lithotripsie eine kurze Operation in Lokalanästhäsie dar, die ambulant durchgeführt werden kann. Diese Methode ist nahezu unblutig, die Wundfläche ist klein (7 mm Gangschlitzung!) und es entsteht keine von außen sichtbare Narbe. Für den Operateur ist die Ultraschall-Lithotripsie ein rasches, leicht erlernbares und gefahrenloses Vorgehen.

Literatur beim Verfasser

100. W. Stoll, U. Bühner (a. G.) (Münster): Erfahrungen mit 1 015 Parotidektomien

Die vorgelegte Studie beinhaltet eine Analyse des seit Jahren in der Universitäts-Hals-Nasen-Ohrenklinik Münster praktizierten Behandlungskonzeptes von Parotistumoren.

Der Beobachtungszeitraum reicht zurück bis 1963, wo nach Überschreiten von 1 000 Auswertungen die Nachforschungen beendet worden sind.

Krankengut: Von 1 015 Parotidektomien waren 1 009 Aufzeichnungen für unsere Auswertung geeignet. Frauen erkranken im Durchschnitt mit 53,4% häufiger als Männer (46,6%).

Histologien: siehe Tabelle 1 und 2.
Art der durchgeführten Eingriffe: In 90% ließ sich anhand der Operationsberichte nachvollziehen, daß i. S. einer subtotalen Parotidektomie (laterale Lobektomie) vorgegangen worden ist.

Tabelle 1. Benigne Parotiserkrankungen

Pleomorphe Adenome	440
Monomorphe Adenome	54
Zystadenolymphome	133
Zysten	36
Lymphome	10
Lipomatosen, Fibrosen, Hämangiome und andere Geschwülste	61
Sialadenitiden	89
LK-Tuberkulose, LK-Granulomatose, LK.Hyperplasien, Lymphadenitiden	28
	851

Tabelle 2. Maligne Parotistumoren

Karzinome (Adeno-, Plattenepithelkarzinome etc.)	76
Karzinomatös entartete pleomorphe Adenome	20
Adenoid-zystische Karzinome (Zylindrome)	20
Mukoepidermoidtumoren	12
Azinuszelltumoren	9
Sarkome	11
Melanome	6
Sonstige Malignome	4
	158

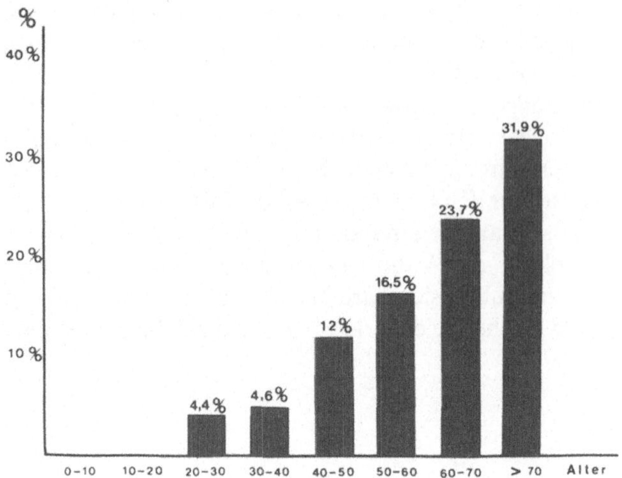

Abb. 1. Anstieg der Malignitätsrate mit zunehmendem Alter

Bei 8,7% fanden radikale Eingriffe mit Neurektomie und Neck dissection statt und nur bei 2,3% beschränkte sich der Operateur auf eine Tumorenukleation.

Altersabhängigkeit der Malignome: Vor dem 20. Lebensjahr wurden histologisch keine malignen Prozesse gefunden. Danach stieg von Dekade zu Dekade der prozentuale Anteil der Malignome an und erreichte nach dem 70. Lebensjahr eine Häufigkeit von über 30% (s. Abb. 1).

Rezidivquote: Die Gesamtquote der Rezidivoperationen betrug beim eigenen Krankengut 3,4%. Die Rezidivquote steigt auf 8,1% an, wenn die Mischtumorrezidive, die außer Haus ein- oder mehrmals voroperiert worden sind, in die Statistik eingehen (n = 48).

Resümée:

1. Wir empfehlen die frühzeitige Tumorexstirpation, da die Malignität im Alter rapide ansteigt – insbesondere bei Tumoren, die schon seit Jahren bekannt sind.

2. Die Therapie der Wahl ist die subtotale Parotidektomie (laterale Lobektomie).

3. Die Indikation zur Parotidektomie wird im wesentlichen durch den klinischen Befund – insbesondere den Palpationsbefund – gestellt.

Eine präoperative Tumorbestrahlung oder Probeexcision ist unbedingt zu unterlassen.

4. Intraoperative Schnellschnittdiagnosen und präoperative Biopsien sind nach Ansicht unserer Pathologen mit erheblicher Unsicherheit behaftet. Die histologische Diagnose läßt sich nur mit Hilfe einer Paraffin-Histologie festlegen.

5. Bestätigt die Paraffinhistologie nach Parotidektomie einen malignen Befund, so ist unmittelbar eine radikale Nachoperation anzustreben, wobei individuelle Gegebenheiten zu berücksichtigen sind.

6. Neben den malignen Prozessen müssen in der Tumornachsorge auch Mischtumoroperationen mit intraoperativ eingerissener Kapsel kontrolliert werden.

7. Das Behandlungskonzept gilt nicht für primär klinisch maligne Befunde mit Fazialisparese, Schmerzen und großem Tumorwachstum. In diesen Fällen muß nach Sicherung der Histologie primär zwischen palliativem Vorgehen und radikalchirurgischem Vorgehen entschieden werden.

Literatur beim Verfasser

M. Weidenbecher (Erlangen): Um Rezidive nach lateraler Parotidektomie und damit Nachoperationen zu vermeiden, empfehlen wir eine totale Parotidektomie, also eine zusätzliche Exstirpation des inneren Lappens.

W. Draf (Fulda): Sie haben ein immenses Material aufgearbeitet. Ich habe Angaben zur Häufigkeit passagerer und bleibender Facialisparesen vermißt, in Abhängigkeit von der evtl. Benutzung optischer Hilfsmittel wie Lupe und Mikroskop. Diese Frage ist im Hinblick auf die Aufklärungspflicht von Bedeutung.

E. Steinbach (Tübingen): Es ist bemerkenswert, daß aus zwei verschiedenen Kliniken, nämlich Münster und Tübingen, gleichzeitig über eine annähernd gleich große Zahl operativ behandelter Parotiserkrankungen berichtet wird. In der Aufschlüsselung vermisse ich den Hinweis auf Pseudotumoren. Wir haben in unserem eigenen Patientengut und 1 023 operativ behandelten Parotiserkrankungen in 17 Fällen einen klinisch „sicher" bestehenden Tumor entfernt, der sich bei der histologischen Beurteilung als Pseudotumor, nämlich als eine lobuläre Dyschylie herausstellte.

Th. Székely (Budapest) Wieviel Patienten sind an Lokalrezidiven gestorben, da in der von Ihnen gezeigten Tabelle die Todesursache nur als „Metastase" aufgezeigt wurde?

Eine Bemerkung zur operativen Behandlung der Parotismalignome. Meiner Meinung nach, falls neben der Anamnese und den klinischen Daten der zytologische Befund und der intraoperative Schnellschnitt den Verdacht des Vorhandenseins eines Malignoms bekräftigen, und nebenbei eine Fazialisparese bzw. -paralyse zu beobachten ist, darf man nicht auf die Resultate des endgültigen Paraffinschnittes warten. In solchen Fällen kann man die radikale Operation sofort durchführen, womit wir auf eine zweistufige Operation verzichten können.

W. Stoll (Münster); Schlußwort: Vielen Dank für die zahlreichen Diskussionsbemerkungen, die ich zusammenfassend beantworten möchte. Das vorgestellte Behandlungskonzept gilt natürlich nicht für den primär malignen Befund mit Facialisparese, Schmerzen und immobilem großen Tumor. In diesen Fällen kann eine Probeexzision hilfreich sein, um palliative bzw. radikal chirurgische Maßnahmen zu indizieren.

Bei allen anderen Parotistumoren ist eine Probeexzision praktisch als Kunstfehler zu bezeichnen, da z. B. bei Verletzung der Tumorkapsel eines Mischtumors das Rezidiv und die multilokuläre Aussaat vorprogrammiert sind.

Im präoperativen Aufklärungsgespräch wird das radikale Vorgehen mit Neurektomie, Neck dissection etc. nur bei Verdacht auf ein malignes Geschehen aufgenommen, damit man einen Zweiteingriff vermeiden kann. In der Regel wird allerdings das radikale Vorgehen in zweiter Sitzung erfolgen, da eine gesicherte Paraffinhistologie die Voraussetzung für radikale Maßnahmen mit Neurektomie des N. VII sein sollte.

Herr Weidenbecher, die Rezidivquote bezogen auf das Gesamtkollektiv lag zwischen 3% und 4% und stieg auf das Doppelte, wenn die außer Haus voroperierten Fälle in die Statistik eingehen.

Herr Draf, ich habe bewußt nicht über postoperative Fazialisparesen gesprochen, da dieses Problem ein eigenes Vortragsthema füllt. Die postoperativen Paresen hängen sicherlich von den morphologischen Befunden ab. Es ist ein Unterschied, ob ich eine chronische Sialademitis, ein Mischtumorrezidiv oder einen kleinen Mischtumor im Drüsenaußenlappen präparieren muß. Insgesamt sahen wir 20% passagere Paresen und weniger als 2% Dauerschäden des N. VII.

Herr Steinbach, die gute Übereinstimmung unserer Kollektive ist beeindruckend und freut mich außerordentlich. Zusammengefaßt hält das Tübinger und Münstersche Krankengut dem internationalen Vergleich sehr gut stand.

101. K. B. Hüttenbrink (Münster): Das auricolutemporale Syndrom nach Parotidektomie (Freysches Syndrom) *

102. H. Maier, D. Adler, H. Waldherr (a. G.) et al. (Heidelberg): Spontaner Parotisinfarkt

Anhand eines Fallberichtes wird das seltene Krankheitsbild des Parotisinfarktes (Donath 1979) beschrieben. – Bei einem 77jährigen Patienten bestand seit 8 Wochen ein pflaumengroßer indolenter derber Parotistumor. Aus dem Stenonschen Gang entleerte sich ein klares Sekret. Die Speichelflußrate lag mit 0,32 ml/min im Normbereich. Sialochemisch fanden sich mäßig erhöhte Lysozym-, IgA- und Lactoferrin-Werte. Das Sialogramm zeigte ein zartes, rarefiziertes Gangsystem mit einzelnen Gangabbrüchen und einer kirschgroßen Aufhellung des Drüsenparenchyms. Das zytologische Bild des Feinnadelbiopsates (G. E. Feichter) deutete zunächst auf ein pleomorphes Adenom hin, wobei eine Cancerisierung nicht ausgeschlossen werden konnte. Intraoperativ fand sich ein abgekapselter mit bräunlicher Flüssigkeit gefüllter Tumor. Histologisch bestand eine zentrale Nekrose des Speicheldrüsenparenchyms mit Ausfällung von Cholesterinkristallen und Verkalkungen. In den Randbezirken der Nekrose waren Reste von Drüsenausführungsgängen erkennbar, die häufig von metaplastischem Epithel ohne Atypien ausgekleidet waren. Im benachbarten Narbengewebe sah man Arterienäste mit teils segmentaler, teils konzentrischer Intimaverbreiterung mit Intimafibrose. Die histologische Diagnose lautete: älterer, bereits abgekapselter Speicheldrüseninfarkt.

Der Parotisinfarkt zeigt histologisch die Charakteristika der von den kleinen Mundspeicheldrüsen bekannten nekrotisierenden Sialometaplasie (Abrams et al. 1973). Es handelt sich um ischämische Läsionen mit Nekrosen des Speicheldrüsenparenchyms und Pflasterzellmetaplasien der Drüsenausführungsgänge. Ein Infarktgeschehen wird durch den Nachweis einer thrombosierten Arterie und eines postthrombotischen Ischämiebezirkes gesichert. Die regelmäßig zu beobachtenden Gangmetaplasien zeigen keine Atypien, können jedoch so ausgeprägt sein, daß eine Verwechslung mit einem Pflasterzellkarzinom oder einem Mukoepidermoidtumor möglich ist.

Neben dem histologischen Bild lassen weitere Befunde differentialdiagnostisch an ein Malignom denken: Klinisch hatte sich der Parotisinfarkt als ein scheinbar schnell wachsender, derber Tumor dargestellt; sialographisch fanden sich Gangabbrüche und eine Aufhellung des Drüsenparenchyms; feinnadelbioptisch konnte ein Malignom nicht ausgeschlossen werden. – Pathogenetisch werden die Infarkte der großen Kopfspeicheldrüsen in der Regel nach Tumoroperationen oder chronischen Sialadenitiden beobachtet. Im vorgestellten Fall war dagegen die Teilinfarzierung der Ohrspeicheldrüse spontan aufgetreten. Ätiologisch scheint die vaskuläre Insuffizienz mit arteriosklerotischen Gefäßveränderungen im Rahmen einer seit Jahren bekannten Hypertonie und Hyperurikämie zusammenzuhängen.

---

* Der Vortrag erscheint in einem anderen Organ unserer Gesellschaft

Literatur beim Verfasser

G. Rettinger (Erlangen): Die nekrotisierende Metaplasie wurde von Donath an Drüsenpräparaten untersucht, welche von Tumoroperationen stammen. Sie scheint somit in zwei Formen vorzukommen: Ohne klinische Symptomatik oder als Tumor imponierend. Was ist die Ursache für dieses unterschiedliche Erscheinungsbild der gleichen Erkrankung?

D. Adler (Heidelberg); Schlußwort: Vielen Dank für Ihre Frage nach der klinischen Relevanz der Parotisinfarkte. Unser besonderes Anliegen war es ja, gerade auf das klinische Bild dieser seltenen Erkrankung hinzuweisen. Bei den von Donath beschriebenen Fällen handelte es sich um Material aus dem Speicheldrüsenregister des Pathologischen Instituts. Die Infarkte waren nach Tumorvoroperationen bzw. nach chronisch rezidivierenden Sialadenitiden aufgetreten. Klinisch hatten sie sich als tumoröse Schwellung manifestiert.

103. E. Steinbach, H. Heumann (Tübingen): Über 47 operativ behandelte Parotiszysten

In der letzten Auflage des Handbuchs werden die Parotiszysten nur in einer Zeile erwähnt. An der Tübinger Hals-Nasen-Ohrenklinik wurden zwischen 1968 und 1984 1 023 Tumoren der Ohrspeicheldrüse operiert. Da 47 von diesen Tumoren sich als Zysten erwiesen, wird über diese Neubildung berichtet.

Die von uns gefundene Häufigkeit von 4,6% entspricht der von Batsakis angegebenen Zahl. Die Parotiszysten können sich zwar in ihrer Symptomatik deutlich von den echten Geschwülsten unterscheiden, die differentialdiagnostische Abgrenzung zu den Mischtumoren kann aber bei der klinischen Untersuchung Schwierigkeiten bereiten. Die zystischen Neubildungen treten im höheren Lebensalter bevorzugt auf. Häufig entstehen sie innerhalb weniger Wochen und verursachen ein Spannungsgefühl und Schmerzen. Im Gegensatz zu den echten Tumoren sind die zystischen Neubildungen meist nur als diffuse Schwellung weicher Konsistenz zu tasten und können bei den meisten Patienten nicht vom benachbarten Parenchym abgegrenzt werden.

Nach der Klassifikation von Seifert und Waller fanden wir 28 Speichelgangzysten und 19 lymphoepitheliale Zysten. Die Bezeichnung lymphoepitheliale Zyste ist auf die Ansammlung von Lymphozyten in der Umgebung der Zyste mit der Ausbildung von Sekundärfollikeln zurückzuführen (s. Abb. 1). Der früher vermutete branchiogene Ursprung dieser Zyste ist äußerst selten (Batsakis). Das Gewebe in der Umgebung der Zyste ist im allgemeinen chronisch entzündlich verändert, das Parotisparenchym degeneriert.

Die Speichelgangszyste (s. Abb. 2) entsteht durch eine Behinderung des Speichelabflusses nach Verletzung oder Einengung des Ausführungsganges durch Abknickung, Entzündung oder Steinbildung. Die Entzündung in der Umgebung einer Speichelgangszyste ist meistens stärker ausgeprägt als bei der lymphoepithelialen Zyste, die Operation daher in der Regel schwieriger.

Wegen der Gefahr eines Rezidivs muß eine Parotiszyste vollständig entfernt werden. Die Operation ist häufig mühsam, da sie fingerförmige Ausläufer haben kann und wegen der entzündlichen Reaktion in ihrer Umgebung Facialisäste mit der Zystenwand verbacken sein können. In einem solchen Fall muß mit Hilfe einer Operationslupe oder des Operationsmikroskops präpariert werden.

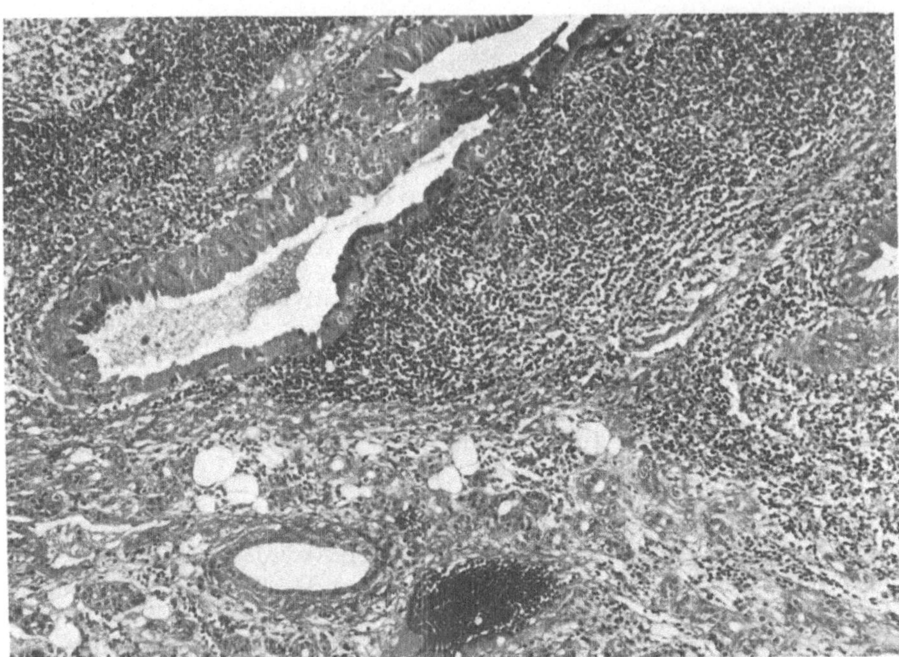

Abb. 1. Lymphoepitheliale Zyste der Parotis, von mehrschichtigem Zylinderepithel ausgekleidet. Auf der rechten Seite der Zyste lymphoides Stroma. HE, 200 ×

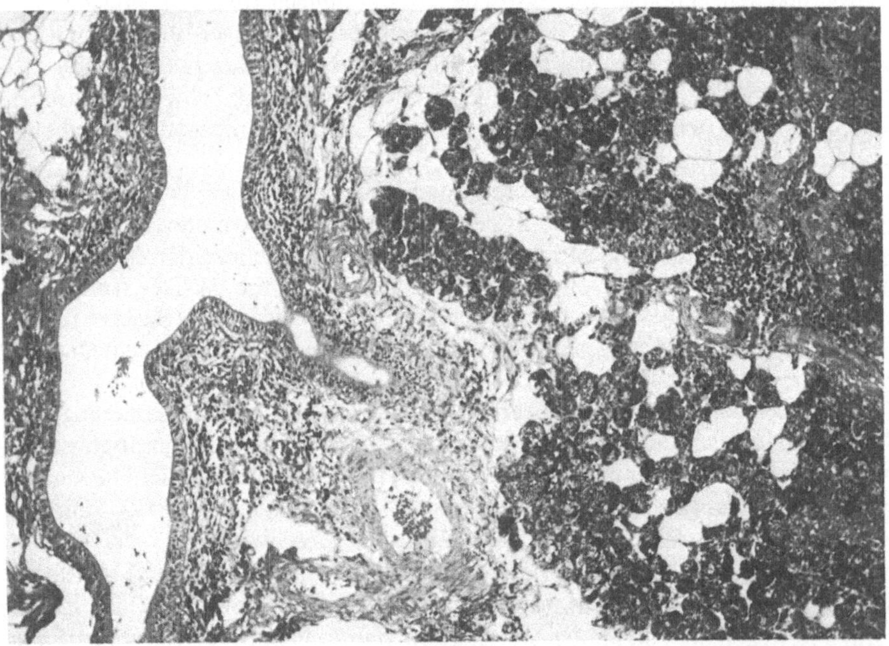

Abb. 2. Speichelgangzyste der Parotis mit vollständiger Epithelauskleidung. Zyste vom Parenchym durch lockeres Bindegewebe abgegrenzt. HE, 160 ×

Unsere Patienten mit Parotiszysten waren meistens zwischen 60 und 70 Jahre alt, bei den lymphoepithelialen Zysten überwog das weibliche Geschlecht, bei den Speichelgangzysten waren Männer häufiger betroffen als Frauen. Bis auf einen Fall traten die zystischen Neubildungen immer nur einseitig auf. Bei 95% unserer Patienten wurde eine Teilparotidektomie durchgeführt, bei den übrigen die Drüse vollständig entfernt. Bei 4 der 47 Patienten wurde ein einzelner Facialisast durchtrennt. In allen 4 Fällen folgte die direkte End-zu-End-Anastomose. 15 andere Patienten litten unter einer Facialisteillähmung bis zu 14 Monaten nach der Operation. Ein Rezidiv haben wir nicht beobachtet. Lymphoepitheliale Zysten und Speichelgangszysten sind gutartige Neubildungen, ihre differentialdiagnostische Abgrenzung zu den echten Tumoren der Parotis und ihre vollständige Entfernung ist manchmal sehr schwierig.

Literatur beim Verfasser

M. Münzel (Hamburg): Konnten Sie in den letzten Jahren Erfahrungen für die präoperative Diagnostik der Parotiszysten bzw. der zystischen Parotisgeschwülste mit den modernen Methoden der Ultraschalluntersuchungen oder der kranialen Computertomographie sammeln und wie sind Ihre diesbezüglichen Resultate bei den speziellen Krankheitsbildern in der Parotis?

Dies wäre umso interessanter, als es sich ja bei den Parotiszysten um relativ seltene Krankheitsbilder handelt.

H. Heumann (Tübingen); Schlußwort: Vielen Dank für die Frage von Herrn Münzel. Wir haben mit Herrn Pirschel (Rad. Institut Tübingen) die Parotistumoren mit Ultraschall untersucht. Herr Pirschel hat vor 2 Jahren hier darüber berichtet und in dem Buch von Mann mitgearbeitet. Auch mit noch so verfeinerten diagnostischen Möglichkeiten (Ultraschall, CT) bleibt einem die Operation nicht erspart.

Freie Vorträge

104. R. Laszig (Hannover): Abhängigkeit des Mucoserotympanons von adenoiden Vegetationen: Untersuchung bei 1676 Kindern *

105. G. Münker (Freiburg): Gibt es eine medikamentöse Therapie des Seromucotympanon?

Das Seromukotympanum kann durch chirurgische Maßnahmen mit großer Aussicht auf Erfolg behandelt werden. Bei einer Krankheit mit hoher Spontanheilungsrate, bei der eine abwartende Haltung eine therapeutische Empfehlung darstellt, ist aber auch der Versuch einer medikamentösen Einflußnahme auf das Krankheitsgeschehen verlockend.

---

* Der Vortrag erscheint in einem anderen Organ unserer Gesellschaft

Denkbar ist der Einfluß auf die Schleimhaut (Entzündung, Schwellung, Gefäße), auf den Schleim (Viskosität, Art, Menge, Zusammensetzung), unter der Annahme einer Infektion antibiotisch oder bei nachgewiesener Allergie antiallergisch.

Folgende Substanzen werden zur Therapie eingesetzt: Sekretolytica und Mucolytica, Antihistaminica und Sympthicomimetica, Steroide und Antibiotica.

Ich habe versucht, durch Auswertung der Literatur und eigene Versuche eine Antwort auf die gestellte Frage zu finden. 41 Arbeiten, die sich mit dem Thema befaßten, wurden ausgewertet, 25 davon waren Doppelblindstudien. Vergleicht man die Ergebnisse der Patientengruppen, die mit jeweils einem Medikament oder einer -kombination behandelt wurden, so ergibt sich eine erstaunliche Übereinstimmung – auch mit unbehandelten Kontrollen (kritische Bewertung der Studie vorausgesetzt). In keiner von 18 Arbeiten über Antihistaminica/Sympathicomimetica wurde ein Unterschied zur Vergleichsgruppe festgestellt.

In eigenen Versuchen haben wir zunächst Bromhexin (Bisolvon) in einer offenen Pilotstudie an einem Kollektiv von 22 vergleichbaren Kindern getestet. In die Prüfung kamen nur solche Patienten, bei denen eine erfolglose Adenotomie vorausgegangen war oder die ein Rezidiv nach bereits erfolgter Paukenröhrchenbehandlung hatten. Kriterien waren Trommelfellbefall und Audiogramm. Nach drei Wochen Behandlung und einer Kontrolle nach 5 Wochen bestand kein Unterschied zwischen den Gruppen.

Wir haben daraufhin eine Doppelblindstudie mit einem Metaboliten des Bisolvon, mit Ambroxol (Mucosolvan) an 50 Patienten durchgeführt. Das Ergebnis war für beide Gruppen nach 3 und 5 Wochen gleich.

Wir haben dann 45 Patienten in 3 Gruppen in einer Doppelblindstudie mit der doppelten Dosis Bisolvon und Mucosolvan gegen Placebo getestet. Das Ergebnis war in allen 3 Gruppen nach 3 und 5 Wochen gleich.

Die Antwort auf die gestellte Frage kann also nur lauten: Eine medikamentöse Beeinflussung des Seromucotympanum ist nicht möglich! Scheinbare Erfolge sind nicht auf das angewandte Medikament zu beziehen. Ich halte allerdings bei nachgewiesener Allergie als möglicher Ursache für das Mucotympanum eine antiallergische Therapie für sinnvoll.

106. M. Fuchs (a. G.), H. Chüden, W. Arnold (Luzern): Unsere Indikation zur Paukenröhrchendrainage

Es wurde versucht, den Einfluß der Adenotomie und Parazentese bei gleichzeitiger Spülung der Mittelohren mit Privin auf den tympanometrischen und audiometrischen Verlauf hin zu überprüfen. Insgesamt konnten konsequent für den Verlauf des Tympanogramms 89 Kinder im Alter zwischen 1 und 12 Jahren ausgewertet werden, audiometrisch deren 41. Für die tympanometrische Auswertung präoperativ und 4 Wochen postoperativ standen 174 Ohren und 1 Jahr postoperativ 146 Ohren zur Verfügung, für die audiometrische Auswertung präoperativ, 4 Wochen postoperativ und 1 Jahr postoperativ 82 Ohren.

Von 174 Ohren zeigten präoperativ im Tympanogramm 23% Typ A Kurven nach Jerger, 14% Typ C_1, 17% Typ C_2 und 46% einen flachen Typ B Kurvenverlauf. 4 Wochen postoperativ hatten von 174 Ohren 58% einen Typ A, 21% einen Typ C_1, 15% einen Typ C_2 und 6% einen Typ B Verlauf. Nach 1 Jahr konnten noch 146 Ohren untersucht werden. 70% der Tympanogramme zeigten nun eine Typ A Kurve, 19% eine Typ C_1, 8% eine Typ C_2 Kurve und 3% eine Typ B Kurve.

Audiometrisch wiesen präoperativ 12% von 82 Ohren einen durchschnittlichen Hörverlust von 10 dB und weniger auf, bei 11% lag er zwischen 10 und 20 dB, bei 17% zwischen 20 und 30 dB und bei 60% über 30 dB. Nach 4 Wochen postoperativ zeigten hingegen 44% einen Hörverlust von 10 dB und weniger, 32% einen Hörverlust zwischen 10 und 20 dB, 18% einen Hörverlust zwischen 20 und 30 dB und 6% eine Schalleitungsschwerhörigkeit von über 30 dB. Nach 1 Jahr postoperativ wiesen 71% von 82 untersuchten Ohren eine Schalleitung von weniger als 10 dB auf, 19% eine Schalleitung zwischen 10 und 20 dB, 3% zeigten einen Hörverlust zwischen 20 und 30 dB und bei 7% lag der Hörverlust über 30 dB.

Dies bedeutet, daß 11% nach dem tympanometrischen Ergebnis oder 10% nach dem audiometrischen Ergebnis der untersuchten Ohren schließlich für das Einsetzen eines Paukenröhrchens in Frage kommen. Dabei bestand stets eine Korrelation zwischen pathologischem und Tympanogramm und Audiogramm. Da von vornherein nicht abzusehen ist, welche Ohren therapieresistent sind, sehen wir keine Veranlassung, unser bisheriges Vorgehen zu ändern.

Während der einjährigen Beobachtungszeit fanden wir bei keinem Kind eine operationsbedingte Komplikation wie bleibende Perforation, Exazerbation zu einer sezernierenden Otitis media, ferner keine Anzeichen eines Adhäsivprozesses oder eines Cholesteatoms. Da die Parazentese und Mittelohrspülung mit Privin gegenüber dem Paukenröhrchen unserer Sicht nach eine absolut komplikationsfreie therapeutische Maßnahme darstellt und vor allem die Kinder zu keiner Einschränkung der Lebensführung zwingt, glauben wir, daß die erste Therapie der Wahl beim Seromucotympanon die Adenotomie, Parazentese und Mittelohrspülung darstellt. Ein schädigender Einfluß des Privins auf das Innenohr konnte bisher noch nicht nachgewiesen werden. Tritt im Verlauf von 12 Monaten keine Änderung des pathologischen Tympanogramms vom Typ C_2 und B nach A oder C_1 ein, so setzen wir dann Paukenröhrchen ein, auch wenn die Schalleitung weniger als 20 dB betragen sollte. Wir verfolgen damit das Ziel, eine Retraktionstaschenbildung oder einen Adhäsivprozeß zu verhindern.

P. Plath (Recklinghausen): Die jetzt 20jährige Erfahrung mit den Paukenröhrchen und entsprechende Untersuchungen haben gezeigt, daß die Sorge um das Eindringen von Wasser durch das PR in das Mittelohr nicht gerechtfertigt ist. Hierzu sind hohe Drucke erforderlich, die im Alltagsleben am Trommelfell nie erreicht werden. Die Patienten sollten die Dusche oder einen Wasserstrahl nicht direkt in den Gehörgang richten, und beim Baden sollten Sprunghöhen von > 3 m sowie Tauchtiefen von > 5 m vermieden werden. Sonstige Vorsichtsmaßnahmen sind bei reizlos liegenden PR *nicht* erforderlich.

J. Heermann (Essen): Die Indikationsstellung zur Paukenröhrcheneinlage an der Luzerner Klinik hat sich bei uns seit 15 Jahren in ähnlicher Weise bewährt. Wir verwenden die Röhrchen seit 1960, als uns H. P. Schmitt aus Leiden, Holland, die Anfertigung der Röhrchen zeigte. Wenn 3 Wochen nach ambulanter Adenotomie und Parazentesen sich der Erguß nicht gebessert hat, verschreiben wir einen Politzerballon, wobei wir den Handgriff nicht bei den Kindern, sondern bei den Eltern einüben. Dabei wird

mitgeteilt, daß eine Paukenröhrcheneinlage höchstwahrscheinlich vermieden werden kann, wenn 3 ×
täglich vor den Mahlzeiten bei den Kindern der Politzer regelmäßig (bis auf Erkältungszeiten) ein Jahr
lang durchgeführt wird. Bei konsequenter Ausführung haben die Eltern nach wenigen Tagen keine
Schwierigkeiten mit den Kindern und nach einem Jahr ist praktisch keine Röhrchenindikation (ca. 2%)
mehr gegeben. Die Funktionsergebnisse der Röhrchen können am besten nach Oberkiefer- und Tuben-
resektion beobachtet werden, bei denen die Tube mit Sicherheit verschlossen ist. Hier konnten wir eine
gute Funktion nie länger als ca. 3 Monate beobachten. Wenn bei Kindern die Röhrchen komplikationslos sehr viel länger liegen bleiben, stimmt gewöhnlich die Indikation nicht, so daß man die Röhrchen
entfernen kann. Bei Operationen nach früher andernorts eingelegten Röhrchen fanden wir mehrfach
Paukenröhrchen in der Tube, zahlreiche Cholesteatome mit auffälliger Tendenz in Hypotympanon und
Tube zu wachsen und schließlich einen Strahlenpilz hinter verschlossenem Trommelfell mit 2 Bogen-
gangsfisteln. – Viel günstiger sind Röhrcheneinlagen bei congenitaler Aplasie der Tränenwege. Wir haben Patienten, die unsere selbstangefertigten Polyaethylenröhrchen (ohne Vergoldung) länger als 5 Jahre tragen und sahen kürzlich eine Patientin wieder, die unser Stahlröhrchen schon über 45 Jahre komplikationslos trug.

M. Fuchs (Luzern); Schlußwort: Auf die direkte Frage, ob man Kinder mit PR schwimmen lassen sollte,
votierten die internat. Teilnehmer des Sero-Mucotympanon Symposions 1983 in Lugano uneinheitlich;
1/3 lassen die Kinder schwimmen, 1/3 untersagten das Schwimmen, 1/3 hatten keine Meinung.

107. A. Sokolovski (Gießen): Endoskopische Spätbefunde bei Patienten mit radikaloperierten Kieferhöhlen

Die radikale Kieferhöhlenoperation nach Caldwell-Luc ist allein oder als Zugangsweg für die transmaxilläre Ausräumung des Siebbeins die häufigste Nasen-
nebenhöhlenoperation (Legler 1974). Bekanntlich werden nicht ganz selten postoperativ anhaltende oder rezidivierend auftretende Beschwerden angegeben, die
einmal auf Irritation oder einer Schädigung des Nervus infraorbitalis beruhen
oder zum anderen mit entzündlichen Vorgängen in der operierten Höhle zu erklären sind. Ursprünglich war von Caldwell-Luc (Caldwell 1893; Luc 1897) vorgeschlagen worden, die gesamte Kieferhöhlenschleimhaut zu entfernen. Nach Hei-
lungsabschluß sollte eine weitgehend narbig verödete, glattwandige Höhle mit
kleinem Lumen und einer breiten Verbindung zur Nase entstehen. Dieses Hei-
lungsbild wird aber oft nicht erreicht, wie eine systematische Endoskopie operier-
ter Kieferhöhlen von Thumfart und Mitarbeitern (1978) zeigte. Wir haben in gleicher Weise solche Untersuchungen mit Hopkins-Optiken unterschiedlichen
Blickwinkels an insgesamt 329 operierten Kieferhöhlen 3–24 Jahre nach Operation vorgenommen und dabei versucht, Beziehungen zwischen dem endoskopischen Befund einerseits und entzündlich bedingten Beschwerden, also rezidivierenden Eiterungen, Schmerzzuständen, Druckgefühl in der Wange usw. andererseits zu finden.

Es zeigt sich, wie auch schon von Ganz (1977), Legler (1974) und anderen Autoren dargelegt wurde, daß durch eine ungleichmäßige Narbenbildung mehr oder
weniger tiefe epithelisierte Buchten im Narbenblock lateraler Kieferhöhlenanteile
entstehen können; diese weisen dann unterschiedlich weite Öffnungen zum Rest-
lumen auf (Abb. 1). Das Narbengewebe solcher Buchten enthält oft Schleimhautinseln, die bei der Operation nicht entfernt worden waren. Es scheint so, als ob
die Tiefe der Buchten und der Durchmesser der Öffnung für die Sekretretention

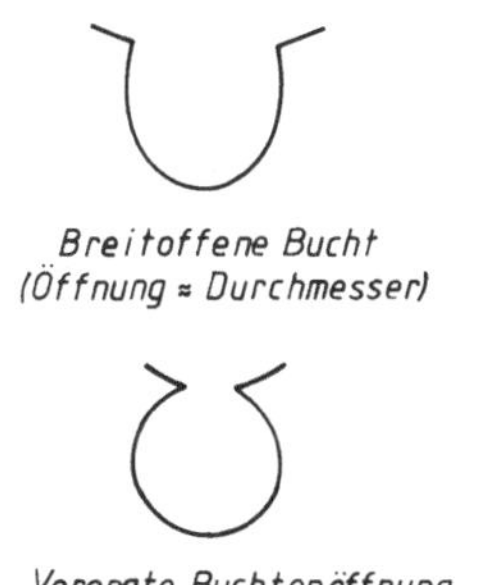

Abb. 1. Narbenbuchten mit unterschiedlich weiten Öffnungen in der voroperierten Kieferhöhle

verantwortlich ist und dadurch, insbesondere aber bei entzündlichen Exacerbationen und bei Verschluß der engen Buchtenöffnungen durch entzündliche Schwellung, unterschiedliche Beschwerden entstehen können.

Von insgesamt 329 endoskopierten radikaloperierten Kieferhöhlen enthielten nach unserer Beurteilung 75 Kieferhöhlen solche Narbenbuchten. Es scheint sich der Eindruck zu bestätigen, daß unbestimmte Schmerzen und ein Druckgefühl in der Wange häufiger auftreten in solchen Kieferhöhlen, deren Narbenbuchten verengte Öffnungen besitzen. In seltenen Fällen kann sich eine tiefe Schleimhautbucht bei einer vollständigen Abschottung durch Narbenkulissen in eine vergrößernde Mucozele oder Pyozele entwickeln (Ganz 1977, Lengler 1974). Um die überschießende Narbenbildung einzudämmen und das Zurückbleiben von isolierten Schleimhautinseln im Narbengewebe zu vermindern, soll der Operateur auf einige schon häufig vorgetragene Vorschläge achten (Legler 1974; Draf 1980; Feldmann 1978): Nur die schwer veränderte Kieferhöhlenschleimhaut ist zu entfernen, regenerationsfähige Abschnitte sind zu belassen. Ein forciertes Auskratzen der Schleimhaut und damit eine Beschädigung des Mucoendosteums soll vermieden werden. Ein Einsinken der Wangenweichteile durch die faziale Zugangsöffnung und deren narbige Umwandlung kann durch Re-Implantation des fazialen Knochens und/oder Abstützung des fazialen Fensters mit Lyodura vermieden werden.

Literatur beim Verfasser

G. Leineweber (Höxter): Wo liegen die von Ihnen beschriebenen Vernarbungen (Buchten, Narbensegel) hauptsächlich? Herr Tolsdorff (Vortrag 77) hat gezeigt, daß bei Kieferhöhlenoperation n. Feldmann nur geringe Narben vorhanden sind. Wenn diese frontal oder lateral in der Kieferhöhle sind, wäre dies ein Beweis für die Richtigkeit der osteoplastischen Kieferhöhlen-Operation nach Feldmann.

W. Weichselbaumer (Wien): Vor ½ Jahr kam eine 30jährige schwer asthmatische Patientin mit einer *beträchtlichen* Schwellung der li. Gesichtshälfte zu mir. Sie war vor 2½ Jahren auswärts wegen *Focussanierung* li. nach Caldwell-Luc mit Feldmann-Schnitt operiert worden. Die Endoskopie deckte einen Tumor in der operierten Kieferhöhle auf. Die Operation – wieder mit Feldmann-Schnitt – zeigte einen die Kieferhöhle ausfüllenden Granulationstumor, welcher histologisch als Schloffer-Tumor mit 3 Nahtrelikten im Zentrum diagnostiziert wurde und zusätzlich gehäufte Lipoide enthielt. Nach Aussagen der Pat. mußte sie *postoperativ* durch ein Jahr 2 × tgl. Paraffinöl in die Nase instillieren. Ist dem Redner bei Studium der Literatur ein derartiger *Tumor mit Lipoiden* in der Nase bekannt, welchen wir von Paraffinlungen und gelegentlich bei Bronchustumoren kennen?

108. T. Brusis (Köln): Ist die scharfe Kieferhöhlenspülung heute noch sinnvoll?

Die blinde Kieferhöhlenpunktion mit der Lichtwitznadel bzw. die scharfe Kieferhöhlenspülung ist kein ungefährliches Behandlungsverfahren. Serles und Albegger haben bis 1968 in der Literatur 100 Punktionszwischenfälle gefunden, von denen 40 (!) tödlich endeten. Luftembolien nach Luftinsufflation zum Ausblasen der Spülflüssigkeit gehörten zu den Haupt- aber nicht alleinigen Ursachen. Bei Paraspülungen in Wange, Orbita und Flügelgaumengrube kann es zu Flüssigkeitsinfiltrationen und Abszessen kommen. Bei Instillationen antibiotischer Salbenplomben können – bei Paraspülungen – außerdem schwere Gewebeschäden auftreten. Wir haben einen entsprechenden Fall mit einem ausgedehnten Granulationstumor der Orbita, der durch Eintritt einer antibiotischen Salbe in die Orbita auftrat, operieren und begutachten müssen. Schon A. Herrmann (1968) ist zu dem berechtigten Schluß gekommen, daß die Instillation von gelatinösem Material in die Kieferhöhle aus verschiedenen Gründen in jedem Fall falsch ist.

Daneben sind immer wieder schwere orbitale Komplikationen mit Augenmuskellähmungen, Protrusio bulbi und Sehverschlechterungen bis hin zur Erblindung nach scharfer Kieferhöhlenspülung beschrieben worden (Schroeder und Salzmann 1973; Müller-Vahl und Trostdorf 1983). Meuser (1976) und Messerklinger (1980) haben auf anatomische Hindernisse und pathologische anatomische Veränderungen hingewiesen, die Kieferhöhlenspülung erschweren können.

Göbel und Mitarbeiter (1980) fanden in den Wasserproben von 21 HNO-Untersuchungseinheiten in der überwiegenden Zahl 10^4–10^6 Keime pro ml. Darunter konnten auch Keime der Pseudomonasgruppe nachgewiesen werden. Spülungen mit vorgewärmtem Wasser aus Untersuchungseinheiten führen also zwangsläufig zur Kontamination der Nebenhöhlen mit Problemkeimen, die die Entwicklung einer chronischen Entzündung begünstigen können. Gerade durch eine Spülbehandlung kann aus einer akuten Sinusitis eine chronische Sinusitis entstehen!

Der diagnostische Wert der Kieferhöhlenspülung wird außerdem dadurch eingeschränkt, daß in etwa 20% der Fälle von sezernierender Sinusitis und Sinusitis caseosa die Spülflüssigkeit unauffällig ist und fälschlicherweise als negativer Spülbefund bewertet wird (Mann 1982).

In den letzten Jahren haben wir wichtige technische Neuentwicklungen für die Nebenhöhlendiagnostik in die Hand bekommen, nämlich die Kieferhöhlensonografie und die Kieferhöhlenendoskopie. Mit der nicht schmerzhaften und absolut ungefährlichen Sonografie besitzen wir ein nicht-invasives Untersuchungsverfahren, z. B. zur Unterscheidung zwischen flüssigen und festen Kieferhöhleninhalten. Mit der diagnostisch-therapeutischen Kieferhöhlenendoskopie gelingt eine definitive Diagnosestellung und gleichzeitig in vielen Fällen eine endgültige Behandlung, z. B. die Entfernung von Zysten. Die Vorteile der Endoskopie gegenüber der Kieferhöhlenspülung lassen sich in 3 Punkten zusammenfassen: weniger Risiko, mehr Aussage und größerer therapeutischer Effekt (Steiner 1982). Die frühere Annahme, daß in die Kieferhöhlenschleimhaut und in das Lumen keine Antibiotika gelangen können, ist überholt. Gerade die entzündete Schleimhaut ist gut durchblutet und einer systemischen antibiotischen Therapie zugänglich. Für die meisten Antibiotika ist dies zwischenzeitlich experimentell nachgewiesen worden.

Tabelle 1. Was spricht gegen die scharfe Kieferhöhlenspülung?

Diagnostische Unsicherheit	(Falsch negative Spülbefunde)
Anatomische Hindernisse	(„Flache" KH, KH-Kammerung, dicke KH-Wand)
Pathologische Veränderungen	(Ostienblock, KH-Polyposis)
Schmerzhaftigkeit	(Scharfe Punktion, Ausspülungsdruck)
Lokale Komplikationen	(Wange, Orbita, Flügelgaumengrube-Blutung, Emphysem, Infiltrat, Abszeß, orbitale Komplikationen)
Allgemeine Komplikationen	(Anaphylaktischer Schock, Intoxikation, Kavernosus-Thrombose, Kreislaufkollaps, zerebrale Ausfallerscheinungen)
Infektionsrisiko	(Kontamination mit Problemkeimen aus Untersuchungseinheiten)

Daraus ergibt sich, daß die antibiotische Therapie das Behandlungsverfahren der Wahl bei der akuten und chronischen eitrigen Sinusitis sein sollte. Als Mittel der Wahl verwenden wir ein Ampicillin, z. B. das Bacampicillin Ambakamp 800 oder das Trimethoprim-Sulfamethoxazol-Sulfonamid Bactrim oder die kostengünstigen Co-trim-Tablinen, bei Unverträglichkeit oder Allergie ein Erythromycin-Präparat, z. B. das Erythrocin oder das Clindamycin-Präparat Sobelin. Bei Therapieversagen führen wir eine Kieferhöhlenendoskopie und – befundabhängig – eine Kieferhöhlenfensterung oder eine möglichst schonende Kieferhöhlenoperation durch.

Neue diagnostische Techniken und neue therapeutische Möglichkeiten machen die Kieferhöhlenspülung, die für den Patienten häufig unangenehm und schmerzhaft ist, heute entbehrlich. In der Kölner Universitäts-HNO-Klinik kommen wir bereits seit Jahren ohne die scharfe Kieferhöhlenspülung aus (Tabelle 1).

Literatur beim Verfasser

H. G. Boenninghaus (Heidelberg): Ich stimme mit Herrn Brusis vollkommen überein, daß eine diagnostische Kieferhöhlenpunktion heute kaum noch indiziert ist, wo wir Sonographie, Röntgen und Endoskopie einsetzen können. Insbesondere wird man nicht mehr bei Beschwerden, die von der Kieferhöhle ausgehen könnten, eine Punktion und Spülung durchführen nur, um zu überprüfen, ob die Kieferhöhle erkrankt ist oder nicht. Anderer Meinung als Herr Brusis bin ich allerdings bei der Indikation zur therapeutischen Spülung. Wenn ein Patient mit einer Sinusitis in die Sprechstunde kommt und die Kieferhöhle voller Eiter ist, so muß meiner Ansicht nach als erstes eine Kieferhöhlenspülung durchgeführt werden, um den Eiter zu entfernen. Damit kann man dem Patienten sofort helfen. Der alte Lehrsatz gilt noch immer: Wo sich freier Eiter im Körper befindet, muß er entleert werden.

U. Legler (Mannheim): Mit dem Vorschlag, die Punktion der Kieferhöhle praktisch abzuschaffen, werfen Sie eine wertvolle Waffe im therapeutischen Arsenal des Rhinologen fort. Jeder Rhinologe sieht, daß mitunter nach einmaliger scharfer Punktion mit Spülung Schmerzzustände im Gesichtsschädel sofort und auf Dauer verschwinden, obwohl der pathophysiologische Mechanismus hierbei nicht immer klar ist. Ferner können Sie an die Punktion und Spülung anschließend Kunststoffkatheter für einige Tage einführen und eine intensive gezielte Lokaltherapie betreiben, die oft besser zum Ziel führt, als eine nicht risikofreie systemische Antibiotikatherapie. Ich plädiere für die Beibehaltung der scharfen Kieferhöhlenpunktion, auch wenn sie heute nicht mehr so häufig indiziert ist, wie zu früheren Zeiten, in denen Empyeme viel häufiger waren.

M. Handrock (Berlin): Ich möchte mich doch mit Nachdruck für die Kieferhöhlenspülung einsetzen, auf die man m. E. in vielen Fällen nicht verzichten kann. Gerade bei einer akuten Sinusitis können Sie die Patienten sofort von seinen heftigen Schmerzen befreien. Zu der Gabe von Antibiotika: Warum sollen wir in großer Menge ungezielt Antibiotika einsetzen, wenn wir eine chronische Sinusitis in vielen Fällen auch mit wenigen Kieferhöhlenspülungen zum Abheilen bringen können? Weiterhin ist es sehr fraglich, ob wir bei einer chronischen Sinusitis ausreichende Antibiotikaspiegel erreichen. Bei der Otitis media chronica gelingt uns dies ja auch nicht. Vergessen sollte man weiterhin nicht, daß auch die Antroskopie ein Eingriff ist, bei dem es durchaus Komplikationen geben kann.

B. Kottwitz (Kassel): Eine Lanze für die Kieferhöhlenspülung: Wegen eines einseitigen Kieferhöhlenempyems sollte eine Mutter von 4 kleinen Kindern, da sie lebensgefährlich erkrankt sei, stationär zur Infusionstherapie aufgenommen werden. Zwei ambulante Kieferhöhlenspülungen unter antibiotischer Behandlung machten sie beschwerdefrei! – Die Kieferhöhlenspülung nach eingeleiteter antibiotischer Behandlung ist gut zu ertragen. Der alte Grundsatz: „ubi pus, ibi evacua" gilt noch heute.

H. Stammberger (Graz): Zu Herrn Brusis: Den therapeutischen Wert einer Kieferhöhlenpunktion bei akuter Sinusitis, besonders wenn ein Kieferhöhlenempyem vorliegt, kann wohl niemand leugnen.

Die Vorträge von Herrn Brusis und Herrn Sokolovski zeigen jedoch schon die Richtung auf, in welche sich die Behandlung entzündlicher Erkrankungen der NNH entwickelt: Stirn- und Kieferhöhle sind in Entwicklung, normaler und erst recht pathologischer Physiologie vom vorderen Siebbein abhängig. Ihre Kommunikation mit dem mittleren Nasengang erfolgt über das Spaltensystem des Recessus frontalis und des Infundibulum ethmoidale, also über Anteile des vorderen Siebbeins. Der überwiegende Anteil aller chronisch-rezidivierenden Sinusitiden entsteht rhinogen, wie man endoskopisch beobachten kann: Läßt man den Patienten während einer Kieferhöhlenendoskopie anpressen, so sieht man häufig, wie durch das verschwollene ostium maxillare Eitertropfen aus dem vorderen Siebbein in die Kieferhöhle hineingepreßt werden. Man sollte Sinusitis frontalis und maxillaris nicht ausschließlich als isolierte, eigenständige Erkrankungen ansehen und therapieren, sondern im Zusammenhang mit ihrem Ausgangspunkt, dem vorderen Siebbein. Gerade die Komplikationen der sinusitis „maxillaris", wie drohender Einbruch in die Orbita oder gar Übergreifen auf die Hirnhäute, gehen in den meisten Fällen vom Siebbein aus und nicht vom Sinus maxillaris oder frontalis selbst. Fortbestehende Beschwerden bei chronischer Sinusitis *nach* einer Caldwell-Luc-Operation rühren nicht selten daher, daß wohl die sekundär erkrankte Kieferhöhle ausgeräumt und belüftet wurde, nicht aber der Ausgangspunkt der Erkrankung, das vordere Siebbein.

Die guten Erfolge, welche die endoskopisch-chirurgische Behandlung von entzündlichen NNH-Affektionen zeigt, wobei unter endoskopischer Sicht die erkrankten, vorgeschalteten Siebbeinzellen saniert, Stirn- und Kieferhöhlenostium an physiologischer Stelle erweitert werden, meist *ohne* daß die sekundär erkrankten Großen NNH berührt werden, sprechen deutlich für dieses Konzept. Die Behandlung entzündlicher Affektionen von Stirn- und Kieferhöhle wird damit in erster Linie zu einer Behandlung des erkrankten Siebbeins unter Wahrung der physiologischen Verhältnisse und geringerem Trauma für den Patienten.

A. Rahman (Lahr): Herr Brusis nannte eine Menge von iatrogenen Komplikationen bei der scharfen Kieferhöhlenspülung, die auf keinen Fall als maßgebende Regel gelten darf. Ich möchte wissen, wie Herr B. einem Patienten mit einem pochenden, pulsierendem Kopfschmerz bei einer bewiesenen eitrigen Sinusitis den Schmerz wegnehmen kann! Ich kann Ihnen versichern, daß so ein Patient nach einer richtig durchgeführten Kieferhöhlenspülung dem Arzt die Hand küßt. Wie wollen Sie bei so einer massiven Eiterung die Antibiotika dahin bringen? Lieber diese „Jauche" ausspülen und falls tatsächlich einige Bakterien durch die Spülung in die Kieferhöhle dringen, diese werden dann mit Antibiotika vernichtet. Man spült mit destilliertem Wasser mit Zusatz von einem Desinfektionsmittel. Ich kann Ihnen versichern, wer bei der Kieferhöhlenspülung solche Komplikationen verursachen kann, der gelangt bei einer Kieferhöhlenspiegelung mit seinem Trokar ins Kleinhirn.

T. Brusis (Köln); Schlußwort: Die scharfe Kieferhöhlenspülung ist rund 100 Jahre alt und stammt aus einer Zeit, in der weder Röntgenuntersuchungen noch eine antibiotische Therapie möglich waren. Sie ist lange für die Diagnostik und Therapie von Kieferhöhlenerkrankungen unentbehrlich gewesen. Wegen der bekannten Komplikationsmöglichkeiten, besseren diagnostischen Möglichkeiten und anderen Therapieformen ist sie heute als Standardverfahren nicht mehr sinnvoll. Die probatorische Kieferhöhlenspülung bei verschattetem Röntgenbild ist nicht mehr angezeigt. Mittels der Spülung lassen sich außerdem die Ursachen einer Sinusitis (Stenose der osteomeatalen Einheit usw.) nicht beseitigen. Zweck der Ausführung war es, zu einer kritischen Betrachtungsweise über die Notwendigkeit bzw. Entbehrlichkeit der scharfen Kieferhöhlenspülung zu führen.

109. R. G. Matschke, A. Fiebach (Recklinghausen): Über die Häufigkeit von Begleitsinusitiden bei Septumdeviationen

Die behinderte Nasenatmung ist eine der häufigsten Klagen in der HNO-Sprechstunde. Eine sehr verbreitete Ursache von Ventilationsstörungen der Nase ist die Septumdeviation. Um das Zusammenwirken von Verbiegungen der Nasenscheidewand, behinderter Nasenatmung und Nebenhöhlenentzündungen genauer erkennen zu können, haben wir die Befunde von 150 unselektierten Patienten des Jahres 1983, die wegen einer Septumdeviation zur operativen Therapie in unsere Klinik kamen, zusammengestellt und ausgewertet.

Alle Patienten wurden neben der Spiegeluntersuchung ultrasonografisch und röntgenologisch untersucht. Bei übereinstimmend negativem Ultraschall- und Röntgenbefund wurde auf eine Sinuskopie verzichtet, bei allen anderen Befunden eine Sinuskopie vor der Septumplastik durchgeführt. Weiterhin wurden alle Patienten praeoperativ rhinomanometrisch untersucht.

Insgesamt klagten mehr Männer als Frauen über eine behinderte Nasenatmung bei Septumdeviation. Von den 150 Patienten waren 117 männlich und 33 weiblich. Das Verhältnis Männer:Frauen betrug 3,5:1. Das Geschlechtsverhältnis aller im gleichen Zeitraum operativ behandelten Patienten betrug 1,3:1. Rhinoskopisch wurde bei 64% der Patienten eine Septumdeviation nach links, bei 31% nach rechts und bei 5% eine s-förmige Verkrümmung der Nasenscheidewand gefunden. Rhinomanometrisch ließ sich bei 77% der Patienten eine Ventilationsstörung nachweisen, während bei 23% die Nasenatmung nicht meßbar behindert war. Ultrasonografisch wurde die Diagnose „Sinusitis" bei 46% der Patienten gestellt, röntgenologisch bei 44%. Bei 45% der Patienten wurde die Diagnose sinuskopisch gesichert, wobei zum Teil eine floride eitrige Sinusitis vorlag, die eine Septumplastik in der gleichen Sitzung verhinderte. Bei weiterer Differenzierung der Befunde ergab sich das folgende Bild. Bei 11% der Patienten fand sich eine einseitige Sinusitis maxillaris nur auf der von der Verlegung oder Einengung betroffenen Seite, bei 30% auf beiden Seiten und bei 4% nur auf der rhinoskopisch nicht verengten Seite. Im Vergleich der rhinomanometrischen Befunde mit den subjektiven Beschwerden und dem rhinoskopischen Befund ergab sich bei 45% der Patienten auf der eingeengten Seite eine Ventilationsstörung mit $\dot{V} < 30$ l/min bei 15 mm WS. Bei 17% war die Nasenatmung beiderseits „schlecht" und bei 15% war die rhinoskopisch nicht verengte Seite schlechter als die Seite mit der Septumverkrümmung. Die beiden nichtinvasiven diagnostischen Methoden Ultraschall und Röntgen zeigten übereinstimmend bei 43% der Patienten einen unauffälligen Befund. Bei 33% stimmten die pathologischen Untersuchungsbefunde überein und konnten sinuskopisch bestätigt werden. Bei 11% der Patienten wurde röntgenologisch und bei 13% ultrasonografisch eine Sinusitis diagnostiziert, während das jeweils andere Verfahren einen Normalbefund zeigte. Die Korrelation zwischen sinuskopischem und ultrasonografisch bzw. röntgenologisch nicht übereinstimmendem Befund wurde bereits an anderer Stelle veröffentlicht. Die Ergebnisse dieser und der vorangegangenen Untersuchung stimmen weitgehend überein.

Unsere Untersuchung bestätigte die früher gemachte Feststellung, daß die überwiegende Anzahl der Septumdeviationen nach links gerichtet ist. Weiterhin wird das auffallend häufigere Vorkommen beim männlichen Geschlecht bestätigt. Die Rhinomanometrie hat sich als klinische Routineuntersuchung als ausreichend aussagekräftig erwiesen und gibt dem Operateur praeoperativ eine gute Hilfestellung zur Art seines Vorgehens, insbesondere im Hinblick auf evtl. gleichzeitig bestehende Schleimhautprobleme. Die praeoperative nichtinvasive Diagnostik mittels Ultraschall und Röntgen korreliert in gutem Maße mit den sinuskopisch nachgewiesenen Sinusitiden. Die Anwendung beider Methoden erhöht die differentialdiagnostische Sicherheit, da sich beide Verfahren ergänzen. Daß die Behandlung der Nasenhaupt- und Nebenhöhlen eine funktionelle Einheit darstellt, wurde durch unsere Untersuchung unterstrichen, zumal in knapp der Hälfte aller Fälle eine Begleitsinusitis diagnostiziert wurde. Grundsätzlich gehört die Nebenhöhlendiagnostik vor jeden Eingriff am Septum.

Literatur beim Verfasser

110. U. Koch, C. Nikolai (a. G.) (Bonn): Ist die Sanierung von Nase und Nasennebenhöhlen vor der Tympanoplastik noch indiziert?

Die Abhängigkeit von Tubenfunktion und Nasenatmung wird in der Literatur unterschiedlich beurteilt. Während einerseits eine Nasensanierung als notwendige Voraussetzung zur Tympanoplastik angesehen wird, wird andererseits ein Zusammenhang zwischen Nasenatmung und Tubenfunktion abgelehnt. Da beide Ansichten durch entsprechende Untersuchungen und klinische Erfahrungen gestützt werden können, stellt sich die Frage, inwieweit diese scheinbar konträren Befunde miteinander zu vereinbaren sind und welche Konsequenzen sich für die operative Behandlung ergeben.

Eigene Untersuchungen haben gezeigt, daß eine Abhängigkeit zwischen Nasenatmung und Tubenfunktion möglich ist. So konnte u. a. bei der nasalen Provokation bei Erhöhung des Nasenwegswiderstandes auch eine Unterdruckentwicklung im Tympanogramm nachgewiesen werden. Ebenfalls ist nach Septumplastik bei liegender Tamponade eine Unterdruckentwicklung zu beobachten, die sich nach Entfernung der Tamponade und abschwellenden Maßnahmen wieder normalisiert. Auch durch abschwellende Nasentropfen ist kurzfristig eine Besserung der aktiven und passiven Tubenfunktion zu erreichen (Abb. 1). Demgegenüber stehen Untersuchungen bei 126 Patienten mit einer chronischen Otitis media, bei denen ein Zusammenhang zwischen Nasenatmung und Tubenfunktion nicht nachweisbar war. Bei diesen Patienten wurde die Nasenventilation mit der anterioren und posterioren Rhinomanometrie und der Tubenfunktion mit der Tubenmanometrie bestimmt. Eine Abhängigkeit vom nasalen Durchflußvolumen und dem passiven Tubenöffnungsdruck (Abb. 2) war nicht nachweisbar. Das gleiche gilt auch für die Abhängigkeit vom nasalen flow und der aktiven Tubenfunktion. Auch hier fand sich keine Gesetzmäßigkeit.

Wie können diese scheinbar konträren Befunde zwischen Tubenfunktion und Nasenatmung erklärt werden?

Die gleichsinnige Beeinflussung von Tubenfunktion und Nasenatmung ist durch die nasale Provokation oder durch den Einfluß von Nasentropfen möglich.

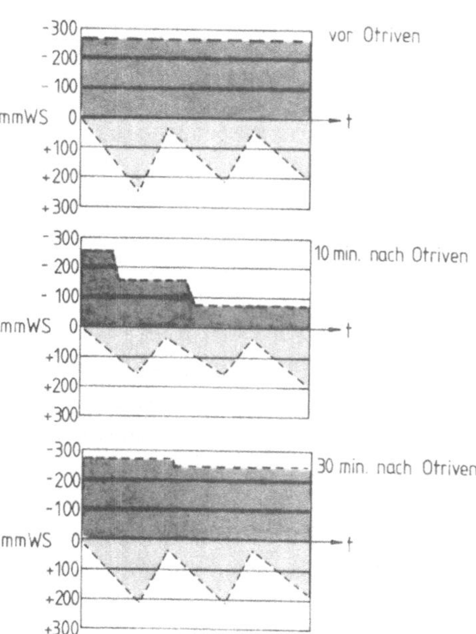

Abb. 1. Tubenmanometrische Befunde nach Applikation von abschwellenden Nasentropfen. Vor Applikation ist ein Unterdruckausgleich nicht möglich, passiv öffnet sich die Tube bei Überdrucken von ca. 220 mm WS. 10 Minuten nach Applikation von abschwellenden Nasentropfen ist ein teilweiser Unterdruckausgleich möglich, passiv öffnet sich die Tube bereits bei +150 mm WS. 30 Minuten nach Applikation von Nasentropfen sind die tubenmanometrischen Ausgangsbefunde praktisch wieder erreicht

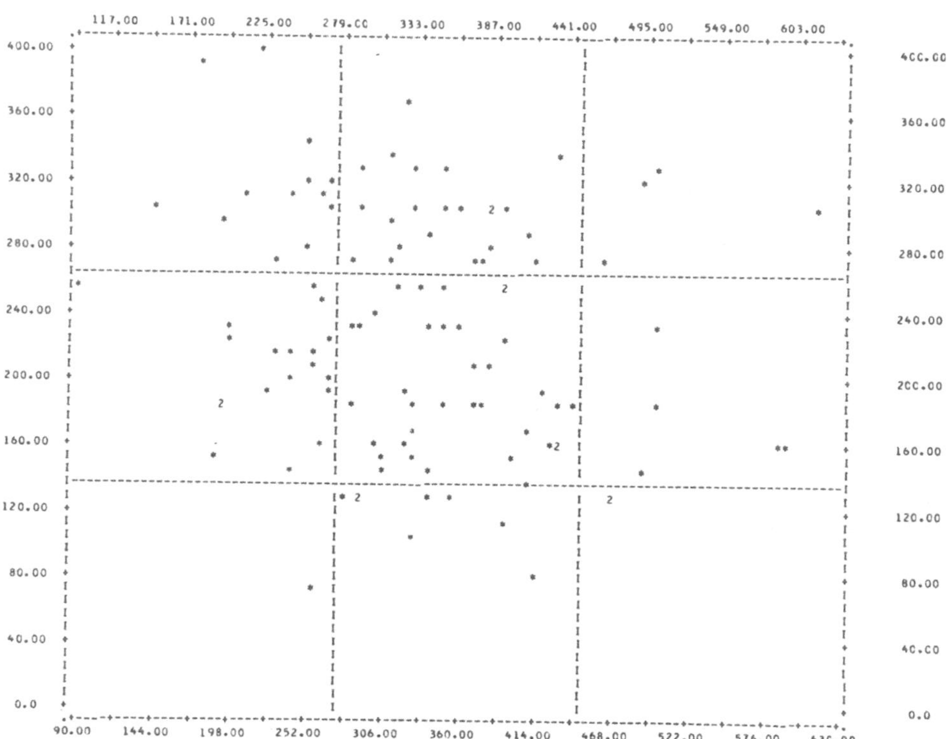

Abb. 2. Scattergramm: Gegenüberstellung von passivem Tubenöffnungsdruck (*Ordinate*) und nasalem Durchflußvolumen in ml/min (*Abszisse*)

Dabei wirken sowohl die nasale Provokation als auch die Nasentropfen auf die gesamten Schleimhäute. Die Funktion von Nasenatmung und Tubenfunktion wird also gleichsinnig durch eine *akute* Schleimhautreaktion beeinflußt. Bei einer *chronischen* Otitis media zeigt die Gegenüberstellung von Tubenfunktion und Nasenatmung keine Korrelation. Ausgelöst wird die chronische Otitis media durch pathologische Prozesse im Bereich der Nase bzw. des Nasenrachens. Im weiteren Verlauf entwickeln sich die Krankheitsbilder im Bereich von Nase und Tube sowie im Mittelohr unabhängig voneinander, so daß die Korrelation von behinderter Nasenatmung und Tubenfunktion des akuten Anfangszustandes nicht mehr gegeben ist.

Nur so ist zu erklären, daß lediglich bei 15% der Patienten in dieser Untersuchungsreihe gleichzeitig eine behinderte Nasenatmung und Tubendysfunktion nachweisbar ist. Bei Patienten mit eingeschränkter Nasenatmung und einer Tubendysfunktion haben frühere Untersuchungen gezeigt, daß in ca. 25% der Patienten mit einer unterschiedlichen Besserung der Tubenfunktion nach Sanierung von Nase und Nasenrachen gerechnet werden kann. Dies würde bedeuten, daß nur in ca. 4–5% des gesamten Krankengutes durch die Sanierung der Nase und des Nasenrachens mit einer Besserung der Tubenfunktion gerechnet werden kann.

Somit ist eine präoperative Sanierung von Nase und Nasenrachenraum nur dann indiziert, wenn gleichzeitig eine behinderte Nasenatmung und Tubendysfunktion nachweisbar ist.

Literatur beim Verfasser

M. Handrock (Berlin): Sie haben gezeigt, daß allein schon eine Nasentamponade bei einem Patienten mit normaler Tubenfunktion zu einem deutlichen Paukenunterdruck führt. Ich denke, daß es deshalb gerade bei Patienten mit einer Otitis media chronica, die ja praktisch immer eine Tubendysfunktion haben, erforderlich ist, für eine optimale Ventilation in der Nase zu sorgen.

H. H. Naumann (München): Die pathophysiologischen Beziehungen zwischen Nase und Mittelohr kann man sicher nicht nur aus dem Blickwinkel des Zustandes der Nasenatmung beurteilen oder allein aus dem aktuellen Zustand des einen oder anderen Sinus. Derartige Fragestellungen bleiben an der Oberfläche und zielen nur auf einzelne Facetten des Grundproblems. Man muß im Auge behalten, daß Nase, Nebenhöhlen, Tube und Mittelohr Teile *eines* biologischen Funktionssystems – der respiratorischen Schleimhaut – sind und die funktionelle Interdependenz dementsprechend multifaktoriell ist. Im Hinblick auf ein optimales funktionelles und stabiles Ergebnis im Mittelohr muß dementsprechend präoperativ alles getan werden, um im gesamten Funktionsbereich der respiratorischen Schleimhaut *alle* möglichen störenden Teilfaktoren sorgfältig auszuschalten.

J. Heermann (Essen): Der Vergleich von Tuben- und Nasenfunktion wurde von Herrn Koch nur bei Patienten im gesunden Zustand ausgeführt. Bei Erkältungen und anderen Infektionen kann die Tube stärker belastet werden. Unter diesen Bedingungen wären die Ergebnisse von Herrn Koch anders ausgefallen. Auch bei einer zu weiten Tube kann sich ein erhöhter Ausatmungswiderstand ungünstig auswirken. In sehr seltenen Fällen haben wir bei Patienten über 30 Jahren noch enorm große Adenoide bei Infektionen beobachtet. Vor einer Tympanoplastik sollte daher eine Sanierung von Nase und Rachen nicht unterlassen werden, wenn eine korrekte Indikation dafür besteht.

G. Münker (Freiburg/Brsg.): Die Ergebnisse von Herrn Koch kann ich durch eigene Untersuchungen in der Druckkammer an Patienten mit intaktem Trommelfell bestätigen: Wir haben die Tubenfunktion vor und nach Septumkorrektur gemessen und in der überwiegenden Mehrzahl der Patienten keine Veränderung der Tubenfunktion durch die Operation feststellen können. In den Fällen allerdings, bei denen praeoperativ eine Tubenfunktionsstörung feststellbar war – erkennbar an einem Unterdruck im Mittelohr – besserte sich die Tubenfunktion und der Unterdruck postoperativ. Dies ist jedoch nur bei maximal 10% der zu operierenden Patienten der Fall. Es besteht daher kein Grund dazu, vor einer Tympanoplastik grundsätzlich die Nasenscheidewand zu begradigen.

U. Koch (Bonn); Schlußwort:
Zu Herrn Handrock: In früheren Veröffentlichungen habe ich bereits darauf hingewiesen, daß eine Nasenoperation und Tympanoplastik nie gleichzeitig durchgeführt werden sollten. Durch tympanometrische Langzeitbeobachtungen konnte ich zeigen, daß frühestens nach 6 Tagen die Ohroperation an eine Nasensanierung angeschlossen werden sollte.
Zu Herrn Naumann und Herrn Heermann: Ich wollte zeigen, daß nicht grundsätzlich die Nasensanierung vor einer Tympanoplastik durchgeführt werden sollte. Bestehen jedoch akute entzündliche Veränderungen im Bereich der Nase und Nasennebenhöhlen, oder ist eine behinderte Nasenatmung und Tubendysfunktion gleichzeitig objektivierbar, ist auch nach meiner Meinung die präoperative Nasensanierung erforderlich. Ich hatte in diesem Zusammenhang in früheren Langzeitbeobachtungen nachweisen können, daß in diesen speziellen Fällen mit einer Besserung der Tubenfunktion in 20%–30% gerechnet werden kann.

111. F. Schwetz (a. G.), B. Welleschik (a. G.) (Wien): Gehörschädigungsrisiko durch Unterhaltungsmusik. Lärmexposition in Diskotheken und bei Verwendung von Kopfhörern

Meist handelt es sich bei bisherigen Untersuchungen der Hörschwellenverschiebung (TTS) durch Musik um die Feststellung der TTS in Laborsituationen. Wir haben daher versucht, die Auswirkungen der Musikexposition in realistischer Situation zu untersuchen, vor allem auch in Hinblick auf die tatsächlich einwirkende Lärmdosis in Diskotheken.

In 10 Diskotheken im Raum Wien wurden die Schallpegel gemessen. Es ergaben sich äquivalente Dauerschallpegel von 87–104 dB(A) auf der Tanzfläche. Für die Expositionsuntersuchung wurde eine Diskothek mit einem Expositionspegel von 92 dB(A) und eine mit einem Pegel von 104 dB(A) als höchste Exposition ausgewählt. Die tatsächliche Exposition wurde mit einem Personendosimeter festgestellt. Damit ergaben sich tatsächlich empfangene Pegel von 90–91 dB(A) bzw. von 96–97 dB(A).

Als Versuchspersonen dienten 12 weibliche und 12 männliche normal hörende Jugendliche, durchschnittlich 20 Jahre alt. Komplette Tonaudiogramme wurden vor, nach 1 Std und nach 2 Std Exposition erhoben. Die Rückbildung der TTS wurde nach rund 12 Std unter optimalen Bedingungen (Audiometrieräume) festgestellt und die Audiogramme mit jenen vor der Belastung verglichen. Es wurde versucht, die Hörschwellen auf 1 dB genau anzugeben.

Für die Untersuchung mit Kopfhörern wurde ein Schallpegel von 96 dB(A) und 104 dB(A) (s. gemessene Pegel in den Diskotheken) ausgewählt und wie bei den Diskotheken vorgegangen.

Die Exposition in der Diskothek mit dem Pegel 96 dB(A) führte nach 2 Std zu einer signifikanten TTS beidseits im Bereich von 500–8 000 Hz mit dem Maximum bei 3 000–6 000 Hz. Die höchste TTS wird bds. bei 4 000 Hz mit 14 dB erreicht. Das Ausmaß der TTS erreicht nach 1 Std schon fast dieselben Werte, der Unterschied beträgt durchschnittlich 3 dB. Trägt man die entsprechenden Zeit-Werte logarithmisch auf, so erhält man einen linearen Anstieg der TTS, ähnlich den Angaben in der Literatur. Die weiblichen Versuchspersonen zeigen eine geringere TTS (signifikant). Dieser Befund stimmt mit den Angaben von Axelsson und Lindgren (1981) überein, ist jedoch insofern schwer zu deuten, als bei Exposition mit Kopfhörern ein solcher Unterschied nicht gefunden werden kann.

12 Stunden nach der Exposition ist wieder die ursprüngliche Hörschwelle erreicht. Dies ist nach den Angaben in der Literatur zu erwarten (Ward 1973).

Die Exposition in jener Diskothek, bei der der Pegel 90–91 dB(A) betrug, führte ebenfalls zu einer signifikanten TTS, jedoch in geringerem Ausmaß. Das Maximum der TTS wurde auch hier bei 4 kHz erreicht, beträgt aber nur um 5 dB.

Die Exposition mit Kopfhörern ergab bei 96 dB(A) keinen signifikanten Unterschied der TTS gegenüber der Exposition in der Diskothek.

Bei Exposition über Kopfhörer mit 104 dB(A) wird schon nach ½ Std eine TTS von maximal 22 dB (6 000 Hz) erreicht, also deutlich höher als nach 2 Std Exposition in der Diskothek, in der 104 dB(A) auf der Tanzfläche gemessen wurden. Nach 1 Std wird eine maximale TTS um 30 dB erreicht. Nach 12 Std ist auch diese TTS völlig abgebaut, was nach den Angaben in der Literatur nicht zu erwarten wäre (Ward 1973). Allerdings ist die experimentell erzeugte TTS mit Schmalbandrauschen erzeugt und daher nicht mit unseren Daten uneingeschränkt vergleichbar.

Die Frage nach der hörschädigenden Wirkung solcher Unterhaltungsmusik darf also unter Bedingungen, wie sie für unsere Probanden vorlagen, verneint werden. Allerdings stellt diese Hörbelastung für Jugendliche, die Vorschäden aufweisen (z. B. durch Lärmarbeit, die anlage- oder verletzungsbedingte Innenohrstörung usw.) zweifellos einen hohen Risikofaktor dar.

P. Plath (Recklinghausen): In zunehmender Zahl beobachten wir bei Jugendlichen typische Lärmschwerhörigkeit durch das Hören von lauter Musik über Kopfhörer oder im Pkw. Nachdem die Lärmschwerhörigkeit in der Industrie durch Lärmschutzmaßnahmen zunehmend reduziert werden kann, droht jetzt die Lärmschwerhörigkeit aus dem privaten Bereich zuzunehmen.

H. Irion (Freiburg): Nach unserer Beobachtung wird in den Diskotheken der Schallpegel auf der Tanzfläche gesteigert, während in den Arbeitsbereichen der Beschäftigten Schallpegelminderungsmaßnahmen durchgeführt werden. Schallpegelmessungen in den Diskotheken Baden-Württembergs zeigten, daß ¾ aller Beschäftigten einem Beurteilungspegel von unter 85 dB(A) und weniger als 1% einem solchen von 90 dB(A) und mehr exponiert sind. Die Gefährdung der – meist nur einige Jahre – in Diskotheken Beschäftigten sollte daher nicht überschätzt werden. Von über 70 Lehrlingen eines Betriebes besuchten nur 10 nie oder sporadisch Diskotheken. Über 50 Lehrlinge hörten mindestens 5 Std wöchentlich, teils wesentlich länger, laute Musik in Diskotheken oder über Kopfhörer. Die mittlere Hörschwelle beider Gruppen unterschied sich praktisch nicht und zeigte keine Hörverluste.

Die Diskothekenbesucher wünschen durch die Musik und z. B. durch Lichteffekte bedingte starke vegetative Reaktionen. Ob diese in diesem Umfang ganz unproblematisch sind, muß dahingestellt bleiben.

B. Welleschik (Wien); Schlußwort:
Zu Herrn Plath: Ich danke für die ergänzenden Bemerkungen. Tatsächlich verlagert sich das Interesse immer mehr von der beruflichen Lärmexposition auf jene im privaten Bereich. Im Gegensatz zur Exposition in Diskotheken ist eine pathogene Exposition bei Verwendung von Kopfhörern (Walkman) nicht auszuschließen.
Zu Frau Irion: Wir haben natürlich auch in den Diskotheken an verschiedenen Stellen den Pegel gemessen und konnten auch erhebliche Pegelunterschiede feststellen. Dies war auch der Grund, warum wir im Rahmen der Expositionsuntersuchung den tatsächlich empfangenen Lärmpegel mittels Personendosimeter festgestellt haben. Dem Bedürfnis nach zusätzlicher Vibrationsempfindung wird von den Veranstaltern immer mehr Rechnung getragen, immer mehr werden spezielle Tieftonlautsprecher verwendet, welche zwar sehr große Schallenergien abstrahlen, die außerordentlich niedrige Schallfrequenz schließt jedoch eine Schädigung des Hörorganes aus.

112. P. Federspil (Homburg): Sinnvolle Prophylaxe der Ototoxizität

In den letzten 10 Jahren wurden wesentlich neue Erkenntnisse über die Ototoxizität verschiedener Pharmaka gewonnen. Eine der hauptsächlichsten Ursachen irreversibler ototoxischer Schäden ist die allgemeine bzw. lokale Applikation von *Aminoglykosid-Antibiotika*. Da in vielen Kliniken gewisse Prinzipien zur Verhinderung ototoxischer Schäden fortbestehen, wie z. B. die Vermeidung hoher Serumspitzenkonzentrationen, die Aufteilung der Tagesdosis und das Anstreben von hohen Serumdauerkonzentrationen, die auf nicht mehr haltbaren experimentellen Untersuchungsergebnissen beruhen, werden die wissenschaftlichen Grundlagen für die derzeit geltenden Regeln zur Prophylaxe der Ototoxizität bzw. für die Ablehnung der heute nicht mehr vertretbaren Maßnahmen angeführt und diskutiert. Bezüglich der Ototoxizität von Antibiotika nach lokaler Verabreichung und insbesondere nach Verabreichung von Medikamenten in die Pauke wird auf Federspil (1982, 1984) verwiesen.

Die Regeln zur Vermeidung ototoxischer Schäden nach dem neuen Zytostatikum *Cisplatin* entsprechen denen der Aminoglykosid-Antibiotika mit dem Unterschied, daß nach unseren experimentellen Untersuchungen die Aufteilung der subkutan verabreichten Cisplatin-Tagesdosis eine signifikante Verringerung der Ototoxizität herbeiführt.

Die Ototoxizität der *Diuretika* Ethacrynsäure, Furosemid usw., die im wesentlichen reversibel ist, jedoch in seltenen Fällen nach einer einzigen Injektion auch irreversibel sein kann, ist durch adäquate Dosierung, insbesondere im Falle einer hochgradigen Urämie, die Vermeidung der Bolusinjektion oder die Beachtung eines zeitlichen Abstandes von 2 Std zu einer Aminoglykosid-Antibiotika-Injektion zu umgehen.

Die vorübergehenden Hörstörungen nach *Salizylaten* und *Antirheumatika* hängen hauptsächlich mit der Dosierung zusammen.

Literatur beim Verfasser

W. Ristow (Frankfurt/M.): Bezüglich der Dauer der Behandlung mit Aminoglykosid-Antibiotika möchte ich erwähnen, daß wir einen Patienten mit einer Otitis externa progressiva, der bereits das dritte Rezidiv seiner Erkrankung hatte, behandelt haben mit Azlocillin (Securopen) sowie mit Tobramycin (Gernebcin). Es wird in den Lehrbüchern der Antibiotika sowie von der Herstellerfirma angegeben, daß man die Aminoglykosid-Antibiotika und auch das Tobramycin möglichst nicht länger als 7–10 Tage hindurch applizieren solle. Da es bei unserem sehr ernsten Fall, bei dem auf der kranken Seite bereits eine Labyrinthektomie vorgenommen und auf der Gegenseite eine Hypoglossusparese aufgetreten war, nur noch galt, das Leben zu retten und die Frage der Ototoxität außer acht zu lassen, haben wir außer dem Azlocillin das Tobramycin in der täglichen Normdosis von 3–4 mg/kg appliziert, und zwar 123 Tage lang. Der Patient wurde geheilt und eine Schädigung des Hörvermögens auf dem noch vorhanden Ohr sowie Erscheinungen einer Vestibularisstörung waren weder subjektiv noch objektiv vorhanden.

W. Weichselbaumer (Wien): In einem der Dias gaben Sie an, daß die Maximaldosis von Gentamicin 50 mg pro kg betrage. Da wir die Dosisangaben in der Regel pro die meinen, wären das bei einem 80 kg Patienten pro die 4 g. Das kann nicht sein. Daher bitte ich den Vortragenden um seine Erklärung, für welchen *anderweitigen* Zeitraum diese Medikation gemeint ist – es stand im Dia leider keine diesbezügliche Erklärung. Unsere Maximalmedikation bei schweren Fällen übersteigt pro die 320 mg *nicht*.

P. Federspil (Homburg/Saar); Schlußwort: Die von Herrn Ristow verabreichte Gesamtdosis lag wohl deutlich über dem von uns angegebenen Wert der klinischen Ototoxizitäts-Grenzdosis von 75 mg To-

bramycin/kg KG. Die klinische Ototoxizitäts-Grenzdosis besagt jedoch lediglich, daß weniger als 2%
der mit dieser Dosis behandelten Patienten eine irreversible Hör- oder Gleichgewichtsstörung nach der
genannten Gesamtdosis bekommen. Auch nach wesentlich höheren Dosen, wie z. B. nach über 320 mg
Gentamicin pro kg KG, liegt das Risiko einer kochleären Schädigung unter 50%. Außerdem ist es nicht
unmöglich, daß Tobramycin durch die Kombination mit Securopen in dem Maße weniger ototoxisch
wird, in dem es abgebaut wird. Die von Ihnen angewandte Antibiotikabehandlung war richtig. In der
Tat dürfen wir HNO-Ärzte den Einsatz der Aminoglykosid-Antibiotika durch überhöhte Vorsicht bei
lebensbedrohlichen Erkrankungen nicht zu weit hinausschieben. Wir sollten z. B. die lebensbedrohliche
maligne Otitis externa nur in den Fällen einer alleinigen Penizillin- oder Cephalosporin-Behandlung zu-
führen, in denen der Bakteriologe keinen Synergismus des Penizillins oder Cephalosporins mit einem
Aminoglykosid-Antibiotikum nachweisen konnte und die Behandlung mit dem Pseudomonas-Penizil-
lin oder Cephalosporin allein einen eindeutigen Therapieerfolg erbringt. Zu verhindern gilt das Auftreten einer Allergie, einer Neutropenie bzw. eines Medikamentenfiebers durch hohe Betalaktam-Dosen
vor dem Ausnützen des Synergismus der Kombination mit einem Aminoglykosid-Antibiotikum. Ich
betone dies ganz besonders, da es den Arbeiten über die Behandlung der malignen Otitis externa nicht
zu entnehmen ist.

Die Frage von Herrn Weichselbaumer habe ich bereits beantwortet. Expressis verbis: Die klinischen Ototoxizitäts-Grenzdosen (z. B. 50 mg/kg KG für Gentamicin) beinhalten nach Verabreichung
der genannten Gesamtdosen dieser Aminoglykosid-Antibiotika bei weniger als 2% der behandelten Patienten das Auftreten eines irreversiblen Hör- oder Gleichgewichtsschadens.

113. H. von Wedel (Bonn): Zur Hörgeräteversorgung mit Im-Ohr-Hörgeräten

Sowohl Taschenhörgeräte als auch die heute üblichen HdO-Hörgeräte müssen
die physiologisch bedingten Verstärkungseffekte durch Reflexionen und Resonanzen der Pinna und des äußeren Gehörgangs (Abb. 1) mit Schalldruckpegelan-
hebungen um bis zu 20 dB im Frequenzbereich zwischen 2000 und 4000 Hz nach-
bilden, da zum einen das Ohrpaßstück den äußeren Gehörgang verschließt und
zum anderen die Eintrittsöffnung des Mikrofons nicht im Bereich der Concha
liegt. Um die nicht immer eindeutig bestimmbaren Einflüsse der Resonanzeffekte
durch den Schallschlauch zwischen Hörer und der Ausgangsebene des Ohrpaßstückes zu verhindern und außerdem den Verstärkungsgewinn durch Reflexionen
und Resonanzen der Pinna insbesondere im Hochfrequenzbereich auszunutzen,
wurden bereits vor mehreren Jahren erste Versuche mit sogenannten Im-Ohr-
Hörgeräten vorgenommen. Die ersten Prototypen zeigten aufgrund der damali-
gen Technologie keine zufriedenstellenden Erfolge, obwohl Mikrofon und Hörer
ebenfalls wie Verstärker und Energiequelle in einem kompakten Hörgerät in der
Ohrmuschel bzw. im Gehörgang plaziert wurden. Durch Entwicklung spezieller
elektronischer Bausteine, wie z. B. denen der Hybrid-Technologie und der Entwicklung vom Subminiaturschallwandlern konnten in den letzten Jahren die Im-
Ohr-Hörgeräte ständig weiterentwickelt und optimiert werden. Diese Verbesserungen beinhalten sowohl die Leistung als auch die frequenz- und lautstärkespe-
zifischen Parameter, die zur Kompensation leicht- bis mittelgradiger Hörstörungen notwendig sind. Aufgrund ihrer Bauweise werden die Im-Ohr-Hörgeräte in
3 Typen eingeteilt. Üblicherweise werden als IdO-Hörgeräte die in Modularform
oder als Custom-Made-Geräte konzipierten Typen bezeichnet. Ergänzt wurden
diese beiden Gerätetypen in den letzten Jahren durch sogenannte Ohrkanalgerä-
te, die als Custom-Made-Gerät im äußeren Gehörgang untergebracht werden.

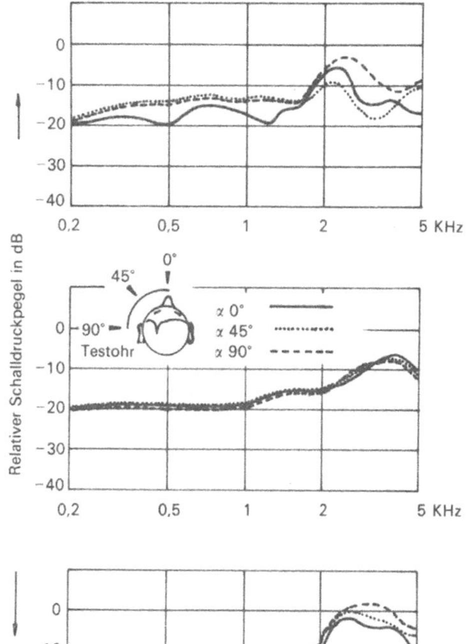
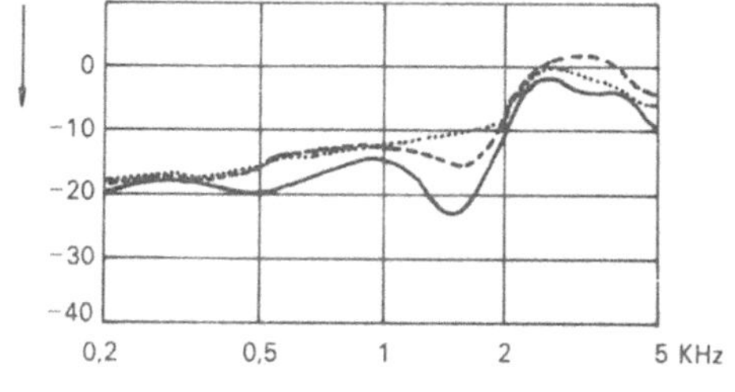

Abb. 1. Einfluß von Kopfabschattung und Pinna (*oben*), Resonanzen des äußeren Gehörgangs (*Mitte*) und kombiniertem Effekt von Kopfabschattung, Pinna und äußerem Gehörgang auf die frequenzabhängige Schalldruckverteilung bei unterschiedlichen Schalleintrittsrichtungen (Messungen mit Sondenmikrofon)

Die seit etwa einem Jahr an unserer Klinik vorgenommenen Vergleiche zwischen IdO- und HdO-Hörgeräten bei Neuversorgungen bzw. Zweitversorgungen haben wichtige Erkenntnisse erbracht. Auch bei einohriger Hörgeräteversorgung zeigen die Im-Ohr-Geräte ein deutlich verbessertes Lokalisationsvermögen. Durch bessere Übertragung höherer Formanten und der im Frequenzbereich oberhalb 2000 Hz liegenden Konsonanten ergeben sich bessere Kommunikationsbedingungen im Störlärm. Tabelle 1 verdeutlicht den Diskriminationsgewinn für einen Signalstörgeräuschabstand von 10 dB für das bisher untersuchte Kollektiv. Zusätzliche Aspekte sind ein besserer Sitz der IdO-Geräte und damit größere Sicherheit bei Sport und Spiel, insbesondere bei Kindern und Jugendlichen.

Tabelle 1. Diskrimination mit und ohne Störgeräusch (Cocktailpartylärm) bei einem Nutz-Störgeräuschabstand von 10 dB

	Ohne Störgeräusch	Mit Störgeräusch (SN/: 10 dB)
IdO	92%	49%
HdO	90%	32%

Die Beeinträchtigung bei Brillenträgern, die keine Hörbrille tragen können, sind deutlich reduziert. Besteht die Möglichkeit einer Versorgung mit einem Ohrkanalgerät, so stehen nicht grundsätzlich kosmetische Aspekte im Vordergrund, z. B. lassen sich häufig Patienten mit beginnender Hochtonschwerhörigkeit gut versorgen, die vor allem über Selektionsstörungen im Störlärm klagen. Natürlich wird in speziellen Fällen von Ohrmißbildungen oder bei anliegenden Ohrmuscheln etc. die Versorgung mit IdO-Hörgeräten die einzige zufriedenstellende Rehabilitationsmaßnahme sein.

Ergänzend sollten einige Aspekte, die als Nachteile einer IdO-Hörgeräteversorgung zu betrachten sind, vorgestellt werden. Zur Zeit lassen sich in der Regel nur leicht- bis mittelgradige Schwerhörigkeiten bis zu einer maximalen Verstärkung von ca. 45 dB und einem maximalen Schallausgangspegel von ca. 120 dB zufriedenstellend versorgen. Zwar ist die Ergänzung von Tonblende und Begrenzungssystem in der Regel bei Im-Ohr-Hörgeräten ohne Probleme zu realisieren; spezielle Erweiterungen durch Kompressionssysteme oder durch Richtmikrofone scheinen z. Z. jedoch noch problematisch zu sein. Häufig wird über Windgeräusche geklagt, obwohl hier einige technische Verbesserungen sicherlich Abhilfe schaffen können. Nicht unproblematisch ist die Reinigung des Ohrstückes sowie die Notwendigkeit eines möglichen Geräteaustausches bei Reparaturen. Insbesondere bei Kindern kann nicht allein mit einer Neuanfertigung eines Ohrpaßstückes den veränderten anatomischen Verhältnissen des Gehörganges Rechnung getragen werden, sondern hier müßte eine individuelle Neuversorgung vorgenommen werden, wenn es sich um ein sog. Custom-Made-Geräte handelt. Bei Berücksichtigung der verbesserten Technologie, insbesondere bei Verbesserung der Subminiaturmikrofone und Hörer, sowie Optimierung der Energiequellen kann davon ausgegangen werden, daß in 2–3 Jahren noch kleinere Geräte als die heutigen IdO-Geräte ohne Probleme angefertigt werden können. Damit könnte eine erneute Hörgeräteversorgung für das z. Z. versorgte Klientel notwendig werden, um entsprechende Kommunikationsverbesserungen zu ermöglichen.

Zusammenfassend kann festgehalten werden, daß trotz einiger Bedenken seitens der Hersteller, der Hörgeräteakustiker und auch der niedergelassenen HNO-Fachärzte eine Hörgeräteversorgung mit IdO-Hörgeräten häufig eine wesentliche Verbesserung des Kommunikationsvermögens darstellt. Es sind sicherlich nicht ausschließlich kosmetische Aspekte, die in den Vordergrund gestellt werden dürfen, sondern im wesentlichen die Gesichtspunkte, die seit Jahren im Rahmen der Hörgeräteversorgung im Vordergrund stehen: dem Patienten eine möglichst optimale Kommunikation sowohl in ruhiger Umgebung als auch im Störgeräusch zu ermöglichen.

Literatur beim Verfasser

P. Plath (Recklinghausen): Bessere Resultate mit IDO-Geräten beruhen z. T. auch darauf, daß bei Costum-Made-Geräten ein Rückgaberecht des Patienten besteht, wenn er nicht zufrieden ist. Das erhöht natürlich auch das Preisniveau.

K. Schorn (München): Bekanntlich haben IdO-Geräte keine Kompressionsmöglichkeit, auch wenn manche Hersteller behaupten, Kompressionen könnten in manche Geräte später eingebaut werden. Glauben Sie nicht, daß viele Patienten aufgrund einer verkürzten Intensitätsbreite jedoch eine Kompressionswirkung benötigen, um ihr Hörgerät zu vertragen?

B. Kottwitz (Kassel): Das „Im-Ohr-Gerät" ist im Ohr doch wohl etwas weniger gut fixiert, als das HDO-Gerät. – Eine Patientin verlor das soeben erhaltene IO-Gerät beim Aussteigen aus der Straßenbahn. Ein gefundenes IO-Gerät wird als Hörgerät allgemein noch nicht erkannt. Die Patientin mußte das verlorene Gerät aus eigener Tasche bezahlen. Besteht beim IO-Gerät eine erhöhte Verlustgefahr? Ist eine Absicherung durch Versicherung ratsam?

H. Weerda (Freiburg): Unsere Mißbildungspatienten haben wir in den letzten Jahren zunehmend mit IdO-Geräten versorgt und deshalb bei der Gestaltung des atretischen Gehörgangs und des Gehörgangeingangs darauf Rücksicht genommen. Wir haben aber gesehen, daß spalthautversorgte Gehörgänge mechanisch nicht so belastbar sind wie vollhautversorgte. Haben Sie im Vergleich der HDO- und IdO-Geräte Unterschiede in der Verträglichkeit und in der Beanspruchung des Gehörganges gesehen?

Bei unseren Kindern mit operierten Gehörgangsatresien haben wir den Gehörgangseingang mit gestielten Lappen und den neuen Gehörgang mit Vollhauttransplantaten rekonstruiert, da wir gesehen haben, daß gerade bei der Verwendung von Spalthautlappen die neuen Gehörgänge wesentlich schlechter mechanisch belastbar waren, besonders wenn harte Ohrpaßstücke oder IdO-Geräte eingesetzt wurden.

Haben Sie eine Zunahme der Irritation im Gehörgang bei Ihren normalen Patienten bei Versorgung mit IdO-Geräten gesehen?

R. Türk (Wien): Sie sagten, bei monauraler Versorgung mit einem IdO-Gerät sei das Richtungshören besser als mit einem HdO-Gerät. Nun ist bekannt, daß das Richtungshören um so besser ist, je ähnlicher der Höreindruck auf beiden Ohren ist. Wenn daher mit einem IdO-Gerät das Richtungshören besser ist als mit einem HdO-Gerät, bedeutet das, daß der Höreindruck mit einem derartigen Gerät ähnlich dem Höreindruck der nichtversorgten Seite ist. Dies wiederum hieße, der Hörgewinn mit einem IdO-Gerät ist geringer als mit einem HdO-Gerät, da ja die Seitendifferenz geringer ist. Stimmen Sie mir in diesem Gedankengang zu oder haben Sie eine andere Erklärung?

H. von Wedel (Bonn); Schlußwort: Ich möchte meine Ausführungen um einige Aspekte ergänzen. Die vorgenommenen Untersuchungen beschränken sich alle auf sog. Custom-Made-Geräte. Die von uns untersuchten Patienten waren alle jünger als 70 Jahre.

Zur Problematik der Anpassung sowie zur Herstellung der Geräte habe ich mit Absicht wenige Aspekte erwähnt. Ich bin mir bewußt, daß z. Z. noch große Probleme im Hinblick auf die Verordnung und auf die Herstellung sowohl bei der Industrie als auch bei den Hörgeräteakustikern und auch bei den verordnenden Fachärzten auftreten. In diesem Zusammenhang kann ich zwar die Bewertung von Herrn Plath unterstützen, daß es z. Z. noch die Möglichkeit gibt, Custom-Made-Geräte von der Industrie bis zur optimalen Anpassung ergänzen zu lassen, d. h. diese Geräte werden auch bei nicht ausreichender Möglichkeit zurückgenommen. Ich bin jedoch sicher, daß dies nur zu Anfang der aufgeführten Technologie, also in diesen ersten Jahren des doch recht neuen Marktes möglich sein wird. Später wird man sicherlich andere Wege und Möglichkeiten finden müssen.

Herr Esser deutete die Grenzen der IdO-Hörgeräte an. Bei hochgradigen Schwerhörigkeiten werden sich sicherlich größere Probleme ergeben als bei dem von uns versorgten Kollektiv. Wie die eingangs gezeigte Abbildung zum Grad der Schwerhörigkeit aufzeigen konnte, haben wir in der Regel mittelgradige Schwerhörigkeiten mit Betonung des Hochtonbereiches versorgt. Wir konnten in diesem Zusammenhang auch bei mehreren Patienten eine offene Anpassung bzw. eine Hochtonbohrung realisieren. Im Hinblick auf die HdO-Hörgeräte mit Richtmikrofon und IdO-Hörgeräten mit entsprechender Einrichtung haben wir keine Untersuchungen vorgenommen. Aus der Literatur ist mir bekannt, daß durch Richtmikrofone das Hören im Störgeräusch mit den IdO-Hörgeräten noch wesentlich verbessert sein soll. Die AGC wurde bei uns nicht verwendet. Wir haben nur Geräte mit Begrenzungssystemen im Sinne einer PC sowohl bei den IdO-Geräten als auch bei den HdO-Geräten verglichen. Aufgrund unserer bisherigen Erfahrungen mit Kompressionssystemen auch bei HdO-Geräten sehen wir nicht unbedingt die Notwendigkeit, Kompressionssysteme häufig einzusetzen. Damit kann ich die Frage von Frau Schorn beantworten und darauf hinweisen, daß anscheinend durch den Verzicht auf den Schallschlauch, dadurch, daß der Hörer weit in die Ebene des Gehörgangs verlagert werden kann und durch Anbringung des Mikrofons in Conchaebene eine Verbesserung der Dynamik erreichbar zu sein scheint. An dieser Stelle soll noch einmal betont werden, daß der besondere Gewinn bei den IdO-Geräten sicherlich darin liegt, daß die Veränderungen von Gruppenlaufzeiten und Phasen durch den Schallschlauch nicht mehr auftreten. Diese haben sicherlich destruktive Wirkungen auf die Zeitmuster von Sprache gehabt. Durch die hier vorgestellten Systeme läßt sich ähnlich wie bei den z. Z. in Entwicklung befindlichen Hörern, die im Ohrpaßstück untergebracht werden sollen, eine verbesserte Übertragung so wichtiger Faktoren wie Transienten und Pausen in Sprachsignalen realisieren.

Zu Herrn Weerdas Frage kann ich keine eigenen Erfahrungen mitteilen. Wir wissen aus Untersuchungen anderer Kollegen, daß bei Mißbildungen die IdO-Geräte bisher noch keine Probleme im Hinblick auf Druckempfindlichkeit etc. im Vergleich zum HdO-Gerät ergeben haben. Zumindest kann bei mittel- bis hochgradigen Hörstörungen davon ausgegangen werden, daß sowohl die Ohrpaßstücke bei den HdO-Geräten als auch die IdO-Geräte mit ihren Schalen selber einen ausreichend festen Sitz ermöglichen müssen, um Rückkoppelungseffekte zu vermeiden.

Die Verlusthäufigkeit von IdO-Geräten, wie sie Herr Kattwitz ansprach, konnten wir bisher nicht bestätigen. Das gilt auch für die Beschädigungshäufigkeit. Sicherlich gibt es einige Geräte, die insbesondere von Kindern verloren oder beschädigt wurden. Eine unterschiedliche Quote zwischen IdO-Geräten können wir z. Z. nicht mitteilen.

Alle unsere Hörgeräteanpassungen erfolgten monaural und trotzdem zeigten sich die IdO-Geräte im Hinblick auf das Richtungshören günstiger als die HdO-Geräte. Wir führen das auf die Verlagerung des Mikrofons in die Conchaebene zurück. Unsere Untersuchungen erfolgten in 45°-Schritten im freien Schallfeld und konnten deutlich bessere Richtungsangaben für die IdO-Geräte erhalten. Inwieweit bei beidseitigen Hörverlusten durch die IdO-Hörgeräte ein verbessertes Richtungshören im Sinne einer pseudostereophonen Anpassung ermöglicht wird, kann ich z. Z. noch nicht sagen. Zumindest muß man berücksichtigen, daß bei einem Großteil unserer Patienten ein ausgeprägterer Hochtonhörverlust vorlag und bei vielen eine Hochtonbohrung bzw. eine offene Anpassung möglich war. Hiermit kommt es zu einem verbesserten Richtungshören, da die tieffrequenten Signalanteile dem Gehör noch optimal zugeführt werden konnten.

Unsere bisherigen Untersuchungen können nur Hinweise für die Verwendung von Im-Ohr-Hörgeräten geben. Die Euphorie, wie sie in den USA mit diesem Gerätetyp in den letzten zwei Jahren aufgetreten ist, können wir nicht teilen. Es bleiben noch wesentliche Aufgaben im Hinblick auf die audiologischen Voruntersuchungen sowie die eigentliche Anpassung und die Verordnung, die z. Z. noch nicht ausreichend gelöst sind. Zumindest kann man davon ausgehen, daß IdO-Hörgeräte oder modifizierte Veränderungen von HdO-Hörgeräten in Form eines im Ohrpaßstück angebrachten Hörers eine Verbesserung der Diskrimination im Störgeräusch und eine insgesamt häufig bessere Kommunikation ermöglichen.

Rundtischgespräch:
Differentialdiagnose und Therapie der behinderten
Nasenatmung

Moderator: U. Legler (Mannheim)
Teilnehmer: K. Albegger (Salzburg), W. Bachmann (Mannheim), H. Masing (Erlangen), G. Schlöndorff (Aachen), K. Terrahe (Stuttgart)

Manuskripte liegen nicht vor

Freie Vorträge

114. G. Wolf (Graz): Gewebeklebung mit einem autologen Fibrinkleber in der HNO-Chirurgie

An der HNO-Univ. Klinik Graz wurde ein autogener Fibrinkleber (FK) entwickelt, welcher aus patienteneigenem Blut hergestellt wird. Der Klebeeffekt beruht auf der Umwandlung von Fibrinogen zu Fibrin an der Klebestelle im Rahmen der zweiten Phase der Blutgerinnung. Dieser Gewebekleber weist folgende Vorteile auf: Keine Gefahr der Übertragung von Infektionskrankheiten, keine Lagerungsprobleme bezüglich Ablaufdatum und Temperatur, Herstellung bei Zimmertemperatur und niedrige Kosten. Dieser autogene FK hat sich an der HNO-Univ. Klinik in mehr als 200 Fällen ohne jeden Zwischenfall bewährt.

Der Fibrinkleber (FK) hat sich in allen chirurgischen Fachdisziplinen zu einem wertvollen Hilfsmittel entwickelt. Wenn man seine Vorteile gegenüber seinen wenigen Nachteilen (hohe Kosten, Möglichkeit der Übertragung von Infektionskrankheiten, Erwärmung vor Applikation auf Körpertemperatur) abwägt, so lag die Überlegung nahe, einen Gewebekleber aus körpereigenem Fibrinogen des Patienten herzustellen. Dies gelang 1981 an der HNO-Univ. Klinik Graz.

Dieser autogene Gewebekleber wird nach folgendem Grundprinzip hergestellt: Aus decalcifiziertem, von festen Blutbestandteilen befreitem (zentrifugiertem) Plasma wird das Fibrinogen mittels einem Neutralsalz ausgesalzt. Gelöst in einer Calciumchlorid-Lösung bildet das Fibrinogen die erste Komponente des Klebers. Eine Thrombin-Tranexamsre. Lösung ergibt die zweite Komponente des Klebers. Beim Auftragen beider Komponenten bildet sich sofort ein glasig-klares Koagulum.

Anschließend werden die Klebestellen ca. 3 min adaptiert. Die Zugbelastbarkeit einer 2,5 cm² großen Fläche geklebter Lyodura beträgt nach 10 min 130 g ($\pm$ 25 g) nach 20 min 200 g ($\pm$ 35 g). Der autogene FK sollte nur von eingeschultem Personal hergestellt werden. In diesem Fall beträgt die Herstellungszeit von der Blutabnahme bis zur Fertigstellung des Klebers ca. 20 min. Dieser neue Gewebekleber bietet folgende Vorteile: Keine Gefahr der Übertragung von Infektionskrankheiten, keine Gefahr einer Immunreaktion, keine Lagerungsprobleme bezüglich Ablaufdatum und Temperatur, Herstellung und Applikation bei Zimmertemperatur und niedrige Kosten.

Der autogene FK wurde in den letzten 2 Jahren an der HNO-Univ. Klinik Graz in mehr als 200 Fällen vorwiegend in der Ohrchirurgie, plastischen Chirurgie, Tumorchirurgie, zum Verkleben von Liquorfisteln mit Lyodura bei Frakturen der Schädelbasis, sowie bei vielen anderen kleinen Eingriffen ohne jeden Zwischenfall zur vollsten Zufriedenheit der Operateure verwendet.

Literatur beim Verfasser

W. L. Mang (München): Unsere Erfahrungen an der Münchner HNO-Klinik sind mit dem käuflichen Fibrinkleber (Fa. Immuno GmbH, Heidelberg) so günstig und unkompliziert, daß sich die Frage stellt, ob man den Patienten präoperativ zusätzlich belasten sollte (54 ml Blutabnahme, Zeitaufwand). Wir glauben nicht, daß dieser Aufwand aus Kostengründen gerechtfertigt ist.

B. v. Westernhagen (Oldenburg): Seit ungefähr 3 Jahren benutzte ich regelmäßig handelsübliche Fibrinkleber, ohne je störende Nebenreaktionen an Patienten beobachtet zu haben. Der Preis der Präparate spielt insofern eine untergeordnete Rolle, als sich durch die Verwendung der Fibrinkleber die Heilungszeiten und damit die Liegedauer deutlich verkürzt. Insbesondere findet der Fibrinkleber deswegen Anwendung in der plastischen und Tumorchirurgie.

G. Wolf (Graz); Schlußwort: Die Kostenfrage spielt unserer Meinung nach bei der Anwendung des Fibrinklebers sehr wohl eine Rolle, da wir den antrogenen Fibrinkleber mehrmals täglich anwenden.

Zum Hepatitisrisiko: Nicht nur die Virushepatitis sondern auch andere Infektionskrankheiten (Aids, Cytomegalie) könnten den Patienten gefährden. Wir können bei der Anwendung des autogenen Gewebeklebers jegliche Gefahr der Übertragung einer Infektionskrankheit ausschließen.

115. K.-F. Hamann, K.-J. Schmeißer (München): Erste Erfahrungen mit einem fibrinkleberbeschichteten Kollagenvlies

Seit einem Jahr stand eine Substanz zur Verfügung, die als Kollagenvlies in Form einer Platte vorlag, wobei eine Seite mit Fibrinkleber beschichtet (Tachocomb) war. Es wird auch von einigen Fällen berichtet, in denen Kollagenschaum in Kombination mit einem schnellöslichen Fibrinkleber (Beriplast) gezielt appliziert wurde. Tierexperimentelle Voruntersuchungen an Kaninchen hatten gezeigt, daß bei artifiziell gesetzten Knochendefekten das Kollagen in Form einer bindegewebigen Platte einheilt. (Wir danken Herrn Dr. G. Becker aus Rosenheim für die Durchführung und Beurteilung der histologischen Schnitte.) Dies ist auch aus der Parenchymchirurgie her bekannt (Scheele).

Im HNO-Bereich sind vorläufig drei Anwendungsbereiche ausgesucht worden:
1. der Verschluß traumatischer Trommelfellperforationen,
2. der Verschluß von Defekten im Bereich der Dura mater der Rhinobasis und
3. Auffüllen von kleineren Gewebsdefekten nach Traumen im Gesichtsbereich.

Wie üblich, wird bei traumatischen Trommelfellperforationen eine frühzeitige Versorgung angestrebt, die Perforationsränder unter dem Mikroskop ausgekrempelt und dann statt eines der sonst gängigen Auflagematerialien das fibrinkleberbeschichtete Kollagenvlies aufgelegt. Eine erste Analyse von 20 auf diese Weise behandelten Patienten zeigt, daß in 19 Fällen nach drei Wochen ein intaktes Trommelfell resultierte. Es handelte sich um mittlere und größere Trommelfelldefekte. In einem Fall wurde das Material wegen einer Infektion ausgeschwemmt. Bei gleicher Erfolgsquote wie bei Verwendung von Silikonfolie oder Steristrip sind folgende Vorteile zu sehen:
größere Sicherheit der Verklebung und das Überbrücken von größeren Defekten. Eine Entfernung von Laschen entfällt.

Ein weiterer Hauptanwendungsbereich liegt auf dem Gebiet der Versorgung von Liquorfisteln an der Rhinobasis. Die bisher vorliegenden Erfahrungen an 17 Patienten sind durchweg positiv. In keinem Fall kam es zu einem Rezidiv. Die in einigen Fällen durchgeführten Kontrollen mittels der Liquorraumszintigraphie waren in allen Fällen gut. Eine andere Verwendungsmöglichkeit besteht im Auffüllen von kleineren Defekten im Bereich des Gesichtes, ohne daß größere plastisch-chirurgische Eingriffe nötig sind. Hervorzuheben ist das leichte Modellieren mit dem weichen Material. So konnte beispielsweise bei einer Stirnhöhlenvorderwandimpressionsfraktur wieder eine normale Kontur der Stirn nach 3 Monaten erreicht werden.

Aufgrund seiner guten biologischen Eigenschaften liegt hier ein Material vor, das eine Alternative zu den bisher verwandten biologisch inerten Materialien darstellt. Als besondere Anwendungsbereiche sind hervorzuheben:

Der Verschluß traumatischer Trommelfellperforationen, die Versorgung von Fisteln im Bereich der Dura mater der Rhinobasis und das Auffüllen von kleineren Weichteil- oder Knochendefekten im Gesichtsbereich.

Literatur beim Verfasser

D. Collo (Mainz): Kollagen-Vlies ist gut verformbar und von geringer Konsistenz. Birgt damit sein Einsatz an Fronto- und Laterobasis nicht die Gefahr der Refistelung bzw. des Duraprolapses?

K. Hamann (München); Schlußwort: Für größere Defekte wird weiterhin lyophilisierte Dura benutzt, die mit schnellöslichem Fibrinkleber fixiert wird. Nur bei kleineren, schlitzförmigen Defekten ist Kollagenvlies mit Fibrinkleber indiziert.

116. W. L. Mang (München): Injizierbares Kollagen: Indikation – Technik – Resultate

Kollagen ist Hauptbestandteil des Bindegewebes und für die Festigkeit von Haut, Sehnen, Knorpel und Knochen verantwortlich. Die erfolgreiche Anwendung von xenogenen Kollagen-Implantaten bei verschiedenen Indikationen – beispielsweise Herzklappen vom Schwein oder Nahtmaterial von Rinderkollagen – ist durch jahrelange klinische Erfahrung dokumentiert (Chvapil et al. 1973). Bisher kamen für die Behandlung kosmetisch störender Narben und Falten im Gesichtsbereich neben chirurgischen Verfahren wie Exzision, Transplantation, Dermabrasio die Implantation von alloplastischen Materialien in Frage. Diese Implantate wie Plastik, Elfenbein, Silber, Gold, Paraffin und Silikon haben jedoch oft nicht zu befriedigenden Ergebnissen geführt und waren von unerwünschten Nebenwirkungen begleitet (Brodin 1982). Auf der Suche nach einem geeigneten injizierbaren Implantationsmaterial haben die Forschungsarbeiten zur Entwicklung von „Zyderm Collagen Implant" geführt (Knapp 1977).

Material und Methodik

Injizierbares Kollagen (Zyderm) ist ein hochgereinigtes bovines dermales Kollagen vom Typ I, das in einer gepufferten physiologischen Kochsalzlösung vorliegt. Diese Lösung enthält 0,3% Lidocain. Die Substanz wird für die Therapie als Fertigspritze mit 1,0 ml Inhalt geliefert. In Anlehnung an eine Studie der Stanford Universität war es das Ziel unserer tierexperimentellen Arbeit, die Wertigkeit von xenogenem, gelöstem Kollagen als Biomaterial für die Korrektur von epithelialen Defekten nachzuweisen. Besonderes Augenmerk wurde dabei von uns auf eine lange Implantationsdauer der damit verbundenen Resorption und Gewebereaktion gelegt.

Fünf männlichen Wistar-Furth-Ratten von 250 g Gewicht wurde an der Bauchhaut Kollagen injiziert. Jede Ratte erhielt eine Menge von 0,2 ml Zyderm intrakutan. Die Tiere wurden nach 2, 4, 6 bzw.

8 Monaten getötet und das Implantat makroskopisch und mikroskopisch untersucht. Dabei war besonders bemerkenswert, daß bei einer Implantationsdauer von 8 Monaten keine wesentlichen Resorptionszeichen zu sehen waren, sondern ein vaskularisiertes Implantat existent war. Unsere Tierversuche bestätigen die Ergebnisse anderer Autoren (Remberger und Hübner 1979; Knapp et al. 1977). Die Anwendbarkeit von Zyderm als Gewebeersatz ist über sechs Jahre lang klinisch in den USA geprüft und angewandt worden. Nun ist es das einzige erlaubte Biomaterial für Gewebeersatz in den USA. Seit April 1983 ist dieses Implantat auch in der BRD erhältlich und vom Bundesgesundheitsamt als Arzneimittel anerkannt und zugelassen (Rezeptpflicht seit 01.01.1984). Die Implantation erfolgt streng intradermal in das obere Corium nach vorhergehender Desinfektion. Vier Wochen vor Beginn der Behandlung muß ein Test (0,1 ml) an der Volarseite des Unterarmes gemacht werden. Die richtige und korrekte intradermale Plazierung ist dann erreicht, wenn bei der Injektion der Hautbezirk weiß ist (Blanch-Effekt) und erhaben (maximal 200% Überkorrektur) erscheint.

Indikationen

- Narben nach Unfällen und chirurgischen Eingriffen
- Aknenarben (Konz 1982)
- Atrophien unterschiedlicher Genese (Blank und Eichmann 1983)
- kosmetisch störende altersbedingte Hautfalten (Pitanguy et al. 1983)
- Auffüllen von Weichteildefekten bei freien Hauttransplantaten
- Auffüllen von angeborenen Weichteildefekten bei Zustand nach operativen Korrekturen (z. B. Oberlippenbehandlung bei Hasenscharten-Kindern, Abb. 1)
- Gesichtsaugmentationen

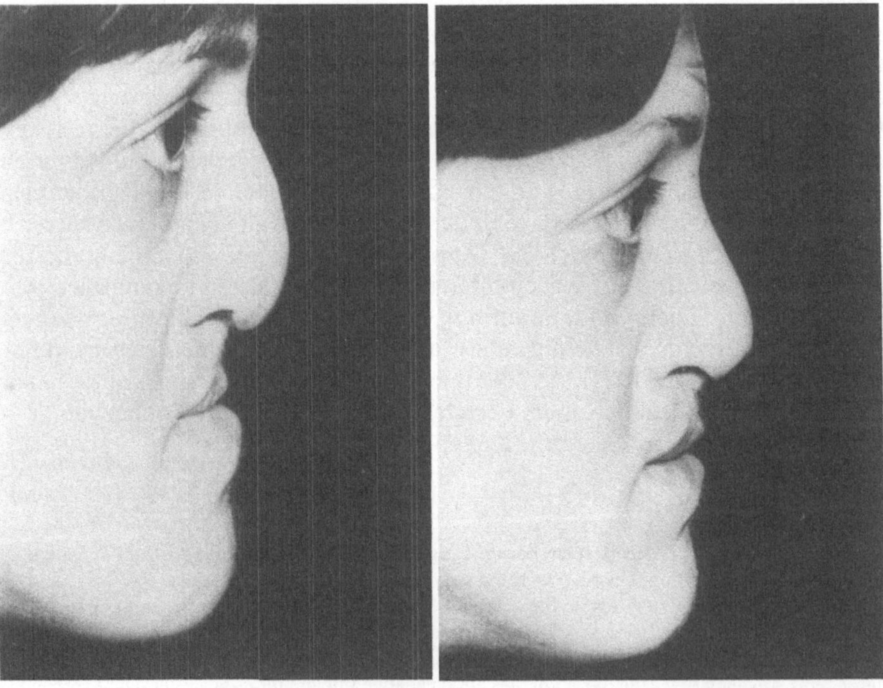

a   b

Abb. 1 a, b. Sekundärkorrektur einer Lippen-Kiefer-Gaumenspalten-Patientin. Nasenaufbau mit autologem Rippenknorpel. Nach Abbe-Estlander-Plastik noch zusätzliche Auffüllung der Oberlippe mit injizierbarem Kollagen (drei Sitzungen je 2,0 ml Zyderm). **a** praeoperativ, **b** postoperativ

Kontraindikationen

- positive Testreaktion
- Autoimmunerkrankungen
- Lidocain-Überempfindlichkeit
- Schwangerschaft
- Atopie

Voraussetzungen für eine erfolgreiche Behandlung mit injizierbarem Kollagen sind (Klein 1983):

- negative Testreaktion
- sorgfältige Patientenauswahl
- Aufklärung des Patienten
- entsprechende Ausbildung des behandelnden Arztes
- korrekte Injektionstechnik

Bei entsprechender Indikationsstellung und korrekter Injektionstechnik waren an unserem Krankengut 82% der 60 mit injizierbarem Kollagen behandelten und nach einem Jahr kontrollierten Patienten mit dem Ergebnis zufrieden. Somit bietet sich Zyderm als wertvolle adjuvante Therapie in der plastischen Gesichtschirurgie an. Die Anzahl der Behandlungen ist von Fall zu Fall verschieden, doch sind i. allg. mehrere Sitzungen notwendig, um eine gute Korrektur auf zwei bis vier Jahre zu erzielen. Bleibende Nebenwirkungen oder Schäden sind nunmehr bei über 400 000 Behandlungen in den USA nicht vorgekommen. Die Implantation erfolgt ambulant.

Trotz der anfänglich guten Resultate bedarf dieses Implantat einer weiteren jahrelangen klinischen Beobachtung.

Literatur beim Verfasser

E. Kastenbauer (Berlin): Müssen Sie bei der Injektion des xenogenen Kollagens „Zyderm", speziell bei wiederholter Injektion, nicht mit einer Antigen-Antikörperreaktion rechnen? Das „Zyderm" wird doch resorbiert und ist zudem sehr teuer, wie sind denn die Dauerresultate? Nach einem Jahr ist diese Substanz doch längstens abgebaut.

117. T. Block (a. G.), C. Hammer (a. G.), W. L. Mang (München): Experimentelle Untersuchungen zur Tauglichkeit eines Zweikomponenten beschichteten Hämostyptikums zur Deckung offener frontobasaler Schädelfrakturen ∗

118. Ingke Tschierschwitz (Hamburg): Unsere Erfahrungen mit dem Shaw-Skalpell

Seit über einem Jahr wird in der Hamburger Universitäts-Hals-Nasen-Ohrenklinik das Shaw-Skalpell eingesetzt. Es handelt sich um ein beheizbares Skalpell, das während der Operation eine sofortige Verschweißung kleinerer Gefäße bewirkt.

∗ Der Vortrag erscheint in einem anderen Organ unserer Gesellschaft

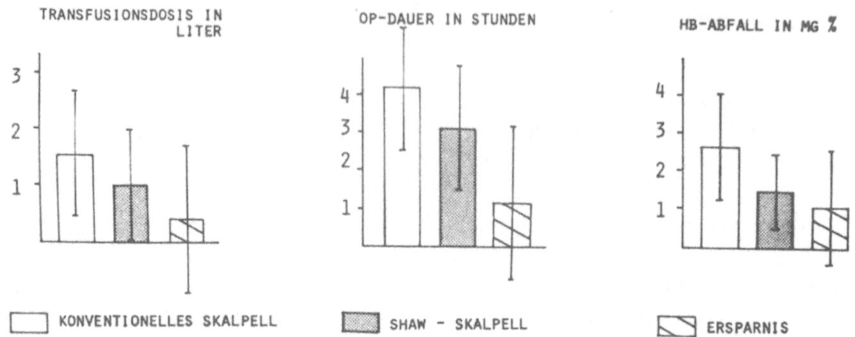

Abb. 1. Gesamtübersicht über das Patientengut. Vergleich zwischen Shaw-Skalpell und konventionellem Skalpell

Das Shaw-Skalpell besteht aus drei Teilen: 1. Die Energie- und Steuereinheit, die dem Skalpell die Heizleistung zuführt. 2. Der Skalpellgriff, der die Klingen aufnimmt, die das Herzstück des Systems bilden. 3. Die Klinge. Sie ist teflonbeschichtet, wobei die Schneide freibleibt. Die Klinge beinhaltet ein Mikroheiz- und Sensorsystem, das durch Wärmeausgleich Temperaturkonstanz bewirkt.

Der transfusionssparende Effekt wird bei unserer Vergleichsuntersuchung zwischen 61 Operationen mit konventionellem Skalpell und 23 Operationen mit Shaw-Skalpell deutlich. Als Kriterien dienten Hb-Abfall, Op-Dauer und Bluttransfusionsdosis.

In der Literatur (Sarma, Boral) schwanken die Angaben über die Transfusionsdosis zwischen 0,7 und 2 l Blut bei Laryngektomie mit und ohne Neck dissection.

Wir verbrauchten mit konventionellem Messer 1.8 l Blut. Durch Einsatz des Shaw-Skalpells konnten wir die Transfusionsdosis auf 0,6 l senken.

Zusammenfassend gilt, daß unter Einsatz des Shaw-Skalpells ¼ der Bluttransfusionsdosis gespart und die Op-Dauer um ¼ reduziert wurde. Der Hb-Abfall verringerte sich um fast die Hälfte.

Literatur beim Verfasser

K. Hamann (München): 1. Handelte es sich bei den Vergleichsuntersuchungen um denselben Operateur?
2. Wird nicht durch die Koagulation der kleinen Gefäße die Wundheilung verzögert? Wie waren die Narben postoperativ?

J. J. Manni (Nimwegen/Niederlande): Die Erfahrungen der Univ.-HNO-Klinik Hamburg mit dem Shaw-Skalpell können wir aus eigenen Beobachtungen bestätigen. Für gefäßreiche Tumoren, z. B. Glomuscaroticum hat sich diese Methode sehr bewährt.

D. Collo (Mainz): Wir benutzen das Shaw-Skalpell seit 1981. Es bietet in der großen Halschirurgie und der rekonstruktiven Chirurgie sowie bei der Entfernung von Glomustumoren am Hals den Vorteil des blutarmen Operierens. Seine Handhabung bietet keine Schwierigkeiten.
Bei ca. 250 Einsätzen erwies sich die Wundheilung als unbehindert.

I. Tschierschwitz (Hamburg); Schlußwort: Die Eleganz und Ästhetik einer Gewebepräparation wird durch Skalpellgriff und Zuleitungsschnur nicht beeinträchtigt, im Gegenteil, die blutleere (Haut, Subcutis) bzw. blutarme (Muskulatur etc.) Schnittführung ermöglicht eine besonders klare, strukturbezogene chirurgische Präparation. Die Wundheilung tiefer Schichten wird nicht erkennbar verzögert.

Hautschnitte verheilen evtl. gering breiter, ohne aber im geringsten zu stören. Am Gesicht verwenden wir das Skalpell nicht. Die verglichenen Parameter stammen selbstverständlich von Eingriffen des gleichen Operateurs.

119. Sabina R. Wullstein (Würzburg): Das Rö-Schüllerbild und die Innenohrschwerhörigkeit

Manuskript nicht eingegangen

120. P. Bumm, Christiane Quoß (a. G.), W. Thumfart (Augsburg/Erlangen): Beidseitige Geschmacksstörungen bei Bellschen Paresen

Geschmacksuntersuchungen von 185 peripheren Fazialisparesen der Jahre 1974–1979 wurden retrospektiv ausgewertet. Berichtet wird über elektrogustometrische Befunde bei 97 Bellschen Paresen. Die Geschmacksmessungen wurden in den er-

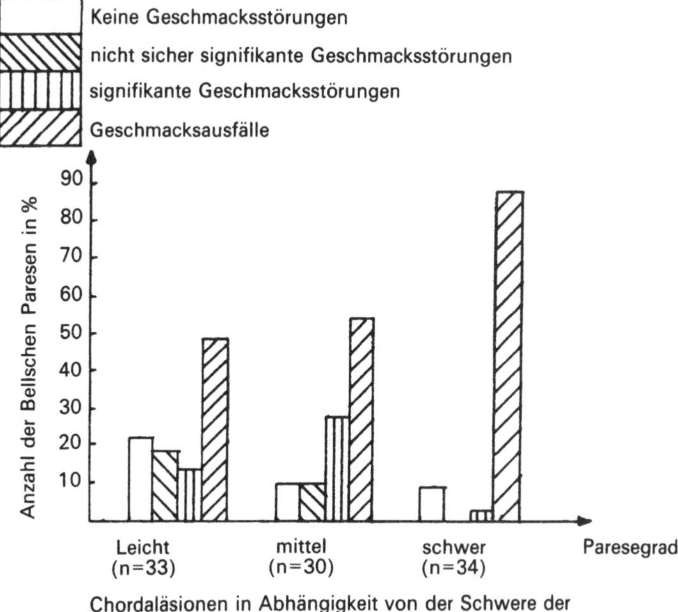

Abb. 1. Dargestellt sind die elektrogustometrisch gemessenen Geschmacksstörungen in Abhängigkeit vom motorischen Paresegrad der Bellschen Lähmungen. Nicht sicher signifikante Geschmacksstörungen wurden bei einer elektrogustometrischen Seitendifferenz von 4–8 dB, signifikante Geschmacksstörungen bei einer Seitendifferenz von 8–12 dB und Geschmacksausfälle bei einer Seitendifferenz von 12–16 dB angenommen. Der motorische Paresegrad wurde u. a. elektromyographisch bestimmt. Leichte motorische Lähmungen waren eine Neurapraxie, mittelschwere Lähmungen waren gemischte Lähmungen mit Willkürpotentialen und Denervierungszeichen im EMG. Schwere motorische Lähmungen wiesen im EMG nur Denervierungszeichen auf (Axonotmesis oder Neurotmesis)

sten 3 Wochen nach Lähmungsbeginn mit der Methode der Elektrogustometrie von Krarp durchgeführt. Die subjektiv angegebenen Geschmackswerte wurden nach der von Tomita eingeführten Dezibl-Skala festgehalten. Meßpunkte waren: 1. die vordere laterale Zunge als Chorda-Meßpunkt und 2. der weiche Gaumen, dessen Geschmacksempfindungen über den N. petrosus superficialis major weitergeleitet werden sollen (Rollin). Die Geschmacksmessungen am weichen Gaumen stellen vor allem für die Topodiagnostik der Fazialisparesen eine Bereicherung dar.

86% aller Bellschen Paresen wiesen eine halbseitige Beeinträchtigung des Geschmacks auf der paretischen Seite auf. 14% hatten keinen Geschmacksausfall. 46% aller Bellschen Paresen hatten auch eine Geschmacksstörung am weichen Gaumen. Je früher die Patienten nach Lähmungsbeginn gemessen wurden, um so häufiger wiesen sie eine Geschmackslähmung auf. Bei 17 Patienten fanden sich innerhalb der ersten 3 Krankheitstage nur noch 2 Patienten mit normaler Chordafunktion und bei 14 Patienten, die innerhalb der ersten 2 Tage nach Lähmungsbeginn gemessen wurden, fand sich keine normale Chordafunktion mehr. Mehrere Patienten berichteten auch, daß ihr Geschmack bereits vor dem motorischen Lähmungseintritt ausgefallen gewesen sei.

Aus dem Schweregrad der Geschmacksstörung konnte nicht auf den motorischen Lähmungsverlauf rückgeschlossen werden, wie Abb. 1 zeigt. Dies gilt vor allem für die schweren Geschmacksstörungen. Für die Prognose ist dagegen festzustellen, daß ein normales Geschmacksvermögen in den ersten 3 Wochen mit 91%iger Wahrscheinlichkeit einen schweren Lähmungsverlauf ausschließt, da nur bei 9% der schweren idiopathischen motorischen Paresen physiologische Schwellenwerte der Chorda tympani gemessen wurden.

Eine beidseitige Geschmacksstörung wurde nur angenommen, wenn einer der folgenden Parameter erfüllt war: 1. wenn auf beiden Seiten eine Schwelle von 200 µA überschritten wurde. 2. wenn eine derartige Schwellenerhöhung nach Ausheilung der Lähmung wieder auf Normalwerte zurück ging. 3. wenn subjektive Aussagen der Patienten über eine beidseitige Geschmacksstörung berichteten. Dies wurde bei 21 von 97 Bellschen Paresen gefunden. 22% dieser Bellschen Paresen wiesen also auch auf der motorisch gesunden Seite elektrogustometrisch einen pathologischen Geschmackswert auf. Diese 22% stellen wahrscheinlich nur einen unteren Grenzwert dar, da lediglich totale Geschmacksausfälle berücksichtigt wurden. Doppelseitige Geschmacksläsionen fanden wir bei 12 Patienten mit

Tabelle 1. Topodiagnostische Befunde der Geschmacksmessungen an der vorderen lateralen Zunge und am weichen Gaumen, des Stapediusreflexes und des Schirmer Testes bei 34 Bellschen Paresen. Bei den übrigen 37% der Bellschen Lähmungen ließen sich die Befunde nicht in das Erbsche Schema einordnen

Ort der Läsion	Prozentsatz
Intralabyrinthäres und metales Segment	44%
Tympanales Segment	26%
Mastoidales Segment	24%
Keine Läsion	6%

schweren Lähmungen, bei 5 Patienten mit mittelschweren und bei 4 mit leichten motorischen Lähmungen. Niemals traten bilaterale motorische Lähmungen auf. Von den 21 Patienten mit beidseitigem Chordaausfall wiesen 15 Patienten ebenfalls eine bilaterale Hypo- bzw. Ageusie am weichen Gaumen auf.

Tabelle 1 zeigt die topodiagnostischen Befunde der beiden Geschmacksmeßpunkte, des Stapediusreflexes und des Schirmertestes bei 34 Bellschen Paresen. Die topodiagnostischen Ergebnisse von 63% der Bellschen Paresen ließen sich in das Erbsche Schema einordnen. Für die restlichen 37%, bei denen ein widersprüchliches Testergebnis vorlag, muß eine multifokale Nervenschädigung diskutiert werden.

Literatur beim Verfasser

121. B. Benz, J. Müller-Deile, P. Bumm (Kiel/Augsburg): Quantifizierung und Beurteilung antidromer Fazialispotentiale

In früheren Arbeiten konnten die prinzipielle Eignung des antidromen Nervenaktionspotentiales (ANAP) zur Diagnostik der Facialisparese und seine Vorteile gegenüber den üblichen indirekt messenden Verfahren gezeigt werden. Eine direkte Messung des Nervenaktionspotentiales ohne die zusätzlichen Variablen der Muskelendplatten und Gesichtsmuskulatur ist bedingt durch die fächerförmige Aufzweigung des rete facialis nicht möglich. Unser Meßverfahren, bei dem extratemporal am Nervenstamm gereizt und aus dem Gehörgang abgeleitet wird, wurde bereits vor etwa 10 Jahren in Erlangen von Bumm, Wigand und Berg entwikkelt. Das Verfahren ist besonders am paretischen Nerven durch die extreme Kleinheit des Potentials gegenüber den Störgrößen: Reizartefakt, Muskelaktionspotential, EKG und EEG erschwert. Neben den bisher üblichen Verfahren zur Artefaktreduktion werden 2 neue Methoden zur Unterdrückung des Reizartefaktes und zur softwaremäßigen Verbesserung der Auswertbarkeit der Kurven vorgestellt.

Abbildung 1 zeigt das Blockschaltbild der verbesserten Meßapparatur. Vor Reizbeginn wird das Potential an der bipolaren Gehörgangselektrode elektronisch gespeichert und mit Reizbeginn für die erste Millisekunde statt des jetzt abgeschalteten Elektrodenpotentiales an den Differenzverstärker weitergegeben. Dadurch kann in vielen Fällen ein Übersteuern des Verstärkers durch den Reizartefakt verhindert werden.

Abbildung 2 zeigt eine durch den Reizartefakt gestörte Messung. Auch nach Reizende (50 µs) ist der Verstärker noch übersteuert (punktierte Kurve).

Um die Auswertbarkeit weiter zu verbessern, wird in einem weiteren Schritt softwaremäßig die Grundlinie des ANAP begradigt. Hierzu wird mit Hilfe eines Fit-Programmes eine Näherungskurve zum abfallenden Schenkel des Reizartefaktes berechnet, die von der Originalkurve subtrahiert wird.

Das Ergebnis entspricht der durchgezogenen Kurve in Abb. 2. Das ANAP (ca. 1,6 ms) ist deutlich sichtbar.

Man kann nun die Amplitude des Potentials direkt abgreifen und das Integral als Funktion der Anzahl aktiver Nervenfasern berechnen.

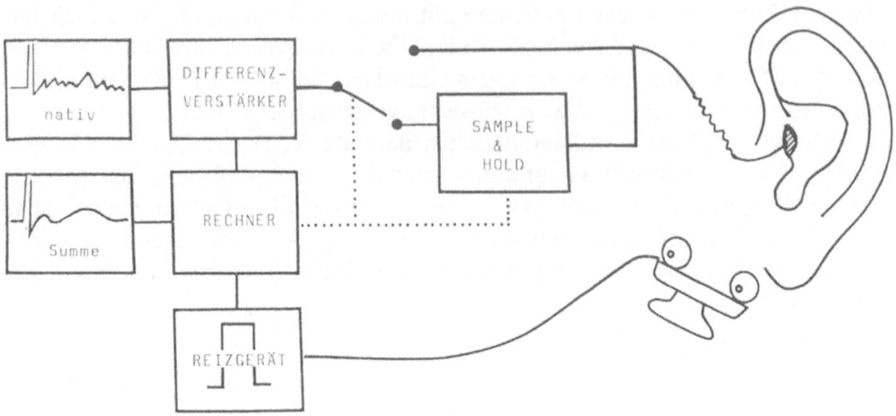

Abb. 1. Blockschaltbild der Meßapparatur

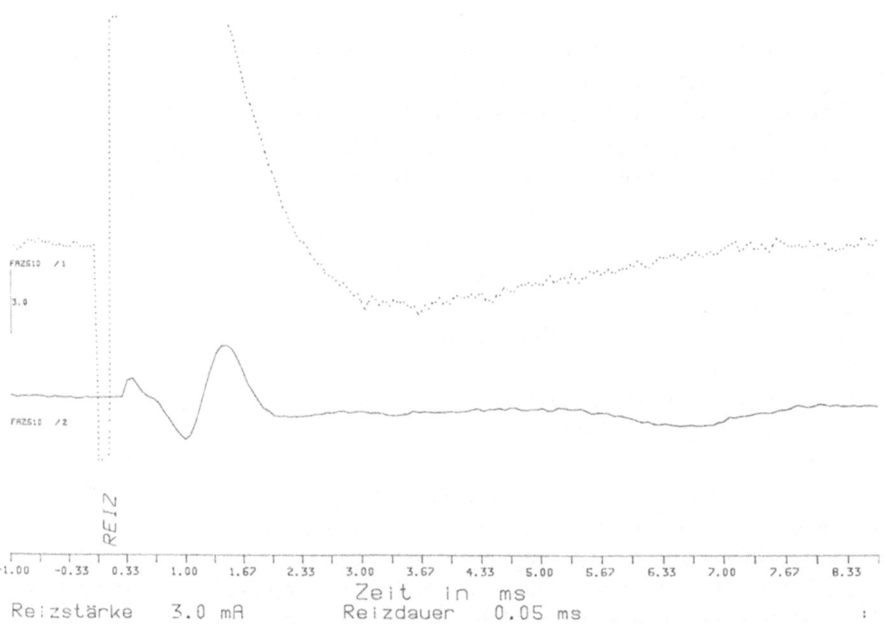

Abb. 2. ..... durch Reizartefakt gestörte Messung. – – nach Reizartefaktunterdrückung und Fitting

Wir hoffen, daß durch die beschriebenen Verbesserungen der Methode jetzt häufiger Potentiale auch von paretischen Nerven abgeleitet werden können.

Literatur beim Verfasser

C. Herberhold (Hamburg): Klinisch wie theoretisch interessant wären Potentialregistrierungen am N. facialis jenseits einer Läsion. Sie greifen Potentiale im gehörgangsnahen Nervenabschnitt ab, also in einem Bereich, der *sekundär* von nervenschädigenden Einflüssen betroffen ist, wie der gesamte distale Nerv. Wo sehen Sie dann Vorteile Ihres antidromen Potentials gegenüber orthodromen bzw. myogenen Potentialen?

B. Benz (Kiel); Schlußwort: Der Vorteil einer antidromen Ableitung für die Fazialisdiagnostik liegt wie im Vortrag genannt in einer Reduktion der Variablen auf die Nervenfunktion selbst. Nur antidrom können – bedingt durch die anatomischen Verhältnisse Nervenaktionspotentiale direkt abgeleitet werden.

122. P. Bumb, J. Helms, K. Schürmann (a. G.) (Mainz): Erhaltene Kochlearisfunktion nach otoneurochirurgischer Akustikusneurinomentfernung*

123. Ch. Zöllner, St. Bockenheimer (a. G.) (Freiburg/Frankfurt): Beitrag zur Wachstumstendenz von Akustikusneurinomen**

124. M. E. Wigand, G. Rettinger, T. Haid et al. (Erlangen): Transtemporale Ausräumung des Oktavusneurinoms aus dem Kleinhirnbrückenwinkel

In der aktuellen Diskussion über die sicherste und möglichst funktionserhaltende (betr. Fazialismotorik und Gehör) Operationsmethode zur vollständigen Abtragung von Oktavusneurinomen konkurrierten bisher zwei Verfahren: Die lateralsubokzipitale Freilegung des Kleinhirnbrückenwinkels (KBW) mit mikrochirurgischer Aufdeckung des inneren Gehörganges (Rhoton, Cohen, Palva) und die translabyrinthäre Operation nach W. House. Letztere gilt als besonders kleinhirnschonend und günstig für die Erhaltung des Fazialisnerven, opfert jedoch zwangsläufig ein evtl. noch vorhandenes Restgehör (Tos). Eigene Erfahrungen mit der erstgenannten subokzipitalen Meatotomie nach Rhoton ließen Zweifel aufkommen an 1) der Vollständigkeit der Tumorentfernung aus dem Fundus des inneren Gehörganges (CAI) und 2) der Möglichkeit, mit diesem tangentialen Aufblick den oberen Bogengang, das Crus commune und den Saccus endolymphaceus im Felsenbeinknochen sicher zu identifizieren.

Als Alternative wurde ein erweiterter Zugang zum Kleinhirnbrückenwinkel durch die mittlere Schädelgrube ausgearbeitet, der über die transtemporale Meatotomie von W. House (1961) erheblich hinausgeht. Diese war bisher reserviert für die Ausräumung der kleinen, intrameatalen (Größe A) Oktavusneurinome. Nach extensiver Knochenfortnahme vor und hinter dem CAI (Abb. 1) sowie Resektion des Sinus petrosus superior kann jedoch die cerebelläre Dura so weit geöffnet werden, daß der Einblick in den KBW ausreicht, um auch mittelgroße (Größe B) und große (Größe C) Oktavusneurinome komplett unter Sicht abzutragen. Die intrakapsuläre Tumorverkleinerung mit nachfolgender Präparation der Arachnoideaschicht an der Außenseite ist essentieller Bestandteil des Verfahrens.

Seit 1975 konnten mehr als sechzig Neurinome transtemporal operiert werden (Tabelle 1). Für Geschwülste mit einem Durchmesser von mehr als 4–5 cm und

---

* Erscheint in einem anderen Organ unserer Gesellschaft
** Erscheint ausführlich in Archives of Oto-Rhino-Laryngology

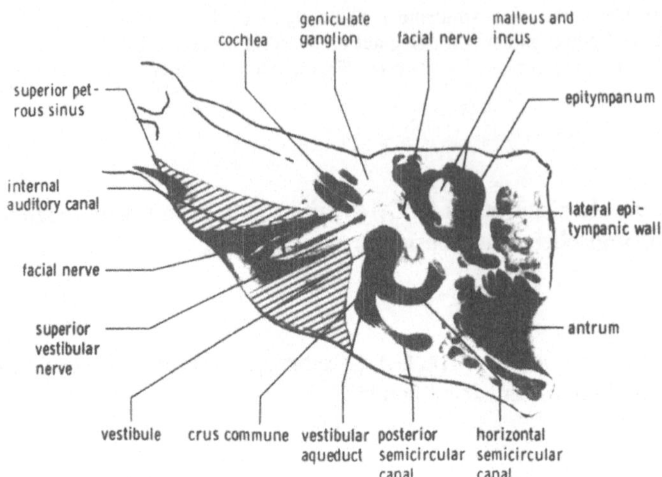

Abb. 1. Die Knochenresektion (*schraffiert*) vor und hinter dem inneren Gehörgang beim Zugang über die mittlere Schädelgrube zum Kleinhirn-Brückenwinkel (Schema nach einer Skizze von Valvassori)

Tabelle 1. Transtemporale Operationen via Fossa media cerebri von 63 Octavusneurinomen (1975–1974)

	Total	Tumorgrößen		
		A	B	C
Operationen	63	13	23	27
Komplette Ausräumung	51	13	21	17
Absichtlich inkomplette Resektion (geplante Teil-op., Palliativ-op.)	6	0	0	6
Zugangsbedingte inkomplette Resektion	6	0	2	4

Tabelle 2. Postoperative Funktion von Gehör und Gesichtsmotorik nach transtemporaler Operation von 63 Octavusneurinomen

	Total	Tumorgrößen		
		A	B	C
Operationen	63	13	23	27
Auditus präoperativ vorhanden	46	11	15	20
N. cochlearis strukturell erhalten	44	10	18	16
Auditus postoperativ nachweisbar	28	8	10	10
Auditus postop. bei kompletter Tumorabtragung	23	8	10	5
N. facialis strukturell erhalten	59	12	22	25
Facialismotorik ungestört/voll regeneriert	34/56	11/12	11/20	12/24
Facialismotorik leicht gestört	14/56	0/12	7/20	5/24
Facialismotorik bleibend unbefriedigend	8/56	1/12	2/20	5/24

Angaben bezogen auf die verfügbaren Daten von Nachuntersuchungen

Tabelle 3. Komplikationen nach transtemporaler (via Fossa media) Operationen von 63 Octavusneurinomen

	Total	Tumorgrößen		
		A	B	C
Operationen	63	13	23	27
Exitus letalis	0	0	0	0
Transitorischer Meningismus	6	2	1	3
Transitor. neurolog. Symptome	5	0	1	4
Paralyse n. abducens	1	0	1	0
Intra- oder postop. Hämorrhagie	0	0	0	0
Sekundäre Wundversorgung	4	0	3	1
Rhinoliquorrhoe mit Nach-op.	1	0	1	0

Beteiligung des Trigeminusnerven empfiehlt sich evtl. ein kombiniertes suprapyramidal-subokzipitales Vorgehen. Der Vorteil einer Gehörerhaltung kommt besonders bei beidohrigem Befall (M. Recklinghausen) zum Tragen. Auch für Palliativeingriffe aus anderer Indikation hat sich der geschilderte Zugang über die mittlere Schädelgrube bewährt. Kann der Nervus cochlearis erhalten werden, bleibt auch die Option für eine evtl. erwünschte spätere Elektrostimulation (Cochlea Implant) offen.

Die Tabelle 2 zeigt die bisher erzielten Resultate, die Tabelle 3 informiert über die Häufigkeit von Komplikationen, die vergleichsweise niedrig gehalten werden konnte.

Literatur beim Verfasser

Th. Lenarz (Heidelberg): Unsere Ergebnisse der Funktionserhaltung des Hörvermögens bei alleiniger suboccipitaler Operationstechnik sind nur geringfügig schlechter als Ihre (50 Akustikusneurinome aller Größenklassen). In keinem Fall ergaben sich Schwierigkeiten bei der Totalexstirpation, die Gefäßsituation war gut zu übersehen. Wie steht es damit bei Ihrer Technik und in wieviel Prozent der Fälle hätten Sie von einem suboccipitalen Zugang aus den Tumor ebenfalls total entfernen können?

M. E. Wigand (Erlangen); Schlußwort: Der Ansicht, daß über eine laterale subokzipitale Freilegung des KBW mit Öffnung des inneren Gehörganges von dorsal her die gleich guten funktionellen Ergebnisse mit geringerem Aufwand und höherer Operationssicherheit bei besserer Übersichtlichkeit zu erreichen seien, möchte ich widersprechen. Aus dieser Richtung können Saccus endolymphaceus und oberer Bogengang nicht identifiziert werden, man erkennt keine graue Linie. Die Identifizierung von N. facialis und N. cochlearis im Fundus des inneren Gehörganges, wo Tumor sogar in die Nervenkanälchen eindringen kann, ist nach meiner Erfahrung fast unmöglich. Die Ausräumung des lateralen Tumorpols erfolgt bei diesem Verfahren „blind".

Freie Vorträge

125. W. Frank, M. Münzel (Hamburg): Zur otologischen Manifestation der Wegenerschen Granulomatose

Im Rahmen der Wegenerschen Granulomatose kommt relativ häufig eine Mittelohrbeteiligung sekundär als Folge der entzündlichen Veränderungen in der Nase und im Nasen-Rachenraum vor. Unabhängig davon wird von otologischer Seite in den letzten Jahren vermehrt auf die Möglichkeit einer primären Erkrankung der Mittelohrschleimhaut hingewiesen. Die dort auftretenden Veränderungen können dem Befall der an sich typischen Prädilektionsstellen im oberen Respirationstrakt zeitlich deutlich vorausgehen.

In einem kasuistischen Beitrag wird über eine 37jährige Patientin berichtet, die primär unter dem Bild einer linksseitigen serösen Otitis media erkrankte. Die Mittelohrentzündung erwies sich zunächst als therapieresistent. Erst eine operative Exploration des Mittelohres bzw. des Warzenfortsatzes ermöglichte die Diagnose einer Wegenerschen Granulomatose. Der für einen Morbus Wegener typische Befall der Schleimhäute des oberen und unteren Respirationstraktes sowie der Niere trat erst mehrere Wochen später ein.

Die differentialdiagnostischen Schwierigkeiten bei der Einordnung entzündlicher Granulomatosen der Mittelohrschleimhaut werden dargestellt. Insbesondere ist eine Abgrenzung gegen die Schleimhauttuberkulose des Mittelohres erforderlich. Daneben muß noch an die seltene Möglichkeit des Vorliegens einer Lues- oder Leprainfektion gedacht werden.

Das derzeit gültige Konzept der Chemotherapie bei der Wegenerschen Granulomatose mit Cyclophosphamid und Corticosteroiden wird skizziert. Eventuell auftretende entzündliche Komplikationen durch Superinfektionen müssen mit entsprechenden Antibiotics behandelt werden. Bei frühzeitiger Diagnosestellung und Therapiebeginn wird in einer relativ großen Zahl von Erkrankungsbildern eine erfreulich lange Remission erreicht.

Literatur beim Verfasser

Schreiner (München): Ihre Fallbeschreibung ist sehr bemerkenswert und beweist uns, daß man bei Patienten im mittleren Alter, die an einer häufig rezidivierenden serösen Otitis leiden, nicht nur an eine Tuberkulose, sondern auch an eine Wegenersche Granulomatose denken muß:

Die histologische Diagnose ist sehr schwer zu stellen und meist erhält man vom Pathologen den Befund einer Tuberkulose. Erst wenn es zu starken Destruktionen am Knochen kommt und wenn vor allem der klinische Verlauf auf eine Nieren- und Lungenbeteiligung Hinweise gibt, wird oft erst an eine Wegenersche Erkrankung gedacht. So war es auch in einem Fall bei uns, wo bei einer Patientin eine einseitige Innenohrschwerhörigkeit mit schweren Vestibularisbeschwerden vorlag. Das CT war negativ. Als eine Glomerulonephritis hinzukam und sich auch eine Mastoiditis einstellte, wurde der Verdacht auf eine Wegenersche Granulomatose gestellt, die sich dann nach der Mastoidektomie histologisch bestätigte. Bei der späteren Sektion war das Felsenbein völlig zerstört.

Th. Lenarz (Heidelberg): Aus dem Biopsiepräparat allein läßt sich oftmals die histologische Diagnose stellen. Es ist daher immer notwendig, die klinische Symptomatik zu beurteilen. Andererseits erlaubt das Vorliegen einer granulomatösen Entzündung im histologischen Präparat keineswegs die Diagnose

Wegener, da Hypersensitivitätsprozesse, z. B. im Rahmen des Churge-Strauss-Syndroms, zu identischen Veränderungen führen.

W. Ristow (Frankfurt/M.): Bei einem Patienten, bei dem mehrere Wochen hindurch eine Erkrankung der Lungen ohne überzeugend pathologische Symptomatik auf unserem Fachgebiet vorlag, kam es zu einer ungewöhnlichen Infiltration des einen Trommelfells sowie zu dieser Zeit auch verdächtigen Veränderungen an der Nasenschleimhaut.

Die jetzt hier vorgenommene Probeexzision ließ die Diagnose Wegenersche Granulomatose sicher stellen. Das Trommelfell zerfiel während 2–3 Tagen völlig, so daß der Hammergriff geradezu gespenstisch skelettiert in den Paukenraum ragte. Unter Cytostatika kam es zu einer guten Erholung des Patienten und gegen alle Erwartung regenerierte sich das Trommelfell narbig innerhalb von etwa 10 Wochen komplett, trotz der laufenden cytostatischen Behandlung.

W. Frank (Hamburg); Schlußwort: Ich möchte mich bei den Herren Diskussionsrednern für die ergänzenden und weiterführenden Bemerkungen bedanken. Die Diagnose einer Wegenerschen Granulomatose wird in den meisten Fällen erst aus der Synopse des patho-histologischen Bildes und des klinischen Verlaufs zu sichern sein. Der Hinweis auf atypische Erstmanifestationsorte – wie etwa die Mittelohrschleimhaut – soll die Diagnosestellung der Wegenerschen Granulomatose erleichtern.

126. W. Mann, I. Jonas (a. G.), W. W. Schlenter et al. (Freiburg): Die Bedeutung der HNO-ärztlichen Befunde bei kieferorthopädischen Patienten

Die behinderte Nasenatmung wird zunehmend in der Kieferorthopädie als einflußnehmender Faktor auf die Entwicklung der kraniofazialen Morphologie, der Kiefer- und Zahnbögen erkannt. Dabei hat der Atmungstyp Einfluß auf den Tonus und die Funktion der kraniofazialen Muskulatur, die habituelle Unterkieferposition, die Lage und Funktion der Zunge und beeinflußt über diese Faktoren die okklusalen Beziehungen. Eine verstärkte oro-nasale Atmung steht einer erfolgreichen kieferorthopädischen Behandlung entgegen und gefährdet vor allem die Stabilität des Behandlungsergebnisses. Deswegen wird der HNO-Arzt häufiger mit der Frage konfrontiert, eine evtl. Behinderung des nasalen Atmungstyps bei diesen Patienten abzuklären.

Grundsätzlich können die Folgen einer behinderten Nasenatmung sehr unterschiedlich sein. Sie beinhalten aber immer eine adaptive Zungenfehllage. Um bei behinderter Nasenatmung ausreichend atmen zu können, muß die orale Luftpassage freigehalten und die Zunge tief gelagert werden. Wird die Zunge tief und nach dorsal verlagert, begünstigt sie die Genese einer Unterkieferrücklage. Liegt die Zunge flach und hinter den unteren Schneidezähnen, findet sich oft eine progene Verzahnung. Um die orale Luftpassage zu erleichtern, ändert sich auch die habituelle Unterkieferposition, d. h. der Unterkiefer wird über die normale Ruhelage nach hinten unten rotiert. Diese neuromuskuläre Änderung führt in vielen Fällen zu einer Überentwicklung der vorderen Gesichtshöhe. Dieser Befund wird in der HNO-Heilkunde oft als „Facies adenoidea" bezeichnet, obwohl ursächlich komplexere Veränderungen zugrunde liegen.

Das Hauptaugenmerk des HNO-Arztes richtet sich bei der Abklärung des Atmungstyps bei diesen jugendlichen Patienten auf das Vorhandensein von Adenoiden. Unsere Befunde bei 120 kieferorthopädischen Patienten ($\bar{x} = 11{,}6 \pm 2{,}5$ Jahre), von denen 46,7% adenotomiert waren, zeigten aber, daß obstruierende Adenoide nur in 9,2% der Fälle alleinige Ursache einer behinderten Nasenatmung

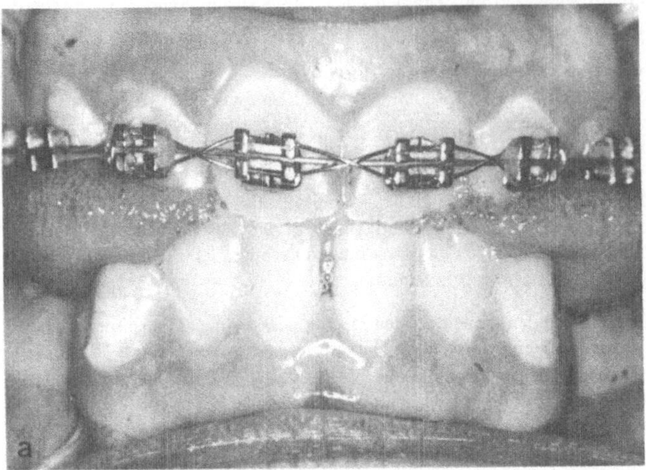

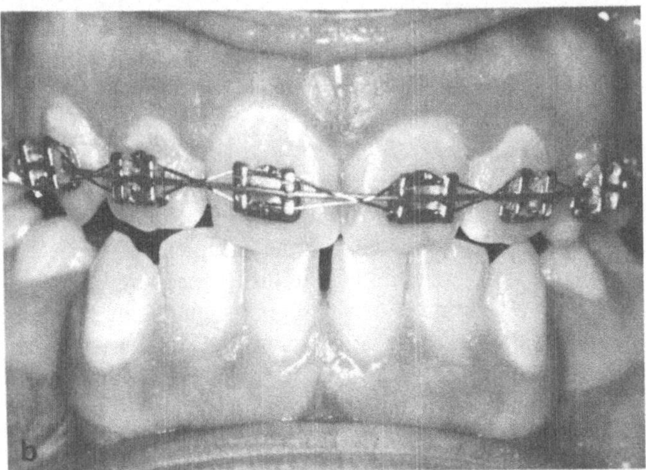

Abb. 1. a Okklusale Beziehungen bei einer Patientin mit Tonsillenhyperplasie und adaptivem Zungenpressen. **b** Änderung der okklusalen Beziehungen und der Zungenfehllage 6 Wochen nach Tonsillektomie

sein konnten. Auch mittelgroße Adenoide traten nur in 32,5% der Fälle auf. In den Blickpunkt rückten nasale Veränderungen wie knorpelige und knöcherne Septumdeformitäten (51,7% bzw. 40,8%), die sich bereits bei kleinen Kindern andeuteten und mit zunehmendem Alter an Bedeutung gewannen. Hinzu kamen Isthmus- und Vestibulumstenosen (19,2% bzw. 11,7%). Bei ca. 40% der Patienten bestand eine Obstruktion der Nase vorwiegend durch Muschelschwellung. Nach Ausschluß von Allergikern konnten diese habituellen Mundatmer auf einen vorwiegend nasalen Atmungstyp umgestellt werden. Die Nase schwillt durchschnittlich in einem Vierteljahr unter diesen Maßnahmen ab. Kieferorthopädische Anomalien können aber auch durch vergrößerte Tonsillen hervorgerufen werden. Auch bei diesen Fällen steht die Zungenfehllage im Vordergrund, die sich nach Tonsillektomie oft spontan innerhalb weniger Wochen ausgleicht und die kieferorthopädische Behandlung der dento-alveolären Anomalie erleichtert (Abb. 1). In vielen Fällen ist auch eine Verbesserung der Phonation zu beobachten. Nach unseren Untersuchungen war eine nasale Lokalisation der Atemwegsbehinderung vor allem bei folgenden kieferorthopädischen Anomalien zu beobachten: inkompetente Lippenhaltung, Zungenpressen und offener Biß.

Mittelgroße Adenoide und Tonsillen, die den weichen Gaumen anheben, wirken bei diesen Patienten summativ mit den bestehenden nasalen Veränderungen. Die Indikation zur Adeno- und/oder Tonsillektomie sollte daher großzügig gestellt werden. Postoperativ ist aber eine genaue Langzeitkontrolle in Zusammenarbeit mit dem Kieferorthopäden notwendig und häufig müssen zur Umstellung des Atmungstyps später noch rhino-chirurgische Eingriffe durchgeführt werden. Bei der Indikation zur Tonsillektomie ist bei den Progeniepatienten auf die größere postoperative Gefahr einer Rhinophonie (0,9%) zu achten.

Literatur beim Verfasser

O. v. Arentsschild (Berlin): Wurde bei Ihren Patienten mit Unterkiefer- und Zahnfehlstellungen auch orale myofunktionelle Therapie angewendet, ggf. nach HNO-Therapie oder auch allein?

W. Mann (Freiburg); Schlußwort: Myofunktionelle Übungen haben nach unserer Meinung erst nach Beseitigung des evtl. bestehenden nasalen Atemhindernisses Aussicht auf Erfolg. Erstaunlich ist dabei, daß die uns bekannten deutlichen nasalen Veränderungen oft fehlen und diskrete Veränderungen oft summativ zu einer verstärkten oronasalen Atmung führen.

127. St. Bockenheimer (a. G.), H. Weerda, V. Hartenstein (a. G.) (Frankfurt/Freiburg): Das hochauflösende Computertomogramm des Felsenbeins bei Ohrmuschelmißbildungen. (Ein Vergleich mit der normalen Felsenbeinanatomie)

Die meisten CT-Anlagen enthalten heute einen Hochauflösungsmodus, allgemein als high resolution CT bezeichnet, womit ein räumliches Auflösungsvermögen von 0,4 mm erreicht wird. Über die Detailerkennbarkeit im Bereich der Pyramide im direkten Vergleich zum anatomischen Präparat haben Rettinger et al. (1981), Waes et al. (1982) berichtet.

Unseren Untersuchungen von 10 Patienten mit angeborenen Ohrdysplasien unterschiedlicher Ausprägungsgrade stellten wir die Erarbeitung eines Atlas der normalen Anatomie des Felsenbeines in der CT in den otoradiologisch geläufigen fünf Standardprojektionen voran.

Dazu wurden ausgesägte Felsenbeine unter Berücksichtigung ihrer Orientierung in der Schädelbasis in Kunstharz eingebettet. Von diesen Präparaten wurden lückenlose Serien in 2 mm Schichtdicke in high resolution CT angefertigt. Entsprechend Position und Projektionsebene wurden die Präparate mit einer diamantbeschichteten Kreissäge (Blattdicke 0,8 mm) in Scheiben zerlegt. Die im CT dargestellten Strukturen konnten so mit dem anatomischen Schnittpräparat verglichen werden. Von allen Schnitten wurden außerdem konventionelle Röntgenaufnahmen (40 kV, 32 mAS) angefertigt.

Auf dieser Grundlage wurden die axialen und coronaren CT von 10 Patienten mit angeborenen Ohrmißbildungen analysiert. Alle Fälle lassen Ohrdysplasien

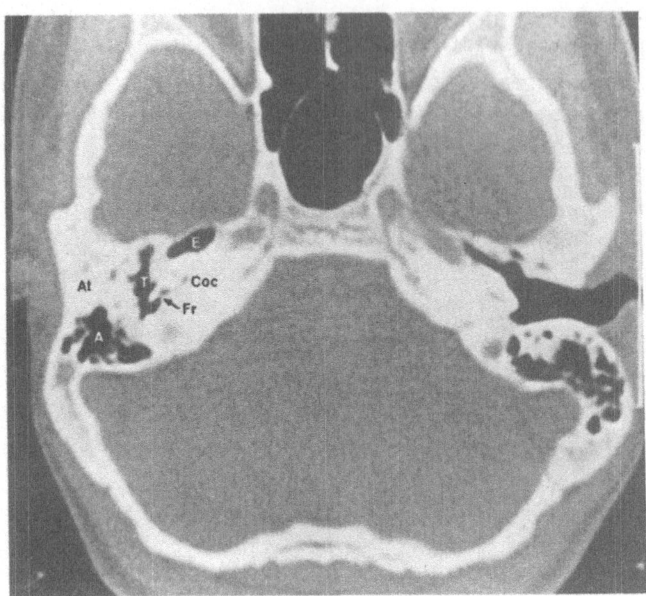

Abb. 1. Leichtgradige rechtsseitige Ohrmuscheldysplasie, Gehörgangsatresie. (*At*) Atresieplatte, (*A*) Antrum, (*T*) Paukenhöhle verengt, (*Fr*) rundes Fenster, (*Coc*) normale Chochleawindung, (*E*) Tuba auditiva

unterschiedlichster Ausprägung erkennen, sind jedoch nach dem Schweregrad der Mißbildungen zwei Gruppen zuzuordnen.

In der Gruppe 1 finden sich leicht- bis mittelgradige Ohrmißbildungen, dabei findet sich oft eine einseitige Ohrmuscheldysplasie und eine Gehörgangsatresie. Die Paukenhöhle ist jedoch abgesehen von einer leichten, durch die Atresieplatte hervorgerufenen transversalen Einengung normal geformt (Abb. 1).

Bei diesen Fällen findet sich audiologisch eine einseitige Schalleitungsschwerhörigkeit von ca. 60 dB. Ein gehörverbessernder Eingriff mit Öffnung des äußeren Gehörgangs, Lösung der knöchernen Verwachsung der Ossikel mit der tympanalen Wand und Tympanoplastik hätte in diesen Fällen Aussicht auf Erfolg.

In der Gruppe 2 sind die morphologisch schweren Ohrmißbildungen zu finden. Häufig sind beide Seiten von der Mißbildung betroffen. Wir finden oft eine Mikrotie III. Grades, der äußere Gehörgang ist atretisch und die Paukenhöhle zu einem schmalen Spalt eingeengt. Die Gehörknöchelchen fehlen vollständig (Abb. 2). Zusätzlich sind in einem Teil der Fälle Innenohrmißbildungen und eine Verengung des inneren Gehörganges zu erkennen. Audiologisch ist bei diesen Patienten eine beidseitige starke Schallleitungsschwerhörigkeit, oft auch Schallempfindungsstörung bis zur Taubheit zu objektivieren. Gehörverbessernde chirurgische Eingriffe hätten bei diesen Patienten wenig Erfolgsaussichten.

Zusammenfassend halten wir fest, daß konventionelle und Computertomographie des Felsenbeines bezüglich Strahlenbelastung und praktischer Durchführbarkeit als etwa gleichwertig einzustufen sind. Hinsichtlich Strukturauflösung und Bildkontrast ist die CT eher vorteilhafter. Mit der gleichen Aufnahme

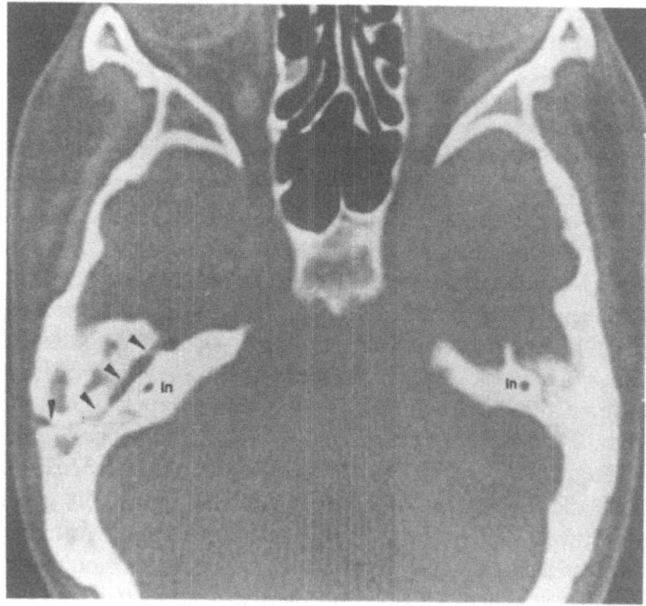

Abb. 2. Linksseitige Aplasie und rechtsseitige schwere Dysplasie der Ohrmuschel, beidseitige Atresie des äußeren Gehörgangs, Deformierung der Paukenhöhle. (*In*) Innenohrrudiment (Otozyste). Horizontale Spalt (*Pfeile*)

können durch variable Fenstereinstellung Strukturen unterschiedlicher Dichte abgegrenzt werden. Dies ist im Bereich des Mittelohres von erheblicher Bedeutung, da Indikation und Vorgehen gehörverbessernder Operationen weitgehend von den morphologischen Verhältnissen im genannten Bereich mitbestimmt werden.

Literatur beim Verfasser

M. Strohm (Tübingen): Zur Entscheidung, ob bei einer Mikrotie 3. Grades eine hörverbessernde Operation sinnvoll ist oder nicht, muß entscheidend die Frage geklärt werden, ob ein Stapes oder ein funktionstüchtiges Stapes-Rudiment vorhanden ist oder nicht. Konnten Sie bei Ihren Untersuchungen im CT den Stapes nachweisen bzw. sein Vorhandensein sicher ausschließen oder bezieht sich Ihre Aussage über das Fehlen von Ossicula nur auf die größeren Knöchelchen Hammer und Aboß?

S. Bockenheimer (Frankfurt/M.); Schlußwort: Wenn CT und konventionelle Tomographie verglichen werden, so wird in der alltäglichen Diagnostik, wie Prof. K. Terrahe, Stuttgart, feststellt, sicher die konventionelle Tomographie von vielen bevorzugt. Dies liegt m. E. jedoch mehr an der fehlenden Vertrautheit mit der axialen Standardprojektion des CT als an ihrer mangelnden Aussagekraft. Wir mußten uns die diagnostische Sicherheit erst durch das intensive Studium von CT-Schnitten anatomischer Präparate erarbeiten, wie wir berichtet haben. Ich bin aber der Meinung, daß unter diesen Voraussetzungen CT durch die Möglichkeit der Wahl unterschiedlicher Fenstereinstellungen ein breiteres Spektrum der Beurteilung erlaubt, als konventionelle Tomographie, wobei die Wahl unterschiedlicher Filter bei der Bildberechnung, wie A. Schadel, Münster, fragte, bei high resolution Technik nur eine untergeordnete Stellung einnimmt. Mit nein möchte ich die Frage von Professor Wigand, Erlangen, beantworten, ob unter unseren 10 Fällen eine Facialiskanalmißbildung vorlag.

128. F. E. Zanella (a. G.), U. Mödder (a. G.), J. Kubatova (Köln): Die computertomographische Darstellung der Mukozelen

Als Mukozele wird eine mit Schleim gefüllte, dilatierte Nasennebenhöhle bezeichnet, die von einer Wand aus sezernierendem Epithel umgeben ist. Die häufigste Ursache liegt in einer entzündlich, traumatisch, postoperativ oder tumorös bedingten Obstruktion des Ausführungsganges.

In der CT stellen sich Mukozelen als Raumforderungen dar, die von einer NNH ausgehen, eine glatte Begrenzung zeigen und meist noch von einer dünnen Knochenlamelle umgeben sind. Die zentral hypodensen Dichtewerte der Mukozele (10–30 H. E.) steigen im Falle einer Infektion (Pyozele) auf 60–80 H. E. an.

Die CT erfaßt die Expansion in die benachbarten Strukturen, wobei die druckbedingte Ausdehnung in der Regel den Weg des geringsten Widerstandes wählt. So entwickeln sich *Mukozelen des Sinus frontalis* meist in Richtung auf den inneren oberen Augenwinkel. Ein Durchbruch durch die Vorder- und Hinterwand ist trotz einer möglichen Verformung der gesamten Stirnhöhle selten. Bei der zentralen Lage der Siebbeinzellen dehnen sich *Mukozelen des Sinus ethmoidalis* in alle Richtungen aus, wobei jedoch aufgrund der geringen Dicke der Lamina papyracea die Expansion in die Orbita bevorzugt wird. Die „high resolution" moderner Geräte vermag die Demineralisation des Knochens gut zu dokumentieren. Bei den seltenen *Mukozelen des Sinus maxillaris* sind in der Regel alle Wände gleichmäßig aufgetrieben, so daß die Kieferhöhle balloniert wirkt. Insbesondere Pyozelen bereiten in der Abgrenzung zu den häufigeren Kieferhöhlenkarzinomen differentialdiagnostische Schwierigkeiten. *Mukozelen des Sinus sphenoidalis* gelten als Rarität; hier erfolgt die Expansion vor allem nach anterior und anterolateral in den Nasopharynx oder in die Orbita. Mit der heute möglichen Schichtdikke von 1 mm und der hochauflösenden Technik bietet die CT im Vergleich mit der Filmtomographie entscheidende Vorteile. So kann neben der Festlegung von Ursprungsort und Ausdehnung meist auch eine Aussage zur Dignität getroffen werden. Die CT dokumentiert die Beziehung der Mukozelen zum Nasopharynx und maxilloethmoidalen Winkel sowie insbesondere zum Bulbus oculi, zur Augenmuskulatur und zum Nervus opticus.

Die CT stellt somit die Methode der Wahl zum Nachweis einer Mukozele und zur Beurteilung der Expansion in die angrenzenden Strukturen – insbesondere die Orbita – dar. Sie ist sowohl in ihrer Aussage zur Ausdehnung als auch zur Dignität der Filmtomographie eindeutig überlegen, so daß nach der Übersichtsaufnahme auf die konventionelle Schichtung verzichtet werden kann.

Literatur beim Verfasser

129. M. Strohm, H. König (a. G.) (Tübingen): Angiocomputertomographische Verlaufskontrolle nach chirurgischer und radiologischer Therapie der Glomustumoren

Zweifellos stellt die selektive Arteriographie das exakteste und wichtigste röntgenologische Untersuchungsverfahren beim Glomustumor dar. Es erlaubt nicht nur Aussagen über Gefäßreichtum, Lokalisation und Größe des Tumors, sondern auch über seine evtl. bei Operationsbeginn zu unterbindende arterielle Versorgung; es bietet darüber hinaus die Möglichkeit einer präoperativen Embolisation, was das intraoperative Blutungsrisiko deutlich vermindert. Andererseits stellt die Angiographie ein aufwendiges und auch für den Patienten belastendes Untersuchungsverfahren dar, das darüber hinaus nicht ganz ohne Risiko ist. Es wird daher zur präoperativen Diagnostik unverzichtbar bleiben, doch geht das Bestreben dahin, für die Abklärung von Verdachtsfällen und für die posttherapeutische Verlaufskontrolle ein einfaches, nicht belastendes, aber ähnlich aussagekräftiges Untersuchungsverfahren zu entwickeln. Dieses steht unserer Ansicht nach in der Angio-Computertomographie zur Verfügung.

Bei dieser wird zunächst mittels eines High-resolution-CT die fragliche Tumorregion dargestellt und die optimale Schichtebene festgelegt. Nach bolusartiger intravenöser Injektion von 50 ml eines wasserlöslichen Kontrastmittels wird in der zuvor festgelegten Schichtebene in Fünf-Sekunden-Abständen die Strahlendichte über einer großen Arterie (am besten Arteria carotis interna), einer großen Vene (am besten Sinus sigmoideus) und dem fraglichen Tumorbezirk gemessen. Die ermittelten Dichte-Zeit-Kurven können anschließend durch Errechnung einer nichtlinearen Regression noch geglättet und harmonisiert werden (Abb. 1). Die arterielle Kurve zeichnet sich durch hohe Anstiegssteilheit und frühes Maximum aus, die venöse Kurve hat bei großen Venen einen ähnlichen Verlauf, aber

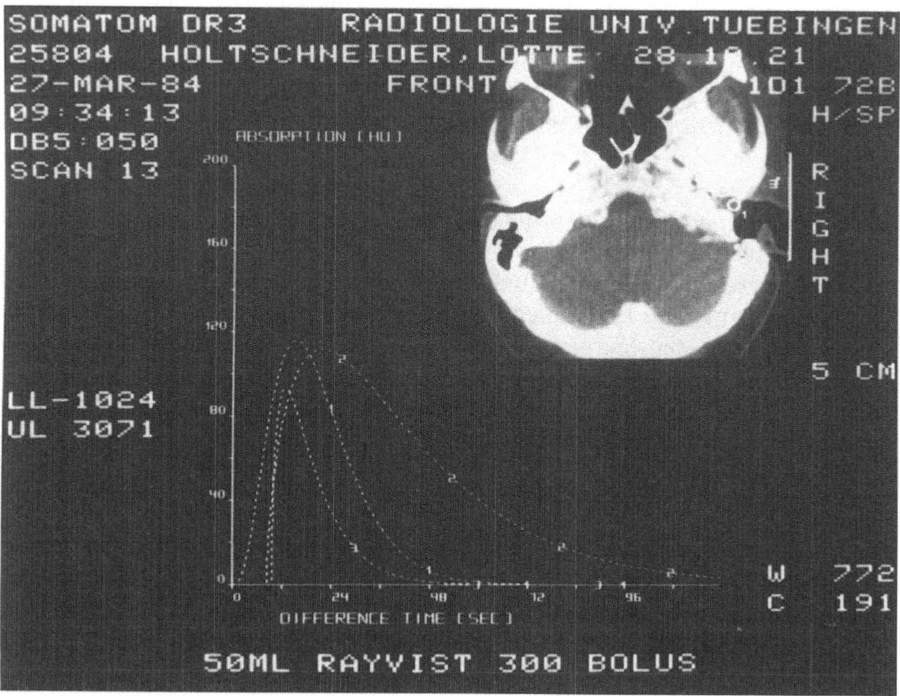

Abb. 1. Relevante Schichtebene mit den Markierungen der Meßpunkte. *1* = Tumor, *2* = Sinus sigmoideus, *3* = A. temporalis. Darunter die zugehörigen harmonisierten Dichte-Zeit-Kurven. Der Verlauf der Tumorkurve (*1*) entspricht dem arteriellen Kurvenbild (*3*), doch liegt ihr Maximum etwas später. Da eine kleine Bezugsarterie gewählt wurde, fällt der Tumor-Peak (ebenso wie der venöse peak) höher aus als der arterielle

Tabelle 1. Korrelation klinische und Angio-CT-Befunde

	Stadium			
	A n	B	C	D
	10	6	1	2
klin ∅/CT ∅	7	1	1	–
klin +/CT ∅	1	–	–	–
klin ∅/CT +	–	klin A/CT D	–	klin ?/CT D
klin +/CT +	2	4	–	1

ein späteres Maximum, bei kleinen Venen auch einen flacheren Anstieg. Der Kurvenverlauf stark arteriell versorgter Tumoren, welche funktionell als arterio-venöse Anastomosen wirken, entspricht in seiner Form dem der Arterien, doch zeigt ihr Maximum gegenüber der Vergleichsarterie eine geringe zeitliche Verzögerung. Eine Synopsis von 8 Kurvenverläufen bei Glomustumoren ergab in allen Fällen ein praktisch identisches Kurvenbild, welches eine gute Differenzierung sowohl gegenüber den Arterien als auch gegenüber den Venen erlaubte.

Bei bisher 19 Patienten haben wir dieses Verfahren zur Nachkontrolle nach chirurgischer und/oder radiologischer Therapie eines Glomustumors im Mittelohrbereich eingesetzt. Die Ergebnisse sind in Tabelle 1 aufgeführt, wobei die von Fisch (1979) vorgeschlagene Stadieneinteilung zugrunde gelegt wurde: A = Tumor auf das Mittelohr beschränkt, B = Tumor am Bulbus V. jugularis, C = Tumorausbreitung infralabyrinthär und D = intrakranielles Tumorwachstum. Wie Tabelle 1 zeigt, ergab sich in den meisten Fällen eine gute Übereinstimmung von klinischem und angio-computertomographischem Befund, doch konnte ein klinischer Verdacht sicher entkräftet werden, während sich in zwei klinisch zweifelhaften Fällen durch diese Untersuchung ein ausgedehntes intrakranielles Rezidiv ergab. Außerdem konnte in 3 Fällen vorbestrahlter Tumoren eine deutliche Abflachung der Dichte-Zeit-Kurve als Hinweis auf eine stattgehabte radiogene Fibrosierung der Tumorgefäße beobachtet werden. Damit kann die Angio-Computertomographie als einfache, nicht belastende, ambulant durchführbare Methode zur Diagnostik von Glomustumoren und zu deren posttherapeutischer Kontrolle empfohlen werden.

Literatur beim Verfasser

130. H. G. Schroeder, A. Lütcke (a. G.) (Marburg): Zur Indikation der Hochauflösungs-Computertomographie bei Gesichtsschädelfrakturen

Die Computertomographie ist beim Schädel-Hirn-Trauma zur wichtigsten diagnostischen Maßnahme geworden. Allerdings gilt dies bisher fast nur für die Diagnostik der intracraniellen Veränderungen, für die das CT auch ursprünglich nur zur Verwendung kam. Bisher gibt es wenig Berichte über CT-Befunde von Gesichtsschädeltraumata. Dies liegt an dem begrenzten räumlichen Auflösungsvermögen der meisten bisher verfügbaren Geräte. Erst neuere CT-Geräte mit erheblich verbesserter räumlicher und Dichteauflösung ermöglichen es, auch diskrete knöcherne Veränderungen darzustellen. „High-resolution" erreicht man durch ein besonderes Bildrekonstruktionsverfahren, das insbesondere Grenzflächen von Strukturen sehr unterschiedlicher Dichte besser zur Darstellung bringt. Durch dieses Verfahren entsteht dem Patienten keine erhöhte Strahlenbelastung, wenn das Vorgehen entsprechend geplant wird. Das bedeutet, daß die interessierenden Strukturen des Gesichtsschädels mit einer geeigneten Schnittführung erfaßt und die der Bildberechnung dienenden sog. Rohdaten getrennt gespeichert werden müssen, damit sie später für eine weitere Bildberechnung zur Verfügung stehen.

Um die Aussagekraft dieser Methode bei den verschiedenen Formen von Gesichtsschädelfrakturen zu prüfen, wurden die angefertigten Hochauflösungs-CT-Bilder aus einem Krankengut von 103 Gesichtsschädelfrakturen ausgewertet.

Die Untersuchungen waren mit einem Rotationsscanner vom Typ DR 3 der Firma Siemens durchgeführt worden. Die Schichtführung lag i. allg. axial, da es sich meist um Notfalluntersuchungen gehandelt hatte und der Zustand der oft polytraumatisierten Patienten eine extreme Lagerung wie sie zur Anfertigung direkter coronarer Schichten erforderlich ist, nicht zuließ.

Nach der Auswertung ergeben sich zur Indikationsstellung folgende Konsequenzen: Isolierte Frakturen einzelner Gesichtsschädelknochen (Unterkiefer, Jochbogen, Nasenpyramide) lassen sich zwar gut darstellen, gegenüber den konventionellen Röntgenaufnahmen ist jedoch eine erhebliche Mehrinformation nicht zu erhalten, so daß der Aufwand eines nur wegen dieser Verletzung indizierten CT nicht angezeigt erscheint. Bei Frakturen von knöchernen Strukturen, die parallel der Schichtebenen liegen (z. B. Orbitaboden, Siebbeindach) gelingt die Darstellung nur schwer. Hier sind konventionelle Schichten den rekonstruierten koronaren Schichten überlegen.

Frakturen der seitlichen Orbitawände und der Orbitaspitze lassen sich sehr gut erkennen. Hier kann zusätzlich die Auswirkung der Fraktur auf den Orbitainhalt beurteilt werden, da sich die Weichteile wie Bulbus, Augenmuskeln und Nervus opticus mit darstellen. Das eigentliche Ausmaß von kombinierten lateralen und zentralen Mittelgesichtsimpressionsfrakturen kann mit konventioneller Röntgentechnik nicht voll erfaßt werden. Die CT-Bilder dagegen stellen überlegen die in die Tiefe des Gesichtsschädels reichenden Frakturen, die Komplexität der Dislokation und Beteiligung der Weichteile wie Hämatom, Emphysem etc. dar. Feine Frakturlinien und Splitter im Bereich der Stirnhöhlenvorder- und -hinterwand, die mit konventioneller Röntgenuntersuchung nur schwer zu erfassen sind, können mit der Hochauflösungstechnik entdeckt werden.

Wird bei einem Schädel-Hirn-Verletzten zum Ausschluß intracranieller Läsionen ein CT durchgeführt, so sollte bei klinischem Verdacht auf Gesichtsschädel- oder Frontobasisfraktur vorher in jedem Falle die Hochauflösungsuntersuchung unter Einbezug des Gesichtsschädels geplant und dann durchgeführt werden, um dem Verletzten spätere zusätzliche Röntgenuntersuchungen ersparen zu können.

131. K. Terrahe, Renate Gustorf-Äckerle (a. G.), N. Klemm (Stuttgart): Zur topischen Abgrenzung von Tumoren der Schädelbasis und des Viszerokranium mittels präziser Hirnnervendiagnostik

Wer topische Diagnostik von destruierenden Tumorprozessen der Schädelbasis und des Viszerokranium exakt betreiben will, wird sich nicht einzig auf das Computertomogramm verlassen. Er wird der Störung der Funktion ebenso seine Aufmerksamkeit widmen wie der Zerstörung der Struktur. Er wird zielgerichtet und äußerst präzise nach neurologischen Reiz- und Ausfallssymptomen fahnden, um sich zusätzliche Kenntnisse zu verschaffen über die Dignität der Geschwulst (expansives, infiltratives Wachstum?), die genaue Markierung der malignen Grenzzone (zumal die Erfolge der zunehmend expandierenden Schädelbasischirurgie von einer minuziös erarbeiteten Indikationsstellung abhängen); den Verlauf nach erfolgter Behandlung (da das CT post radiationem oder post operationem bei der Unterscheidung zwischen inaktivem Narbengewebe und aggressivem Tumorrezidiv oft Zweifel läßt, sind neurologische Hinweise hilfreich).

Das Raster der Hirnnervendiagnostik muß, wenn es um die topische Grenzbestimmung der die Schädelbasis und den Gesichtsschädel zerstörenden Geschwülste geht, entschieden verfeinert werden, müssen doch auch diskrete Störsignale seitens der einzelnen Äste der Hirnnerven aufgenommen werden. Einige Beispiele aus unserer noch nicht abgeschlossenen prospektiven interdisziplinären Studie an einem Krankengut von bisher 40 Patienten sollen das verdeutlichen.

Da diese Studie ganz auf die Demonstration von anatomischen Skizzen im Vergleich zu computertomografischen Befunden angelegt ist, wird sie an anderer Stelle ausführlicher veröffentlicht werden; eine Publikation im HNO (Springer-Verlag) ist vorgesehen.

Worauf richten wir beispielsweise bei parasellärem Tumorwachstum unser Augenmerk? Jedermann weiß, wie bevorzugt die Fibrocartilago des Foramen lacerum vom endokranialwärts wachsenden Nasopharynx-Carcinom durchwachsen wird. Zuerst ist meist der Nervus petrosus major betroffen, dessen funktionellen Ausfall der Schirmer-Test augenfällig macht. Wichtiger ist die stufenweise Bedrohung der für die Bulbomotorik zuständigen Nerven, die in unterschiedlichen Ebenen parasellär zur Orbita streben. Am nächsten zum Foramen lacerum zieht der N. abducens, der erwartungsgemäß auch in unserem Krankengut am frühesten dem malignen Zugriff zum Opfer fällt; auch bei aufsteigenden Destruktionen der Pyramidenspitze ist er, der im Dorello-Kanal relativ kaudal, unterhalb der Dura, den petrosphenoidalen Schnittpunkt überquert, am ehesten erfaßt. Betrachten wir die Lage des dritten Hirnnerven, der in Höhe des hinteren Clinoidfortsatzes zieht, so kann man Guerrier nur zustimmen, daß die Lähmung des hochgelegenen N. oculomotorius als ein prognostisch besonders düsteres Zeichen zu gelten hat. Dabei pflegt übrigens die Ptosis den bulbomotorischen Ausfällen vorauszugehen; auch Störungen der Pupillomotorik treten relativ früh auf.

Die dichte Beziehung zwischen N. abducens und N. ophthalmicus erklärt uns den häufig kombinierten Befall beider Nerven. Neben der Areflexie der Cornea sind migräneartige Hemikranien, allerdings ohne Anfallscharakter, typisch und als symptomatische Neuralgie des N. frontalis zu deuten.

Als Signale für die Eskalation des parasellären Tumors in Richtung Fissura orbitalis inferior sind Störungen der Pupillomotorik zu würdigen; es kann ebenso eine Horner-Miosis erwartet werden wie – bei Befall des Ganglion ciliare und seiner kurzen parasympathischen Wurzel – auch die Weiterstellung der Pupille infolge Lähmung des M. sphincter pupillae. Auch treten Zeichen der Zirkulationsstörung der orbitalen Gefäße hinzu, die der Ophthalmologe aufzuschlüsseln hat.

Bei lateralwärts in Richtung Foramen ovale vordringender parasellärer Geschwulst sind zunächst die motorischen Fasern der Pars triangularis und des Ganglion Gasseri des Trigeminusnerven der neoplastischen Infiltration ausgesetzt. Denn die Radix motoria liegt, wie auf einer erläuternden Skizze dargestellt wird, basal, knochenseitig, dem Foramen lacerum zugewandt.

Besondere Probleme geben dem Kliniker die in der Fossa infratemporalis verborgen wachsenden Malignome auf. Unerklärbare einseitige Tubenstörungen, Otalgien, Schmerzen im Kiefergelenk, Mundtrockenheit finden oft erst eine Erklärung, wenn das Computertomogramm die Region unterhalb der mittleren Schädelbasis analysiert hat. Leitsymptome erwarten wir vor allem vom Nervus mandibularis und seinen Ästen. Frühsymptom ist ein aufgehobenes Vibrationsempfinden am Kinn, zu prüfen mit einer tieffrequenten Stimmgabel. Man achte auch auf Sensibilitätsausfälle im vorderen Bereich des äußeren Ohres, des Gehörganges, der Außenfläche des Trommelfells, die auf die Läsion des Nervus auriculotemporalis hinweisen und vom Patienten nur selten spontan angegeben werden. Die Parese der Kaumuskulatur, die sich mit subtilen Testen nachweisen läßt, weist auf einen Befall der vorderen Astgruppe des dritten Trigeminusastes. Wir achten auch auf Seitenunterschiede der aktiven Anspannung der Mundboden-Muskulatur (vorderer Digastricus-Bauch, M. mylohyoideus).

Für den Otologen ist wichtig, daß die motorische Wurzel des dritten Trigeminusastes nicht nur für die Kaumuskulatur, sondern auch für den M. tensor veli palatini zuständig ist, dessen Ausfall Tubenstörungen zur Folge hat. Man bedenke, daß ein im Erwachsenenalter auftretendes einseitiges Defizit der Tubenbelüftung, das sich nicht durch entzündliche Schleimhautaffektionen oder einen raumfordernden Prozeß im Nasopharynx erklären läßt, auch als indirektes neurologisches Tumorsymptom in Erscheinung treten kann. Hervorgerufen durch ein Malignom der Infratemporalgrube! Dabei ist besonders an diskrete Metastasen im Rouviere-Lymphknoten, dem obersten der Parapharyngealknoten, zu denken. Störungen der Speichelsekretion bei bösartigen Geschwülsten der Fossa infratemporalis sind meist nicht nur Folge der Unterbrechung der für die Parotissekretion zuständigen Jacobson-Anastomose, sondern werden erst spürbar bei gleichzeitigem Ausfall der den Glandulae submandibularis und sublingualis zustrebenden sekretomotorischen Fasern der vorderen Astgruppe des dritten Trigeminusastes.

Bei Tumorbefall der hinteren Schädelbasis mit Lähmungen der kaudalen Hirnnervengruppe ist uns das Horner-Syndrom ein untrügliches Signal für die exokranielle Ausdehnung der Geschwulst. Denn die sympathischen Fasern vom Ganglion cervikale superius des Grenzstranges machen vor dem Foramen jugulare Halt. Für Geschwülste, die endokraniell für das sog. innere Foramen jugulare-Syndrom nach Vernet verantwortlich sind, sind die sympathischen Neuriten außer Reichweite. Sie gelangen über den Carotiskanal in das Schädelinnere.

Tumoren mit Ausfallssymptomatik der kaudalen Hirnnervengruppen fordern vom Kliniker eine subtile Funktionsanalyse der oberen Halsgelenke C 0/C 1, C 1/C 2 mittels manueller HWS-Diagnostik. Es wird an einem Computertomogramm exemplarisch verdeutlicht, wie radiologische ossäre Auflösungszeichen am Condylus und Atlas den deutlich nachweisbaren segmentalen Dysfunktionen der oberen Halswirbelsäule zuzuordnen sind.

132. A. Schadel, W. Wiesmann (a. G.) (Münster): Die Ultraschalldiagnostik raumfordernder Prozesse des Halses

Manuskript nicht eingegangen

133. Th. Eichhorn, H. G. Schroeder, W. Schwerk (a. G.) (Marburg): Aussagekraft der B-Mode-Ultraschalluntersuchung bei Halsweichteiltumoren

Während die Ultraschalluntersuchung der Nebenhöhlen mit dem eindimensionalen A-Scan schon einen festen Platz in der täglichen Praxis eingenommen hat, findet die zweidimensionale B-mode-Sonographie erst in jüngerer Zeit zunehmendes Interesse in unserem Fach.

Während des letzten ¾ Jahres führten wir an der Marburger HNO-Universitätsklinik bei 71 Patienten mit entzündlichen oder neoplastischen Erkrankungen im Halsbereich Ultraschalluntersuchungen durch. Nachdem die Tastbefunde erhoben und sonomorphologische Merkmale erfaßt worden waren, konnten diese mit den Operationsbefunden bzw. dem histologischen Ergebnis verglichen werden. Wir verwendeten einen dynamisch fokussierten elektronischen Linearscanner mit hochauflösendem 7,0 MHz Schallkopf mit Wasservorlauf. Mit diesem Gerät konnten Ultraschalltomogramme im Echtzeitverfahren erstellt werden.

Es wurden charakteristische sonomorphologische Merkmale von medianen und lateralen Halszysten, Lipomen, einem zystischen Neurinom, vergrößerten Lymphknoten bei unspezifischer Lymphadenitis und malignen Lymphomen sowie der Halsaktinomykose zusammengetragen und anhand von Bildern dargestellt.

Im Vergleich mit dem Palpationsbefund konnte die Treffsicherheit der präoperativen Diagnosestellung nach der Ultraschalluntersuchung um 5,3% von 78,4% auf 83,7% gesteigert werden. In weiteren 8,7% der Fälle wurde das nachfolgende klinische Procedere nach der Ultraschalluntersuchung modifiziert. Der Stellenwert der Sonographie kann damit nicht nur aus der Verbesserung der präoperativen Diagnosestellung ermessen werden, vielmehr stellt sie zusätzlich eine Untersuchungsmethode von hoher topographisch-anatomischer Aussagefähigkeit dar. Auch in der Verlaufskontrolle primär nicht operativ behandelter Halsweichteiltumoren hat sich die Ultraschalluntersuchung bewährt.

Die B-mode-Sonographie kann als morphologisches Untersuchungsverfahren in Fortsetzung der klinisch palpatorischen Befunderhebung angesehen werden.

Sie sollte radiologischen Untersuchungsverfahren vorgeschaltet werden, teilweise vermag sie diese zu ersetzen.

Wir sahen es als vorteilhaft an, daß wir als HNO-Ärzte die Untersuchung selbst durchführten, da so fachspezifische Fragestellungen unmittelbar in die Befunderhebung einfließen konnten. Die Frage, ob dieses Untersuchungsverfahren bei der Indikation und Planung einer Neck dissection Hilfestellung leisten und inwiefern es bei der Suche eines Rezidivs in der Tumornachsorge eingesetzt werden kann, bleibt offen. Bislang kann lediglich hervorgehoben werden, daß es zwar charakteristische, aber keine für eine Erkrankung spezifische sonomorphologische Merkmale gibt.

Literatur beim Verfasser

R. Steinert (Hannover): Sie haben gezeigt, daß entzündliche Infiltrate Anlaß zu falscher Diagnose sein können. Wir wünschen uns Hilfe bei der Tumornachkontrolle. Wie ist die diagnostische Treffsicherheit nach Neck dissection und Bestrahlung, wenn ein erhebliches Lymphoedem besteht?

M. Strohm (Tübingen): Daß eine Artdiagnostik neu autretender Tumoren nach Behandlung von Malignomen im Kopf-Hals-Bereich durch die Ultraschall-Diagnostik nicht möglich ist, hatten Sie ausgeführt. Mir hat aber sehr Ihre Falldemonstration der Verlaufskontrolle Halsmetastase nach Strahlentherapie imponiert. Handelt es sich hier um einen glücklichen Einzelfall oder sind derartige Verlaufskontrollen nach Bestrahlung (auch bei ausgeprägter Strahlenfibrose der Halsweichteile) grundsätzlich möglich?

Dr. Th. Eichhorn (Marburg/Lahn); Schlußwort: Wegen teilweiser Themenüberschneidung sollen einige Diskussionsbemerkungen im Schlußwort zusammengefaßt werden.

Mit dem Wasservorlauf erreicht man eine bessere elastische Ankoppelung an die oft oberflächlich gelegenen Tumoren und auch an die natürlichen Oberflächenwölbungen des Halses. Zudem können Interferenzen der Schallwellen unmittelbar nach Austritt aus dem Schallkopf, die im Nahfeld zu Artefaktechos führen, ausgeschaltet werden.

Da es sich bei der real-time Sonographie um ein dynamisches Untersuchungsverfahren handelt, können die Pulsationen der großen Arterien gesehen und die Stauung der Halsvenen bei Kompression sichtbar gemacht werden. Eine Unterscheidung zwischen Gefäßen und Weichteiltumoren ist somit mühelos möglich.

Mit der Sonographie lassen sich über den Tastbefund hinaus zusätzliche Informationen über die topographischen Lagebeziehungen des Tumors zu den Nachbarschaftsstrukturen gewinnen, Größenveränderungen im Rahmen einer Verlaufsbeobachtung können dokumentiert und tiefe, der Palpation nicht zugängliche Tumoren dargestellt werden.

Erst wenn eine größere, statistisch auswertbare Anzahl von Ultraschalluntersuchungsbefunden bei den einzelnen Halsweichteilerkrankungen vorliegen, soll die Spezifität und Sensitivität dieser Untersuchungsmethode berechnet werden. Bislang konnte in unserem Beobachtungsgut in etwa 14% der Fälle eine Verbesserung der präoperativen Diagnose durch die Sonographie erreicht werden oder das weitere klinische Vorgehen wurde nach der Ultraschalluntersuchung verändert.

Inwieweit mit der Sonographie metastatisch befallene Lymphknoten bei Malignomen erfaßt und von reaktiven Lymphknotenschwellungen unterschieden werden können, bleibt offen. Wir haben an unserer Klinik damit begonnen, die histologischen Befunde nach Aufarbeitung des Neck-dissection-Präparates mit denen einer zuvor durchgeführten Ultraschalluntersuchung zu vergleichen. Die Sonographie scheint sich nach ersten Erfahrungen auch für die Rezidiverkennung im Rahmen der Tumornachsorge zu eignen, da hier Indurationen der Halsweichteile durch narbige Verwachsungen oder postoperative Strahlenbehandlungen die Palpation häufig erschweren.

Kehlkopf, Hypopharynx, Trachea

134. T. P. U. Wustrow, F. Martin, W. Fries (a. G.) (München): Neuromuskuläre Versorgung des oberen Kehlkopfsphinkters über den Ramus internus des Nervus laryngeus superior *

135. F. Martin, T. P. U. Wustrow (München): Experimentelle Untersuchungen zur zusätzlichen motorischen Innervation im Versorgungsgebiet des Nervus recurrens *

136. W. F. Thumfart, D. Borchers (a. G.) (Erlangen): Sinus Morgagni-Veränderungen im Röntgenbild des Larynx in Korrelation zum elektromyographisch ermittelten Paresetyp

Die Diagnose von Kehlkopflähmungen stützt sich primär noch immer auf indirekte laryngoskopische Beurteilungen der Stimmlippenstellung. Die in den letzten Jahren mehrfach beschriebenen und nun routinemäßig eingesetzten Verfahren der lupenendoskopischen Kehlkopfelektromyographie ließen eine exakte Diagnose des jeweils vorliegenden Lähmungstypes analog Seddon in die Gruppe der degenerativen und nicht degenerativen Lähmungen zu. Für degenerative Lähmungen wurde in der Regel eine ungünstige Prognose, für nicht degenerative eine günstige Prognose gestellt. Während für neurapraktische Lähmungen dies in aller Regel zutrifft, entwickelten sich einige degenerative Lähmungen günstiger als erwartet. Es wurde darum nach weiteren Möglichkeiten einer prognostischen Beurteilung von Kehlkopflähmungen gesucht. Schon seit 1908 (Burger) wurde der Gedanke, pathologische Veränderungen des Larynx in der Röntgendarstellung festzuhalten, verfolgt und erörtert. Dank der technischen Weiterentwicklung wurde in der Folgezeit die Röntgentomographie, Laryngographie, Kinematographie, Xeroradiographie und Xerotomographie (Holinger 1972) bis hin zur Computertomographie und zuletzt Kernspin-Tomographie eingesetzt. Die Resultate dieser aufwendigen Verfahren bezüglich der Diagnosestellung und Prognose einer Kehlkopflähmung werden unterschiedlich beurteilt (Unger 1960; Bachmann 1974). 1983 hat Deeb nun analog Bachmann erneut die Idee der seitlichen Röntgenaufnahme des Kehlkopfes zur Beurteilung von Konfiguration und Ausdehnung des Sinus Morgagni im Falle einer Kehlkopflähmung aufgegriffen. Mit sog. weicher Aufnahmetechnik (40 kV) kann im seitlichen Strahlengang mit einer Stromstärke von 200–250 mA und einer Belichtungszeit von 0,4 s mit dem Zentralstrahl senkrecht auf die Schildknorpelmitte der Sinus Morgagni jederseits dargestellt wer-

---

* Erscheint in Laryngol Rhinol Otol

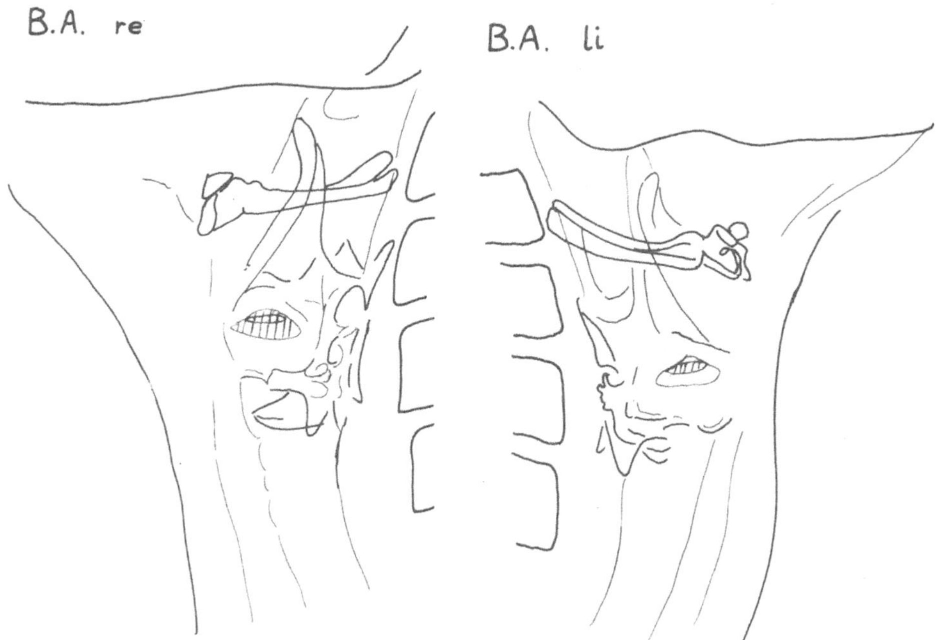

Abb. 1. Sinus MORGAGNI im Röntgenbild des Larynx bei Neurapraxie: regelrechte ovaläre Konfiguration wie bei intakter Innervation

Abb. 2. Durchzeichnung des Sinus MORGAGNI im seitlichen Röntgenbild des Larynx bei degenerativer Parese: deutliche Ballonierung

den. Die genaue Abgrenzung und Beurteilung ist anhand des Röntgenbildes wegen mehr oder minder starker Verknöcherung des Thyreoid-Knorpels in vielen Fällen jedoch schwierig. In unserem Kontingent von 39 elektromyographisch gesicherten vorwiegend degenerativen Lähmungen hat sich darum das in der Kieferorthopädie geläufige Verfahren der Röntgenbilddurchzeichnung zur Darstellung des Ventriculus laryngis bewährt (Abb. 1 und 2). Bei den degenerativen Paresen war mittels dieser Methode ein höherer Anteil an Ventrikel-Erweiterungen der paretischen Seite nachweisbar. Dagegen zeigten sich bei neurapraktischen Lähmungen erwartungsgemäß und bei den häufigen Mischformen von Paresen ohne exakte Zuordnungsmöglichkeit keine Unterschiede in der Ausdehnung des Sinus Morgagni. Die Ballonierung oder deltaförmige Erweiterung des Ventriculus laryngis korreliert demnach relativ gut mit dem prognostisch mäßigen Verlauf degenerativer Lähmungen. Die weitere Bedeutung dieser Methode zeigen 16 Fälle unseres Kontingents, bei denen sich nach Ablauf von 6 Monaten eine Verbesserung hinsichtlich der Lähmung eingestellt hatte. Zehn dieser Lähmungen waren vormals als degenerativ, zwei als sog. Mischform und vier als Neuropraxie klassifiziert worden. Während für letztere auch aus elektromyographischer Sicht eine gute Prognose gestellt worden war, was gut zu dem negativen Röntgenbefund korreliert, erscheinen die negativen Röntgenbefunde bei den degenerativen Lähmungen mit günstigem Krankheitsverlauf besonders beachtenswert. Dagegen stehen lediglich eine positive und zwei nicht verwertbare Röntgenaussagen. Aufgrund dieser Untersuchungsergebnisse können demnach degenerative Recurrensparesen im seitlichen Röntgenbild des Larynx bei angehaltenem Atem durchaus diagnostiziert werden. Eine Differenzierung verschiedener Paresetypen dürfte dagegen im Vergleich zur Elektromyographie nicht hinreichend erzielbar sein. Dennoch könnte aus prognostischer Sicht dieses den Patienten kaum belastende Verfahren in Ergänzung zu den anderen Möglichkeiten der Diagnostik von Kehlkopflähmungen angewandt werden.

Literatur beim Verfasser

W. F. Thumfart (Erlangen); Schlußwort: Herrn *Miehlke* besten Dank für die Anregung zu einer elektrophysiologischen Überprüfung etwaiger collateraler Innvervation bei Kehlkopfparesen. Das Problem liegt nicht nur im zeitlichen Ablauf der Paresen mit dadurch nötiger wiederholter Überprüfung durch EMG und NMG, sondern auch im örtlichen Problem mit Ableitung mehrerer Stellen, z. B. im M. cricoarytaenoideus posterior, da nur dadurch über den Gesamtzustand Aussagen zu treffen sind. Möglich wäre dies etwa durch eine Multielektrodenableitung. Einfacher ist wahrscheinlich eine Stimulation der gesunden Kehlkopfinnervation mit Ableitung von der gelähmten Seite, wobei ein Antwortpotential im Falle collateraler Innervation vorhanden sein müßte.

Herrn *Denecke* darf ich für das Vertrauen zur Methode der Kehlkopfelektromyographie bei Vagusparesen, z. B. nach neurochirurgischen Eingriffen, danken. In Fällen von Neurapiaxie oder nur Teildegenerationen können wir eine sofortige Diagnose mit guter Prognose stellen. Lediglich für komplett degenerative Lähmungen stimmen die mäßige Prognose und tatsächliche Entwicklung wegen möglicher Regeneration nur in 80% überein. Hier empfiehlt sich also das Abwarten von ca. 4–6 Monaten vor einem Eingriff. Zu diesem Zeitpunkt können elektromyographische Regenerationen nachgewiesen werden.

137. M. Zrunek (a. G.), W. Streinzer (a. G), K. Burian et al. (Wien): Ergebnisse der direkten elektrischen Stimulation des gelähmten Musculus cricoarytaenoideus posterior

Die bei bilateralen Recurrensparesen z. Z. angewandten Therapieformen, wie Tracheotomie und glottiserweiternde Eingriffe sind zum Großteil mit beträchtlichen Nachteilen verbunden, wie Verminderung der Lebensqualität, Verschlechterung der Stimmfunktion und erhöhte Aspirationsgefahr. Nervenplastiken und Muskeltranspositionen haben sich bis heute noch nicht allgemein durchsetzen können.

Methode

An 8 Schafen wurden in Narkose einseitige Recurrensparesen durch Nervenresektion gesetzt. Danach wurden teils monopolare, teils bipolare Elektroden in den denervierten Muskel implantiert. Die Stimulation erfolgte sofort nach der Operation und in wöchentlichen Abständen mittels Steckkontakt in der Nackenregion des Tieres. Die Abduktion wurde direkt endoskopisch beobachtet und objektiv durch Messung des subglottischen Druckabfalles registriert.

Ergebnisse

Bei den Nachuntersuchungen (Beobachtungszeitraum 2–16 Wochen) zeigte sich bei den Stimulationen eine gute Abduktion des Stimmbandes. Innerhalb der ersten 2 Wochen kam es zu einer deutlichen Abschwächung der Abduktion, so daß die Stromstärken und Impulsbreiten erhöht werden mußten. Danach konnte keine signifikante Verschlechterung der Abduktion mehr festgestellt werden. Die bipolaren Elektroden lieferten bessere Ergebnisse als die monopolaren, da durch das kleinere elektrische Feld eine Kontraktion der umgebenden Halsmuskulatur wegfiel. Als optimale Stimulationsparameter konnten wir ermitteln: Impulsform : Rechteck, Frequenz : 10–15 Hz, Stromstärke : 5–10 mA, Impulsbreite : 30 ms.

Histologische und histochemische Untersuchungen (ATPase, Mitochondrienfärbung, bzw. NADH-Diaphorase) zeigten eine relativ rasch verlaufende Atrophie, bei keiner signifikanten Änderung des Muskelfasermusters und eine starke Bindegewebsvermehrung an der Elektrodeninsertionsstelle.

Diskussion

Während funktionelle Elektrostimulation beim Menschen bereits angewandt wird, z. B. bei Querschnittlähmungen, besteht das Problem bei unseren Untersuchungen darin, daß ein schlaff gelähmter Muskel direkt chronisch stimuliert werden muß. Es sind bei Langzeitstimulation Probleme durch die Muskelschädigung und Bindegewebsbildung an der Implantationsstelle durch die hohe Energieübertragung zu erwarten. Deswegen arbeiten wir an der Entwicklung großflächiger Elektroden. Ein weiteres Problem stellt der hohe Energieverbrauch bezüglich der Entwicklung einer komplett implantierbaren atemfrequent gesteuerten Stimulationseinheit dar.

138. Th. Deitmer (Münster): Eine einfache Methode zur Abschätzung des Strömungswiderstandes von Kehlkopf und oberer Trachea

Zur Messung des Widerstandes der unteren Atemwege existieren unterschiedliche Methoden: die Ganzkörperplethysmographie, die Methode nach Dirnagl, die Oszillationsmethode, die Quotientbildung von in- und exspiratorischer Sekundenkapazität (Tiffeneau) und Volumen-Fluß-Diagramme. Der subglottische Druck kann durch eine feine, transglottische Sonde, durch Punktion durch das Ligamentum conicum oder durch einen Druckaufnehmer im oberen Ösophagus registriert werden und kann so für die Widerstandsbestimmung benutzt werden.

Wir bestimmten den Atemstrom mit dem vor den Mund des Probanden gehaltenen Lochblendenrohr eines handelsüblichen Rhinomanometers (Fa. Allergopharma), wobei die Nase durch eine Klammer verschlossen wurde. Dem zweiten Differenzdruckwandler wurden die Druckschwankungen im oralen Teil des Lochblendenrohres und im Tracheostoma zugeleitet. Das Stoma wurde hierzu mit einem Kunststofftrichter abgedichtet. So ließen sich analog zur Rhinomanometrie Kurven gewinnen, deren Steilheit die Größe des Atemwegswiderstandes zwischen Mund und Tracheostoma anzeigte. Dieser zeigte sich bei pathologischen Zuständen wie z. B. Recurrensparesen und subglottischen Stenosen deutlich erhöht. Bei Messung mit und ohne Sprechkanüle im Stoma ergaben sich Erhöhungen des Widerstandes bei liegender Kanüle je nach Modell und Lage der Kanüle. Die Methode ist bei vorhandenem Rhinomanometer kostengünstig, läßt sich jedoch nur bei vorhandenem Tracheostoma durchführen, wenn man von einer Punktion durch das Ligamentum conicum absehen will. Einsatzmöglichkeiten ergeben sich in der Verlaufsbeobachtung nach operativen Maßnahmen bei Recurrensparesen oder subglottischen Stenosen oder auch zur Abschätzung der Chancen eines Dekanülements.

Literatur beim Verfasser

139. H. Höfler (a. G.) (Wien): Ergebnisse der Processus vocalis-Resektion mit dem CO_2-Laser bei beidseitiger Stimmlippenlähmung

Die Resektion des Proc. vocalis des Aryknorpels ist eine speziell für den CO_2-Lasereinsatz modifizierte Technik der endolaryngealen Glottiserweiterung bei nicht tracheotomierten Patienten mit beidseitiger Stimmbandlähmung. Nach den bisherigen Ergebnissen führt diese Technik zu einer ausreichenden Besserung der Atembeschwerden bei weitgehender Erhaltung der Larynxstrukturen sowie auch der Stimmfunktion; eine Tracheotomie ist nicht erforderlich. Besonders bei Patienten, bei denen die Belastungsdyspnoe im Vordergrund steht, kann dieser laserchirurgische Minimaleingriff eingreifendere chirurgische Maßnahmen entbehrlich machen.

Die Einführung des CO_2-Lasers in die endolaryngeale Mikrochirurgie hat dazu geführt, daß mit dem Laserstrahl auch endolaryngeale Arytaenoidektomien durchgeführt werden, wobei primär die operationstechnischen Lasereigenschaften ausgenützt werden. Andererseits wurde nach laserspezifischen Operationstechniken bei beidseitiger Stimmbandlähmung gesucht, wobei die Hauptkriterien neben der ausreichenden Besserung der Atmung die weitgehende Erhaltung der Larynxstrukturen sowie der Stimmfunktion und die Minimalisierung des Eingriffs waren.

Theoretische Überlegungen und Berechnungen sowie die Beobachtung, daß vielfach der Proc. vocalis ein- oder beidseitig deutlich ins Lumen vorspringt und dieses zusätzlich einengt, ließen die Resektion eines oder beider Proc. vocales als geeignetste Operationstechnik erscheinen. Der Glottisspalt sollte dadurch sofort um die Breite des resezierten Knorpels weiter werden, weiters sollte als Dauereffekt nach Abheilung der Operationswunde der Ansatz des ligamentösen Teils der Stimmlippe am lateralen Rand des Operationsdefekts liegen. Gleichzeitig sollte durch die Erhaltung des ligamentösen Anteils der Stimmlippe auch die Schwingungsfähigkeit und damit die Stimme weitgehend erhalten bleiben können.

Bisher haben wir die Proc. vocalis-Resektion bei 8 Patienten (6 einseitig, 2 beidseitig) durchgeführt. Der Proc. vocalis wird dabei an seiner Basis quer vom Arykörper abgetrennt und entlang seinem lateralen Rand einschließlich der bedeckenden Schleimhaut vom Stimmband abgelöst. Es resultiert ein dreieckiger Defekt, der einige Tage lang von Belägen bedeckt ist, und schließlich eine um die Breite des resezierten Knorpels erweiterte Glottis.Zur Auswertung der Ergebnisse wurden die subjektiven Angaben der Patienten, der Larynxbefund, atemphysiologische Untersuchungen und die Stimmqualität vor und nach der Operation analysiert (Tabelle 1). Insgesamt blieb der Operationserfolg nur bei einem Patien-

Tabelle 1. Ergebnisse der Proc. vocalis-Resektion

	Schlechter	Gleich	Besser
Belastungsdyspnoe – subj. Angaben	–	2 (1 bds)	6 (1 bds)
Zentrale Atemwegsobstruktion	1	–	7 (3 normal)
Stimmqualität – logopäd. Beurteilung	gering 4 deutlich 1	3	–

ten aus, wobei in diesem Fall eine zusätzliche Resektion im ligamentösen Teil zur Ausbildung einer breiteren Narbenfalte führte.

Wie diese ersten Ergebnisse zeigen, stellt die Proc. vocalis-Resektion mit dem CO$_2$-Laser eine erfolgreiche Möglichkeit der Glottiserweiterung dar. Sie führt durch die Lateralverlagerung des Ansatzes der operierten Stimmlippe um die Breite des resezierten Proc. vocalis zu einer nachweislichen Besserung der Atmung bei i. allg. nicht oder nur gering reduzierter Stimmqualität. Der dazu nötige Eingriff ist klein und kann auch Patienten mit reduziertem Allgemeinzustand zugemutet werden. Eine Tracheotomie ist nicht erforderlich; weitere glottiserweiternde Eingriffe sind im Bedarfsfall jederzeit möglich. Besonders geeignet dürfte die Proc. vocalis-Resektion als Ersteingriff für diejenigen Patienten sein, bei denen die Belastungsdyspnoe im Vordergrund der Beschwerden steht.

Literatur beim Verfasser

H. H. Naumann (München): Die vorgestellte Methode ist interessant. Wie lang sind Ihre Nachbeobachtungszeiten? Haben Sie eine Perichondritis des Aryknorpels gesehen? Gab es langfristig u. U. auch ungünstige Narbenbildungen, z. B. mit Verkippungen des Aryknorpels.

K. Albegger (Salzburg): Bei bds. Recurrensparesen haben wir in den letzten Jahren ebenfalls mehrfach Teilresektionen des Stellknorpels, besonders des Processus vocalis mit gutem Erfolg durchgeführt. Allerdings führen wir diesen Eingriff nicht, wie Herr Höfler, als Erst-, sondern in der Regel als Zweiteingriff durch, wenn es also beispielsweise nach einer durchgeführten Laterofixation nach Jahren wiederum zu einer Verschlechterung der Atemsituation gekommen ist und das nicht-operierte Stimmband eine geringe Restbeweglichkeit zeigt. Als Ersteingriff halten wir das extralaryngeale Verfahren nach Schobel für günstiger. In manchen Fällen kann es an der Abtragungsstelle mit dem Laser im Bereich des Stellknorpels zu einer überschießenden Granulationsgewebsbildung kommen; deshalb führen wir diesen Eingriff nie zweiseitig durch, da ansonsten die Gefahr einer Synechie-Bildung besteht. Aus diesem Grunde sowie wegen der nicht immer voraussehbaren Schwellung im Larynxbereich durch die Hitzewirkung mit dem Laser glauben wir auch in der Regel auf eine Tracheotomie im Sinne der Sicherheit des Patienten nicht verzichten zu können.

W. Steiner (Erlangen): An der Erlanger HNO-Klinik wurden verschiedene Techniken zur endolaryngealen laserchirurgischen Kehlkopferweiterung eingesetzt. Die besten funktionellen Dauerresultate konnten in Übereinstimmung mit der von Ihnen vorgetragenen Methode erzielt werden, wenn sich die Abtragung auf den hinteren Kehlkopfabschnitt beschränkt. Eine Perichondritis haben wir nie, auch nicht bei sehr ausgedehnten Larynxresektionen aus onkologischen Gründen mit Freilegung und Koagulation großer Knorpelflächen, beobachtet. Selbst nicht, wenn vor- oder nachbestrahlt wurde.

Die endoskopischen laserchirurgischen kehlkopferweiternden Eingriffe führen wir nur bei speziellen Indikationen durch, da wir der extralaryngealen Laterofixation nach Schobel in Lokalanästhesie, meist ohne Tracheotomie, den Vorzug geben. Da bei diesem operativen Vorgehen keine Wunde im Endolarynx gesetzt wird mit der evtl. Folge einer nicht kalkulierbaren postoperativen Granulations- und Narbenbildung, wie sie bei anderen Operationstechniken in Kauf genommen werden muß, bietet die

Schobel-Technik nach unseren Erfahrungen die besten Voraussetzungen für den angestrebten Kompromiß zwischen freier Atmung und Stimmerhaltung. Intraoperativ kann endoskopisch und funktionell das Ergebnis kontrolliert werden.

H. Höfler (Wien); Schlußwort:
Zu Herrn Naumann: 1) Unsere Nachbeobachtungszeit liegt zwischen $1^1/_2$ Jahren und 4 Monaten. Demonstriert wurde die Patientin mit der kürzesten Nachbeobachtungszeit; es ist aufgrund der Erfahrungen mit den anderen Patienten zu erwarten, daß die Glottisweise noch zunehmen wird. 2) Perichondritische Veränderungen konnten wir in keinem Fall beobachten. 3) Die Ausbildung von Narbenzügen ist denkbar, sollte jedoch auch bei mäßiger Einwärtskippung des Aryhöckers keine respiratorischen Auswirkungen haben.
Zu Herrn Albegger: 1) Einer unserer beidseits resezierten Patienten war präoperativ bereits tracheotomiert, bei dem anderen trat zwar einige Tage postoperativ wieder eine Verschlechterung der Atmung ein, die aber nicht zu einer Verschiebung der Blutgaswerte führte. 2) Granulationen haben wir nur bei dem Patienten gesehen, bei dem auch ein Teil der Pars ligamentosa reseziert wurde. Postoperative Schwellungen der Stimmbandschleimhaut mit Einengung der Glottis im vorderen Abschnitt, da die operative Erweiterung des rückwärtigen Abschnittes bereits zumindest zu einer Abnahme des respiratorischen Glottiswiderstandes um den Faktor 2 (d. i. um die Hälfte) führt. 3) Die Technik der Proc.-vocalis-Resektion als Zweitoperation einzusetzen, ist eine wichtige Ergänzung zu unserem Vorschlag, sie primär bei Patienten ohne Ruhedyspnoe, aber mit deutlicher Belastungsdyspnoe, einzusetzen.
Zu Herrn Steiner: Eines unserer Ziele war es, einen Minimaleingriff anzustreben und die Larynxstrukturen weitestgehend zu erhalten. Es wird deshalb diese Technik nicht die bewährten Methoden der Glottiserweiterung ablösen, sondern sie in den angeführten Fällen sinnvoll ergänzen.

140. K. Albegger, J. Küttner (a. G.) (Salzburg/Graz): Zum Problem der laserinduzierten Entflammung bei der endolaryngealen Mikrochirurgie aus gutachterlicher Sicht

Die bekannten Vorzüge des CO_2-Lasers, vor allem in der Mikrochirurgie von Larynx und Trachea, haben seit seiner Einführung vor über 10 Jahren sehr rasch zu einer weltweiten Verbreitung geführt. Wie alle chirurgischen Methoden, hat auch die Laserchirurgie nicht nur *Vorteile,* sondern auch bestimmte *Nachteile:* Die Wirkung des Lasers beruht auf der Absorption, d. h. Strahlungsenergie wird in Wärme umgewandelt. Wegen der extrem hohen Wärmeenergie, die in einem Punkte des Laserstrahles fokusiert wird, können nicht nur menschliche Gewebe durchtrennt bzw. vaporisiert werden, sondern auch andere Stoffe entzündet werden, die im Operationsfeld oder dessen unmittelbaren Umgebung liegen. Daher besteht die größte Gefahr bei endolaryngealen mikrochirurgischen Eingriffen zwangsläufig für den endotrachealen Tubus. In der Tat liegen Berichte von Entzündungen bzw. Verbrennungen des endotrachealen Tubus vor.

Bei Anwendung der heute – wie auch im vorliegenden Falle – bei diesem Eingriff weithin verbreiteten Injektor (Jet)-Anästhesie befindet sich das übliche Narkosegasgemisch (Sauerstoff/Lachgas) nicht nur *innerhalb,* sondern auch *außerhalb* des Tubus und somit direkt im Operationsfeld. Bekannt ist, daß es zu einer Verbrennung des Tubus nicht nur bei einer 100%igen Beatmung mit reinem Sauerstoff (O_2) sondern auch bei Beatmung mit reinem Lachgas (N_2O) sowie bei *jedem* Mischungsverhältnis der beiden Gase kommen kann. Prinzipiell sind alle endotrachealen Tuben aus Plastik oder Gummi entflammbar, wobei auf die besondere Gefährlichkeit von Tuben aus PVC hingewiesen werden muß.

Im Prinzip bestehen folgende Möglichkeiten zur Entflammung:

1. Der Laser trifft auf eine ungeschützte Außenfläche eines Kunststoff- oder Gummitubus, ohne ihn jedoch zu perforieren. Die entstehenden Flammen können sich dabei durch das rückströmende Narkosegasgemisch weiter ausbreiten.

2. Der ungeschützte Kunststoff- oder Gummitubus wird durch den Laser perforiert, die entstehende Flamme greift durch das im Inneren strömende Narkosegasgemisch rasch weiter.

3. Während der Operation, also beim Schneiden bzw. Vaporisieren des Gewebes mit dem Laser, trifft der Strahl auf einen ausgetrockneten Gewebsbezirk, wodurch eine größere Flamme entstehen kann; erreicht diese Flamme den Tubus, kann dieser infolge des umgebenden, strömenden Sauerstoff-Lachgasgemisches rapide abbrennen.

Der bekannten Gefahr des Tubenbrandes wird durch bestimmte Vorsichtsmaßnahmen Rechnung getragen, wie etwa durch Umwicklung des zuführenden Tubus mit einer Metallfolie; aber auch diese Maßnahme kann sich einmal verhängnisvoll auswirken: trifft nämlich der Laserstrahl zufällig auf die Folie, kann er entweder, je nach Form der Oberfläche, dispergiert, aber auch *fokussiert* werden: in letzterem Fall ist es möglich, daß ein ungeschützter, aboral liegender Teil des Tubus vom fokusierten Strahl getroffen und entflammt wird. Ist einmal in einem kleinen Bereich eine Entflammung des Tubus eingetreten, so hängt der weitere Verlauf der Verbrennung vor allem von den Strömungsverhältnissen des umgebenden Narkosegas-Gemisches ab. Im günstigsten Falle kommt es zu einem Auslöschen der Flammen, im ungünstigen zu einer rapiden, fast explosionsartigen Verbrennung und Stichflammenbildung, auch wenn der Laserstrahl schon längst abgeschaltet ist.

Aufgrund eines hier berichteten tragischen Zwischenfalles und der daraufhin von uns durchgeführten Untersuchungen muß aus gutachterlicher Sicht bei mikrolaryngoskopischen Eingriffen mit dem CO_2-Laser dringend vor der Verwendung von brennbaren Tuben (oder anderen brennbaren Stoffen) bei gleichzeitigem Vorhandensein eines Sauerstoff-Lachgas-Gemisches im Operationsgebiet gewarnt werden.

Literatur beim Verfasser

K. Burian (Wien): Wir verwenden Injektoflextuben, die wir bis knapp über die Bifurkation versenken. Die Zuführschläuche kann man meist mit dem Endoskopierohr ausreichend abdecken. Bei sehr engen Verhältnissen im Larynx verwenden wir keine Tuben sondern Metall-Insufflationsrohre, wobei wir während der Laseranwendung die Gaszufuhr abstellen.

H. Weerda (Freiburg): Sie haben in einem interessanten Versuchsaufbau gezeigt, daß einmal für die Laserchirurgie am Larynx die Verwendung ungeeigneter Tuben, zum anderen das O_2 oder O_2-N_2O-Gemisch bei der offenen Injektbeatmung für die Entflammung verantwortlich sind.

Wir haben den Injectoflex-Tubus in seinem intratrachealen Teil nach oben verschlossen und einen elektronisch gesteuerten Restpirator gebaut, der die eingeblasene Luft durch den 3 mm dünnen Injectoflex-Tubus wieder absaugt. Es würde mich interessieren, ob durch die Umwandlung der offenen in eine geschlossene Injektbeatmung das Risiko der Entflammung gemildert wurde. Wir würden Ihnen gerne unsere Tuben zu vergleichenden Untersuchungen zur Verfügung stellen.

W. Steiner (Erlangen): Bei über 1 500 endoskopischen Laseroperationen habe ich einmal eine Entflammung der Blockermanschette, die nicht ausreichend mit einer feuchten Gaze abgedeckt war, beobachtet. Durch sofortiges Entfernen von Laryngoskop und Tubus konnte eine stärkere Verbrennung verhindert werden. Der Patient wurde postoperativ extubiert, es sind erfreulicherweise keine Komplikationen in der Folgezeit aufgetreten.

Wir haben den Beatmungstubus mit einer Aluminiumfolie umhüllt, dann den Metalltubus nach Norton eingesetzt, der jedoch sehr rigide war. Seit einigen Jahren verwenden wir nur noch den MLT-Tubus (Mallinckrodt), der nicht entflammbar ist. Bei zahlreichen endoskopischen Eingriffen in Larynx und Trachea mit Injektorbeatmung, wobei entweder über eine laryngoskopintegrierte Injektordüse oder über dünne flexible Wolf-Sonden endotracheal mit reinem Sauerstoff beatmet wird, habe ich mit dem CO_2- oder Argonlaser selbst während palliativer Eingriffe bei Vorliegen tumorbedingter Stenosen in der Trachea keine laserbedingte Komplikation beobachtet. Ich verwende noch außer einer im Laryngoskop integrierten Absaugung zusätzlich einen Sauger, der während der Operation mit der linken Hand eingeführt wird.

M. Vollrath (Göttingen): Die Gefahr der endotrachealen Entflammung ergibt sich nur bei Rückstrom entflammbarer Gase. Der Rückstrom wird verhindert durch eine Blockmanschette. Wird diese mit Kochsalz statt mit Luft gefüllt, so werden im Falle eines Treffers evtl. Flammen sofort durch die austretende Flüssigkeit gelöscht (endotracheale Sprinkleranlage).

K. Albegger (Salzburg); Schlußwort:
Zu Herrn Burian: Aufgrund der vorliegenden Literaturberichte und unseren Erfahrungen nach dem beschriebenen Vorfall bzw. unseren eigenen experimentellen Untersuchungen halten wir die Verwendung von brennbaren Tuben, insbesondere aus PVC-Material, das am leichtesten im Laserstrahl entflammen kann, bei der endolaryngealen Mikrochirurgie mit dem CO_2-Laser für riskant. Neben der Verbrennungsgefahr besteht eine zusätzliche Gefährdung des Patienten durch die beim Tubenbrand entstehenden giftigen Gase. Wir würden deshalb für die endolaryngeale Mikrochirurgie mit dem CO_2-Laser die Verwendung von nichtbrennbaren Tuben wie z. B. Metallröhren empfehlen.
Zu Herrn Weerda: Das rückströmende Narkosegasgemisch im endolaryngealen Operationsbereich stellt sicherlich ein zusätzliches Entflammungsrisiko dar, weshalb ein geschlossenes System unbedingt dem offenen vorzuziehen ist.
Zu Herrn Steiner: Die Abdichtung des endotrachealen Tubus mit einem Cuff stellt sicher einen Risikofaktor dar, der durch die Füllung der Blockmanschette mit Wasser statt Luft vermindert werden kann.

141. I.F. Herrmann, H.-P. Zenner (Würzburg): Differenzierung von Oberflächenmerkmalen isolierter Larynxkarzinomzellen

47 von 50 untersuchten Kehlkopfkarzinompatienten besaßen Antikörper gegen ihr eigenes Tumorgewebe. Diese Antkörper, die bei 11 von 52 Patienten in der Lage waren, mit den isolierten intakten Kehlkopfkarzinomzellen eines einzelnen Patienten kreuzzureagieren, weisen auf die Existenz gemeinsamer tumorassoziierter Antigene bei einem Teil der Patienten hin. Um die Frage näher zu untersuchen, ob sich die Oberflächenstruktur der Karzinomzellen unterschiedlicher Patienten bezüglich ihrer tumorassoziierten Antigenspezifitäten z. T. unterscheiden, haben wir in 22 Fusions-Experimenten bis heute 7 monoklonale Antikörper produziert, welche in-vitro in der Lage sind, Tumorzellen und Nicht-Tumorzellen zu unterscheiden. Am Beispiel eines Antikörpers konnte gezeigt werden, daß der Antikörper nicht an zahlreiche benigne Zellen einschl. der Fibrozyten und Lymphozyten des Tumorspenders bindet. Er erkennt jedoch in-vitro mehrere Zellinien von Larynxkarzinomen, Speicheldrüsenkarzinomen und auch ein Plasmozytom. Am Beispiel von reinen Larynxkarzinomzellinien wird nachgewiesen, daß die sieben monoklonalen Antikörper in der Lage sind, Oberflächenantigene zu erkennen. Diese Oberflächenantigene sind jedoch keineswegs bei der Messung der direkt bindenden Antikörper an die Oberfläche der Larynxkarzinome gleichmäßig auf

beide Zellinien verteilt. Vielmehr sind die letzten drei Antikörper nur in der Lage, jeweils eine der beiden Zellinien zu erkennen.

Mit einer Batterie von nur drei verschiedenen monoklonen Antikörpern konnten fünf verschiedene Karzinome aus dem Kopf- und Halsbereich an ihren Oberflächen erkannt werden. Ein diagnostisches Verfahren der Zukunft zur Früherkennung etwa von Kehlkopfkarzinomzellen wird sich daher nicht eines einzelnen Antikörpers, sondern einer ganzen Batterie von Antikörpern bedienen, wie dies z. B. von der Blutgruppenbestimmung oder HLA-Typisierung her bekannt ist.

Literatur beim Verfasser

T. P. U. Wustrow (München): Als wir unsere Fusionen begonnen haben, verwendeten wir zunächst EBV-transformierte Zellinien. Wir erhielten gute Fusionen, jedoch waren die Zellen nicht zu klonieren. Bei Fusionsprodukten aus stoffwechseldefizienten Zellen veränderte sich teilweise die Antikörperproduktion mit der Zeit so, daß Hybridome mit einer anfänglich hohen Antikörperproduktion später keine Antikörper mehr produzierten. Wie lange bilden seit der Fusion Ihre beschriebenen Hybridome hohe Antikörperspiegel?
Haben Sie das gleiche Verteilungsmuster Ihrer monoklonaler Antikörper bekommen, wenn Sie die Target-Zellen mit Neuraminidase behandelt, also Antigenstrukturen freigelegt haben?

J. F. Herrmann (Würzburg); Schlußwort:
Zu Herrn Wustrow: Es konnten 1978, 1979 und 1983 je eine permanente Larynxkarzinomzellinie (HLaC 78, HLac 79, HLaC 83) etabliert und kloniert werden. Der 1. monoklonale Antikörper wurde mit dem beschriebenen Verfahren vor 2 Jahren produziert. Eine Dekodierung mit Neuraminidase haben wir nicht durchgeführt.

142. E. Wilmes, Ch. Luderschmidt (a. G.) (München): Zur Ätiologie und Klinik des verrukösen Karzinoms

Das verruköse Karzinom ist eine seltene Variante des spinozellulären Karzinoms (Ackerman 1947). Hierzu gehören (Dimitrowa et al. 1982):

1. Condylomata acuminata carcinoides – Condylomata gigantea
2. Papillomatosis cutis carcinoides
3. Carcinoma cuniculatum
4. Floride orale Papillomatose.

Klinisch ist das VC gekennzeichnet durch ein langsames exophytisches Wachstum mit warziger Oberfläche sowie Sinus und Krypten, aus denen oft degenerierte Keratinreste exprimiert werden können. Metastasen sind selten, werden aber beschrieben (Kraus et al. 1966).

Einer unserer Patienten (männlich, 68 Jahre) erkrankte gleichzeitig an einem Carcinoma cuniculatum der kleinen Zehe und an einem invertierten Papillom der Nase. Das Zusammentreffen ist insofern bemerkenswert, als beide Erkrankungen bisher nicht in einen direkten Zusammenhang gebracht wurden. Histologische und elektronenmikroskopische Untersuchungen wurden durchgeführt. Neben der Klinik (s. o.) bestehen weitere Ähnlichkeiten. Histologisch ist für beide eine pseudoepitheliomatöse Hyperplasie mit kryptenartigen Einsenkungen und Zellatypien typisch. Die Atypien sind allerdings im Carcinoma cuniculatum graduell stärker ausgebildet. Außerdem zeigt dieses eine eindeutige Infiltration des Knochens.

Das histologische Bild der pseudoepitheliomatösen Epithelhyperplasie des invertierten Papilloms ist damit sicher nicht nur – wie häufig angenommen wird – auf die Schleimhäute der oberen Luftwege beschränkt.

Elektronenmikroskopisch fanden wir erstmals Viruspartikel in einem Carcinoma cuniculatum. Damit konnte die häufig diskutierte Virusgenese (Kao et al. 1982) gestützt werden. Nach Jahnke (1971) fanden wir ebenfalls elektronenmikroskopisch Viruspartikel in einem invertierten Papillom.

Denkbar ist demnach, daß eine virale Genese beider Erkrankungen für die geschilderten klinischen und histopathologischen Gemeinsamkeiten verantwortlich wäre. Zur endgültigen Identifizierung und Klassifikation der Viren reicht die Elektronenmikroskopie allerdings nicht aus, hierzu sind spezifischere Methoden (wie z. B. Nucleinsäurehybridisierungen) erforderlich.

Literatur beim Verfasser

143. H. Weidauer, Hedi Nemetschek-Gansler (a. G.) (Heidelberg): Das „Oatcell"-Karzinom des Larynx – licht- und elektronenmikroskopische Besonderheiten und ihre Bedeutung für die Therapie *

---

* Erscheint in Laryngol Rhinol Otol

144. M. Vollrath, M. Altmannsberger (a. G.), M. Osborn (a. G.) (Göttingen): Das Karzino-Sarkom des Kehlkopfes – Demonstration eines seltenen Mischtumors durch immunhistologischen Nachweis der Intermediärfilamente Vimentin und Keratin

Karzino-Sarkome, d. h. Tumoren, die gleichermaßen aus epithelialen und mesenchymalen Elementen bestehen, gehören zu den großen Seltenheiten der Humanpathologie, wobei eine Häufung dieser Tumoren im Bereich des oberen Lufttraktes und des Urogenitaltraktes beschrieben wird. Der Terminus Karzino-Sarkom geht auf Rudolf Virchow zurück und hat stets zu Kontroversen in bezug auf die Stellung der beiden neoplastischen Zelltypen zueinander geführt. So sind einige Autoren der Meinung, daß der spindellzellartige Anteil des Tumors ein sarkomatös transformiertes Areal des eigentlichen Plattenepithelcarcinoms ist. Andere Autoren glauben, daß die Spindelzellen reaktive Veränderungen des Stromas auf das benachbarte Plattenepithelcarcinom darstellen. Dementsprechend wird dieser Tumortyp auch als Pseudosarkom oder als spindelzelliges Plattenepithelcarcinom bezeichnet.

Für die Histogenese dieses Tumors werden seit 1930 drei Theorien diskutiert: Die eines Kollisionstumors, bestehend aus zwei histogenetisch verschiedenen Zellpopulationen. Die des Kombinationstumors mit zwei histologisch verschiedenen Zellelementen, die auf eine gemeinsame Stammzelle zurückgeführt werden und die des Kompositionstumors, bestehend aus einem Carcinom mit umgebender reaktiver Stromawucherung.

Für die histogenetische Zuordnung undifferenzierter Tumoren hat sich neben der Elektronenmikroskopie in den letzten Jahren besonders die Immunhistologie mit Nachweis der unterschiedlichen Intermediärfilamente bewährt. Von elektronenoptischen Untersuchungen der Zellstruktur war bekannt, daß außer den zwei filamentösen Zytoskelettstrukturen, den Mikrofilamenten und den Mikrotubuli, noch eine 3. Art von Filamenten existiert, die Intermediärfilamente. Ihren Namen haben sie aufgrund ihres Durchmessers, der mit 5–11 nm zwischen den kleinen Mikrofilamenten und den größeren Mikrotubuli liegt. Die ersten beiden Systeme bestehen jeweils aus einem Protein, die Mikrofilamente aus Actin und die Mikrotubuli aus Tubuliein, und sind beides ubiquitärer Bestandteil des Zytoskelettes sämtlicher Zellen. Dagegen lassen sich die Intermediärfilamente immunologisch in 5 Subtypen unterteilen, eine Differenzierung, die im elektronenoptischen Bild nicht möglich ist. Außerdem stellte sich heraus, daß jeder der 5 Subtypen spezifisch ist für bestimmte Zelltypen: So enthalten Epithelien und Zellen epithelialen Ursprungs Keratin (mit dem ultrastrukturellen Äquivalent der Tonofilamente), Zellen mesenchymaler Herkunft enthalten Vimentin, Muskelzellen enthalten das Intermediärprotein Desmin, die meisten Nervenzellen enthalten Neurofilamente und Astrozyten schließlich enthalten ein als GFAP abgekürztes Intermediärprotein. Mit Hilfe von markierten Antikörpern gegen die verschiedenen Intermediärfilamenttypen ist es deshalb möglich, auch undifferenzierte Tumoren auf lichtmikroskopischer Ebene histogenetisch zuzuordnen. Typische immunhistologische Befunde von Tumoren des Kopf-Hals-Bereiches haben wir auf der letzten Jahrestagung in Travemünde vorgetragen (Vollrath und Altmannsberger 1983; Vollrath et al. 1984). Im Folgenden sollen die lichtmikroskopischen und immunhistologischen Befunde eines Karzino-Sarkoms des Stimmbandes vorgestellt werden, wobei die Immunhistologie auch Aussagen über die Histogenese dieses seltenen Tumors zuläßt.

Lichtmikroskopisch besteht der Tumor aus zwei deutlich voneinander unterscheidbaren Zelltypen: Einerseits imponieren Zellstränge, die aus großen kugel- bis pflasterzellartigen Elementen aufgebaut sind, insgesamt also einem typischen Plattenepithelcarcinom entsprechen. Daneben sieht man den sarkomatösen Anteil, der aus kleineren, spindeligen Zellen aufgebaut ist, die teilweise wirbelartig, teilweise in gestreckten Zellformationen vorliegen. Schon die zahlreichen Mitosen dieser kleinen spindelzelligen Elemente unterstreichen den malignen Charakter dieser Zellen, so daß eine reaktive Bindegewebswucherung, wie in der Theorie des Kompositionstumors postuliert, nicht wahrscheinlich ist.

Immunhistologisch zeigen bei Inkubation mit Antikörper gegen Keratin ausschließlich die Zellen des Plattenepithelcarcinoms eine strahlende Immunfluoreszenz, während die umgebenden Spindelzellen negativ bleiben. Bei Inkubation mit Antikörpern gegen Vimentin dagegen färben sich nur die sarkomatösen Tumorareale an, während jetzt die Carcinomzellverbände negativ bleiben. Diese starke Reaktion der spindelzelligen Tumorareale mit dem für mesenchymale Zellen charakteristischen Intermediärprotein Vimentin zeigt, daß es sich hierbei nicht um atypisch metaplastische Carcinomzellverbände handeln kann, wie eingangs diskutiert, sondern um echte Sarkomzellen.

Für die Histogenese dieses Tumors kommen somit zwei Möglichkeiten in Betracht: Zum einen die Mischung zweier histogenetisch verschiedener Zellpopulationen im Sinne eines Kollisionstumors. Zweitens die Entartung einer undifferenzierten Stammzelle mit Ausbildung zweier histologisch unterschiedlicher Zellformationen im Sinne des Kombinationstumors. Da die gleichzeitige, unabhängige simultane neoplastische Entartung zweier verschiedener Zelltypen innerhalb eines Gewebsverbandes extrem unwahrscheinlich ist, darüber hinaus in der experimentellen Tumorforschung das Stammlinienkonzept, das sämliche entarteten Zellen auf eine gemeinsame Zelle zurückführt, anerkannt ist, scheint die Theorie eines Kollisionstumors nicht mehr überzeugend.

Wenn also eine gemeinsame Stammzelle für diesen Tumor verantwortlich sein soll, müßte diese entsprechend unserer bisher gestellten Befunde, gleichermaßen Vimentin und Keratin enthalten. In der Tat kann in der Doppelmarkierung dieses Tumors, bei der Antikörper gegen Keratin und Vimentin nacheinander appliziert werden, gezeigt werden, daß einige wenige Zellen eine positive Immunfluoreszenz mit beiden Antikörpern zeigen. Diese primitive und undifferenzierte Blastemzelle, die gleichermaßen die Intermediärfilamente der epithelialen und der mesenchymalen Zelltypen enthält, ist wahrscheinlich als Stammzelle des Karzino-Sarkoms anzusehen.

Literatur beim Verfasser

J. Wustrow (Kiel): Wie Sie wissen, arbeiten wir seit einigen Jahren mit Antikörpern gegen Intermediärfilamente. Bei Ihren gut dokumentierten Untersuchungen sehe ich einen bedeutenden Widerspruch. Zunächst markieren Sie das Carcinosarkom mit Anti-Keratin-Antikörpern und heben die selektive Darstellung der epithelialen Tumorzellen hervor. Bei der alleinigen Markierung mit Anti-Vimentin-Antikörpern kommt es zu einer selektiven Anfärbung von Sarkomzellen. Bei der Doppelmarkierung jedoch finden Sie die Sarkomzellen sowohl positiv für Vimentin als auch nunmehr positiv für Keratin. Könnte es sich hierbei nicht um einen Färbungsartefakt handeln?

W. Seinsch (Bad Reichenhall): Wie schätzen Sie aufgrund Ihrer Befunde eine Metastasenprophylaxe beim Karzino-Sarkom durch Dipyridamol bzw. Mopidamol ein, wie sie von Gastpar 1983 aufgrund experimenteller Befunde und bei Sarkomen im HNO-Bereich erwogen wurde?

A. Albegger (Salzburg): Vor Jahren haben wir mit M. Ratzenhofer über 3 Carcinosarkome des Kehlkopfes der Grazer HNO-Klinik berichtet. Zwei davon manifestierten sich als große gestielte Polypen, wobei die Prognose relativ günstig war. Der dritte Patient mit einem ausgedehnten invasiven Carcinosarkom überlebte nur kurz. In Serienschnittuntersuchungen konnten wir damals rein morphologisch sämtliche Übergänge von typischen Carcinomzellen bis zu typischen Fibro-Sarkomzellen nachweisen. Dies wäre m. E. auch ein Hinweis für die Entwicklung aus einer gemeinsamen Stammzelle.

M. Vollrath (Göttingen); Schlußwort:
Zu Herrn Wustrow: Der Grund dafür, daß bei den einfach markierten Präparaten ausschließlich Keratin-positive Carcinomzellen bzw. Vimentin-positive Sarkom-Zellen dargestellt wurde, liegt darin, daß hier möglichst prägnante, ausgereifte Areale ausgewählt wurden, um das Prinzip der immunhistologischen Färbung zu demonstrieren. Die gleichzeitige Anwesenheit von zwei verschiedenen Filamentsystemen in einer Zelle (Vimentin und Keratin) ist nur mit der dargestellten Methode der Doppelmarkierung möglich, deren verläßliche Aussagekraft hinreichend sicher dokumentiert ist und nicht durch immunelektronenoptische Untersuchungen gestützt zu werden braucht.
Zu Herrn Seinsch: Bei der letzten Jahresversammlung haben wir bereits über immunhistologische Darstellungen der Intermediärfilamente in Metastasen berichtet und konnten zeigen, daß sich die Filament-

expression in der Metastase nicht von der des Primärtumors unterscheidet. Daher sind Aussagen über die Art des Primärtumors durch immunhistologische Untersuchungen der Metastase möglich. Allerdings handelt es sich bei den immunhistologischen Untersuchungen um ausschließlich diagnostische Methoden, so daß über die von Ihnen angesprochene Metastasenprophylaxe mit dieser Methode keine Aussage möglich ist.

Zu Herrn Albegger: Wie wir versucht haben, deutlich zu machen, liegt in den ausgereiften Tumorarealen des Karzino-Sarkoms ein echter maligner Mischtumor vor. Das Besondere der immunhistologischen Technik liegt darin, daß mit dem gezeigten gleichzeitigen Nachweis von Vimentin und Keratin in ein und derselben Zelle die primitive, pluripotente Stammzelle dieses malignen Mischtumors dargestellt werden konnte. Diese Stammzelle entwickelt sich dann im weiteren Verlauf entweder zu reinen Karzinom- bzw. zu reinen Sarkomzellen, die dann nur noch ein Filamentsystem, d. h. entweder Keratin oder Vimentin, enthalten. Tatsächlich gibt es auch lichtmikroskopische Übergangsformen beider Zellpopulationen, die mit blasigem, hellem Zytoplasma an Transitionalzellcarcinome erinnern, wie wir sie im Nasen-Rachen-Raum und im Bereich der ableitenden Harnwege kennen. Makroskopisch fand sich auch unser Tumor von glatter Schleimhaut überzogen, so daß er zunächst einen überdimensionalen Stimmbandpolypen ähnelte.

145. O. Kleinsasser (Marburg): Sarkoidose des Larynx

Manuskript liegt nicht vor

146. Hiltrud Glanz, F. Schuler (a. G.) (Marburg): Morphologische Untersuchungen an supraglottischen Karzinomen *

147. E. Meyer-Breiting, A. Halbsguth (a. G.) (Frankfurt): Erste Erfahrungen mit der Kernspintomographie beim fortgeschrittenen Larynxkarzinom

Der Vortrag ist entfallen

148. H. Luckhaupt, K.-G. Rose (Köln): Behandlungsergebnisse nach frontolateraler Kehlkopfteilresektion. Ein 11-Jahres-Überblick zu 180 operierten Patienten

In der Zeit vom 1.1.1973–31.12.1983 wurden an der Univ.-HNO-Klinik Köln 180 frontolaterale Kehlkopfteilresektionen in der Technik von Leroux-Robert ausgeführt. 166 Männer standen 14 Frauen gegenüber, das Durchschnittsalter betrug zum Zeitpunkt der Operation 57 Jahre.

Die Indikation zur frontolateralen Kehlkopfteilresektion stellten wir bei Stimmlippencarcinomen, die ein Stimmband bei regelrechter oder gering eingeschränkter Beweglichkeit befallen hatten und sich nicht weiter als 5–8 mm auf die gegenseitige Stimmlippe erstreckten. Stets ist zu fordern, daß die Taschenfalten tu-

---

* Erscheint ausführlich in Laryngol Rhinol Otol

morfrei sind, der Tumor darf keinesfalls weiter als maximal 8 mm vom freien Stimmlippenrand nach subglottisch reichen. In unserem Krankengut war bei 175 Patienten die Stimmbandbeweglichkeit praeoperativ regelrecht, fünfmal war diese eingeschränkt, in keinem Fall aufgehoben. Bei 165 Patienten war bei einer Mikrolaryngoskopie ein Plattenepithelcarcinom histologisch gesichert worden, in acht Fällen lag ein Carcinoma in situ vor, siebenmal ausgedehnte hochgradige Dysplasien.

103 Patienten konnten in unserer Tumornachsorgesprechstunde mehr als 5 bis maximal 11 Jahre nach frontolateraler Kehlkopfteilresektion nachuntersucht werden. Bei 6 der 103 Patienten war ein Tumorrezidiv aufgetreten, vier Kranke verstarben an ihrem Tumorleiden, während wir zwei Patienten durch eine Laryngektomie noch heilen konnten. Sechs Patienten aus dieser Nachbeobachtungsgruppe waren mehr als fünf Jahre nach der Operation tumorunabhängig verstorben. Bei 94,2% dieser 103 Patienten konnte eine 5-Jahres-Heilung erzielt werden. 31 Männer und Frauen werden zwischen drei und fünf Jahren nachbeobachtet, eine Laryngektomie wegen eines Tumorrezidivs war zweimal erforderlich, derzeit leben noch alle Patienten aus dieser Gruppe. Schließlich sahen wir bislang bei den bis zu drei Jahre Nachbeobachteten ein Tumorrezidiv. Bei etwa 9% unserer Patienten mußten im Rahmen einer Mikrolaryngoskopie Granulationspolypen im ehemaligen Operationsgebiet abgetragen werden. Bei 5,5% unserer nach Leroux-Robert Operierten beobachteten wir therapiebedürftige Larynxstenosen; während dies bei weniger als 3% der männlichen Patienten der Fall war, sahen wir bei fast jeder dritten Frau eine funktionell wirksame Stenose. Die Behandlung bestand in Thyreo- oder Laryngofissur, Narbenexzision und Einlegen einer Endothese. Mit bislang neun gesicherten Tumorrezidiven bei 180 operierten Patienten, von denen immerhin 103 länger als fünf Jahre und 134 länger als 3 Jahre nachbeobachtet wurden, sehen wir die frontolaterale Kehlkopfteilresektion nach Leroux-Robert – bei richtiger Indikationsstellung – als ein zuverlässiges Behandlungsverfahren in der Therapie der noch nicht fortgeschrittenen Glottiskarzinome an.

B. Bumm (Augsburg): Es sei darauf hingewiesen, daß alternativ die „Frontolaterale Teilresektion" auch gut in Lokalanästhesie durchgeführt werden kann. Dabei kann man die Tracheotomie zumeist vermeiden.

J. F. Herrmann (Würzburg): Waren nach der frontolateralen Teilresektion die beobachteten Rezidivpatienten bis zum Auftreten des Rezidivs weiterhin einer karzinogenen Exposition ausgesetzt? Lagen die Rezidive im Resektionsbereich oder in Distanz zum Operationsgebiet?

P. Federspil (Homburg/Saar): Die von Herrn Luckhaupt vorgetragene geringe Rezidivhäufigkeit nach frontolateraler Laryngektomie ist sehr wichtig. Sie stimmt mit unseren persönlichen Erfahrungen überein und liegt im Widerspruch zu den Ergebnissen von Piquet et al., die häufiger Rezidive beobachteten. Sicherlich ist die von Piquet et al. beschriebene höhere Rezidivquote den erweiterten Indikationen dieser Autoren zuzuschreiben. Nach unseren Erfahrungen sollten die erweiterten Indikationen der frontolateralen Laryngektomie den rekonstruktiven Laryngektomien, wie z. B. nach Majer/Piquet und Tucker, zugeführt werden. Die besonders nach letztgenanntem Eingriff beobachteten funktionellen Ergebnisse erscheinen uns deutlich besser als die nach erweiterter frontolateraler Laryngektomie.

H. Luckhaupt (Köln); Schlußwort:
Zu Herrn Terrahe: Der Risikobereich der vorderen Commissur wird bei der frontolateralen Kehlkopfteilresektion stets reseziert mit innerem Perichondrium und einem Teil des Schildknorpels. Wie resezie-

ren nach subglottisch bis zum oberen Anteil des Ringknorpels. Es sollten nur Tumoren nach der Leroux-Robertschen Methode teilreseziert werden, die eine subglottische Ausdehnung von maximal 0,5–0,6 cm aufweisen.

Zu Herrn Denecke: Die nach der Teilresektion bestehende Wundfläche wird durch Schleimhautadaption vom Randbereich her – teilweise unter Verwendung von Fibrinkleber – gedeckt. Je nach Größe der zu deckenden Fläche verwenden wir auch Muskel-Faszien-Lappen aus der geraden Halsmuskulatur. Die Schleimhaut der nicht tumorös veränderten Stimmlippe wird an die Schildknorpelresektionsränder hochgenäht, so daß auf dieser Seite eine komplette Dehnung der Wundfläche erreicht wird.

Zu Herrn Bumm: Wir führen die frontolaterale Kehlkopfteilresektion nie in Lokalanästhesie durch.

Zu Herrn Herrmann: Sämtliche 180 Patienten waren Raucher, in der Regel bestand zum Operationszeitpunkt ein Nikotinabusus von mehr als zehn Jahren.

Die Tumorrezidive fanden wir im ehemaligen Resektionsbereich oder eben an diesen angrenzend.

149. D. Collo (Mainz): Die Rekonstruktion des Larynx durch Hals-Faszienlappen nach Kehlkopfteilresektion (5 Jahre Erfahrung)

Manuskript liegt nicht vor

150. S. Botev, C. Dürr (Sofia/Augsburg): Erfahrungen mit den operativen Sprachrehabilitationsmethoden nach Amatsu und Staffieri

In Bulgarien finden sich bei rund 8 Millionen Einwohnern jährlich ca. 400 neue Kehlkopfkarzinome. Davon werden 150 in der Univ. HNO-Klinik der medizinischen Akademie Sofia operiert.

Die Sprachrehabilitationsmethoden nach Laryngektomie von Staffieri und Amatsu wurden bei 60 Patienten angewendet. Die Methode „Neoglottis phona-

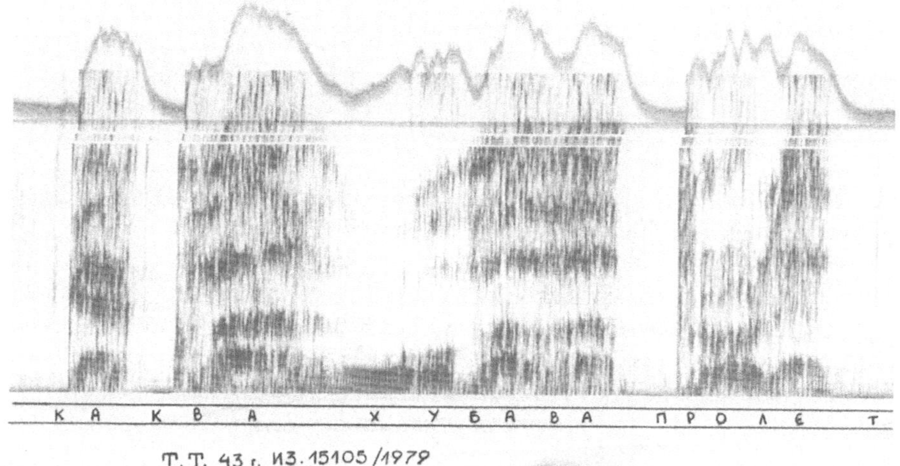

Abb. 1. Sonagramm in bulgarischer Sprache eines Patienten, der nach der Operationsmethode von Staffieri sprachlich rehabilitiert worden ist

Tabelle 1. Fistelkomplikationen von 60 Sprachrehabilitationsoperationen nach Laryngektomie

Operationsmethode	Fistelkomplikationen			
	Schleimhaut-prolaps	Obliteratio	Trachealring-nekrose	Störende Aspiration
Staffieri „Neoglottis phonatoria"	4	6	–	2
Amatsu	2	16	2	–
Gesamtzahl der Komplikationen	6	22	2	2

toria" wurde 19mal und in den letzten Jahren zunehmend häufiger, insgesamt 41mal, die Amatsu-Technik durchgeführt. Indikationen zur Anwendung dieser Sprachfisteln waren: das Tumorstadium, die Tumorlokalisation, die Lungenfunktion, die Intelligenz und der Willen des Patienten, schnell wieder sprechen zu lernen. Erfolgreich wurden 38 Patienten sprachlich rehabilitiert, die 63% aller operierten Sprachfisteln darstellen.

Kriterium für eine erfolgreiche Rehabilitation war eine sozial-adaequate Sprache, d. h. ein Sprachvermögen, das eine ausdrucksvolle (expressive) und verständliche (semantische) Kommunikation erlaubt. Dies konnte mit sonagraphischen und phoniatrischen Analysen dokumentiert werden.

Das Hauptproblem der Fistelkomplikationen stellte die Fistelobliteration dar (Tabelle 1). Ein Teil dieser Fisteln wurde revidiert und die Patienten dadurch erfolgreich rehabilitiert. Eine störende Aspiration, die zum Fistelverschluß zwang, wurde nur bei der Operationsmethode nach Staffieri festgestellt. Eine geringe Aspiration tritt bei beiden Methoden immer auf, sie störte die Patienten jedoch nicht stark.

Abschließend sei festgestellt, daß mit den operativen Sprachrehabilitationstechniken bei strenger Indikationsstellung trotz der dargestellten Komplikationen in einem relativ hohen Prozentsatz erfolgreich sprachlich rehabilitiert werden konnte.

Literatur beim Verfasser

151. P. Karschay (a. G.), F. Schön (a. G.), L. M. Moser (Würzburg): Experimentelle Untersuchungen zur Entwicklung eines künstlichen Larynx

Versuche, einen künstlichen Kehlkopf zu konstruieren, reichen zurück bis 1859. Seitdem sind unter dem Prädikat „künstlicher Kehlkopf" über 50 verschiedene Vorrichtungen bekannt (Lowry 1981). Ziel unserer Untersuchungen war es, konkrete Hinweise dafür zu gewinnen, welche Funktionen ein sog. „künstlicher Kehlkopf" zu erfüllen hat, ohne diesen zum gegenwärtigen Zeitpunkt realisiert zu haben.

Der tracheo-pharyngeale Sprecher muß mit seinem Lungendruck einen Gesamtwiderstand überwinden, der sich zum einen aus dem Widerstand der Stimmprothese, zum anderen aus dem Widerstand des sich der Prothese anschließenden pharyngo-oralen Abschnittes zusammensetzt. Aus früheren Untersuchungen (Karschay et al. 1983) sind die Strömungsverhältnisse der Stimmprothese bekannt. Der Wert für den Prothesenwiderstand liegt zwischen 8 und 16 Pa/ml/sec. Zur Ermittlung des pharyngealen Widerstandes wurden Druck-Flow-Messungen an laryngektomierten Patienten bei Phonation durchgeführt. In den typischen Druck-Flow-Verläufen genügen 2 Größen zur Charakterisierung des Systems: der Öffnungsdruck P_K und der differentielle Strömungswiderstand R_{gesamt}. Der Patient muß zunächst einen gewissen Druck ausüben, um den Pharynx zu öffnen. Erst bei diesem Öffnungsdruck P_K kommt es zur Entfaltung des kollabierten Muskelschlauches und zu einem beginnenden Flow. Der differentielle Widerstand errechnet sich als Quotient von Druck- und Flowdifferenz. Der pharyngeale Anteil des Widerstandes ergibt sich, indem man den Prothesenwiderstand vom Gesamtwiderstand subtrahiert. Die Messungen wurden bei 50 Patienten durchgeführt. So konnte der pharyngeale Widerstand nach partieller Pharyngektomie mit Pharynxrekonstruktion auf etwa die Hälfte reduziert werden, im Vergleich zu einem Patientengut, bei denen nach partieller Pharyngektomie der Pharynx primär verschlossen worden war. Durch die chirurgischen Maßnahmen der funktionellen Pharynxchirurgie (Herrmann 1984) liegt der pharyngeale Widerstand durchschnittlich bei 17 Pa/ml/sec, damit ergibt sich für den Prothesenanteil und den Pharynxanteil ein Verhältnis von 50:50. Mit dem beschriebenen Meßverfahren können verschiedene chirurgische Maßnahmen zur Schaffung eines schwingungsfähigen Pharynxschlauches beurteilt werden. Individuelle postoperative Verlaufskontrollen für jeden Patienten sind möglich, wenn man den mittleren Phonationsdruck P_S – der beim Sprechen über die Zeit gemittelte Druck – über einen längeren postoperativen Zeitraum nach Einsetzen der Stimmprothese verfolgt.

Mißt man an Patienten den Schallpegel der kehlkopflosen Stimme und leitet am Stoma den dafür aufzuwendenden Phonationsdruck ab, so zeigt sich, daß verschiedene Patienten in Abhängigkeit vom Wirkungsgrad des stimmbildenden Systems mit dem gleichen Phonationsdruck verschieden laut sprechen. Die tracheo-pharyngeale Stimme ist, wenn auch in eingeschränktem Maße, modulationsfähig, der einzelne Patient kann auch ohne Kehlkopf lauter und leiser sprechen. Wir entwickelten ein Ventil, das es dem kehlkopflosen Patienten ermöglicht, zu atmen, zu phonieren und zu husten: Wesentlicher Teil ist ein Kugelventil, das auf den Kanülenteil aufgesteckt wird. Der Patient kann mit dem Ventil ein- und ausatmen und lernt schnell durch willkürliche Steuerung seiner Atembewegung zu sprechen.

Literatur beim Verfasser

152. C. Morgenstern, B. Ulrich (a. G.), U. Ganzer (Düsseldorf): Indikation und Ergebnisse von Magentranspositionen beim Ösophagus- und Sinus-piriformis-Karzinom

Die Ergebnisse der Behandlung des Hypopharynx- und oberen Ösophagus-Karzinoms sind bis heute deprimierend, da die Patienten fast ausschließlich in einem Spätstadium zur Behandlung kommen. Außerdem zeigt diese Form des Karzinoms häufig eine submucöse Ausbreitung mit infiltrativem Wachstum, bei dem eine kaudale Absetzung makroskopisch sehr schwierig erscheint. Ein weiterer Gesichtspunkt ist die ausgedehnte Lymphknotenmetastasierung dieses Krebses. Die von Akiyama in Japan an einem großen Patientengut festgestellten Lymphknotenmetastasen zeigen, daß diese nicht nur regional im Bereich des paraösophagealen Gewebes auftreten, sondern in etwa 1/3 der Fälle auch den Bereich der kleinen Kurvatur betreffen. In dieser Situation erlangen operative Verfahren an Bedeutung, die von Chirurgen beim totalen Ösophagusersatz bislang angewandt wurden. Sie sind bisher überwiegend bei Karzinomen im mittleren und unteren Drittel benutzt worden, da diese Speiseröhrenkarzinome 90% aller Malignome des Ösophagus ausmachen. Nur in etwa 10% betreffen die Karzinome den Hypopharynx mit Übergang in den oberen Ösophagus. Seit 1981 wurden in Düsseldorf 89 Eingriffe mit totalem Ösophagusersatz vorgenommen, darunter 8 Patienten mit Tumoren im oberen Abschnitt des Ösophagus. Diese Situation ist für den Laryngologen von Bedeutung, da er entscheiden muß, ob das Karzinom mit oder ohne Laryngektomie bzw. beiderseitige Neck-Dissection entfernt werden kann. Bei den 8 Fällen mit Hypopharynx- bzw. Ösophagus-Karzinom im oberen Anteil konnten wir nur einmal den Larynx erhalten. Alle übrigen Karzinome waren Postcricoid-, Sinus priformis- oder Hypopharynxkarzinome die in den Ösophagus bzw. durch die Schilddrüse in Richtung auf den Ösophagus hineingewachsen waren. Alle Patienten konnten zum Zeitpunkt der Operation entweder überhaupt keine Nahrung mehr aufnehmen oder nur noch flüssig essen. Das unselektierte Patientengut im Alter von 38–80 Jahren wies eine Geschlechtsverteilung zwischen Männern und Frauen von 7:1 auf. Die primäre Letalität von 12% ergab sich im wesentlichen aus pulmonalen Komplikationen und aus dem Alter der Patienten. Nach einem Jahr waren noch 52% der Patienten am Leben. Der Krankenhausaufenthalt betrug im Durchschnitt 3 Wochen. Die Nahrungsaufnahme konnte zwischen dem 12. und 14. postoperativen Tag wieder normal erfolgen. Der wesentliche Vorteil der Methode liegt einmal in der einzeitigen Rehabilitation des Schluckens, zum anderen in der Möglichkeit die paraoesephagealen Lymphknoten bzw. die Metastasen an der kleinen Kurvatur zu erfassen. Zusammenfassend läßt sich sagen, daß die Gastropharyngostomie für den Laryngologen für die Fälle von Postcricoid-, Sinus piriformis- und oberem Ösophagus-Karzinom eine deutliche Bereicherung der operativen Möglichkeiten darstellt. Sie erleichtert den Patienten das Leben erheblich durch einen normalen Schluckakt, die Ösophagusersatzsprache ist erlernbar. Wenn die Ergebnisse bisher noch keine grundsätzliche Wende in der Behandlung des Sinus piriformis Karzinomes erkennen lassen, so kann man sie dem Patienten durch ein gut eingespieltes chirurgisches und laryngologisches Operationsteam empfehlen. Das Verfahren stellte keinen ultraradikalen Eingriff dar.

Literatur beim Verfasser

I. F. Herrmann (Würzburg): Ergänzen möchte ich, daß die hohe Rezidivrate der Hypopharynxkarzinome nicht nur durch das subepitheliale Tumorwachstum hervorgerufen wird, sondern daß eine wesentliche Ursache die multifokale Tumorentstehung darstellt, wie sie von Monnier und Savary durch Zuhilfenahme der O-Toluidin-Blaufärbung für den Bereich Oropharynx-Hypopharynx-Oesophagus nachgewiesen werden konnte.

Anmerken darf ich, daß die Ergebnisse der Magentransposition bei Europäern wegen des ungünstigeren Verhältnisses Thoraxlänge zu Magenlänge möglicherweise schlechter sind. Ziehen Sie bei der Transposition den Magen retrosternal oder transmediastinal hoch? Führen Sie diesen Eingriff auch nach Vorbestrahlung durch?

W. Draf (Fulda): Es ist in hohem Maße begrüßenswert, daß die Düsseldorfer Klinik in dieser Form mit den Chirurgen zusammenarbeitet. Wir bedienen uns dieser Technik seit 1975. Es darf daran erinnert werden, daß wir zusätzlich eine Neoglottis in der Magenwand angelegt haben. Eine solche Patientin ist seit 7 Jahren rezidivfrei und spricht zufriedenstellend. Die Frage, die es in der Zukunft zu klären gilt, ist, ob das Verfahren der stumpfen Ösophaguspräparation ohne Mediastinallymphknotenausräumung mit geringerer Mortalität, dem radikaleren Vorgehen mit Thorakotomie und Lymphknotenausräumung, aber ca. 30% perioperativer Mortalität, hinsichtlich der Langzeitüberlebensrate vorzuziehen ist.

H. Rudert (Kiel): Wie hoch ist die postoperative Mortalität in den Fällen unseres Fachgebietes, den Sinus piriformis- und Postcricoidcarcinomen? Hier hat sich der myokutane Pectoralis-major-Lappen in unseren Fällen sehr bewährt: bisher keine postop. Mortalität. Stenosen im Anastomosenbereich treten bei entsprechender Technik nicht auf.

C. Morgenstern (Düsseldorf); Schlußwort: Bei der Indikation zur Magentransposition stimme ich mit Herrn Rudert darin überein, daß nicht jedes Sinus piriformis Karzinom in dieser Weise behandelt werden sollte, sondern nur jene Tumoren, die unterhalb des Constrictor pharyngis vorwachsen. Gerade bei diesen Formen ist eine kaudale Begrenzung schwierig und es gibt auch multizentrisch sich ausbreitende Karzinome, die nach einer markoskopisch gesunden Strecke Ösophagus wieder in das Lumen vorwachsen können, wie das Herr Herrmann (Würzburg) eben in seiner Diskussionsbemerkung angedeutet hat. Mit anderen Worten: Sinus piriformis-, Postcricoid- oder Pharynxhinterwandtumore *mit* Ösophagusbeteiligung sind mit diesem Verfahren behandelbar. Ein wesentliches Argument für die Magentransposition stellt jedoch die Lymphknotenmetastasierung paraoesophageal und an der kleinen Kurvatur dar. Der totale Ösophagusersatz kann hier vielleicht zu einer Verbesserung der Fünfjahresheilung führen. Eine gleichzeitige Thorakotomie (Herr Draf), wie sie von einigen Chirurgen zur Entfernung der Lymphknoten gefordert wird, erhöht die primäre Letalität beträchtlich (ca. 30%) und wird von uns nicht durchgeführt. Die primäre Letalität (30 Tage post operationem) liegt im gesamten Krankengut (89 Fälle mit Ösophagustotalersatz) bei 12%. Bei den 8 Fällen mit oberem Ösophagus- bzw. Hypopharynx-Karzinom haben wir einen Patienten an einer Verbrauchskoagulopathie bei Lebercirrhose und ausgedehnten Ösophagusvarizen verloren. Bezüglich vorbestrahlter Patienten darf ich die Frage von Herrn Herrmann in der Weise beantworten, daß unter unseren Fällen eine große Anzahl vorbestrahlter Patienten sich befanden, die kein erhöhtes Operationsrisiko aufwiesen. Lediglich die Anzahl der Hypopharynxfisteln lag deutlich höher. Wir führen jetzt die primäre Operation mit anschließender Nachbestrahlung durch. Zu Herrn Draf möchte ich sagen, daß nicht nur die Anatomie der Japaner die guten Erfolge von Akiyama erklärt, sondern auch die Tatsache, daß von 3 Karzinomträgern nur durchschnittlich 1 Patient operiert wird, mit anderen Worten, ein selektiertes Krankengut wird operativ behandelt.

153. C. Naumann, F. X. Brunner (Würzburg): Sinus-piriformis-Fisteln als seltene Hypopharynxmißbildungen

In der 3. bis 5. Embryonalwoche kommt es zur Ausbildung der Kiemenbögen und Schlundtaschen. Unterschiedlich starkes Wachstum der Kiemenbögen führt zur Anlage des Sinus cervicalis, aus dessen Resten die lateralen Halsfisteln entstehen sollen. Dabei handelt es sich in 95% der Fälle um Material der 2. Schlundtasche, bei dem Rest um Material der 1. Schlundtasche, den sog. Ohr-Hals-Fisteln. Während einzelne Mitteilungen über Fisteln der 3. Schlundtasche vorliegen, beschrieb Tucker 1973 erstmalig eine Fistel, die vom Sinus piriformis, der ehemaligen 4.

Schlundtasche, ausging. Inzwischen sind in der Literatur 21 Fälle von Sinus-piri-formis-Fisteln bekannt, die alle in verblüffender Ähnlichkeit zum klinischen Bild der rezidivierenden eitrigen Thyreoiditis führten.

Im vergangenen Jahr hatten wir Gelegenheit, zwei weitere Fälle – einen 15jäh-rigen Jungen und eine 35jährige Frau – zu operieren, die beide nach mehrfachen Abszessen des linken Schilddrüsenlappens unter dem Verdacht einer Sinus-piri-formis-Fistel zur Aufnahme kamen. In beiden Fällen gelang röntgenologisch der Nachweis der Fistel durch Kontrastmittelgabe. Besonders beim Nachschlucken und Pressen stellte sich der vom Bogen des Sinus piriformis ausgehende Blindsack gut dar. Die Hypopharyngoskopie bestätigte die Diagnose. Für die folgende Ope-ration wurde die Fistel mit einem Tupfer markiert und anschließend über einen Zugang von außen abgetragen. Beide Fälle heilten komplikationslos, abszedie-rende Entzündungen der Schilddrüse traten nicht mehr auf.

Kocher schrieb schon 1878, daß bei eitrigen Entzündungen der Schilddrüse der Herd außerhalb des Organs im Körper zu suchen sei. Mit dem Einsatz der Antibiotika wurde das Krankheitsbild der rezidivierenden eitrigen Thyreoiditis seltener, es sind seit 1950 ca. 25 Fälle beschrieben, der Gang der Infektion blieb dabei jedoch unklar. Erst der Nachweis von Fisteln der 4. Schlundtasche ergab einen Hinweis auf die Ursache der rezidivierenden Thyreoiditis. Es ist auffällig, daß in allen Fällen, in denen nach einer Fistel gesucht wurde, diese auch nachzu-weisen war. Weiter ist auffällig, daß es in keinem Fall nach der Operation zu ei-nem erneuten Rezidiv der Thyreoiditis kam. Es ist somit zu vermuten, daß auch in den 25 Fällen mit unbekanntem Infektionsgang eine Sinus-piriformis-Fistel vorgelegen hat.

Hieraus ergeben sich folgende Konsequenzen für die Klinik: Bei rezidivieren-den, akut auftretenden, schmerzhaften Schwellungen der linken Halsseite sollte an das Krankheitsbild der rezidivierenden eitrigen Thyreoiditis gedacht werden. Wenn sich im Szintigramm eine fehlende Speicherung links unter dem Bild eines sog. kalten Knotens zeigt, so ist unbedingt nach einer Sinus-piriformis-Fistel zu suchen. Deren Nachweis gelingt ohne große Mühe durch einen Kontrastmittel-schluck im Röntgenbild. Eine einmal vermutete Fistel läßt sich auch endosko-pisch durch die Hypopharyngoskopie darstellen. Die Therapie der Wahl besteht in einer Drainage des Schilddrüsenabszesses und der anschließenden kompletten Abtragung der Fistel von einem seitlichen Zugang aus.

Der Nachweis einer Sinus-piriformis-Fistel liefert eine Ursache für die sonst nicht zu erklärende rezidivierende eitrige Thyreoiditis. Die Exstirpation der Fistel allein kann den Patienten vor erneuten Rezidiven bewahren.

Literatur beim Verfasser

154. W. Seinsch (Bad Reichenhall): Stationäre Nachsorge und medizinische Reha-bilitation nach onkologischer Primärtherapie im HNO-Bereich

Durch die Primärbehandlung kommt es hauptsächlich zu folgenden gesundheit-lichen Defekten, die einzeln oder kombiniert vorliegen können:

- Verlust der lautsprachlichen Kommunikationsfähigkeit nach Laryngektomie;
- Stimmstörungen nach Teilresektion oder alleiniger Radiatio des Kehlkopfes;
- Kau-, Schluck- und mechanische Sprechstörungen nach Teilresektion der Zunge, des Mundbodens und des Unterkiefers;
- Sprach-, Stimm- und Schluckstörungen bei großen Gaumendefekten;
- Schluckstörungen und verminderte Sprechbelastbarkeit bei radiogener Mucositis;
- Bewegungseinschränkung im Schultergürtel nach Neck dissection;
- Lymphödeme nach Lymphknotenausräumung und Strahlenbehandlung;
- Tracheobronchitis bei Tracheostomaträgern.

Die hieraus resultierenden Ansatzpunkte für gezielte Rehabilitationsmaßnahmen erfordern schwerpunktmäßig logopädische Therapie, Lymphödemtherapie, balneologische und physikotherapeutische Anwendungen, Anpassung von Wasserschutz- und Therapiegeräten für Laryngektomierte, Ernährung durch speziell zubereitete Kost sowie darüberhinaus psychosoziale Betreuung durch einen Psychologen, Sozialarbeiter und/oder Reha-Helfer. Alle genannten Maßnahmen werden in der Klinik Alpenland (Bad Reichenhall) durchgeführt.

Die Klinik arbeitet seit ihrer Gründung im Jahre 1973 im Dienste der Krebsnachsorge und Rehabilitation. Ihre Tätigkeit ist eng verbunden mit der Arbeitsgemeinschaft für Krebsbekämpfung der Träger der gesetzlichen Kranken- und Rentenversicherungen im Lande Nordrhein-Westfalen.

In einer eigenen HNO-Abteilung werden für die Schwerpunkte der Rehabilitation, nämlich Ersatzstimmbildung und Lymphdrainage, zwei Logopädinnen und drei Lymphtherapeuten eingesetzt. So befanden sich in den beiden letzten Jahren jeweils über 1 650 Patienten zur stationären Heilbehandlung in der Klinik Alpenland. Hiervon waren 750 zuvor an Tumoren im HNO-Bereich behandelt worden. Davon 75% hatten Malignome des Larynx bzw. Hypopharynx. 1983 befanden sich 372 Laryngektomierte in der Klinik. Davon nahmen 215 an der logopädischen Therapie teil, insgesamt wurden 3 367 Therapieeinheiten durchgeführt. 111 Patienten besaßen bereits Speiseröhren-Ersatzstimme, durch Therapie wurde deren Funktion bei 49% verbessert. Von den 104 Anfängern wurde bei 44% ein guter, bzw. befriedigender, bei 22% ein ungenügender Behandlungserfolg erreicht. Die restlichen 33% wurden in der Kommunikation mit der elektronischen Sprechhilfe unterwiesen. 1983 wurden 145 HNO-Patienten mit insgesamt 2 045 Behandlungseinheiten wegen submental-collarer Lymphödeme behandelt, davon in 70% mit Erfolg.

Im gleichen Zeitraum konnten 36 Laryngektomierte nach Anpassung eines Wasserschutzgerätes wieder Schwimmen gehen und so in einem sozialen Teilbereich rehabilitiert werden, was mit großer Freude erlebt wurde.

Nicht zuletzt sieht der Referent die stationäre Heilbehandlung als ergänzende Maßnahme in der onkologischen Nachsorge. So kommen einerseits zahlreiche Patienten mit bekannten, inkurablen Residualmalignomen zur Heilbehandlung. Bei diesen ist außer einer guten psychischen, medikamentösen und kulinarischen Betreuung medizinisch ggf. lediglich noch Logopädie indiziert.

Je nach Befund und krankheitsbezogener Aussprache mit Patienten, Angehörigen, vorbehandelnder Klinik wird die Dauer der stationären Heilbehandlung festgelegt.

Andererseits diagnostizierten wir durch bioptische und histologische Untersuchung oder klinisch mit nachträglicher Bestätigung durch die behandelnde Klinik im Verlauf eines Jahres 18 (2,4%) bis dahin nicht bekannte Rezidive oder Zweittumoren.

J. F. Herrmann (Würzburg): Wichtig für die Stimmrehabilitation scheint mir, daß bei der Durchführung der Laryngektomie funktionelle Gesichtspunkte stärkere Beachtung finden. Nach Schluß der Pharynxnaht sollte z. B. der M. thyreopharyngeus und crico-pharyngeus nicht über dem Pharynx zum Ring geschlossen werden. Der entstandene Ringmuskel behindert die Speiseröhrensprache, d. h. die verschluckte Luft kann nicht oder nur erschwert zur Mundhöhle aufsteigen.

W. Seinsch (Reichenhall); Schlußwort: Ich bin Ihrer Meinung und glaube, daß Laryngektomie einschließlich funktioneller Pharynxchirurgie die stimmliche Rehabilitation mittels Speiseröhrenersatzstimme erleichtern und prozentual insgesamt verbessern würde.

155. A. Berghaus, O. Krüger (a. G.) (Berlin): Mechanische Eigenschaften der menschlichen Luftröhre im Vergleich mit alloplastischen Prothesen *

156. A. Beigel, R. Steffens-Knutzen (a. G.), B. Tillmann (a. G.), W. Müller-Buchholz (a. G.) (Kiel): Trachealtransplantation. Vergleich von Reaktionen gegen vitale und unterschiedlich konservierte Trachealtransplantate bei Ratteninzuchtstämmen

Elementare Voraussetzungen für die Durchführung systematischer transplantationsimmunologischer Untersuchungen sind das konstante Einhalten der genetischen Differenz zwischen Spender und Empfänger und der völlige Verzicht auf Medikationen, die immunsupressiv wirken können, wie Cortison und andere. Deshalb sollen solche Versuche nur bei Inzuchtstämmen derselben Spezies durchgeführt werden, die in ausreichender Anzahl nur bei Ratten und Mäusen vorliegen. Aus methodologischen Gründen bevorzugen wir das Rattenmodell. Empfänger waren die weißen Lewis-Ratten, Spender meist die zu Lewis stark genetisch differenten (RT1 differenten) schwarzweißen CAP-Ratten. Unser Ziel war es, erstmals in ein und demselben tierexperimentellen Modell die gebräuchlichsten Methoden des Trachealersatzes direkt miteinander zu vergleichen. Nachdem wir früher nachweisen konnten, daß das Trachealtransplantat in einem erheblichen Ausmaß Träger von Transplantationsantigenen ist, demzufolge eine stark immunogene Wirkung auf den Empfängerorganismus ausübt und denselben transplantationsimmunologischen Gesetzen wie alle anderen Gewebe auch unterliegt, sollte untersucht werden, welchen Einfluß die Größe des Transplantates auf die Überlebenszeiten der Versuchstiere nach Trachealtransplantation nimmt und ob durch die Verwendung konservierter Tracheen die Überlebensraten der Empfänger verbessert werden können. Wir führten dazu Trachealtransplantationen an 619 Ratten durch. Folgende Ergebnisse wurden erzielt:

---

* Der Vortrag erscheint in einem anderen Organ unserer Gesellschaft

1. Einfluß der Größe des Trachealtransplantates

Bei syngenen Transplantationen, d. h. bei Transplantationen innerhalb desselben Inzuchtstammes, waren keine signifikanten Unterschiede in den Überlebenszeiten nach Transplantation von 4,6 oder 8 Trachealringen zu erkennen. Sowohl bei stark (RT1) als auch bei schwach (non-RT1) differenten Transplantaten waren dagegen statistisch signifikante Abhängigkeiten der Überlebensraten von der Transplantatgröße feststellbar.

2. Fehlen einer sog. „Restantigenität" allogener konservierter Trachealsegmente

Auf den cialit-, merthiolat-, alkohol- und formalinkonservierten allogenen Tracheen konnten nach Inkubation mit einem monoklonalen, gegen das spenderspezifische RT1 A^c Transplantationsantigen gerichteten Antikörper keine Antigene mehr nachgewiesen werden. Hautstücke, die nach Übertragung konservierter, stark allogener Tracheen transplantiert wurden, zeigten keine beschleunigte Abstoßung. Die Überlebensraten der Tiere nach syngener oder stark allogener Trachealsegmente bei Vorsensibilisierung durch dreimalige Hauttransplantate unterschieden sich nicht.

3. Verkürzung der Überlebenszeit nach Übertragung konservierter Tracheasegmente

Tiere aller Versuchsgruppen überlebten signifikant kürzer als die syngenen Kontrollen. Die Gruppe, die formalinfixierte Trachealsegmente erhielt, überlebte signifikant kürzer als alle übrigen Gruppen, die sich untereinander nicht unterschieden.

4. Morphologischer Nachweis des Transplantatschleimhaut-Epithelersatzes nach 200 Tagen

Nach 200 Tagen ließ sich rasterelektronenmikroskopisch bei den überlebenden Transplantaten eine neue respiratorische Schleimhaut nachweisen. Inkubationen mit dem genannten monoklonalen Antikörper ließen auf dieser Ersatzschleimhaut keine spenderspezifischen Antigene mehr erkennen, womit gezeigt wird, daß dieses respiratorische Ersatzepithel vom Empfänger gebildet worden ist.

Zusammenfassend kann festgestellt werden, daß, wie die syngene Kontrolle zeigt, chirurgisch gesehen auch große Trachealsegmente grundsätzlich transplantabel sind. Bei Verzicht auf Medikationen des Empfängerorganismus (Cortison, Immunsupressiva usw.) sind die Überlebensraten sowohl nach Transplantation vitaler als auch nach Implantation konservierter allogener Trachealsegmente signifikant verkürzt und von der Größe des übertragenen Trachealsegmentes abhängig. Konservierte Tracheen zeigen keine sog. „Restantigenität". Nach 200 Tagen wird ein übertragenes Trachealsegment bei den überlebenden Tieren von einer empfängereigenen respiratorischen Schleimhaut überzogen. Zur Zeit ist noch kein befriedigender Trachealersatz gefunden. Weitere tierexperimentelle Ansätze sollen deshalb dazu beitragen, neue Wege zur Lösung dieses Problems aufzuzeigen.

J. F. Herrmann (Würzburg): Inwieweit besteht Vergleichbarkeit der immunologischen Situation von Kaninchen, Ratte und Mensch?

C. Herberhold (Hamburg): Gratulation zu Experimentalansatz und Ergebnissen. Ergeben sich aus Ihren Befunden Hinweise zum Zeitbedarf der Reepithelisierung in Abhängigkeit zur Implantatfläche?

A. Beigel (Kiel); Schlußwort:
Zu Herrn Herrmann: Der RT 1 Locus entspricht in seiner Wichtigkeit dem HLA System des Menschen. Transplantationsimmunologische Untersuchungen bei Kaninchen sind nicht vergleichend interpretierbar, da bei diesen Tieren keine Inzuchtstämme vorliegen und die elementare Bedeutung der konstanten genetischen Differenz zwischen Spender und Empfänger, auf die wir schon früher hingewiesen haben, somit nicht berücksichtigt werden kann.

Zu Herrn Herberhold: Histologische Untersuchungen wurden von uns 8–14 Tage nach Transplantation und bei Versuchsende vorgenommen. Nach der Literatur soll die Reepithelisierung der Trachealtransplantate schon nach ca. 70 Tagen postoperativ stattfinden.

157. M. Westhofen, Y. Lee, C. Herberhold et al. (Hamburg): Zur Biologie implantierter homologer Trachealsegmente

Die Implantation homologer merthiolat-konservierter Trachealsegmente hat sich zur Defektüberbrückung nach Resektion langstreckiger Trachealstenosen, die für Querresektionen keine Indikation mehr abgeben, bewährt.

Das mechanische und funktionelle Langzeitverhalten solcher Implantate wurde an Kaninchen licht- und elektronenmikroskopisch untersucht.

Nach Resektion eines ortsständigen Trachealsegments wurden homologe in Merthiolat-Lösung konservierte Trachealsegmente End-zu-End anastomosiert. 10 Monate später wurden die Kaninchen getötet und die Trachea untersucht.

Im lichtmikroskopischen Bild sind die implantierten Trachealsegmente durchweg verkalkt, bindegewebig eingescheidet, entzündungsfrei und in ihrer Form erhalten. Im Transplantatbereich hat sich eine Neo-Mucosa gebildet, die im Aufbau der ortsständigen Trachealschleimhaut gleicht. Es finden sich sekretorisch aktive Mikrovilli-tragende neben cilientragenden Zellen. Die Cilienlänge im

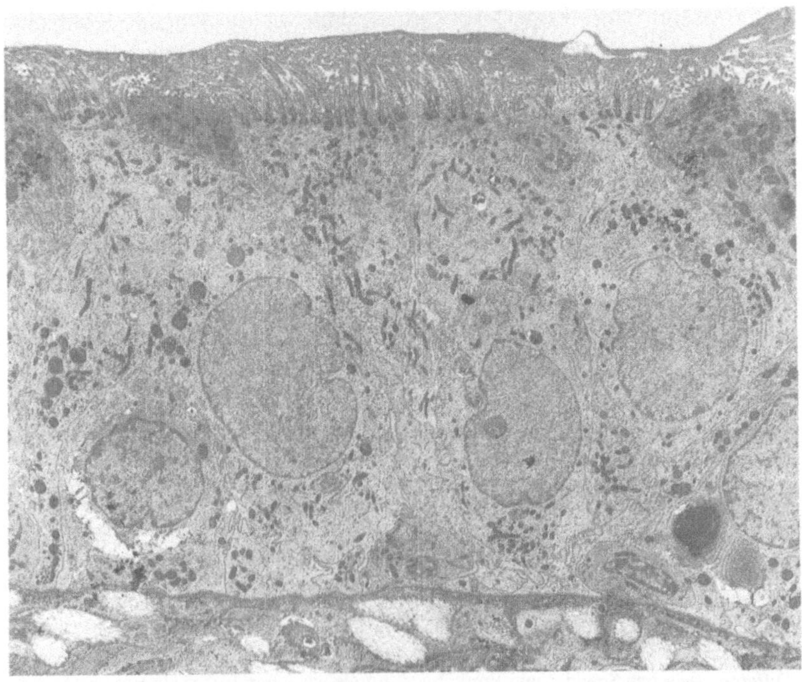

Abb. 1. Neo-Trachealschleimhaut des Implantats. Glutaraldehydfixierung. 3 200 ×

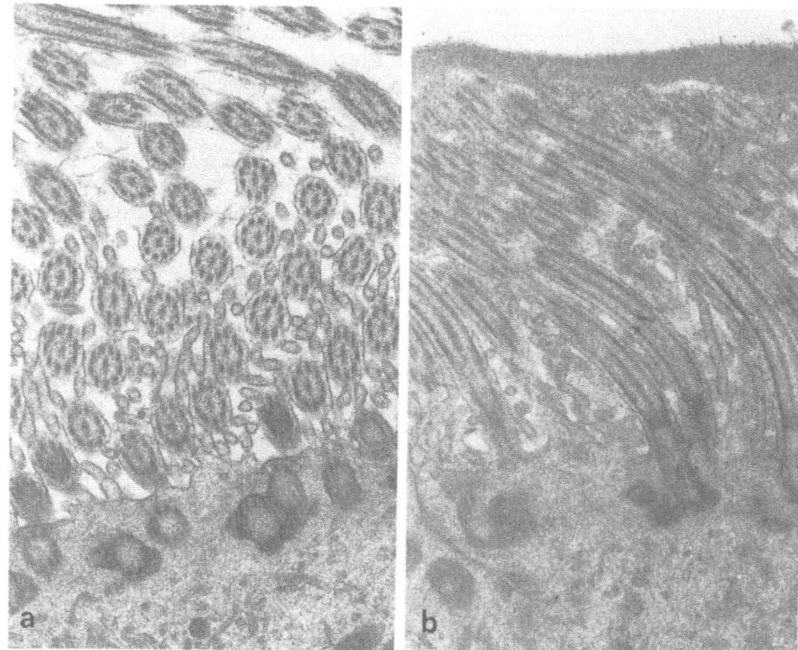

Abb. 2. a Cilien der ortsständigen Trachealschleimhaut, Glutaraldehydfixierung 16000 ×. **b** Cilien der Implantat-Trachealschleimhaut, 16000 ×

Transplantatbereich ist gering reduziert. Die Cilien sind stellenweise miteinander verflochten und mit einem Sekretfilm bedeckt. In den Epithelzellen der Implantatschleimhaut sind endoplasmatisches Retikulum, Ribosomen und Golgi-Apparat stark entwickelt.

Die homologe merthiolat-konservierte Trachea weist beim Kaninchen 10 Monate nach Implantation ein mechanisch stabiles Gerüst und eine Auskleidung mit funktionstüchtigem Flimmerepithel und sekretorisch aktiver Schleimhaut auf. Die Vergrößerung intrazellulärer Organellen ist Ausdruck zellulärer Auf- und Umbauvorgänge nach der Implantation.

H. Weidauer (Heidelberg): Das Einheilen cialitkonservierter homologer Trachealsegmente erfolgt nicht problemlos. Welche Lumeneinengung hatten Sie im Langzeit-Versuch am implantierten Segment festgestellt?

H. Weerda (Freiburg): In der Regel wird bei transplantierten Trachealsegmenten – ob vital oder konserviert – die Schleimhaut abgestoßen. Dieses haben auch sehr gut die Experimente von Herrn Beigel (Vortrag 156) gezeigt. Wir wissen aber, daß eine Epithelisierung von jedem Stumpf aus etwa nur 2 cm vorgetrieben wird, so daß bei Transplantaten über 4 cm in der Mitte der transplantierten Trachealsegmente ein Fehlen des Epithels erwartet werden muß. Haben Sie etwas Ähnliches bei Ihren Transplantationsversuchen gesehen?

W. Seinsch (Bad Reichenhall): Ich bitte zu prüfen, ob es sich bei der als „Nebenkern" vorgestellten Struktur nicht eher um ein hochaktives rauhes endoplasmatisches Retikulum handelt, da die morphologischen Kennzeichen eines Golgi-Apparates nicht vorliegen.

M. Westhofen (Hamburg); Schlußwort:
Zu Herrn Weerda: Zum Einwachsen der Neo-Trachealschleimhaut in die Implantate auch über längere Distanzen hat Prof. Herberhold zuvor Stellung genommen.
Zu Herrn Weidauer: Das Lumen der Trachealimplantate entspricht jeweils dem der ortsständigen Trachea. Das Verhältnis beider Lumina zueinander ist in der Tat für die Stenosierungstendenz entscheidend.
Zu Herrn Seinsch: Ihre Kritik, die gezeigte zelluläre Struktur entspreche nicht einem Golgi-Apparat, sondern rauhem endoplasmatischem Retikulum, ist unzutreffend. Der gezeigten Membranstruktur liegen nämlich keine Ribosomen an. Unter Berücksichtigung der ultrastrukturellen Morphologie ergibt sich zwingend die Diagnose eines Golgi-Apparates.

158. Helena Kustrzycka (a. G.) (Breslau): Experimentelle Studie über die chirurgische Behandlung von Trachealwanddefekten

Die narbenartige Luftröhrenverengung bleibt immer noch eine ungelöste Aufgabe.

Seit längerer Zeit befassen wir uns mit der Behandlung von narbenartigen Luftröhrenverengungen. Bei ca. 20% der Patienten wurde kein Erfolg erreicht. Dies war der Grund für weitere Experimente mit entsprechenden Stoffen für die Rekonstruktion der Luftröhre. Es wurden Defektergänzungen der Halswand des Luftröhrenteils durchgeführt. Bei 56 Ferkeln wurden der Reihe nach 6 verschiedene Stoffe in ein künstlich erzeugtes Loch in der Vorderwand der oberen Trachea implantiert. Es waren: 1. Das Polyesternetz mit Hydrogel. 2. Das unter der Tierhaut autogenisierte Polyesternetz. 3. Die Schläfenmuskelfaszie. 4. Die Wangenschleimhaut. 5. Der Ohrmuschelknorpel. 6. Die Haut. Bei einigen Tieren wurde das Loch unversorgt gelassen. Die Tiere wurden gruppenweise über 30, 90 und 180 Tage beobachtet. Es wurden berücksichtigt: Der klinische Zustand und der makroskopische Zustand des Luftröhrenresektates. Vom Implantat wurden Präparate zu mikroskopischen Untersuchungen entnommen. Die Fläche der Präparate wurde auch im elektronischen Scanning-Mikroskop untersucht.

Die Ergebnisse

Allogene Implante in Form des Polyesternetzes mit Hydrogel sowie des autogenisierten Polyesternetzes wurden mit einer Entzündungsreaktion und Granulationen abgestoßen. Histologisch wurden starke Granulozyteninfiltrate festgestellt. In allen Fällen hat die Luftröhre eine mäßige Verengung aufgewiesen.

Die Faszie und der Knorpel verhielten sich ähnlich im Heilungsprozeß. Sie verheilten schnell mit niedriger Entzündungsreaktion und mit früher Epithelisation. Der Knorpel erwies sich günstiger als Faszie, weil er bessere Steifheit und Geschlossenheit besitzt (Abb. 1). Die Epithelbildung wurde schon nach 30 Tagen beobachtet. In allen Fällen war das Luftröhrenlumen regelmäßig (Abb. 2). Die Schleimhaut verheilte auch schnell, in dem sie unebene faltige Flächen bildete, und das Implantat wurde schlaff. Sie verursachte dadurch die Verengung.

Die Haut erwies sich als das am wenigsten günstige Material. Sie wurde in fast allen Fällen mit Symptomen akuter Eiterung absorbiert oder abgestoßen.

In der Kontrollgruppe mit dem unversorgten Luftröhrendefekt wurde eine deutliche zu der Defektgröße proportionale Verengung beobachtet (Abb. 2).

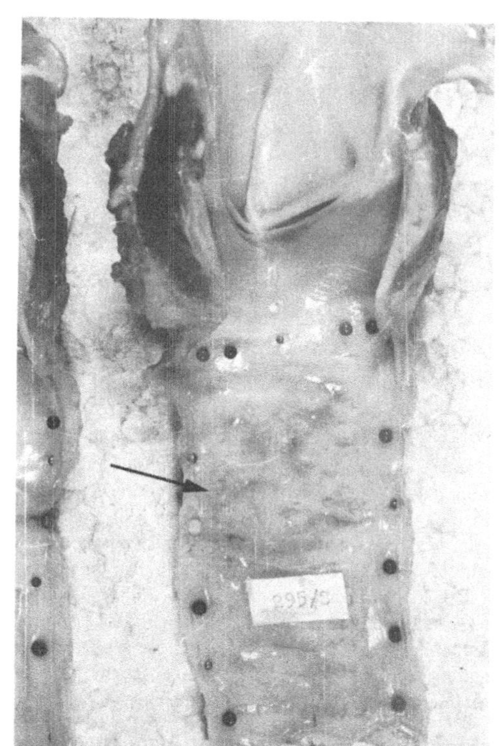

Abb. 1

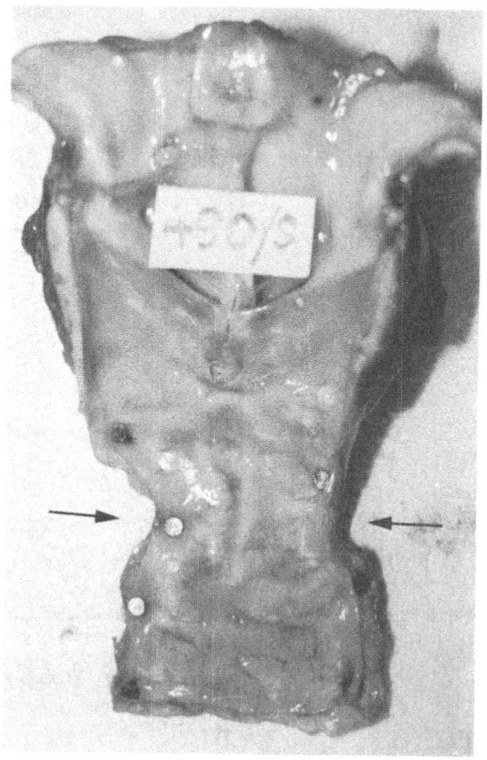

Abb. 2

Tabelle 1. Aufstellung der Operationsergebnisse

Material des Implantates	Polyester-netz mit Hydrogel	Polyester-netz auto-genisiert	Schläfen-muskel-faszie	Wangen-schleim-haut	Ohr-muschel-knorpel	Haut
Operations-ergebnisse	Schlecht	Schlecht	Genügend	Genügend	Genügend	Schlecht

Im Scanning-Mikroskop wurde in keinem der Implantate Flimmerepithel beobachtet. Das typische Flimmerepithel wurde in dem nicht operierten Abschnitt der Luftröhre des Tieres festgestellt (Tabelle 1).

H. Weerda (Freiburg): Die meisten experimentellen Ansätze leiden unter zwei Mängeln, einmal werden zu kleine Tiere, zum anderen werden intakte Tracheen verwendet. Leider haben wir ja bei unseren Patienten häufig durch Narben stark veränderte und schlechte Transplantatlager und durch Langzeitintubation oder offenes Tracheostoma eine Fülle von Problemkeimen im Operationsgebiet. So haben wir bei unseren Experimentierhunden zunächst eine Stenose im Bereich der zu untersuchenden Trachea gesetzt, wir sahen bei der Verwendung von Composite grafts ein Einheilen von nur 50%.

Bei einer Wertung unserer klinischen Fälle – wir haben Haut, Schleimhaut, Composite grafts aus der Ohrmuschel und Knorpel mit Perichondrium in insgesamt 46 Fällen eingesetzt – zeigt sich, daß Knorpel und Composite grafts erstaunlicherweise etwas schlechtere Ergebnisse brachten als bei Verwendung von Haut oder Schleimhaut. Insgesamt aber fanden wir in der statistischen Auswertung keinen Unterschied zwischen den einzelnen Gruppen.

H. Kustzycka (Breslau); Schlußwort: Herrn Weerda danke ich für die Diskussionsbemerkung. Wir wollten nur unsere experimentellen Ergebnisse mitteilen, die leider schlechter waren als Ihre.

159. R. Reck, H. Kuhnhardt (a. G.) (Mainz): Die Mediastinoskopie. – Ergebnisse einer Untersuchungsmethode

Manuskript nicht eingegangen

Nasale Funktionsprüfungen

160. J. Eichler (a. G.), H. Lenz (Berlin/Köln): Diskussion von Kenngrößen in der Rhinomanometrie

Der Vortrag ist entfallen

161. B. Mayer, H. Enzmann (Heidelberg): Rhinorheomanometrie zur Selbstanwendung für Allergiker *

162. P. Pult, P. Strauss, H. K. Leisen (a. G.) (Aachen): Beurteilung der Validität der Oszillationsmethode zur Bestimmung des Nasenwiderstandes **

163. A. Fiebach (Recklinghausen): Rhinomanometrische Objektivierung von Nasenatmungsbehinderung

Die Objektivierung der subjektiven Nasenatmungsbehinderung durch Messung des nasalen Widerstandes bzw. Atemvolumens ist das zentrale Problem der Rhinomanometrie. Um das Ausmaß der Behinderung zu charakterisieren, gibt Bachmann Intervalle für das Gesamtatemvolumen bei 15 mm WS für vier verschiedene Grade an. Er weist jedoch darauf hin, daß das Seitenverhältnis entscheidend ist und dieses nicht größer als im Verhältnis 3:2 stehen sollte. Anhand früherer eigener Untersuchungen konnten wir zeigen, daß nach plastischer Septumkorrektur sich dieser Quotient dem Wert 1 näherte. Dem Verhältnis des Atemvolumens der besser ventilierten zur schlechter ventilierten Nasenseite kommt offensichtlich eine wesentliche Bedeutung zu.

Die vorliegende Arbeit will das standardisiert erfaßte Ausmaß der subjektiven Nasenatmungsbehinderung mit den objektiven Werten der Rhinomanometrie korrelieren, wobei den Seitenverhältnissen besondere Aufmerksamkeit gewidmet wird.

Daher haben wir den subjektiven Beschwerdegrad der Nasenatmungsbehinderung von Patienten, bei denen aus klinischer Sicht eine Septumkorrektur indiziert war, in Anlehnung an Bachmann standardisiert erfaßt. Folgende Klassifizierung wurde angeboten: „geringe", „mäßige", „starke" Beschwerden. Die nach den üblichen Methoden der anterioren Eigenstrommessung ermittelten Rhinomanogramme wurden so in Klassen eingeteilt und untereinander verglichen.

---

* Erscheint in Z Laryngol Rhinol Otol
** Erscheint in Zschr Allergologie

Es handelte sich um 112 Patienten im Alter zwischen 12 und 64 Jahren. Das Durchschnittsalter betrug 29 Jahre. Darunter befanden sich 26 weibliche und 86 männliche Patienten. Sie gaben 20 mal geringe, 42 mal mäßige und 50 mal starke Beschwerden an. Die Analyse der Daten ergab leider, daß die rhinomanometrischen Meßwerte der Gruppe mit geringen Beschwerden eine so große Streuung aufwiesen, daß sie für eine weitere statistische Auswertung nicht zur Verfügung standen.

Die Rhinomanogramme der Gruppen mit mäßigen und starken Beschwerden wurden nach folgenden Gesichtspunkten ausgewertet:
1. Volumenstrom $\dot{V}$ bei festem dp = 15 mm WS (Bachmann)
2. tanα im Polarkoordinatensystem (Broms)
   Statistisch untersucht wurden folgende Größen bei Inspiration:
1. Werte des Volumenstromes der schlechter ventilierten Seite bei dp = 15 mm WS,
2. Gesamtvolumenstrom Rechts + Links bei dp = 15 mm WS,
3. Verhältnisse der Volumenströme der besser zu schlechter ventilierten Nasenseite bei dp = 15 mm WS,
4. Tangens der schlechter ventilierten Seite im Polarkoordinatensystem,
5. Verhältnis der Tangens der besser zu schlechter ventilierten Nasenseite im Polarkoordinatensystem.

Für die originären Meßwerte wurde der t-Test angewandt und der Rangkorrelationskoeffizient nach Spearman und Kendall bestimmt. Für die Relativwerte kam nur der Rangkorrelationskoeffizient zur Anwendung. Es zeigte sich, daß lediglich die Tests der Verhältniszahlen der besser zur schlechter ventilierten Nasenseite Signifikanzen auf dem 10%-Niveau bei vorsichtiger zweiseitiger Fragestellung erreichten. Das bedeutet, daß sich in unserem Datenmaterial die subjektiven Beschwerden der Patienten am ehesten durch den Quotienten erklären lassen: Je ausgeprägter der Seitenunterschied, um so größer die Beschwerden. Im einzelnen betrugen die Verhältniszahlen für den Volumenstrom 2,3 für mäßige bzw. 3,4 für starke Beschwerden und für den Tangens 2,4 für mäßige bzw. 3,2 für starke Beschwerden.

Dieser Quotient ist insofern von klinischer Bedeutung, als nach Beseitigung einer erheblichen, einseitigen Nasenatmungsbehinderung die nasale Behaglichkeit wiederhergestellt sein kann, obwohl die Korrektur auf Kosten der besser ventilierten Seite erfolgte und der Gesamtvolumenstrom sich nicht geändert hat.

Diese Untersuchung zeigt weiterhin, daß es problematisch ist, aus den Absolutwerten der Rhinomanogramme auf die Beschwerden zu schließen. Es ist natürlich klar, daß bei beidseitiger Nasenatmungsbehinderung das Seitenverhältnis nicht aussagekräftig ist und hier die Absolutwerte entscheidend sind. Da jedoch die seitendifferente Nasenatmungsbehinderung häufiger anzutreffen ist, eignet sich das Seitenverhältnis gut, das Beschwerdeausmaß der Patienten abzuschätzen. Zur Auswertung der Rhinomanogramme bevorzugen wir dabei die Angabe des Volumenstromes bei festem dp = 15 mm WS.

Literatur beim Verfasser

W. Ey (Darmstadt): Gibt es eine Korrelation zwischen der von Ihnen ermittelten subjektiven Graduierung der behinderten Nasenatmung mit der von Bachmann auf Grund von Strömungs-Volumen-Messungen angegebenen Einteilung der behinderten Nasenentzündung nach Schweregraden?

A. Fiebach (Recklinghausen); Schlußwort:
Zu Herrn Bachmann: Wir haben unser Datenmaterial auch auf Ventilstenosen untersucht und die Ausstiegssteilheit zwischen 15 und 30 mm WS bzw. 7,5 und 15 mm WS bestimmt. Die Gesamtzahl der Ventilstenosen war jedoch zu gering, um für die Gesamtstatistik eine positive Korrelation zu erhalten.
Zu Herrn Masing: Kontrollmessungen zur Verifizierung des Schleimhautzyklus wurden nicht durchgeführt. Die Indikation zur Septumkorrektur erfolgte aufgrund struktureller Veränderungen.
Zu Herrn Ey: Eine Korrelation mit den von Bachmann angegebenen Werten des Gesamtvolumenstromes für die Behinderung der Nasenatmung bestand nicht. Unser Kollektiv ist noch zu klein, um dazu endgültige Aussagen zu machen.

164. C. Bachert (a. G.), U. Petri (a. G.) (Mannheim): Kann die Aufzeichnung der Schluckapnoe als diagnostisches Kriterium für Funktionsstörungen des Ösophagus verwendet werden?

Das Sistieren der Atmung während des Schluckaktes ist ein bekanntes Phänomen beim erwachsenen Menschen und läßt sich, wie Loch und Mitarbeiter fanden, auf einfache Weise über ein Rhinomanometer aufzeichnen. Über einen Nasenadapter oder eine Gesichtsmaske wird der nasale Druck oder Flow durch ein Rhinomanometer gemessen und über einen X-Y-Schreiber mit zeitlicher Ablenkung aufgezeichnet. Man erhält das typische Bild der In- und Expirationsbewegungen, das von der Schluckapnoe unterbrochen wird. Der Patient wird aufgefordert, „leer" zu schlucken, Wasser in steigender Dosierung oder Brot zu schlucken. Insgesamt haben wir mehrere Untersuchungen an 60 gesunden Personen und bislang 30 Patienten mit verschiedenen Schluckstörungen durchgeführt. Wir konnten so eine Normkurve und pathologische Abweichung davon differenzieren. Die Normkurve hat 5 verschiedene Kurvenabschnitte, die einer gewissen Variabilität unterliegen. Der wichtigste, 3. Kurvenabschnitt, die Nullinie, ließ sich außer bei hochpathologischen Fällen immer aufzeichnen. Die Dauer der Schluckapnoe betrug 0,5–1,5 s. Als pathologische Abweichungen von dieser Normkurve fanden wir geringgradige bis hochgradige Veränderungen verschiedener Kurvenabschnitte sowie Verlängerungen der Schluckapnoe. Diese Veränderungen lassen sich offensichtlich auch bestimmten Krankheitsbildern zuordnen. So fanden wir bei Globus hystericus-Beschwerden charakteristische Veränderungen im Anfangsteil bei normal imponierendem eigentlichem Schluckakt. Die Patienten wiesen daneben auch völlig unauffällige Kurven auf. Patienten mit neurologischen Schluckstörungen, z. B. bei Lähmungen des IX. und X. Hirnnerven, wiesen dagegen einen erheblich verlängerten Schluckakt sowie deutliche hochfrequente und hochamplitudige vertikale Auslenkungen des 3. Kurvenabschnittes auf. Bei Neoplasien im Hypopharynx oder oberen Oesophagus fanden wir ebenfalls deutliche Veränderungen im 3. Kurvenabschnitt, die jedoch niedrigfrequent und niedrigamplitudig waren. Mit der Methode lassen sich Verlaufskontrollen bei wiederholter Untersuchung und auch quantitative Aussagen bei Belastung mit einer verschieden großen Menge Wasser machen. Die Kurvenbilder erwiesen sich als reproduzierbar. Unsere bisherigen Untersuchungen konnten zeigen, daß sich mit dieser Methode Schluckstörungen hinsichtlich Stärke und Art differenzieren lassen. Im Falle des Globus hystericus ließen sich echte Funktionsstörungen zeigen, die bisher als rei-

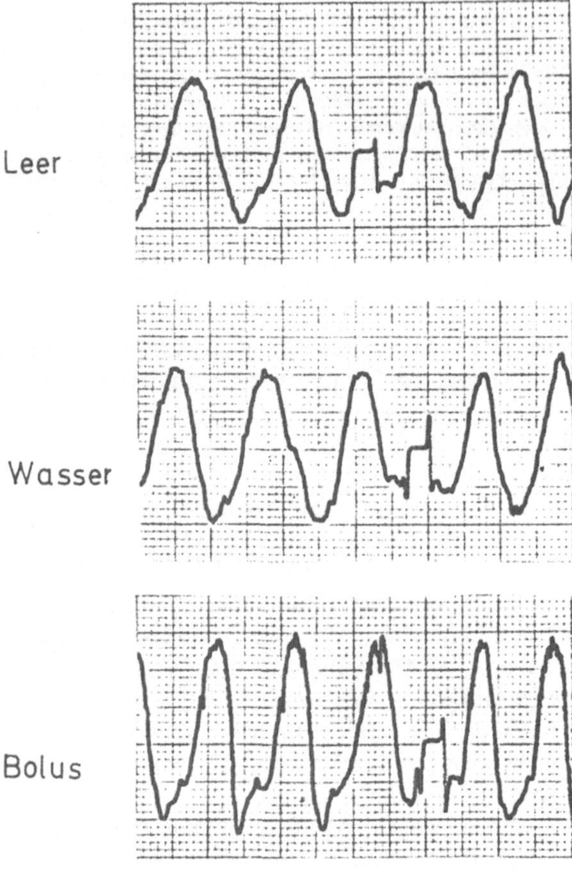

Abb. 1. Aufzeichnung normaler Schluckakte beim Leerschlucken, Schlucken von Wasser und fester Nahrung

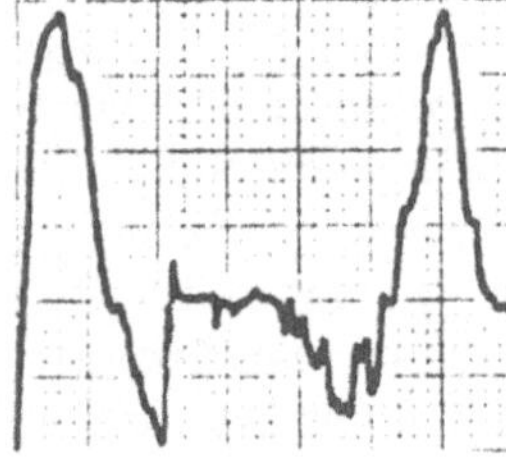

Abb. 2. Typische „Zitterwellen" im Aufstrich bei einem Patienten mit Globus hystericus

ne Mißempfindungen gedeutet wurden. Beim Oesophagusneoplasma ergibt sich ein diagnostischer Wert bei der Verlaufsbeobachtung, nicht bei der Früherkennung. Wir werden an dieser einfachen und für den Patienten nicht belastenden Funktionsdiagnostik weiterarbeiten.

Literatur beim Verfasser

U. Legler (Mannheim): Der Ausdruck „Globus hystericus" ist ein historisches Relikt und sollte durch den Terminus „Globus nervosus" ersetzt werden. Bei diesem in der Praxis so häufigen Krankheitsbild fehlen bisher die Möglichkeiten einer Objektivierung. Die von Ihnen gezeigten Kurvenverläufe könnten ein erster Schritt hierzu sein.

165. H. Enzmann (Heidelberg): Glucose positive, allergische Rhinorrhoe*

166. W. W. Schlenter, W. Mann (Freiburg): Stieltupfer und Intranasaler Provokationstest – eine noch sinnvolle Methode?

In unserer Studie wurde ein Kollektiv von Pollinotikern, perennialen Rhinitikern und nasengesunden, nicht allergischen Probanden jeweils mittels Stieltupfer und mit einem Aerosol nasal provoziert. Die Provokationsergebnisse wurden anschließend miteinander verglichen.

Während des bronchialen Provokationstestes wird das Allergen als Aerosol inhaliert. Beim Intranasalen Provokationstest hingegen ist die Stieltupfermethode ein heutzutage noch übliches Provokationsverfahren. Im folgenden soll die Stieltupfermethode mit der intranasalen Anwendung des Allergens als Aerosol beim intranasalen Provokationstest verglichen werden.

Um den Einfluß der Allergenapplikation auf den INT zu untersuchen, haben wir 23 nasengesunde nicht allergische Probanden, 17 Pollenallergiker und 16 Hausstaubmilbenallergiker mit Stieltupfer und Aerosol zweizeitig nasal provoziert. Die Dokumentation des INT erfolgte klinisch mit Hilfe der Rhinoskopie sowie rhinomanometrisch und klinisch.

Die nasengesunden Probanden sowie die pollinotischen Patienten wurden mit Roggenlösung, die Milbenallergiker mit der Milbenlösung D. pteronyssinus provoziert.

Nach Anwendung der Stieltupfer und nachfolgender Rhinoskopie findet sich in 26,1% der Fälle eine positive nasale Reaktion bei den Nasengesunden, in 64,7% bei den Pollinotikern und in 68,8% bei den Milbenallergikern (Tabelle 1). Nach Gabe des Allergens als Aerosol mit nachfolgender Rhinoskopie sind 17,4% der Nasengesunden, 47,1% der Pollinotiker und 56,3% der Milbenallergiker positiv. Bei Anwendung des Stieltupfers und nachfolgender Rhinomanometrie lassen sich 13% der Nasengesunden, 76,5% der Pollinotiker und 68,8% der Milbenallergiker als positiv auswerten. Nach Gabe des Allergens als Aerosol und rhinomanometrischer Auswertung des INT ergibt sich in 4,3% eine positive Reaktion bei den Nasengesunden, in 88,2% bei den Pollinotikern und in 81,3% der Fälle bei den Hausstaubmilbenallergikern.

Tabelle 1. Positive nasale Reaktion abhängig von Allergenapplikation und Dokumentation des INT

Patienten	Stieltupfer Rhinoskopie	Aerosol Rhinoskopie	Stieltupfer Rhinomanometrie	Aerosol Rhinomanometrie
Nasengesunde (23)	26,1% (6)	17,4% (4)	13,0% (3)	4,3% (1)
Pollinotiker (17)	64,7% (11)	47,1% (8)	76,5% (13)	88,2% (15)
Milbenallergiker (16)	68,8% (11)	56,3% (9)	68,8% (11)	81,3% (13)

* Erscheint in Z Laryngol Rhinol Otol

Es läßt sich somit folgendes aussagen:

1. Die Anwendung der Stieltupfer führt in Abhängigkeit von der Dokumentation des INT bei den nasengesunden Patienten vermehrt zu einem positiven Provokationsergebnis. Da dies jedoch bei den allergischen Patienten, die rhinomanometrisch und klinisch dokumentiert werden, nicht der Fall ist, liegt der Schluß nahe, daß die Stieltupfermedikation vermehrt falsch positive Ergebnisse bringen. Dies läßt sich auch im Vergleich der Applikationsmethoden bei den Nasengesunden nachweisen. Die nasale Reaktion auf Stieltupfer kann dementsprechend bei den allergischen Patienten nicht als allergenspezifisch aufgefaßt werden.

2. Es fällt außerdem auf, daß die Rhinoskopie allein zur Dokumentation des INT nicht ausreicht. Dies zeigt sich an der erhöhten Zahl positiver Provokationsergebnisse bei den nasengesunden Patienten sowie an der deutlichen Diskrepanz der Provokationsergebnisse nach Aerosolgabe und nachfolgender Rhinoskopie oder Rhinomanometrie.

3. Die Verwendung von Stieltupfern stört außerdem den normalen nasalen Zyklus, bedingt durch die zwangsläufige Stenoseatmung. Dieser Vorgang kann zusätzlich noch zu einem falsch positiven Provokationsergebnis führen.

Wir würden die Gabe des Allergens in Form eines Aerosols empfehlen: Sie ist schonender als die Stieltupfer-Anwendung; eine mechanische Irritation ist nicht gegeben. Das Allergen in Form des Aerosols erreicht einen großen Bereich der Nasenschleimhaut, wie Mygind und Vesterhauge experimentell nachweisen konnten. Die Nase reagiert auf das Aerosol langsamer. Die Reaktion ist jedoch allergenspezifisch.

Literatur beim Verfasser

U. Legler (Mannheim): Ein Aerosol passiert definitionsgemäß das Cavum nasi fast reaktionslos und gelangt sofort in die Lunge. Bei Ihrem Verfahren der nasalen Provokation handelt es sich offensichtlich um einen Spray.

H.-R. Seimer (Kenzingen): Ein weiteres Verfahren bei der nasalen Provokation ist das Auftropfen der Testlösung auf den Kopf der unteren Muschel. Meine Frage ist: Wie beurteilen Sie dieses Vorgehen im Vergleich zu der von Ihnen empfohlenen Provokation mittels Spray?

W. W. Schlenter (Freiburg); Schlußwort:
Zu Herrn Legler: Bei dem Aerosol handelt es sich streng genommen um einen Spray. Die Tröpfchengröße der Allergenlösung soll ja auch so groß sein, daß sie auf der Nasenschleimhaut deponiert wird.
Zu Herrn Seimer: Wir wenden diese Methode (Kanülenmethode) nicht mehr an. Sie können mit Hilfe dieses Verfahrens Allergenlösung nur auf der unteren Muschel bzw. im unteren Nasengang deponieren.

Mittelohr; Otosklerose

167. I. Honjo (a. G.), K. Ushiro (a. G.), T. Haji (a. G.) (Kochi/Japan): Role of the Tensor Tympani Muscle in Eustachian Tube Function

Der Vortrag ist entfallen

168. O. Ribári (a. G.), I. Sziklai (a. G.) (Szeged/Ungarn): Kollagenolyse und der Pathomechanismus der Otosklerose *

169. A. Rauchfuss (Hamburg): Zur Biomechanik der Schädelbasisentwicklung und ihrer Bedeutung für die Histogenese der Labyrinthkapsel und die Pathohistogenese der Otosklerose

Die Otosklerose ist eine Erkrankung der menschlichen Labyrinthkapsel. Sie wurde bisher weder experimentell erzeugt, noch wurde sie bei Tieren gefunden. Eine Beschäftigung mit der Otosklerose setzt immer eine genaue Kenntnis der normalen Histologie und Histogenese der Labyrinthkapsel voraus (O. Mayer 1917). Diese unterscheidet sich bereits grundlegend von den anderen Knochen des Skeletts, denn hier kommen zeitlebens Reste der knorpeligen Anlage vor, die sog. Interglobularräume, die inmitten eines feinfaserigen lamellenlosen sog. embryonalen Strähnenknochens liegen.

Betrachtet man das Gefüge der Schädelbasis, so sieht man, daß mechanische Einflüsse auf den sich entwickelnden Schädel der Säugetiere durch Kau- und Nackenmuskeln ausgelöst werden. Die Dura ist bis zum 2. Lebensjahr insgesamt fest mit allen Knochen der Schädelkapsel verbunden. – Wie die Verhältnisse am foetalen und kindlichen Schädel liegen, kann die Wirkung der Kau- und Nackenmuskulatur auf die Schädelkapsel nur im Sinne einer Senkung des Daches erfolgen. Das wird aber vermieden durch die funktionelle Ausgestaltung des duralen Septensystems zur zugfesten Ausgleichsspanne (Biegert 1935; Kockott 1937). – So kann man aufgrund des Spaltlinienmusters drei Gewölbebögen identifizieren, deren funktionell statisches Prinzip im Bauplan des foetalen Hirnschädels bereits angelegt ist. Diese Gewölbebögen stehen zur Nasenkapsel, zu den Keilbeinflügeln und zu den Felsenbeinen des Primordialcraniums in Beziehung.

Während der Phylogenese kommt es beim Übergang vom Vierbeiner- zum Zweibeinergang zu einer Schädelbasiskyphose, ein Prozeß, der auch während der menschlichen Otogenese durchlaufen wird, wie Šercer (1958) es ausführlich beschrieben hat. Besonderen Belastungen ist dabei die Pyramide ausgesetzt, die während des 1. bis 24. Lebensjahres um mehrere Achsen rotiert (Schmidt und Dahm 1977). Im spannungsoptischen Experiment wurden Scheibenmodelle von Felsenbeinen, die aus Plexiglas gefertigt waren, belastet. Die Schnittebenen entsprachen den Achsen, um die die Pyramide während der postnatalen Entwicklung rotiert. Dabei ließen sich Zonen hydrostatischer Drucke reproduzieren, die mit

---

* Erscheint ausführlich in einem anderen Organ unserer Gesellschaft

jenen Regionen identisch waren, in denen sich gehäuft Knorpelreste finden. Andererseits kamen Zonen zur Darstellung, in denen Zugspannungen herrschen, in denen nach den Gesetzen der kausalen Histogenese also Umbauprozesse begünstigt werden (Kummer 1978). Diese Zonen waren weitgehend identisch mit jenen Bereichen, in denen gehäuft Otoskleroseherde vorkommen. Betrachtet man nun histologische Präparate von otosklerotisch umgebauten Felsenbeinen, so sieht man, daß Otoskleroseherde bevorzugt in Labyrinthknochenregionen liegen, die schlechter vaskularisiert sind, als die übrigen Abschnitte der Labyrinthkapsel. Bei der Untersuchung der Vaskularisation der Labyrinthkapsel des Menschen fällt auf, daß diese altersabhängigen Veränderungen unterworfen ist. Mit zunehmendem Alter verschlechtert sich nämlich die Vaskularisation. Zudem gilt beim Vergleich mit tierischen Labyrinthkapseln, daß die menschliche Labryinthkapsel immer schlechter vaskularisiert ist, als diejenige der Tiere.

Bei der Otosklerose galt bisher nur eines als sicher, nämlich die Vererblichkeit (Marx 1947). Nach unseren Untersuchungen entsteht die Otosklerose offenbar auf dem Boden einer vererblichen Mindervaskularisation, wobei Umbauvorgänge durch besondere biomechanische Beanspruchungen der menschlichen Labyrinthkapsel ausgelöst werden. Auch die typischen Strukturen der menschlichen Labyrinthkapsel lassen sich durch die besondere biomechanische Beanspruchung während der postnatalen Entwicklung bei der Ausbildung der Schädelbasiskyphose erklären.

Literatur beim Verfasser

D. Plester (Tübingen): Haben Sie bei einseitiger Otosklerose morphologische Unterschiede bei einem Seitenvergleich beobachtet?

A. Rauchfuß (Hamburg); Schlußwort: Vergleicht man bei einseitigen Otosklerosen die otosklerotische Seite mit der gesunden Gegenseite, also dem anderen Felsenbein, so findet sich in der Tat ein Unterschied. Mittels der Morphometrie konnten wir zeigen, daß die otosklerotische Region des dem Herd anliegenden Labyrinthknochens immer schlechter vaskularisiert ist.

170. J. Gülzow, Th. Lenarz (Heidelberg): CO$_2$-Laser-Chirurgie am Stapes?

Der in der Ohrchirurgie verwendete Argon-Laser hat eine große Eindringtiefe in Gewebswasser und setzt seine Energie an Pigmenten in Wärme um. Er ist dünn zu focusieren und sein Brennfleck relativ energiearm. – Dagegen ist die Eindringtiefe des CO$_2$-Lasers sehr gering. Er setzt seine Energie an Gewebswasseroberfläche um, sein Brennfleck ist relativ groß und energiereich. Deswegen wurde er bisher in der Klinik meist in der Kehlkopfchirurgie eingesetzt; im Ohr wurde seine Anwendung wegen der Größe des Brennflecks und seiner pro Impuls etwa 200fach höheren Energie nicht empfohlen.

Experimentell wurde am menschlichen Stapespräparat und am Stapes des lebenden Hundes eine Perforation der Fußplatte mit einem CO$_2$-Laser-Impuls und eingeblendetem Laserfocus gesetzt, um den Brennfleck zu verkleinern und die das Ohr treffende Energie zu vermindern. Die Perforationsgröße kann mit Metallblenden beliebig gewählt werden, so z. B. auch ein Durchmesser von 0,4 mm, der ausreichend für einen Fisch-Piston wäre.

Mit Hilfe der BERA konnte am lebenden Hund nachgewiesen werden, daß nach der CO_2-Laser-Perforation der Fußplatte die akustischen Potentiale weiter abgeleitet werden konnten; die Hörschwelle war 7 Tage nach Operation nachweisbar nicht abgesunken – eine wesentliche funktionelle Läsion des Innenohres ist somit nicht wahrscheinlich.

Eine Verwendung des CO_2-Lasers zur Ohrchirurgie erscheint denkbar.

171. J. Thoma, D. Mrowinski, Th. Janssen (Berlin/München): Eine experimentelle Untersuchung zur Anwendbarkeit des CO_2-Lasers bei der Stapedektomie*

172. J. Mertens, H. Rudert (Kiel): Der operative Verschluß des runden Fensters beim Hörsturz – Ergebnisse

Von 1980 bis 1983 wurden an der Kieler Hals-Nasen-Ohren-Universitätsklinik 247 Patienten wegen eines Hörsturzes konservativ behandelt. Bei 39 Patienten wurde zusätzlich eine Tympanoskopie zur Inspektion des runden Fensters durchgeführt. Die Indikationsstellung zur Operation war eng begrenzt auf Patienten mit Taubheit, zunehmender Hörverschlechterung, weiterbestehender starker Innenohrschwerhörigkeit unter konservativer Therapie.

Wir fanden in 23 der 39 Fälle einen Anhalt für eine Fensterruptur. In 17 der 23 Fälle mit Membrandefekt trat nach Verschluß des runden Fensters eine deutliche Besserung oder Normalisierung ein.

Die genaue Auswertung des Patientengutes ergab folgende Erkenntnisse:
1. Der Beginn der Hörverbesserung nach Verschluß der runden Fenstermembran ist innerhalb der ersten 6 Tage zu erwarten.
2. Eine vestibuläre Beteiligung ist offensichtlich bei Membranrupturen nicht häufiger als bei anderen Hörstürzen.
3. Große Membranrupturen haben nach unseren Erfahrungen eine ungünstigere Prognose.
4. Eine Belastungsanamnese bei Hörstürzen weist auf eine Ruptur der runden Fenstermembran hin, jedoch treten Membranrupturen häufig auch ohne körperliche Belastung auf.

Die Erkenntnisse dieser Untersuchungen haben die Indikationsliste für Tympanoskopien bei Hörstürzen etwas verändert: Bei zunehmender Verschlechterung des Hörvermögens unter konservativer Therapie sollte stets operativ vorgegangen werden, da dies die Gruppe mit den häufigsten Membranrupturen und der besten Prognose nach Verschluß des Fensters ist. Eine zwingende Indikation zur Tympanoskopie sehen wir auch bei den akut Ertaubten. Die Prognose dieser Gruppe ist ebenfalls gut. Bei hochgradigen pancochleären Innenohrschwerhörigkeiten wollen wir in Zukunft auch Tympanoskopien durchführen. In den Fällen, in denen Frühtympanoskopien bis zum 4. Tag durchgeführt wurden, war das Ergebnis besser als nach Spättympanoskopien.

---

* Erscheint in einem anderen Organ unserer Gesellschaft

M. Handrock (Berlin): Ich freue mich über Ihre Ergebnisse, denn sie bestätigen unsere Erfahrungen. Ihre Indikation zur Tympanoskopie deckt sich ja weitgehend mit dem von uns 1981 aufgestellten Indikationsschema. Wir haben inzwischen über 100 Patienten tympanoskopiert und ebenfalls bei etwa der Hälfte der Patienten eine Perilymphfistel gefunden. Auffällig war an Ihren Ergebnissen, daß Sie nur am runden Fenster Fisteln gefunden haben, nicht jedoch in der ovalen Nische. Wenn das runde Fenster unauffällig ist, inspizieren wir grundsätzlich auch das ovale Fenster. Gar nicht selten findet man dann eine Perilymphfistel im Ringband.

W. Stoll (Münster): In beiden Vorträgen (172 und 173) vermisse ich eigentlich den Hinweis, daß die Ruptur der runden Fenstermembran an anatomische Varianten gebunden ist. Wir beobachteten, daß bei den meisten Fällen der Einblick in die runde Fensternische erstaunlich gut war, so daß nur wenig Knochen abgeschliffen werden mußte. Therapeutisch benutzen wir Bindegewebe und Fibrinkleber und decken in unsicheren Fällen stets die ovale Fensternische mit ab. Stimmen Sie diesen Maßnahmen zu?

O. Ribari (Szeged): Gebrauchen Sie Fibrinkleber bei Verschluß des runden Fensters? Wir verschließen das runde Fenster mit Bindegewebe und Fibrinkleber.

D. Plester (Tübingen): Die Membran des runden Fensters ist im Regelfall nur zu einem Teil zu übersehen. Tragen Sie die knöcherne Lippe ab, die die Membran verdeckt?

Zusatzfrage: Ist von Ihnen jeweils die Flüssigkeit analysiert worden, die Sie in der Nische des runden Fensters antrafen? Die Diagnose einer Ruptur der Membran des runden Fensters wird m. E. zu häufig gestellt.

J. Mertens (Kiel); Schlußwort: Der Defekt in der runden Fenstermembran ist in den meisten Fällen nur nach Abtragung der überhängenden knöchernen Lippe des Promontoriums unter starker Mikroskopvergrößerung zu sehen. Der knöcherne Überhang wurde mit dem Houselöffel abgetragen und nicht mit dem Bohrer, um die Ansammlung von Spülflüssigkeit in der runden Fensternische zu vermeiden. Die ausgetretene Perilymphflüssigkeit wurde bislang nicht biochemisch untersucht. Eine weitere Traumatisierung des Innenohres ist durch das vorsichtige Abtragen der knöchernen Promontoriumlippe nicht zu erwarten.

Der Verschluß des runden Fensters wurde mit autologem Bindegewebe durchgeführt, z. T. unter Verwendung von Fibrinkleber.

Das ovale Fenster wurde im Rahmen der Tympanoskopie mituntersucht. In einem Fall fanden wir einen Ringbandeinriß. Dieser Fall ist in der vorliegenden Arbeit nicht berücksichtigt, da sich das Thema auf den Verschluß der runden Fenstermembran beschränkte.

173. Antoinette Lamprecht, C. Morgenstern, J. Lamprecht (Düsseldorf): Diagnostik und Therapie von idiopathischen Perilymphfisteln

Eine Perilymphfistel bietet nicht immer eine typische Anamnese. In solchen Fällen wird dann unter der Diagnose Hörsturz, plötzliche Ertaubung, ménièriformes Syndrom o. a. eine konservative Therapie eingeleitet, deren Effekt naturgemäß unsicher ist. Wir wollen mit dieser Arbeit anregen, das Vorliegen einer Perilymphfistel in die diagnostischen Überlegungen einzubeziehen, und unsere Indikation zur Tympanoskopie mit evtl. Fisteldeckung darlegen.

Wir beobachteten in den letzten zwei Jahren 13 Fälle von Perilymphfisteln. In neun Fällen war das ovale Fenster, in zwei das runde und zweimal waren beide Fenster betroffen.

Von großem Interesse sind die zwei Fälle mit idiopathischer Perilymphfistel:

Fallbeispiel 1: Bei einer 68jährigen Patientin kam es im Jahr 1983 zu einer plötzlichen Hörminderung links. Da während einer auswärts durchgeführten Infusionstherapie eine weitere Hörverschlechterung auftrat, führten wir eine Tympanoskopie durch. Es fand sich eine Fistel im Bereich der ovalen Fensternische, die mit Bindegewebe abgedeckt wurde. Postoperativ kam es zu einer Erholung des Gehörs.

Fallbeispiel 2: Bei einem 56jährigen Patienten war im Jahre 1981 auswärts wegen des Verdachtes auf Morbus Ménière eine Infusionstherapie ohne Erfolg durchgeführt worden. Am 20.06.1982 war schließlich eine plötzliche rechtsseitige Ertaubung bei leichter körperlicher Tätigkeit aufgetreten. Im September 1982 wurde er uns zur Gentamycinausschaltung des Innenohres überwiesen. Unter der Vorstellung einer Ruptur der runden Fenstermembran führten wir eine Tympanoskopie durch: Die Nische des runden Fensters war sehr flach und konnte direkt eingesehen werden. Die runde Fenstermembran wies zwei Perforationen auf. Der Perilymphraum war vollkommen trocken. Die Abdeckung mit Fascie konnte in diesem Fall keine Hörverbesserung mehr bewirken.

Die Tabelle 1 zeigt die ursächlichen Faktoren, die an der Entstehung der Perilymphfisteln beteiligt waren.

Aus Tabelle 2 gehen die Ergebnisse nach Abdeckung der Perilymphfisteln hervor.

Vier taube Ohren erholten sich nicht. Bei Hörminderung konnte das Gehör in allen Fällen gebessert werden. Der Schwindel wurde bis auf eine Ausnahme unabhängig vom Ausmaß des Hörverlustes beseitigt. In vier Fällen mit Tinnitus blieb nur ein Fall unverändert. Eine Abhängigkeit des Operationserfolges vom Intervall zwischen Auftreten der Symptome und operativem Eingreifen läßt sich anhand unseres Patientengutes nicht darstellen, da die Fallzahl für das Errechnen einer solchen Korrelation zu klein ist; eine Tendenz zeichnet sich jedoch ab: je früher operiert wurde, desto deutlicher war der Hörgewinn.

Während die Mehrheit der Autoren, die sich mit der Therapie der Perilymphfisteln beschäftigen, zu einer frühzeitigen Operation raten, da die Chance einer Hörverbesserung mit der Zeit sinke, wird auch über gleiche Hörerfolge bei konservativen Maßnahmen wie Bettruhe mit 30° erhöhtem Kopf und Sedativa berichtet. Simmons führt die guten Erfolge frühzeitiger operativer Eingriffe darauf zurück, daß im Wettlauf mit der natürlichen Spontanheilung Ohren versorgt würden, die sich sowieso erholt hätten.

Tabelle 1. Ursächliche Faktoren bei 13 Perilymphfisteln

a) Traumatisch	
– direkt (penetrierende Verletzung)	2
– indirekt (Kopftrauma und Felsenbeinfraktur)	3
– Barotrauma	1
b) Nach Stapedektomie	3
c) Nach Malleo-Labyrinthopexie	1
d) Fensteranomalie (Anamnese untypisch)	1
e) Kombination von c. und d. in einem Fall	1
f) Unbekannt	1

Tabelle 2. Ergebnisse nach Abdecken der Perilymphfisteln (n=13)

	n	Besser	Unverändert	Schlechter
Taubheit	4	–	4	–
Hörminderung	9	9	–	–
Schwindel	11	10	1	–
Tinnitus	4	3	1	–

Schlechter-Spalte: $\left.\begin{matrix} - \\ - \end{matrix}\right\}$ n=13

Wie Tierversuche bestätigten, ist der Verlust an Perilymphe und damit die Größe der Fistel für die Prognose des Gehörs wichtig. Schlitzförmige Perforationen heilen meist spontan ab, die abgeflossene Perilymphe wird durch Liquor ersetzt. Eine inkomplette Spontanheilung kann zu rezidivierenden Fisteln mit ménièriformer Symptomatik führen. Größere Defekte bedingen unbehandelt einen Dauerschaden, zu langes Abwarten erscheint gefährlich. Bei ertaubten Ohren wird zum frühzeitigen Fistelverschluß geraten. Bei leerer Scala tympani – wie in unserem Fallbeispiel 2 – ist das Gehör verloren.

Das Vestibularorgan ist weiter vom runden Fenster entfernt, aber vom Abfluß der Perilymphe mitbetroffen. Es zeigt eine bessere Erholungstendenz als das Hörorgan. Die vestibuläre Symptomatik kann bei ertaubten Ohren auch noch zu einem späteren Zeitpunkt günstig beeinflußt werden, wie unsere Ergebnisse auch bestätigen.

Trotz möglicher Spontanheilung führen wir bei Verdacht auf eine Perilymphfistel eine Tympanoskopie durch, da

1. bis heute keine zuverlässige präoperative diagnostische Methode bekannt ist und sich aus der klinischen Symptomatik keine Möglichkeit ergibt, die Fälle, die sich nicht spontan erholen, von den anderen zu trennen;

2. da Spontanheilungen mit Defektbildungen einhergehen und rezidivierende Fisteln zu einer ménièriformen Symptomatik führen können;

3. gilt es, eine Infektionspforte zu verschließen, da Fälle mit rezidivierender Meningitis beschrieben wurden.

Nach Durchsicht der Literatur und aufgrund unserer eigenen Erfahrungen ergeben sich folgende Schlußfolgerungen:

Die Diagnose Perilymphfistel sollte in Erwägung gezogen werden und durch weitere diagnostische Maßnahmen erhärtet werden bei

– plötzlicher Ertaubung mit Schwindel,
– Hörsturz mit Verschlechterung des Gehörs bei konservativer Therapie,
– Hörsturz ohne Erholung des Gehörs unter konservativer Therapie,
– Hörsturz mit später einsetzendem Schwindel.

Eine sofortige Tympanoskopie führen wir durch bei

– eindeutiger Anamnese und eindeutiger klinischer Symptomatik.

Literatur beim Verfasser

J. Wichert (Mannheim): Frage zur präoperativen Diagnostik: Besteht beim Perilymphaustritt keine (bei wiederholten Messungen) unveränderte Schalleitungskomponente?

H.-G. Boenninghaus (Heidelberg): Ich möchte noch einmal darauf hinweisen, daß bei Verdacht auf eine Fensterruptur unbedingt eine Tubendurchblasung unterbleiben muß. Durch Lufteintritt ins Innenohr entstehen irreparable Schäden. Auch ein Valsalva-Versuch ist zu unterlassen. Sehr wahrscheinlich haben sich manche Patienten unbewußt damit geschadet, daß sie instinktiv – in der Vorstellung, das dumpfe Gefühl im Ohr rühre von einem Tubenverschluß her – Luft durch die Tube ins Mittelohr und durch die Ruptur ins Innenohr gedrückt haben.

A. Lamprecht (Düsseldorf); Schlußwort:
Zu Herrn Ribári: In einem Fall mit rezidivierenden Perilymphfisteln haben wir beim Abdecken mit Faszie auch Fibrinkleber benutzt.
Zu Herrn Wichert: In den Fällen, in denen eine Perilymphfistel als Paukenerguß imponierte, fanden wir eine kombinierte Schalleitungs-/Schallempfindungsschwerhörigkeit.

Klinische und experimentelle Onkologie

174. H.-R. Metelmann (a. G.) (Berlin): Das Antionkogramm auf der Grundlage des Human Tumor Cloning Assay

Das Manuskript ist nicht eingegangen

175. D. Adler, G. Feichter (a. G.), H. Maier (Heidelberg): DNS-Impulszytophotometrie zur kinetischen Analyse der Tumoren im Kopf- und Halsbereich

Mit Hilfe der DNS-Impulszytophotometrie, d. h. der automatischen Messung des relativen DNS-Gehaltes von mehreren 1 000 Zellkernen eines Tumors, wird sowohl eine Aussage über den Ploidie-Status als auch über die proliferative Aktivität der untersuchten Tumorzellen ermöglicht.

Während in den letzten Jahren mit dieser Methode Tumoren verschiedenster Lokalisation analysiert wurden, liegen hinsichtlich der Oropharynxcarcinome nur spärliche Befunde vor. Von besonderem Interesse erscheint die Frage, inwieweit proliferationskinetische Daten dieser Tumoren als prognostische Parameter eingesetzt werden können. Voraussetzung hierfür ist allerdings, daß Ploidie-Status und Syntheserate mit anderen bereits als prognostisch relevant anerkannten Faktoren korrelieren.

In der vorliegenden Untersuchung wurde mittels DNS-Impulszytophotometrie das proliferationskinetische Verhalten von 35 oropharyngealen Plattenepithelcarcinomen untersucht und mit dem histologischen Differenzierungsgrad verglichen.

72% unseres Gesamtkollektivs stellten die aneuploiden Tumoren dar. Dagegen waren die diploiden Tumoren mit 28% weitaus geringer vertreten. Die Zahl der diploiden Tumoren nahm mit steigendem Differenzierungsgrad ab. Sie lag bei gut ausdifferenzierten verhornenden Plattenepithelcarcinomen (Differenzierungsgrad I) bei 75%, bei wenig oder undifferenzierten nicht-verhornenden Plattenepithelcarcinomen bei 16% (Tabelle 1). Die mittlere Zahl der S-Phasen lag im Gesamtkollektiv bei 8,6%. Gut ausdifferenzierte Carcinome zeigten durchschnittlich nur 4,4% S-Phasen, die wenig oder undifferenzierten Carcinome hingegen 10,7% S-Phasen. Tumoren mit Lymphknotenmetastasen waren überwiegend aneuploid, während bei den lymphonodal negativen Fällen das Verhältnis zwischen diploiden und aneuploiden Tumoren ausgeglichen war (Tabelle 2). Die DNS-Syntheserate lag bei metastasierenden Tumoren mehr als doppelt so hoch wie bei den Tumoren ohne Lymphknotenbefall (Tabelle 2).

Zusammenfassend haben unsere Untersuchungen folgende Befunde erbracht: Bei oropharyngealen Plattenepithelcarcinomen findet sich eine positive Korrelation zwischen Ploidie-Status, DNS-Syntheserate und histologischem „Grading". Gut ausdifferenzierte Carcinome vom Grad I sind überwiegend diploid und zei-

Tabelle 1. Ploidiestatus und S-Phasenzahl bei histologischem oropharyngealen Plattenepithelcarcinomen mit unterschiedlichem Differenzierungsgrad

Histologischer Grad	Anteil diploider Tumoren	S-Phase % (SD)
I	75%	4,4 ($\pm$1,25)
II	40%	5,8 ($\pm$3,78)
III	16%	10,7 ($\pm$3,79)

Tabelle 2. Ploidiestatus und S-Phasenzahl bei oropharyngealen Plattenepithelcarcinomen mit und ohne Metastasierung

Lymphknoten	Anteil diploider Tumoren	S-Phase % (SD)
N_0	50%	4,2 ($\pm$0,93)
N_+	29%	9,9 ($\pm$5,13)

gen eine niedrige DNS-Syntheserate. Wenig oder undifferenzierte Carcinome vom Grad III sind meist aneuploid und weisen eine hohe S-Phasenzahl auf. Beim Vorliegen von Metastasen finden sich überwiegend aneuploide Primärtumoren mit einer hohen DNS-Syntheserate. Die vorliegenden Ergebnisse deuten darauf hin, daß mit der ICP ein prognostischer Parameter zur Verfügung steht, der ergänzend zur histologischen Untersuchung eingesetzt werden kann. Letzteres muß endgültig durch Verlaufsbeobachtungen geklärt werden.

Literatur beim Verfasser

176. J. Wustrow, J. Caselitz (a. G.) (Kiel): Monoclonale Antikörper gegen Intermediärfilamente; eine neuartige Methode zur Differenzierung von Tumoren[*]

177. M. Wolfensberger (a. G.), H. Felix (a. G.) (Zürich): HNO-Karzinome als Xenotransplantate auf nackten Mäusen: Morphologische Untersuchungen von Primärtumor und Metastasen vor und nach Chemotherapie

Menschliche Pflasterzellkarzinome des HNO-Bereichs lassen sich auf thymusaplastischen Mäusen als Tumorlinien etablieren. Bei sorgfältiger Technik beträgt die Angehrate etwa 75%. Unter Chemotherapie mit Bleomycin und/oder Cis-Platin zeigen die meisten Transplantate ein reduziertes Wachstum. Morphometrische Messungen an 60 Transplantaten zeigen, daß das Verhältnis von Tumorgewebe zu Nekrosen stark vom Originaltumor abhängt, dagegen praktisch nicht beeinflußt wird von der Chemotherapie. Die einfache Messung des Transplantats mit einer Schublehre darf demnach als repräsentativ gewertet werden.

Bisher wurden 22 Pflasterzellkarzinome des HNO-Bereichs subkutan auf nackte Mäuse transplantiert. Davon ließen sich 17 als Tumorlinien etablieren. Im Gegensatz zu den Berichten anderer Autoren spielte es keine Rolle, ob das Transplantationsmaterial aus Tumorbiopsien, aus dem Tumorresektat oder von Lymphknotenmetastasen stammte. Die Transplantate zeigen infiltratives Wachstum. Metastasen haben wir jedoch keine beobachtet.

---

[*] Erscheint in HNO

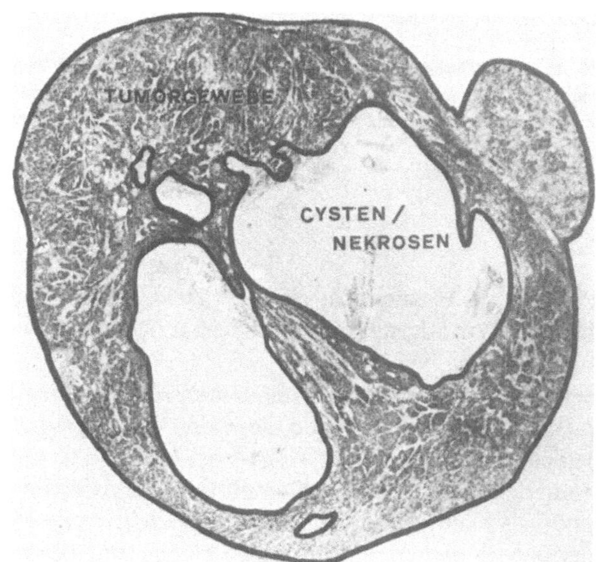

Abb. 1. Auf jedem 30. Schnitt wird mit dem Morphometriegerät das Verhältnis von Nekrose- und Tumorfläche bestimmt

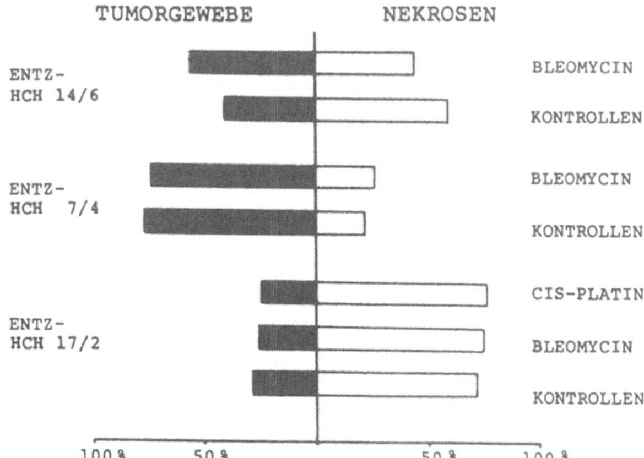

Abb. 2. Schematische Darstellung des Verhältnisses von Tumorgewebe und Nekrosen bei Xenotransplantaten von drei verschiedenen Karzinomen nach Chemotherapie

Rund 250 Xenotransplantate von fünf verschiedenen menschlichen Pflasterzellkarzinomen wurden mit Bleomycin und/oder Cis-Platin therapiert. Dosierung und Applikationsform wurden so gewählt, daß höchstens 10% der Tiere während der Behandlung starben. Die meisten Tumoren zeigten unter der Chemotherapie ein verlangsamtes Wachstum. Doch nur in 40% aller behandelten Tumoren konnte das Wachstum gegenüber den Kontrollen um mehr als 58% reduziert werden.

42 behandelte und 18 unbehandelte Transplantate wurden als Serienschnitte von 6 μm Dicke verarbeitet. Auf jedem 30. Schnitt wurde mit einem Morphometriegerät das Verhältnis von Tumorgewebe und Nekrosen resp. Zysten bestimmt (Abb. 1). Dieses Verhältnis schwankt stark von einem Originaltumor zum andern, ist aber bei behandelten und unbehandelten Transplantaten weitgehend konstant (Abb. 2). Die einfach durchzuführende Messung des Transplantats mit einer Schublehre darf demnach als repräsentativ für die effektive Tumormasse betrachtet werden.

Wir sind z. Z. daran, Tumorbiopsien von Patienten, die einer Chemotherapie zugeführt werden, auf nackten Mäusen zu etablieren und mit den auch beim Patienten eingesetzten Medikamenten zu therapieren. Sollte sich die von anderen Gruppen gefundene gute Korrelation zwischen experimentellen und klinischen Ergebnissen bestätigen, so käme diesem Modell eine wesentliche Bedeutung zu.

Literatur beim Verfasser

M. Axhausen (Berlin): Sie haben die Übertragung menschlicher Tumorzellen auf nackte Mäuse und deren Behandlung mit Chemotherapeutika als prediktiven Teil dargestellt. Das benötigt viel zu viel Zeit. Wie haben Sie die Ergebnisse im Tierversuch mit den in vivo Ergebnissen verglichen? Eine Zytostatika Monotherapie mit Bleomycin oder Methotrexat oder Cis-Platin als randomisierte Studie verbietet sich unserer Meinung nach.

178. Chr. P. Hommerich, A. M. Wilhelm (a. G.), B. M. E. Kuntz (a. G.) (Düsseldorf): HLA-Antigene beim Tonsillenkarzinom

Bei 32 nicht verwandten Patienten aus dem Raume Düsseldorf mit einem malignen Tonsillentumor wurde die HLA-Antigenfrequenz bestimmt. Getestet wurden dabei 51 Antigene der HLA-Loci A, B und C. Die Gewebetypisierung erfolgte mit dem Standard-Mikrolymphozytotoxizitätstest nach Terasaki und Mc Clelland. Als Kontrollgruppe diente ein Kollektiv von 1 850 unverwandten Personen gleicher ethnischer Herkunft, die sich aus Blutspendern rekrutierten.

Histologisch handelte es sich bei 30 Patienten um ein Plattenepithelcarcinom unterschiedlichster Verhornungstendenz und in der Regel mäßiggradiger Differenzierung. Ein lymphoepitheliales Carcinom vom Schmincke-Typ und ein Retothelsarkom wurden gefunden. Die Tumoren befanden sich nach UICC-Richtlinien überwiegend in den Stadien 3 und 4. 23mal wurde kombiniert chirurgisch mit nachfolgender Strahlentherapie behandelt. 9 Patienten wurden ausschließlich bestrahlt. Im Verlauf des Untersuchungszeitraumes (Oktober 1982 bis Januar 1984) sind 6 Patienten an ihrem Carcinom verstorben.

Das auffälligste Ergebnis bei unserem Patientenkollektiv war die statistisch signifikante Unterrepräsentation von HLA-B 8 gegenüber der Kontrollgruppe (Tabelle 1). Gleichzeitig fanden wir das HLA-Aw 19 Split Antigen Aw 30 sowie HLA-B 17 prozentual erhöht. Letztere Befunde sind nach statistischer Korrektur nicht signifikant, möglicherweise aufgrund der für populationsgenetische Untersuchungen zu kleinen Fallgruppe und der niedrigen Phänotypfrequenz der betroffenen Antigene.

Ein Vergleich unserer Ergebnisse mit der Literatur zeigt, daß in der mitteleuropäischen Bevölkerung offensichtlich das HLA-Antigen Aw 19 mit dem Split-Antigen Aw 30 eine bedeutsame Rolle zu spielen scheint. Gleiche Assoziationen liegen ebenfalls beim M. Hodgkin, beim Nierenbeckencarcinom und beim hypernephroiden Carcinom vor. Auch Beigel und Mitarbeiter (1983) fanden bei ihrem

Tabelle 1. Ergebnisse

Antigen	Kontrolle n = 1850	Patienten n = 32	Relatives Risiko	x^2 (YATES)	Fisher's Exact Test
B 8	21,8%	3,1%	0,11	5,46 p = 0,019	0,004 (1-TAIL) 0,0077 (2-TAIL)
Aw 30	4,1%	9,4%	2,44	1,1	(p = nicht signifikant)
B 17	7,8%	18,7%	2,73	3,77	(p = nicht signifikant)

Kollektiv von Nasopharynxcarcinom-Patienten eine prozentual erhöhte Antigenfrequenz von HLA-Aw 30, die allerdings wie bei uns statistisch nicht signifikant war.

Seit den Untersuchungen von Falk und Osoba (1971) wissen wir, daß in der Patientengruppe mit M. Hodgkin, die die Krankheit mehr als 5 Jahre überlebt hatten, die Frequenz von HLA-B 8 selektiv erhöht war. Auch für das Mammacarcinom und die akute myeloische Leukämie konnte dieser Zusammenhang dargelegt werden. Die Düsseldorfer Arbeitsgruppe fand bei Patienten mit hypernephroidem Carcinom eine ebenfalls erhöhte HLA-B 8-Frequenz bei den sog. Langzeitüberlebenden.

Unsere Ergebnisse bei Patienten mit Tonsillencarcinomen bestätigen den Trend, daß das HLA-B 8 offensichtlich mit einer Krankheitsresistenz assoziiert ist. Bemerkenswert in diesem Zusammenhang ist der Krankheitsverlauf des Patienten aus unserem Kollektiv, der als einziger HLA-B 9 positiv war. Der 79jährige männliche Patient war an einem Tonsillencarcinom ($T_2N_3M_0$) erkrankt. Seine HLA-Antigene waren:

HLA-A 1, A 29, B 8, Bw 44.

Die operative Behandlung wurde üblicherweise mit der Neck-dissection begonnen. Der Eingriff mußte wegen einer ausgedehnten Lymphangiosis carcinomatosa im Bereich des rechten Halses abgebrochen werden. Unter der Vorstellung einer nur palliativen Behandlung wurde mit 5000 Rad. unter Synchronisationsbedingungen bestrahlt. Seit nunmehr über 4 Jahren besteht bei dem Patienten kein Anhalt für Residuum oder Tumorrezidiv.

Die derzeitigen Kenntnisse über die Bedeutung des HLA-Systems für maligne Erkrankungen lassen möglicherweise neue Ansätze für die Prävention und Diagnostik sowie auch die Prognose erwarten.

Literatur beim Verfasser

A. Rahmel (Kiel): Um sichere Aussagen über die statistische Signifikanz evtl. Abweichungen des HLA-Musters von der Normalverteilung treffen zu können, ist es allgemein üblich, nach einem Vorschlag von Grumet das Ergebnis des Vierfeldertestes um die Anzahl der untersuchten Antigene zu korrigieren. In einer Studie, die in der Kieler Klinik 1981 von Herrn Beigel begonnen wurde, haben wir bei knapp 300 Patienten mit Malignomen im Kopf-Halsbereich den HLA-Status bestimmt. 42 Patienten davon mit Tonsillencarcinomen verglichen wir mit 85 anderen Patienten mit malignen Tumoren des oberen Digestivtraktes. Es traten zwischen beiden Kollektiven keine signifikanten Unterschiede im HLA-Status auf. Diese insgesamt 127 Patienten zeigten im Verhältnis zum Normalkollektiv von über 2000 Patienten nur geringgradige prozentuale Veränderungen der HLA-Verteilung, wie z. B. eine leichte Erhöhung des von Ihnen als vermindert angegebenen Antigens B8. Nach der von Grumet vorgeschlagenen Korrektur war keine signifikante Abweichung des Patientenkollektivs von der Normalverteilung festzustellen. Haben Sie ebenfalls bei Ihren Untersuchungen diese Korrekturen des Vierfeldertestes berücksichtigt?

Chr. P. Hommerich (Düsseldorf); Schlußwort: Wie Sie unseren Tabellen über die Ergebnisse entnehmen konnten, haben wir die statistische Signifikanzprüfung ausgehend von der Vierfeldertafel und dem x^2-Test durchgeführt.

Auch nach Überprüfung durch den Fischer's Exact Test war die Erniedrigung des HLA-B 8 statistisch signifikant. Bei den von Ihnen gefundenen offenbar unterschiedlichen Ergebnissen, was das HLA-B 8 betrifft, sollte meiner Ansicht nach überprüft werden, ob es sich um Patienten gehandelt hat, die ihre Krankheit schon lange ohne Rezidiv überlebt haben. Bei dieser Gruppe wäre dann nämlich eine erhöhte HLA-B 8-Frequenz nicht erstaunlich.

179. A. Skevas, K. Karentzos (a. G.), I. Karatzavelos (a. G.) (Ioannina/Griechenland): Lipoidproteinose Urbach-Wiethe, eine seltene Krankheit

Der Vortrag wurde nicht gehalten

180. G. Bell (a. G.), E. Lodemann, Ch. von Ilberg (Frankfurt): Interferon-Therapie juveniler Papillomatosen des Larynx

Interferon mit seinem inhibitorischen Effekt auf die Virusreplikation wurde bei der durch Typ 6 und Typ 11 des humanen Papillomvirus verursachten Papillomatose des Larynx und der Trachea eingesetzt. Vier Kinder im Alter von 5–13 Jahren (2 davon Kanülenträger), bei denen wegen ausgeprägter Wachstumsneigung bis zu 2-monatlich chirurgische Abtragungen notwendig waren, wurden mit Alphainterferon behandelt. 10^5 I.E./kg Körpergewicht wurden zunächst täglich für vier Wochen intravenös appliziert, danach $3 \times$ wöchentlich als Erhaltungsdosis. Die Seruminterferontiter wurden vor und 15 min nach Beendigung der Infusion gemessen, ferner die relative Aktivität der (2′-5′-) Oligo (A-Synthctase) (OAS). Während das Interferon nur kurzzeitig nachweisbar ist, konnten für die OAS 1, 2 oder 3 Tage vor bzw. nach der vorausgegangenen Infusion vergleichbare Aktivitäten gemessen werden, auch wenn die gemessenen Interferontiter bei den Patienten unterschiedlich waren. Dies läßt eine Sättigung des lymphozyteneigenen antiviralen Systems durch die gegebenen Interferonmengen annehmen. Die regelmäßig durchgeführten endoskopischen Kontrollen zeigten frühestens nach 1 Monat bei zwei Patienten einen deutlichen Rückgang der Papillome, bei einem Kind einen Wachstumsstillstand, ein Kind schied nach drei Monaten wegen der psychischen Belastung und Gewichtsabnahme aus. Auf chirurgische Abtragungen (Laserverdampfungen) konnte für den 8-monatigen Beobachtungszeitraum verzichtet werden. Bei einer zweiwöchigen Therapieunterbrechung kam es zu einem korrespondierenden Abfall der OAS-Aktivität mit deutlicher Verschlechterung des laryngoskopischen Bildes. Eine Erhöhung der Interferondosierung bei einem Kind hatte keine korrespondierende Erhöhung der OAS-Aktivität zur Folge.

Unter einer 8monatigen Dauerbehandlung mit Interferon erzielten wir eine Vollremission, eine partielle Remission, ein Kind sprach nicht auf die Therapie an, ein weiteres schied aus der Behandlung aus. Als Nebenwirkungen trat leicht beherrschbares Fieber auf. Die in einem Lymphozytenextrakt gemessene OAS-Aktivität kann als Parameter für die maximale Aktivierung des antiviralen Systems angesehen werden und erlaubt die Optimierung des Therapieplanes.

181. J. Lindenberger, J. Ebbers, Angela Meyer zum Gottesberge-Orsulakova (Düsseldorf): Das Nasopharynxkarzinom als Xenotransplantat

Manuskript liegt nicht vor; erscheint wahrscheinlich an anderer Stelle

182. R. Pavelka (a. G.), Th. Popow-Kraupp (a. G.) (Wien): Unsere Erfahrungen mit der Immunglobulin A Antikörperbestimmung gegen Epstein-Barr-Virus Capsid Antigen (IgA-aVCA) in Diagnostik und Nachsorge von Patienten mit Nasopharynx-Karzinomen

Wir berichten über unsere dreijährige Erfahrung mit den Immunglobulin A Antikörpern gegen Epstein-Barr-Virus-Capsidantigen (IgA anti-VCA) als Tumormarker des Nasopharynxkarzinoms (NPC).

Die IgA anti-VCA Titer wurden im indirekten Immunfluorescenztest an einer lymphoblastoiden Zellinie (P 3) getestet, die bis zu 10% VCA-haltige Zellen aufwies. Eine Kontrollgruppe von 18 Patienten mit chronischen Entzündungen und anderen Karzinomen im HNO-Bereich als NPC hatte Titer≤1 : 16. Daher wurden Titer ab 1 : 32 als positiv befundet.

Aufgrund der Seltenheit dieses Tumors konnten nur 16 NPC-Patienten mit Erst- (11) und Rezidivdiagnosen (5) untersucht werden. Die NPC-Biopsien wurden nach der Kölner Variante der WHO-Klassifikation befundet. Die undifferenzierten Karzinome und die nicht verhornenden Karzinome mit lymphoidem Stroma (die klassischen lymphoepithelialen Karzinome enthaltend) waren durchwegs IgA anti-VCA positiv (1 : 32–1 : 512), die verhornenden Plattenepithelkarzinome waren negativ. Die nicht verhornenden Karzinome ohne lymphoides Stroma waren teils positiv, teils negativ.

An 2 Patienten mit negativer IgA anti-VCA Serologie und ursprünglicher histologischer Diagnose eines lymphoepithelialen NPC wird die differentialdiagnostische Bedeutung der IgA anti-VCA Bestimmung gezeigt. In beiden Fällen stellte sich heraus, daß in Wirklichkeit maligne Non Hodgkin Lymphome vorlagen. Es wird empfohlen, in solchen Fällen negativer Serologie die Histologie revidieren zu lassen, da undifferenzierte NPC zu etwa 95% IgA anti VCA positiv sind, maligne Lymphome nur zu ca. 10% und die histologische Differentialdiagnose manchmal sehr schwierig sein kann (12% Diskrepanz zwischen Pathologen im Ringversuch). In 3 Fällen von Lymphknotenmetastasen undifferenzierter Karzinome und lymphoepithelialer Karzinome sowie einem Fall von Fernmetastasen eines undifferenzierten Karzinoms bei unbekannten Primärtumoren ließ die positive IgA anti-VCA Serologie ein NPC sehr wahrscheinlich erscheinen. Es konnte in allen Fällen von minimalen makroskopischen Veränderungen endoskopisch bioptisch gesichert werden. Positive Titer sollen auch in 5%–10% anderer Karzinom-Lokalisationen im HNO-Bereich (Tonsillen, Zungengrund, Nasennebenhöhlen) und bei 39% der Bronchuskarzinome (besonders kleinzellige) auftreten.

In der Tumorverlaufskontrolle korrelierte der Trend der Titeränderungen mit der Regression der Tumorkrankheit. Die Titeränderungen betrugen jedoch maximal 3 Titerstufen (8-fache Konzentration). Es ist daher die Mittestung von mindestens 2 vorangehenden Sera desselben Patienten erforderlich, um den methodischen Fehler möglichst klein zu halten. So gelang es, ein Tumorrezidiv nach 1 ½ Jahren noch vor seiner makroskopischen Erfaßbarkeit nachzuweisen, das durch einen zweifachen Titeranstieg nach anfänglichen Titerabfall angekündigt worden war.

Die IgA anti-VCA Bestimmung stellt u. E. eine wesentliche Bereicherung der diagnostischen Möglichkeiten beim NPC dar.

Literatur beim Verfasser

183. G. Bertram, R. Mohr (a. G.), P. D. Wickramanayake (a. G.) et al. (Köln): Chemotherapie des Nasopharynxkarzinomes (NPC)

Die Strahlentherapie stellt seit den frühen zwanziger Jahren unseres Jahrhunderts die Therapie der Wahl bei NPC dar. Zytostatische Behandlungsschemata wurden nur vereinzelt diskutiert (Übersicht: 2). Eine primäre Chemotherapie kann gegenüber einer primären Strahlentherapie keine Prognoseverbesserung erzielen. Chemotherapeutische Maßnahmen finden daher i. allg. bei der Therapie des NPC nur adjuvant und nach primär radiotherapeutisch induzierter kompletter Remission oder sekundär bei lokoregionären Rezidiven bzw. generalisiertem Verlauf mit Organmanifestation eine Indikation. Gesicherte Ergebnisse zum adjuvanten Therapieeffekt stehen für eine größere Patientengruppe z. Z. noch aus, werden jedoch seit 1980 in einer nationalen italienischen Studie prospektiv untersucht.

Methodik

Im Rahmen einer prospektiv immunologischen NPC-Studie fanden zytostatische Maßnahmen an der Kölner Universitäts-HNO-Klinik unter den in Tabelle 1 genannten Indikationen Anwendung. Im Rahmen der Studie wurden bisher 29 von 87 Patienten mit NPC zytostatisch behandelt. Für eine differenzierte statistische Untersuchung nach pathologischen Subgruppierungen ist die überblickte Patientengruppe noch nicht ausreichend. Anhand der Patientengruppe (Tabelle 1) wurden folgende Fragen untersucht:

1. Zeigt eine Zytostase mit einem ambulant und oral durchgeführten Kombinationsschema aus Methotrexat (MTX) und Cyclophosphamid (CYC) gegenüber einem stationär und i. v. verabreichten Schema der Kombination aus MTX, Bleomycin (BLM) und Cisplatin (CDDP) Vorteile?
2. Wird durch zytostatische Maßnahmen die Prognose bei lokoregionärem Rezidiv bzw. bei generalisiertem Verlauf mit Organmanifestation verlängert?

Ergebnisse und Diskussion

Keines der genannten Zytostaseschemata weist für die Gesamtprognose eindeutige Vorteile auf. Das Schema MTX-BLM-CDDP ermöglicht zwar offensichtlich eine Prognoseverlängerung im Verlauf des ersten Jahres (Abb. 1), erkauft diese jedoch durch eine nicht zu vernachlässigende Reduktion der verbleibenden Lebensqualität der so behandelten Patienten (sehr ausgeprägte Nebenwirkungen; insge-

Tabelle 1. Zytostase bei NPC (verwendete Therapieschemata). n = 29 von 87 Patienten der Kölner Universitäts-HNO-Klinik. Abkürzungen s. Text

Indikation	Therapie-Gruppen		Schema	n = 29
− Primäre Zytostase (Z.)	A		CYC, MTX	2
− Adjuvante Z. (sekundär)	B		CYC, MTX	4
− Palliative Z. (sekundär)	C	− 1.	CYC, MTX	8
		− 2.	BLM, MTX	2
		− 3.	BLM, MTX, CDDP	9[a]
		− 4.	Seltene andere Kombinationen	3
− Nicht auswertbar				1

[a] 4 der 9 Patienten befinden sich zum Berichtszeitpunkt (Mai 1984) unter Zytostase-Therapie

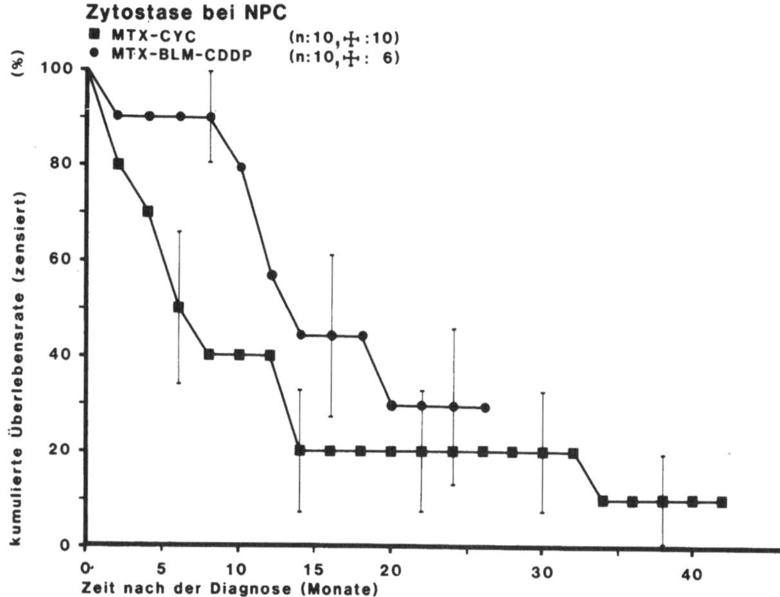

Abb. 1. Vergleich des Therapieeffektes der wichtigsten Zytostaseschemata MTX/CYC und MTX/BLM/CDDP. Abkürzungen s. Text. Es wurden kumulierte Überlebensraten über die Zeit, in Monaten, aufgetragen. Zur Übersicht ist in den wichtigsten Kurvenpunkten je nur die einfache Standardabweichung aufgetragen. Symbole wie in Abb. angegeben

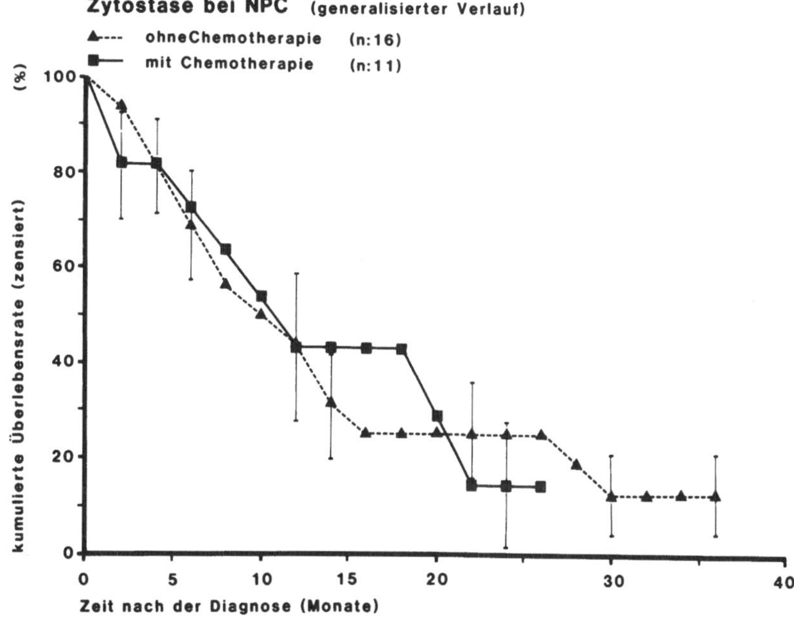

Abb. 2. Vergleich anhand der nach Eintreten einer Organmanifestation zu erwartenden Prognose. Es werden kumulierte Überlebenszeitkurven bei alleiniger, symptomatischer Behandlung (ohne Therapie) solchen mit Chemotherapie gegenübergestellt. Erläuterungen s. Legende zu Abb. 1; Symbole wie in Abb. angegeben

samt sechsmaliger, mindestens einwöchiger stationärer Aufenthalt, nahezu 2,5-
bis 3-fache Kosten gegenüber ambulanten Schemata, z. B. MTX-CYC).

Die fraglichen Vorteile einer Prognoseverlängerung durch MTX-BLM-
CDDP können jedoch nicht signifikant abgesichert werden.

Bei sekundär nach lokoregionärem Rezidiv oder nach Organmanifestation
(Abb. 2) eingeleiteter Zytostase lassen sich, gemessen an der Prognoseverlängerung, keine signifikanten Vorteile bei Einsatz von Zytostatika aufdecken. Die kumulierte, zensierte Überlebenskurve von zytostatisch behandelten Patienten
weicht in keinem der untersuchten Beispiele gegenüber Vergleichsdaten von symptomatisch oder mit lokalen Maßnahmen behandelten Patienten ab. Der Zyto-
staseeffekt bei lokoregionärem Rezidiv oder Organmanifestation (Abb. 2) unterscheidet sich in seinem Ergebnis nicht. Die Indikation der Zytostase bei NPC muß
somit kritisch überdacht werden.

In der Behandlung des NPC stellt die Strahlentherapie somit die Therapie der
Wahl dar. Primäre oder adjuvante zytostatische Maßnahmen führen offensichtlich zu keiner Prognoseverlängerung. Selbst die Indikation zur sekundären Zytostase bei lokoregionärem Rezidiv oder generalisiertem Verlauf mit Organmanifestation kann nach den vorgelegten Ergebnissen (n = 29) nur sehr zurückhaltend
gestellt werden. Eine Prognoseverlängerung durch aggressive Chemotherapie-
Schemata findet sich nicht. Aggressive Zytostase-Schemata verschlechtern dagegen die verbleibende Lebensqualität der NPC-Patienten erheblich, sind ferner
durch hohe Kosten nicht vertretbar belastet.

Literatur beim Verfasser

**184. J. H. Karstens (a. G.), R. Mertens (a. G.), J. Ammon (a. G.) et al. (Aachen):
Interferon beim Nasopharynxkarzinom: Erfahrungen mit einer intravenösen Gabe
von Fibroblasteninterferon bei 9 Patienten**

Manuskript nicht eingegangen

Verzeichnis der Vorträge